现代医学检验与临床研究

主编　荆　燕　马　丽　王　慧　潘　静
　　　李　滨　彭玉澄　李玉梅

上海科学技术文献出版社
Shanghai Scientific and Technological Literature Press

图书在版编目（CIP）数据

现代医学检验与临床研究 / 荆燕等主编 .-- 上海：
上海科学技术文献出版社,2023.8
ISBN 978-7-5439-8928-3

Ⅰ.①现… Ⅱ.①荆… Ⅲ.①临床医学 – 医学检验
Ⅳ.①R446.1

中国国家版本馆CIP数据核字（2023）第169297号

组稿编辑：张　树
责任编辑：苏密娅
封面设计：宗　宁

现代医学检验与临床研究

XIANDAI YIXUE JIANYAN YU LINCHUANG YANJIU

主　　编：荆　燕　马　丽　王　慧　潘　静　李　滨　彭玉澄　李玉梅
出版发行：上海科学技术文献出版社
地　　址：上海市长乐路746号
邮政编码：200040
经　　销：全国新华书店
印　　刷：山东麦德森文化传媒有限公司
开　　本：787mm×1092mm　1/16
印　　张：23.25
字　　数：592 千字
版　　次：2023年8月第1版　2023年8月第1次印刷
书　　号：ISBN 978-7-5439-8928-3
定　　价：198.00 元

编委会

主　编

荆　燕　马　丽　王　慧　潘　静

李　滨　彭玉澄　李玉梅

副主编

尹成娟　陈淑贤　郭艳丽　马小兰

张晓琴　刘　宇

编　委（按姓氏笔画排序）

马　丽（枣庄市立医院）

马小兰（泰州市中医院）

王　慧（山东省公共卫生临床中心）

尹成娟（高唐县妇幼保健院）

刘　宇（兖矿新里程总医院）

李　滨（青岛西海岸新区中心医院）

李大可（邹平市中心医院）

李玉梅（烟台毓璜顶医院）

张晓琴（中国人民解放军西部战区总医院第二派驻门诊部）

陈兆艳（日照市妇幼保健院）

陈淑贤（利津县北宋镇卫生院）

荆　燕（山东省公共卫生临床中心）

郭艳丽（山东省青岛市市南区人民医院）

彭玉澄（新疆医科大学附属肿瘤医院）

谭思思（烟台中心血站）

潘　静（山东省临朐县蒋峪中心卫生院）

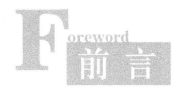

前言

  检验医学是通过目视观察、物理、化学、仪器或分子生物学方法检测患者血液、体液、分泌物、排泄物和脱落物等标本的学科，涉及临床医学、基础医学，以及医学物理学、化学、生物学等多学科内容。随着医学科学的飞速发展和检验技术在医学领域的广泛应用，临床医学对该学科的依赖和需求日益增强。检验医学必然在未来的医疗工作中发挥越来越重要的作用。为了适应临床检验医学的需要，使临床医务人员及时了解检验医学的最新进展，赶上现代医学发展的步伐，编者们在参考国内外相关文献的基础上，结合自身临床实践经验，精心编写了《现代医学检验与临床研究》一书。

  本书首先简要介绍了临床检验标本的采集和临床检验结果的分析等基础理论知识，然后详细叙述了临床常用检验项目的操作方法、标本采集过程中应注意的问题、结果参考、临床意义等内容。本书既注重基本理论和基本技能，同时也注重新颖性和实用性，语言流畅、内容丰富，集科学性、专业性和实用性于一体。本书系统地反映了检验医学的发展水平，有助于规范检验科医务人员的临床操作，协助临床医务人员对疾病做出正确的诊断和及时的治疗，并为观察疗效、推测预后以及预防疾病等提供有价值的信息，适合各级医院的检验科医务人员和各科室临床医务人员参考阅读，还可作为医学院校学生的辅助参考资料。

  由于近年来检验医学发展迅速，知识更新较快，编者们经验有限且编写时间较为仓促，书中错误和疏漏在所难免，衷心地希望各位同道予以批评指正，以期再版时修正完善。

《现代医学检验与临床研究》编委会

2023 年 5 月

Contents
目 录

第一章 临床检验标本的采集

第一节 血液标本的采集

一、静脉血的采集

(一)原理

利用负压的原理,使用真空采血管或注射器将针头刺入浅静脉后,通过真空负压控制定量采集静脉血或通过手工控制吸取一定量的静脉血。

(二)试剂与器具

压脉带、垫枕和手套;70%乙醇、消毒棉球或棉签;一次性无菌针头、持针器和真空采血管,或者使用注射器和试管;胶带。

(三)操作

(1)对照申请单核对患者身份。

(2)采血部位的选择:患者取坐位或仰卧位,前臂置于桌面枕垫上或水平伸直。检查患者的肘前静脉,为使静脉血管充分暴露,可让患者握紧拳头,系上压脉带。采血人员可用示指触摸寻找合适的静脉,触摸时能感觉到静脉所在区域较周围其他组织的弹性大,一般肘臂弯曲部位或稍往下区域是比较理想的穿刺部位。如在一只手臂上找不到合适的静脉,则用同样的方法检查另一只手臂。如需从腕部、手背或脚部等处的静脉采血,最好由有经验的采血人员进行。

(3)静脉穿刺的准备:选择好合适的穿刺部位后,放松压脉带,依照《医疗机构消毒技术规范》(WS/T2012-367)的要求,使用70%~80%的乙醇擦拭消毒2遍,作用3分钟,消毒范围强调以穿刺部位为中心,由内向外缓慢旋转,逐步涂擦,共2次,消毒皮肤面积应大于等于5 cm×5 cm。

(4)静脉穿刺:①将患者的手臂置于稍低位置,在穿刺点上方约6 cm处系紧压脉带,嘱受检者紧握拳头,使静脉充盈显露。采血人员一手拿着采血装置,另一只手的手指固定穿刺部位下方的皮肤,以使静脉位置相对固定。②手握持针器或注射器,保持穿刺针的方向和静脉走向一致,穿刺针与皮肤间的夹角约为20°,针尖斜面朝上。③将穿刺针快速、平稳地刺入皮肤和静脉。使用真空采血器时一只手固定住持针器和穿刺针,另一只手将真空采血管从持针器另一端推入;使

1

用注射器穿刺成功后右手固定针筒,左手解开压脉带后,再缓缓抽动注射器针栓至采集到所需血量。④血液开始流出即可解开压脉带,或者在开始采最后一管标本后立即解开压脉带,同时嘱患者松开拳头。⑤用消毒干棉球压住穿刺点,拔出针头,嘱患者继续按压棉球并保持手臂上举数分钟,如患者无法做到,则由采血人员按压穿刺点直至不出血。⑥在静脉穿刺处贴上不会引起过敏的胶条以助止血,如穿刺点的按压力度和时间不够,可能会导致皮下出血,形成瘀斑。⑦来回颠倒采血管数次将标本和抗凝剂混匀,但不可剧烈摇晃。⑧将采血针弃于利器盒内。⑨按实验室要求在每支采血管上贴好标签。⑩如是门诊患者,嘱其静坐片刻,确认无头晕、恶心等不良反应后再允许患者离开。

(四)注意事项

(1)采血部位通常选择肘前静脉,如此处静脉不明显,可采用手背、手腕、腘窝和外踝部静脉;幼儿可采用颈外静脉。

(2)使用真空采血器前应仔细阅读厂家说明书。使用前勿松动一次性真空采血试管盖塞,以防采血量不准。

(3)使用注射器采血时,切忌将针栓回推,以免注射器中气泡进入血管形成气栓,造成严重后果。

(4)采血过程中应尽可能保持穿刺针位置不变,以免血流不畅。

(5)压脉带捆扎时间不应超过1分钟,否则会使血液成分的浓度发生改变。

(6)如果一次需要采集多管血液标本,应按以下顺序采血:血培养管→需氧,血培养管→厌氧,凝血项管,无抗凝剂管(含或不含促凝剂和分离胶),有抗凝剂管。

(7)如遇受检者发生晕针,应立即拔出针头,让其平卧。必要时可用拇指压掐或针刺人中、合谷等穴位,嗅吸芳香氨酊等药物。

二、末梢血的采集

(一)试剂与器具

(1)一次性使用的无菌采血针。

(2)70%乙醇棉球。

(3)一次性手套和消毒干棉球。

(4)不同检测所需特殊器具(如用于制作血涂片的玻片、微量移液管、血细胞计数稀释液、微量血细胞比容测量管)。

(二)操作

(1)采血部位:成人以无名指或中指的指尖内侧为宜;特殊患者(如烧伤)必要时可从足跟部两侧或拇指采血;婴儿理想的采血部位是足底面两侧的中部或后部,针刺的深度不应超过2 mm,靠近足底面后部的针刺深度不应超过1 mm。

(2)可轻轻按摩采血部位,使其自然充血,用70%乙醇棉球消毒局部皮肤,待干。

(3)操作者用左手拇指和示指紧捏穿刺部位两侧,右手持无菌采血针,自指尖内侧迅速有力地穿刺,即刻拔出采血针并弃于利器盒内。

(4)用消毒干棉球擦去第1滴血,按需要依次采血。采血顺序:血涂片、EDTA抗凝管、其他抗凝管、血清及微量采集管。

(5)可轻柔按压周围组织以获得足量的标本。

(6)采血完毕,用消毒干棉球压住伤口,止血片刻。

(三)注意事项

(1)所选的采血部位要避开冻疮、炎症、水肿和瘢痕等患处;除特殊情况外,不宜从耳垂采血。

(2)不宜从婴儿的手指以及脚后方跟腱处采血,以防止可能造成骨组织和神经组织的损伤。

(3)采血部位宜保持温暖,有利于血液顺畅流出。

(4)消毒皮肤后应待酒精挥发、皮肤干燥后方可采血,否则流出的血液不呈圆滴状,也可能会导致溶血。

(5)穿刺深度一般不超过 2 mm;针刺后,稍加按压以血液能流出为宜。

三、抗凝剂的选用

血液一般检验常用的抗凝剂有以下 3 种。

(一)枸橼酸钠(柠檬酸钠)

枸橼酸能与血液中的钙离子结合形成螯合物,从而阻止血液凝固。市售枸橼酸钠多含 2 个分子的结晶水,相对分子质量为 294.12,常用浓度为 109 mmol/L(32 g/L)。枸橼酸钠与血液的比例多采用 $1:9(V:V)$。常用于凝血试验和红细胞沉降率测定(魏氏法血沉测定时抗凝剂为 0.4 mL 加血 1.6 mL)。

(二)乙二胺四乙酸二钠或乙二胺四乙酸二钾

抗凝机制与枸橼酸钠相同。全血细胞分析用 EDTA-K_2·2H_2O,1.5~2.2 mg 可阻止 1 mL 血液凝固。由于 EDTA-Na_2 溶解度明显低于 EDTA-K_2,故 EDTA-K_2 特别适用于全血细胞分析,尤其适用于血小板计数。由于其影响血小板聚集及凝血因子检测,故不适合做凝血试验和血小板功能检查。

(三)肝素

肝素是一种含有硫酸基团的黏多糖,相对分子质量为 15 000,与抗凝血酶结合,促进其对凝血因子 XII、XI、IX、X 和凝血酶活性的抑制,抑制血小板聚集从而达到抗凝。通常用肝素盐或锂盐粉剂(125 U=1 mg)配成 1 g/L 肝素水溶液,即每毫升含肝素 1 mg。取 0.5 mL 置小瓶中,37~50 ℃烘干后,能抗凝 5 mL 血液。适用于血气分析、电解质、钙等测定,不适合凝血常规和血液学一般检查(可使白细胞聚集并使血涂片产生蓝色背景)。

四、血涂片制备

(一)器材

清洁、干燥、无尘、无油脂的载玻片(25 mm×75 mm,厚度为 0.8~1.2 mm)。

(二)操作

血涂片制备方法很多,目前临床实验室普遍采用的是手工推片法,即用楔形技术制备血涂片方法,在玻片近一端 1/3 处,加 1 滴(约 0.05 mL)充分混匀的血液,握住另一张边缘光滑的推片,以 30°~45°角使血滴沿推片迅速散开,快速、平稳地推动推片至载玻片的另一端。

(三)注意事项

(1)血涂片应呈舌状,头、体、尾三部分清晰可分。

(2)推好的血涂片在空气中晃动,使其尽快干燥。天气寒冷或潮湿时,应于 37 ℃恒温箱中保温促干,以免细胞变形缩小。

(3)涂片的厚薄、长度与血滴的大小、推片与载玻片之间的角度、推片时的速度及血细胞比容有关。一般认为血滴越大、角度越大、速度越快则血膜越厚；反之则血膜越薄。血细胞比容高于正常时，血液黏度较高，保持较小的角度，可得满意结果；相反，血细胞比容低于正常时，血液较稀，则应用较大角度、推片速度较快。

(4)血涂片应在 1 小时内染色或在 1 小时内用无水甲醇(含水量<3%)固定后染色。

(5)新购置的载玻片常带有游离碱质，必须用约 1 mol/L HCl 浸泡 24 小时后，再用清水彻底冲洗，擦干后备用。用过的载玻片可放入含适量肥皂或其他洗涤剂的清水中煮沸 20 分钟，洗净，再用清水反复冲洗，蒸馏水最后浸洗后擦干备用。使用时，切勿用手触及玻片表面。

(6)血液涂片既可直接用非抗凝的静脉血或毛细血管血制备，也可用 EDTA 抗凝血制备。由于 EDTA 能阻止血小板聚集，故在显微镜下观察血小板形态时非常合适。但 EDTA 抗凝血有时能引起红细胞皱缩和白细胞聚集，因此最好使用非抗凝血制备血涂片。

(7)使用 EDTA-K$_2$ 抗凝血液样本时，应充分混匀后再涂片。抗凝血样本应在采集后 4 小时内制备血涂片，时间过长可引起中性粒细胞和单核细胞的形态学改变。注意制片前，样本不能冷藏。

五、血涂片染色

(一)瑞氏染色法

1.原理

瑞氏(Wright)染色法使细胞着色既有化学亲和作用，又有物理吸附作用。各种细胞由于所含化学成分不同，对染料的亲和力也不一样，因此，染色后各种细胞呈现出各自的染色特点。

2.试剂

(1)瑞氏染液：①瑞氏染料 0.1 g。②甲醇(AR)60.0 mL。

瑞氏染料由酸性染料伊红和碱性染料亚甲蓝组成。将瑞氏染料放入清洁干燥的研钵里，先加少量甲醇，充分研磨使染料溶解，将已溶解的染料倒入棕色试剂瓶中，未溶解的再加少量甲醇研磨，直至染料完全溶解，甲醇全部用完为止，即为瑞氏染液。配好后放室温中，1 周后即可使用。新配染液效果较差，放置时间越长，染色效果越好。久置应密封，以免甲醇挥发或氧化成甲酸。染液中也可加中性甘油 2～3 mL，除可防止甲醇过早挥发外，也可使细胞着色清晰。

(2)pH 6.8 磷酸盐缓冲液。①磷酸二氢钾(KH$_2$PO$_4$)0.3 g。②磷酸氢二钠(Na$_2$HPO$_4$)0.2 g。加少量蒸馏水溶解，再用蒸馏水加至 1 000 mL。

3.操作

以血涂片染色为例。

(1)采血后推制厚薄适宜的血涂片(见血涂片制备)。

(2)用蜡笔在血膜两头画线，然后将血涂片平放在染色架上。

(3)加瑞氏染液数滴，以覆盖整个血膜为宜，染色约 1 分钟。

(4)滴加约等量的缓冲液与染液混合，室温下染色 5～10 分钟。

(5)用流水冲去染液，待干燥后镜检。

4.注意事项

(1)pH 对细胞染色有影响。由于细胞各种成分均由蛋白质构成，蛋白质均为两性电解质，所带电荷随溶液 pH 而定。对某一蛋白质而言，如环境pH<pI(pI 为该蛋白质的等电点)，则该

蛋白质带正电荷,即在酸性环境中正电荷增多,易与酸性伊红结合,染色偏红;相反,则易与亚甲蓝结合,染色偏蓝。因细胞着色对氢离子浓度十分敏感,因此,应使用清洁中性的载玻片,稀释染液必须用 pH 6.8 缓冲液,冲洗载玻片必须用中性水。

(2)未干透的血膜不能染色,否则染色时血膜易脱落。

(3)染色时间的长短与染液浓度、染色时温度及血细胞多少有关。染色时间与染液浓度、染色时温度成反比,染色时间与细胞数量成正比。

(4)冲洗时不能先倒掉染液,应用流水冲去,以防染料沉淀在血膜上。

(5)如血膜上有染料颗粒沉积,可用甲醇溶解,但需立即用水冲掉甲醇,以免脱色。

(6)染色过淡,可以复染。复染时应先加缓冲液,创造良好的染色环境,而后加染液,或加染液与缓冲液的混合液,不可先加染液。

(7)染色过深可用水冲洗或浸泡水中一定时间,也可用甲醇脱色。

(8)染色偏酸或偏碱时,均应更换缓冲液再重染。

(9)瑞氏染液的质量好坏除用血涂片实际染色效果评价外,还可采用吸光度比值(ratio of absorption,RA)评价。瑞氏染液的成熟指数以 RA(A650 nm/A525 nm)=1.3±0.1 为宜。

(二)瑞氏-吉姆萨复合染色法

1.原理

吉姆萨染色原理与瑞氏染色相同,但提高了噻嗪染料的质量,加强了天青的作用,使细胞核着色效果较好,但和中性颗粒着色比较瑞氏染色法差。因此,瑞氏-吉姆萨(Wright-Giemsa)复合染色法可取长补短,使血细胞的颗粒及胞核均能获得满意的染色效果。

2.试剂

瑞氏-吉姆萨复合染色液。

Ⅰ液:取瑞氏染粉 1 g、吉姆萨染粉 0.3 g,置洁净研钵中,加少量甲醇(分析纯),研磨片刻,吸出上层染液。然后加少量甲醇继续研磨,再吸出上层染液。如此连续几次,共用甲醇 500 mL。收集于棕色玻璃瓶中,每天早、晚各振摇 3 分钟,共 5 天,以后存放一周即能使用。

Ⅱ液:取 pH 6.4～6.8 磷酸盐缓冲液。

磷酸二氢钾(无水)6.64 g,磷酸氢二钠(无水)2.56 g,加少量蒸馏水溶解,用磷酸盐调整 pH,加水至 1 000 mL。

3.操作

瑞氏-吉姆萨染色方法基本上与瑞氏染色法相同。

(三)30 秒快速单一染色法

1.试剂

(1)储存液。瑞氏染粉 2.0 g,吉姆萨染粉 0.6 g,天青Ⅱ 0.6 g,甘油 10.0 mL,聚乙烯吡咯烷酮(PVP)20.0 g,甲醇 1 000 mL。

(2)磷酸盐缓冲液(pH 6.2～6.8)。磷酸二氢钾 6.64 g,磷酸氢二钠 0.26 g,苯酚 4.0 mL,蒸馏水加至 1 000 mL。

(3)应用液:储存液、磷酸盐缓冲液按 3∶1 比例混合放置 14 天后备用。

2.操作

将染液铺满血膜或将血片浸入缸内,30 秒后用白来水冲洗。

(四)快速染色法

1.试剂

Ⅰ液:磷酸二氢钾 6.64 g,磷酸氢二钠 2.56 g,水溶性伊红 Y 4.0 g(或伊红 B 2.5 g),蒸馏水 1 000 mL,苯酚 40 mL,煮沸,待冷后备用。

Ⅱ液:亚甲蓝 4 g,蒸馏水 1 000 mL,高锰酸钾 2.4 g,煮沸,待冷后备用。

2.操作

把干燥血涂片浸入快速染色液的Ⅰ液中 30 秒,水洗,再浸入Ⅱ液 30 秒,水洗,待干。

(李大可)

第二节　排泄物标本的采集

一、尿液标本种类和收集

实验室应制定并实施正确收集和处理尿标本的指导手册,并使负责收集尿标本的人员方便获得这些资料或向患者告知收集说明。有关尿液标本种类和收集方法请参见卫生行业标准 WS/T348－2011《尿液标本的收集及处理指南》和 CLSI 指南 GP-16A3《尿液分析》的要求。尿液标本收集注意事项如下。

(一)标本留取时间

1.收集常规尿液分析的尿标本

应留取新鲜尿,以清晨第 1 次尿为宜,较浓缩,条件恒定,易检出异常,便于对比。

2.收集急诊患者尿液分析的尿标本

可随时留取(随机尿)。

3.收集特殊检验尿液分析的尿标本

(1)收集计时尿标本:应告知患者留尿起始和终止时间;留取前应将尿液排空,然后收集该时段内(含终止时间点)排出的所有尿液。

(2)收集使用防腐剂的尿标本:应建议患者先将尿液收集于未加防腐剂的干净容器内,然后小心地将尿液倒入实验室提供的含防腐剂容器中。

(3)收集多项检测尿标本:应针对不同检测项目分别留取尿标本(可分次留取,也可一次留取分装至不同容器中)。

(4)收集特定时段内尿标本:尿液应保存于 2～8 ℃条件下。

(5)收集时段尿标本:如总尿量超过单个容器的容量时,须用两个容器,检测前必须充分混匀两个容器内的尿液,最常用的方法是在两个尿容器之间来回相互倾倒尿标本;第 2 个容器收集的尿量一般较少,故注意加入防腐剂的量相应减少。

(6)收集卧床导尿患者的尿标本:将尿袋置于冰袋上;如患者可走动,应定期排空尿袋,将尿液存放在 2～8 ℃条件下。

(二)标本收集容器

应清洁、无渗漏、无颗粒;制备容器的材料与尿液成分不发生反应;容器和盖均无干扰物质附着,如清洁剂等;容器的容积一般应大于等于 50 mL,收集 24 小时尿标本的容器的容积应为 3 L 左右;容器口为圆形,直径应大于等于 4 cm;容器底部应较宽,适于稳定放置;容器盖应安全、密闭性好而又易于开启;推荐使用一次性容器;收集微生物检查标本容器应干燥无菌。

(三)标本容器标识

尿标本容器的标签材料应具有置于冰箱后仍能粘牢的特性;应在容器上粘贴标签,不可只粘贴于容器盖上;标签提供的信息应至少包含:①患者姓名;②唯一性标志;③收集尿液的日期和时间;④如尿标本加入防腐剂应注明名称,并加上防腐剂如溢出可对人体造成伤害的警示内容(还需口头告知患者)。

(四)标本留取书面指导

至少应包括以下几项。

(1)洗手清洁:患者留取标本前要洗手,并实施其他必要的清洁措施。

(2)信息核实:交给患者的尿液收集容器应贴有标签,并要求核对患者姓名。

(3)最小留尿量:留取所需检验项目的最小尿标本量(还需口头告知患者)。

(4)避免污染和干扰源:如避免污染经血、白带、精液、粪便、烟灰、糖纸等,避免光照影响尿胆原等化学物质分解或氧化。

(5)容器加盖:防止尿液外溢。

(6)记录标本留取时间。

(五)尿液防腐与保存

通常,尿标本采集后应在 2 小时内完成检验,避免使用防腐剂;如尿标本不能及时完成检测,则宜置于 2～8 ℃条件下保存,但不能超过 6 小时(微生物学检查标本在 24 小时内仍可进行培养)。根据检测项目特点,尿标本可采用相应的防腐剂防腐,而无须置冰箱保存。

选择适当的防腐剂。有多种防腐剂适用于该分析时,应选择危害性最小的防腐剂。

(六)检验后尿液标本的处理

1.尿标本

应按生物危害物处理,遵照各级医院规定的医疗废弃物处理方法进行处理。

2.一次性使用尿杯

使用后置入医疗废弃物袋中,统一处理。

3.尿容器及试管等器材

使用后可先浸入消毒液(如 0.5％过氧乙酸、5％甲酚皂液等)浸泡消毒 12～24 小时后再处理。

二、粪便收集

(一)常规检验

采集粪便标本的方法因检查目的不同而有差别,如常规检验留取新鲜指头大小(约 5 g)即可,放入干燥、清洁、无吸水性的有盖容器内送检。不应采取尿壶、便盆中的粪便标本,因标本中混入尿液和消毒剂等,可破坏粪便的有形成分,混入植物、泥土、污水等,因腐生性原虫、真菌孢子、植物种子、花粉等易干扰检验结果。粪便标本检验时,应选择其中脓血黏液等病理成分,若无病理成分,可多部位取材。采集标本后,应在 1 小时内完成检查,否则可因 pH 及消化酶等影响,使粪便中细胞成分破坏分解。

(二)寄生虫检验

粪便必须新鲜,送检时间一般不宜超过 24 小时。如检查肠内原虫滋养体,应于排便后迅速送检,立即检查,冬季需采取保温(35～37 ℃)措施。血吸虫毛蚴孵化应留新鲜粪便,大于等于 30 g。检查蛲虫卵需用透明胶带,在清晨排便前由肛门四周取标本,也可用棉签拭取,但均须立即镜检。检查寄生虫体及虫卵计数,须用洁净、干燥的容器,并防止污染;粪便不可混入尿液及其他体液等,以免影响检查结果。

(三)化学检验

采用化学法做潜血试验应嘱患者于收集标本前 3 天起禁食动物性和含过氧化物酶类食物(如萝卜、西红柿、韭菜、木耳、花菜、黄瓜、苹果、柑橘和香蕉等),并禁服铁剂和维生素 C 等,以免出现假阳性反应;连续检查 3 天,并选取外表及内层粪便;收集标本后须迅速送检,以免因长时间放置使潜血反应的敏感度降低。粪胆原定量检查应收集 3 天粪便,混合称量,从其中取出约 20 g 送验;查胆汁成分的粪便标本不应在室温中长时间放置,以免阳性率降低。

(四)细菌检验

粪便标本应收集于灭菌有盖容器内,勿混入消毒剂及其他化学药品,并立即送检。

(五)检验后粪便标本的处理

1.粪标本

应按生物危害物处理,遵照各级医院规定的医疗废弃物处理方法进行处理。

2.纸类或塑料等容器

使用后置入医疗废弃物袋中,统一处理。

3.瓷器、玻璃等器皿

使用后可先浸入消毒液(如 0.5％过氧乙酸、5％甲酚皂液等)浸泡消毒 12～24 小时再处理。

(王　慧)

第三节　微生物标本的采集

一、血液标本的微生物检验

(一)标本采集时间、采集频率

1.一般原则

一般情况下应在患者发热初期或发热高峰时采集。原则上应选择在抗生素应用之前,对已用药而因病情不允许停药的患者,也应在下次用药前采集。

2.疑为布鲁氏菌感染

最易获得阳性培养的是发热期的血液或骨髓。除发热期采血外还可多次采血,一般为 24 小时抽 3～4 次。

3.疑为沙门菌感染

根据病程和病情可在不同的时间采集标本。肠热症患者在病程第 1～2 周内采集静脉血液,或在第 1～3 周内采集骨髓是最佳时间。

4.疑为亚急性细菌性心内膜炎

除在发热期采血外应多次采集。第 1 天做 3 次培养,如果 24 小时培养阴性,应继续抽血 3 份或更多次进行血液培养。

5.疑为急性细菌性心内膜炎

治疗前 1～2 小时分别在 3 个不同部位采集血液,分别进行培养。

6.疑为急性败血症

脑膜炎、骨髓炎、关节炎、急性未处理的细菌性肺炎和肾盂肾炎除在发热期采血外,应在治疗前短时间内于身体不同部位采血,如左、右手臂或颈部,在 24 小时内采血 3 次或更多次,分别进行培养。

7.疑为肺炎链球菌感染

最佳时机是在寒战、高热或休克时,此时采集样本阳性率较高。

8.不明原因发热

可于发热周期内多次采血做血液培养。如果 24 小时培养结果阴性,应继续采血 2～3 份或更多次做血液培养。

(二)采集容量

采血量以每瓶 5～8 mL 为宜。当怀疑真菌感染时采集双份容量。

(三)采集标本注意事项

(1)培养瓶必须平衡至室温,采血前后用 75％乙醇或聚维酮碘消毒培养瓶橡胶瓶盖部分。采集标本后应立即送检,如不能及时送检,请放在室温中。在寒冷季节注意保温(不超过 35 ℃)。

(2)标本瓶做好标记,写好患者姓名、性别、年龄、病历号。

(3)严格做好患者采血部位的无菌操作,防止污染。

(4)应在申请单上标明标本采集时间。

(5)如同时做需氧菌及厌氧菌培养,应先把血样打入厌氧瓶,再打入需氧瓶,且要防止注射器内有气泡。

二、尿液标本的微生物检验

(一)采集时间

(1)一般原则:通常应采集晨起第 1 次尿液送检。原则上,应选择在抗生素应用之前采集尿液。

(2)沙门菌感染一般在病后 2 周左右采集尿液培养。

(3)怀疑泌尿系统结核时,留取晨尿或 24 小时尿的沉渣部分 10～15 mL 送检。

(二)采集方法

1.中段尿采集方法

(1)女性:以肥皂水清洗外阴部,再以灭菌水或高锰酸钾(1∶1 000)水溶液冲洗尿道口,然后排尿弃去前段,留取中段尿 10 mL 左右于无菌容器中,立即加盖送检。

(2)男性:以肥皂水清洗尿道口,再用清水冲洗,采集中段尿 10 mL 左右于无菌容器中,立即送检。

2.膀胱穿刺采集法

采集中段尿有时不能完全避免污染,可采用耻骨上膀胱穿刺取尿 10 mL 并置于无菌容器中立即送检。

3.导尿法

将导尿管末端消毒后弃去最初的尿液,留取 10~15 mL 尿液于无菌容器内送检。长期滞留导尿管患者,应在更换新管时留尿。

(三)注意事项

尿液标本采集和培养中最大的问题是细菌污染,因此要严格无菌操作,标本采集后应立即送检。无论何种方法采集尿液,均应在用药之前进行,尿液中不得加入防腐剂、消毒剂。

三、粪便标本的微生物检验

(一)采集时间

1.采样原则

腹泻患者应在急性期采集,以提高检出率,同时最好在用药之前。

2.怀疑沙门菌感染

肠热症在 2 周后;胃肠炎患者在急性期,早期采集新鲜粪便。

(二)采集方法

1.自然排便法

自然排便后,挑取有脓血、黏液部位的粪便 2~3 g,液状粪便取絮状物盛于无渗漏、清洁的容器中送检。

2.肠拭子法

如不易获得粪便或排便困难的患者及幼儿,可用拭子采集直肠粪便,取出后插入灭菌试管内送检。

(三)注意事项

(1)为提高肠道致病菌检出率,应采集新鲜粪便做培养。

(2)腹泻患者应尽量在急性期采集标本(3 天内),以提高阳性率。

(3)采集标本最好在用药之前。

四、痰及上呼吸道标本的微生物检验

(一)采集时间

1.痰

最好在应用抗生素之前采集标本,以早饭前晨痰为好,对支气管扩张症或与支气管相通的空洞患者,清晨起床后进行体位引流,可采集大量痰液。

2.鼻咽拭子

时间上虽无严格限制,但应于抗生素治疗之前采集标本,咽部是呼吸和食物的通路,因此亦以晨起后早饭前为宜。

(二)采集方法

1.痰液标本

(1)自然咳痰法:患者清晨起床后,用清水反复漱口后用力自气管咳出第 1 口痰于灭菌容器内,立即送检。对于痰量少或无痰的患者可采用雾化吸入加温至 45 ℃的 10％NaCl 水溶液,使痰液易于排出。对咳痰量少的幼儿,可轻轻压迫胸骨上部的气管,使其咳嗽,将痰收集于灭菌容

器内送检。

(2)支气管镜采集法:用支气管镜在肺内病灶附近用导管吸引或支气管刷直接取得标本,该方法在临床应用有一定困难。

(3)小儿取痰法:用弯压舌板向后压舌,用无菌棉拭子伸入咽部,小儿经压舌刺激咳嗽时,可喷出肺部或气管分泌物沾在棉拭子上,立即送检。

2.上呼吸道标本

采集上呼吸道标本通常采用无菌棉拭子。采集前患者应用清水反复漱口,由检查者将舌向外拉,使腭垂尽可能向外牵引,将棉拭子通过舌根到咽后壁或腭垂的后侧涂抹数次,但棉拭子要避免接触口腔和舌黏膜。

五、化脓和创伤标本的微生物检验

(一)开放性感染和已溃破的化脓灶

(1)外伤感染、癌肿溃破感染、脐带残端、外耳道分泌物等感染部位与体腔或外界相通,标本采集前先用无菌生理盐水冲洗表面污染菌,用无菌棉拭子采集脓液及病灶深部分泌物;如为慢性感染,污染严重,很难分离到致病菌,可取感染部位下的组织,无菌操作剪碎或研磨成组织匀浆送检。

(2)结膜性分泌物:脓性分泌物较多时,用无菌棉球擦拭,再用无菌棉拭子取结膜囊分泌物培养或涂片检查;分泌物少时,可做结膜刮片检查。

(3)扁桃体脓性分泌物:患者用清水漱口,由检查者将舌向外牵拉,用无菌棉拭子越过舌根涂抹扁桃体上的脓性分泌物,置无菌管内立即送检。

(4)外耳道分泌物:脓性分泌物较多时,先用无菌棉球擦拭,再取流出分泌物置无菌管送检。

(5)手术后切口感染:疑有切口感染时可取分泌物,也可取沾有脓性分泌物的敷料置灭菌容器内送检。

(6)导管治疗感染:应做导管尖端涂抹培养再加血培养。

(7)瘘管内脓液:用无菌棉拭子挤压瘘管,取流出脓液送检;也可用灭菌纱布条塞入瘘管内,次日取出送检。

(二)闭合性脓肿

(1)皮肤化脓(毛囊炎、疖、痈)和皮下软组织化脓感染:用2.5%~3.0%碘酊和75%乙醇消毒周围皮肤,穿刺抽取脓汁及分泌物送检,也可在切开排脓时,以无菌注射器或无菌棉拭子采集。

(2)淋巴结脓肿:经淋巴结穿刺术取脓液,盛于无菌容器内送检。

(3)乳腺脓肿、肝脓肿、脑脓肿、肾周脓肿、胸腔脓肿、腹水、心包积液、关节腔积液:可在手术引流时采集脓液或积液,也可做脓肿或积液穿刺采集脓液或积液,盛于无菌容器内立即送检。

(4)肺脓肿:体位引流使病肺处于高处,引流的支气管开口向下,痰液顺体位引流至气管咳出;也可在纤维支气管镜检查或手术时采集。

(5)胆囊炎:①十二指肠引流术采集胆汁,标本分3部分,即来自胆总管、胆囊及肝胆管。②手术时采集:在进行胆囊及胆管手术时,可从胆总管、胆囊直接采集。③胆囊穿刺法:进行胆道造影时采集胆汁。

(6)盆腔脓肿:已婚妇女可经阴道后穹隆切开引流或穿刺采集脓液,也可在肠镜暴露下经直肠穿刺或切开引流采集脓液检查。

(7)肛周脓肿:在患者皮肤黏膜表面先用碘酊消毒,75%乙醇脱碘,再用无菌干燥注射器穿刺抽取脓液,盛于无菌容器内立即送检。

六、生殖道标本的微生物检验

(一)生殖道分泌物

1.男性

(1)尿道分泌物:清洗尿道口,用灭菌纱布或棉球擦拭尿道口,采取从尿道口溢出的脓性分泌物或用无菌棉拭子插入尿道口内 2~4 cm 轻轻旋转取出分泌物。

(2)前列腺液:清洗尿道口,用按摩法采集前列腺液盛于无菌容器内立即送检。

(3)精液:受检者应 5 天以上未排精,清洗尿道口,体外排精液于无菌试管内立即送检。

2.女性

(1)尿道分泌物:清洗尿道口,用灭菌纱布或棉球擦拭尿道口,然后从阴道的后面向前按摩,使分泌物溢出,无肉眼可见的脓液,可用无菌棉拭子轻轻深入前尿道内,旋转棉拭子,采集标本。

(2)阴道分泌物:用窥器扩张阴道,用无菌棉拭子采集阴道口内 4 cm 内侧壁或后穹隆处分泌物。

(3)子宫颈分泌物:用窥器扩张阴道,先用灭菌棉球擦拭子宫颈口分泌物,再用无菌棉拭子插入子宫颈管 2 cm 采集分泌物,转动并停留 10~20 秒,让无菌棉拭子充分吸附分泌物,或用去掉针头的注射器吸取分泌物,将所采集分泌物盛于无菌容器内立即送检。

(二)注意事项

(1)生殖器是开放性器官,标本采集过程中,应严格遵循无菌操作以减少杂菌污染。

(2)阴道内有大量正常菌群存在,采取子宫颈标本应避免触及阴道壁。

(3)沙眼衣原体在宿主细胞内繁殖,取材时拭子应在病变部位停留十几秒钟,并应采集尽可能多的上皮细胞。

七、穿刺液的微生物检验

(一)脑脊液

1.采集时间

怀疑为脑膜炎的患者,应立即采集脑脊液,最好在使用抗生素以前采集标本。

2.采集方法

用腰穿方法采集脑脊液 3~5 mL,一般放入 3 个无菌试管,每个试管内 1~2 mL。如果用于检测细菌或病毒,脑脊液量应大于等于 1 mL;如果用于检测真菌或分枝杆菌,脑脊液量应大于等于 2 mL。

3.注意事项

(1)如果用于检测细菌,收集脑脊液后,在常温下 15 分钟内送到实验室。脑脊液标本不可置于冰箱保存,否则会使病原菌死亡,尤其是脑膜炎奈瑟菌、肺炎链球菌和流感嗜血杆菌。常温下可保存 24 小时。

(2)如果用于检测病毒,脑脊液标本应放置冰块,在 4 ℃环境中可保存 72 小时。

(3)如果只采集了一管脑脊液,应首先送到微生物室。

(4)做微生物培养时,建议同时做血培养。

(5)采集脑脊液的试管不需要加防腐剂。

(6)进行腰穿过程中,严格无菌操作,避免污染。

(二)胆汁及穿刺液

1.检测时间

怀疑感染存在时,应尽早采集标本,一般在患者使用抗生素之前或停止用药后1~2天采集。

2.采集方法

(1)首先用2%碘酊消毒穿刺要通过的皮肤。

(2)用针穿刺法抽取标本或外科手术方法采集标本,然后放入无菌试管或小瓶内,立即送到实验室。

(3)尽可能采集更多的液体,至少1 mL。

3.注意事项

(1)在常温下15分钟内送到实验室。除心包液和做真菌培养外,剩余的液体可在常温下保存24小时。如果做真菌培养,上述液体只能在4 ℃以下保存。

(2)应严格无菌穿刺。

(3)为了防止穿刺液凝固,最好在无菌试管中预先加入灭菌肝素,再注入穿刺液。

(4)对疑有淋病性关节炎患者的关节液,采集后应立即送检。

八、真菌检验

(一)标本采集的一般注意事项

(1)用适当的方法准确采集感染部位的标本,避免污染。

(2)注意标本采集时间。清晨的痰和尿含菌较多,是采集这类标本的最佳时间。另外,应尽可能在使用抗真菌药物前采集。

(3)标本采集量应足够。如从血中分离真菌,一般采集量为8~10 mL。

(4)用于真菌学检验的标本均需用无菌容器送检。

(5)送检项目有特殊注意事项时,一定要在检验申请单上注明,或直接与真菌实验室联系,以便实验室采用相应特殊方法处理标本。

(二)临床常见标本的采集

1.浅部真菌感染的标本采集

(1)皮肤标本:皮肤癣菌病采集皮损边缘的鳞屑。采集前用75%乙醇消毒皮肤,待挥发后用手术刀或玻片边缘刮取感染皮肤边缘,刮取物放入无菌培养皿中送检。皮肤溃疡采集病损边缘的脓液或组织等。

(2)指(趾)甲标本:甲癣采集病甲下的碎屑或指(趾)甲。采集前用75%乙醇消毒指(趾)甲,去掉指(趾)甲表面部分,尽可能取可疑的病变部分,用修脚刀修成小薄片,5~6块为宜,放入无菌容器送检。

(3)毛发标本:采集根部折断处,不要整根头发,最少5根。

2.深部真菌感染的标本采集

(1)血液:采集量视所用真菌培养方法确定,一般为8~10 mL。如用溶剂-离心法,成年人则需抽血15 mL加入2支7.5 mL的Isolator管中。此法可使红细胞和白细胞内的真菌释放出来,尤其适用于细胞内寄生菌,如荚膜组织胞质菌和新型隐球菌的培养。采血后应立刻送检,如不能及时送检,血培养瓶或管应放在室温或 30 ℃以下环境中,但不要超过 8 小时,否则影响血中真菌的检测。

(2)脑脊液:≥3 mL,分别加入 2 支无菌试管中送检。一管做真菌培养或墨汁染色,另一管用于隐球菌抗原检测或其他病原菌培养。其他深部真菌感染的标本采集,如呼吸道、泌尿生殖道等标本,采集及送检方法与细菌学检验相同。

(李玉梅)

第四节 其他标本的采集

一、脑脊液标本采集

脑脊液标本由临床医师以无菌操作进行腰椎穿刺采集,必要时也可从小脑延髓池或侧脑室穿刺采集。获得合格的脑脊液标本涉及的环节包括容器准备、标本采集和处理方法。

(一)标本容器

采集脑脊液的容器应为无菌加盖透明试管,试管容积≥5 mL。一般需要准备 3~4 支试管。目前,脑脊液标本采集容器已有商业化专用管,容器标记信息必须明显、准确、完整。

(二)标本采集和转运

1.采集方法

脑脊液通常是由腰椎穿刺采集,必要时可从小脑延髓池或侧脑室穿刺获得。患者需侧卧于硬板床,背部与床面垂直,两手抱膝紧贴腹部,头向前胸屈曲,使躯干呈弓形,脊柱尽量后凸以增宽脊椎间隙。临床医师常规消毒,戴无菌手套,覆盖无菌洞巾,用 2%利多卡因自皮肤到椎间韧带做局部麻醉。持穿刺针以垂直背部方向缓缓刺入,针尖稍斜向头部,进针深度 3~5 cm(儿童为 2~3 cm)。当针头穿过韧带与硬脑膜时,有阻力突然消失的落空感,此时可将针芯慢慢抽出,即可见脑脊液流出,穿刺成功后首先进行压力测定。

2.采集量

脑脊液应采集 3~4 管,第 1 管用于细菌培养检查(无菌操作),第 2 管用于化学和免疫学检查,第 3 管用于一般性状及细胞学检查(如遇高蛋白标本时,可加 EDTA 抗凝),怀疑有肿瘤细胞可加一管用于脱落细胞检查,每管 2~3 mL 为宜。

3.标本采集适应证和禁忌证

(1)适应证:①原因不明的剧烈头痛、昏迷、抽搐、瘫痪,疑为脑炎或脑膜炎者。②有脑膜刺激征者。③疑有颅内出血、中枢神经梅毒、脑膜白血病等。④神经系统疾病需系统观察或需进行椎管内给药、造影和腰麻等。

(2)禁忌证:①腰穿留取脑脊液前,一定要考虑是否有颅内压升高。如果眼底检查发现视盘水肿,先要做 CT 或 MRI 检查。影像学上如显示脑室大小正常且没有移位或后颅没有占位性征象,才可腰穿取脑脊液。②穿刺部位有化脓性感染灶。③凝血酶原时间延长、血小板计数 $<50×10^9$/L,使用抗凝药物或任何原因导致的出血倾向,应在凝血障碍纠正后才能进行腰穿。④开放性颅脑损伤或有脑脊液漏。

4.标本转运

脑脊液标本留取后应立即送检。脑脊液标本必须由专人或专用的物流系统运送。标本运送过程中为保证安全及防止溢出,应采用密闭的容器。如果标本溢出,应以0.2%过氧乙酸溶液或75%乙醇溶液对污染的环境进行消毒。

5.送检时间

常规分析项目不要超过1小时,脑脊液放置过久,可发生下列变化而影响检验结果:①细胞破坏、沉淀、纤维蛋白凝块形成导致细胞分布不均匀而使计数不准确。②细胞离体后会逐渐退化变形,影响细胞分类计数和形态识别。③脑脊液葡萄糖因细胞或微生物代谢而不断分解,造成葡萄糖含量降低。④细菌溶解,干扰病原菌(尤其是脑膜炎奈瑟菌)的检出率,应特别注意细菌培养标本应室温送检,且无论送检前还是送检后都不能冷藏,因为常见脑脊液感染细菌都是苛养菌,对温度非常敏感,低温冷藏会使它们丧失活性甚至快速消亡。

6.标本接收

合格脑脊液标本的基本要求:检验申请单应填写清楚,信息完整;送检时间符合要求;标本量符合要求且无外溢。不合格的脑脊液标本应拒收或注明。

(三)标本检测后处理

脑脊液常规检测后的标本应加塞后室温条件保存24小时,生化检查过的标本应加盖后2～8℃保存24小时。保存到期且完成检验的脑脊液标本及脑脊液标本检查过程中产生的各种废弃物,应按医疗废弃物规定统一处理,并做好记录。

二、男性生殖疾病相关的标本采集

(一)精液标本的采集

精液分析是评估男性生育能力的重要方法,也是男性生殖疾病诊断、疗效观察的试验依据。精液的分析结果易受射精的频度、温度、实验室条件、检验人员的技术熟练程度和主观判断能力等诸多因素影响。因此,精液采集与分析必须严格按照适宜的标准化程序进行,才能提供受检者临床状况的准确信息。

通常,精液采集需要注意以下几点。

(1)受检者采集精液前,实验室工作人员需要给受检者提供清晰的书面或口头指导,需要询问禁欲时间和受检目的,以及最近有无发热、服用某些药物、病史等,同时提供留样容器,并嘱咐留样时的注意事项。如果受检者不在实验室提供的房间留取精液,还应告诉受检者如何转运精液标本。

(2)标本采集时间通常为禁欲2～7天。如果需要进行精浆α-葡萄糖苷酶的检测,禁欲时间应为4～7天,因为禁欲2～3天留取的精液所测精浆α-葡萄糖苷酶水平(34.04 U/mL±11.22 U/mL)明显低于禁欲4～7天(47.25 U/mL±17.54 U/mL)留取的精液标本。如果仅仅是为了观察受检者精液中有无精子,禁欲时间没有严格的限制。

(3)标本的采集最好在实验室提供的房间内单独进行。如果在实验室提供的房间内留取标本确实有困难,可以允许受检者在家里或宾馆里留取精液标本,但必须向受检者强调以下几点:①不可用避孕套留取,因为普通的乳胶避孕套可影响精子的存活;②不可用夫妇射精中断法,因为这很容易丢失部分精液或受到阴道分泌物的污染,尤其是初始部分的精液所含精子浓度最高;③在送到实验室的过程中,标本应避免过冷或过热,尤其是冬天,标本通常置于内衣口袋里送检；④在采集标本后 1 小时内送到实验室，否则精液液化时间难以观察。

（4）应用手淫法留取精液，射入一洁净、干燥、广口的玻璃或塑料容器中，留取后置于 35～37 ℃水浴箱中液化。如果需要进行精液培养，或精液标本用于宫腔内授精或体外授精时，受检者应先排尿，然后洗净双手和消毒阴茎，手淫后将精液射于一无菌容器中。标本容器应该保持在 20～37 ℃环境中，以避免精子射入容器后，由于大的温度变化对精子产生影响。留取精液的容器应保证对精子活力没有影响，对于难以确定有无影响的初次使用的留样容器，应先进行比对试验后再用于临床；留样容器应能使阴茎头前端放入，又不会触及容器底部，以保证精液不会射至容器外，又不会黏附在阴茎头表面；留样容器应配备盖子，以免置于水浴箱中等待液化过程中水蒸气滴入样本中。另外，留取精液必须采集完整。

（5）采样容器上必须标明受检者姓名、采集时间、禁欲时间以及样本采集是否完整。如果使用了某些药物或有发热、某些特殊病史，应同时注明。每一个标本应有一个独一无二的编号。

（6）受检者最初的精液检测正常，可不必再次检测。如果首次精液检测结果异常，应再次留取精液标本供分析，2 次精液标本采集的间隔时间通常为 7～21 天。如果需要多次采集标本，每次禁欲天数均应尽可能一致。

（7）精液采集方法以手淫法为标准采集方法，其可真实反映精液标本的状况，保证精液检查的准确性；有些受检者如脊髓损伤患者不能用手淫法取出精液，可用电动按摩器刺激阴茎头部及系带处，以帮助获得精液标本。以往也有用体外排精法和避孕套法采集精液的，但由于体外排精法可能会丢失精子浓度最高的前段精液，以及受女性生殖道内酸性分泌物的影响，故精液检查结果的准确性会受影响；避孕套采集精液法更是不可取，因为避孕套内表面有杀精剂，可影响精子活动率和存活率的分析，而且精液黏附在避孕套上不易收集完全。

（8）实验室技术人员应注意自身安全防护。精液标本应视为生物危险品，其可能含有有害的感染物质，如致病菌、HIV 病毒、肝炎病毒、单纯疱疹病毒等。实验室技术人员必须穿上实验室外罩，使用一次性手套，并严格警惕被精液污染的锐利器械的意外伤害，避免开放性皮肤伤口接触精液。常规洗手，在实验室内决不允许饮食、吸烟、化妆、储存食物等。

（二）前列腺液的采集

前列腺液的采集一般由临床医师进行。即令患者排尿后，取胸膝卧位，手指从前列腺两侧向正中按摩，再沿正中方向，向尿道外挤压，如此重复数次，再挤压会阴部尿道，即可见有白色黏稠性的液体自尿道口流出。用载玻片或小试管承接标本，及时送检，如果需要进行前列腺液培养，则需进行无菌操作，即必须严格消毒外阴后，使用无菌容器接取标本。值得注意的是，患生殖系统结核的患者不适合做前列腺按摩，以防结核扩散；由于前列腺有许多小房，按摩时不一定把炎症部分挤出，故前列腺液检测常需重复进行。

三、女性生殖疾病相关的标本采集

（一）阴道分泌物的采集

标本的采集质量直接影响检验结果。女性生殖系统感染性疾病，尤其是下生殖道感染的检验诊断，阴道分泌物、宫颈分泌物是最常用的检验标本。为了真实反映阴道分泌物的性状，有利于检验诊断，取材前 24 小时应禁止性交、盆浴、阴道灌洗、阴道检查及局部上药等，以免影响检查结果。同时根据临床表现的不同，取材所用器材、取材的部位也会有所侧重。一般用阴道分泌物湿片检查，分泌物应取自阴道上、中 1/3 侧壁。可将分泌物直接做 pH 测定，或将分泌物分别置于滴有生理盐水(检查滴虫)和10%KOH(检查酵母菌)的载玻片上做病原体检查。由于宫颈分泌物呈碱性,为了避免干扰pH测定,应避免取材时混入较多的宫颈黏液。由于滴虫在冷环境下活动减弱,不利于观察,冬季低温天气用阴道分泌物进行滴虫检验时应注意标本保温,同时取材时也应避免窥器润滑剂对滴虫检测的影响。

阴道分泌物湿片检查的标本采集可用普通的消毒棉签,也可用涤纶女性专用拭子;若用于病原体培养的取材则需要不具有抑菌作用的灭菌拭子;若用于宫颈HPV-DNA测定常用特制三角形毛刷,以获取较多的细胞,便于检测。

(二)生殖内分泌激素测定时血液的采集

激素测定的准确与否是实验室的事,但是实验室要发出准确的报告必须结合临床信息对测定出的结果进行合理性的分析,医师要分析一个结果也要结合临床表现,因此检验送检单与报告单上的信息一定要准确。

1.年龄

患者的年龄是判断性激素、促性腺激素是否正常的重要依据。青春期前性激素、促性腺激素均处低水平,低于正常生育年龄的男女。女性更年期后性激素明显降低,而促性腺激素(LH、FSH)在50~65岁持续高于40U/L,而65岁以后随着垂体的衰老,LH、FSH值逐渐下降,在80岁后只有很低水平的FSH、LH了。因此,在测定激素采样时一定要获取准确的患者年龄信息,如果年龄错误,将生育年龄误作绝经年龄,出现高促性腺激素结果的时候会误作正常生理现象。

2.周期

月经周期是判断女性性腺轴激素是否正常时需考虑的问题。观察卵巢储备功能要在月经的第3天采血;如要考察是否排卵,应在月经中期测定LH峰值;观察黄体功能应在经前1周左右采血;对月经不规则又想通过激素测定了解是否有排卵者可间隔2周,采血2次测定孕酮等;采血时间必须考虑月经周期中激素的周期性变化。女性性激素、促性腺激素测定的检验单上必须有末次月经时间、采样时间等,以备分析结果时参考。

3.其他注意事项

(1)激素测定的采血虽然并不强调必须空腹,但由于目前用于激素测定的方法均为免疫学方法,高血脂、溶血等均有可能对结果造成影响,因此应予以避免。

(2)激素测定常用血清,血清应及时分离,部分激素在全血中易分解。采用具有促凝剂真空采血器时应注意促凝剂对激素测定结果的影响,必要时要与无促凝剂的采血器做对照试验。

(荆 燕)

第二章 临床检验结果的分析

第一节 参考区间和样本分布

一、参考区间不是疾病的诊断值

(一)参考区间

为按一定条件选择的参考个体的测定值,用于确定正常范围的统计学分析,但在习惯上等同于参考值使用;参考区间是正常范围频数分布的统计学处理结果。正态分布用 $\bar{x} \pm 1.96 \ s$ 或 $\bar{x} \pm 2 \ s$(s 为均数标准差);偏态分布用百分数法,增大有意义者取 95% 百分位,减小有意义者取 5% 百分位。无论正态分布或偏态分布均取 95% 分布区间作为参考区间,正常受试者有 5% 概率分布在参考区间之外。用参考区间取代正常范围的目的在于用词准确和避免误解,不论用正常范围或参考区间,都是相对的概念,不能机械地用作划分正常与异常的界限。

(二)参考个体和参考样本群

参考个体的选择有一定难度。首先是"健康者"定义困难,看似健康其实不一定正常,潜在性和遗传性疾病用一般问诊和体检方法不易或不能发现。其次是参考样本群需要一定的数量,男女样本数须相等;有年龄差异时不同年龄组或年龄段的样本数也须基本满足正态分布;人群抽样不能没有老年样本,而老年人则多有潜在性疾病。因此,正常人群抽样难免混入异常者,参考区间不一定是全部正常者的测定值范围。

(三)关于参考区间的代表性

参考区间的代表性受抽样误差和参考区间变异等因素影响。抽样误差由参考个体变异和参考群体变异构成,而参考区间变异则由抽样误差和技术误差构成。

(1)参考个体变异(Si,用标准差表示的个体变异):为个体内变异,包括日内变异和日间变异,主要受饮食、行为习惯、精神和体力活动等因素影响。

(2)参考群体变异(Sg,用标准差表示的群体变异):为个体间变异,不同生理、生化和代谢项目或指标变异不同,主要受遗传因素、年龄、性别、民族差异和参考样本群数量的影响。

(3)分析技术变异(Sa,用标准差表示的方法变异):为实验误差,主要受标本采集、测试方法、试剂品质、设备水平、工作环境、人员素质等因素影响。

参考区间变异为以上 3 种误差的累加,可表示为:

$$E=s=\sqrt{Si^2+Sg^2+Sa^2}$$

式中:E 为参考区间的误差;s 为参考区间均数的标准差。当参考个体的变异大、参考样本群的数量少或方法学的精密度低时,s 增大,测定的参考区间相应增大。由此可见,参考区间不是一组固定不变的数字,不仅因测定方法而异,而且同一方法在不同的实验室,或同一实验室在不同时期的测定结果,也常有较大的差别。

由此可见,参考区间不是决定正常与异常的黄金标准,不能是疾病的诊断值,仅是一个大致接近于正常人的参考范围。

二、样本在参考样本群中的分布

(一)样本在样本群中的理论分布

取参考样本群分布的 95% 范围作为参考区间,由于参考个体的变异,健康者有 5% 的概率分布在参考区间之外,而病理者也有同样可能的概率分布在正常范围之内。换言之,正常个体与异常个体的测定值分布有交叉,健康人群与患病人群的测定值分布有重叠。这种交叉或重叠一般仅限于临界范围,可用敏感性和特异性衡量。如果交叉或重叠范围过多过大,说明方法学的敏感性和特异性两个方面均属于不合格,这样的方法不能用于临床诊断。

(二)样本分布理论的临床意义

参考个体的变异范围小,参考群体的变异范围大,个体变异在参考区间内的分布虽多数接近均值,但也有可能接近于上限或下限。如接近下限,即使病理性升高参考均值的 2~3 个 s,仍可在参考区间之内而被解释为正常;如接近上限,即使生理变异升高参考均值的 1 个 s,也有可能超出参考区间而被解释为异常。换言之,对临界值无论解释为正常或异常都有可能判断错误,因此对边缘结果的评价必须持十分慎重的态度。测定值越远离参考均值,即 t 检验理论的 t 值越大,判断失误的可能性就越小。

(马　丽)

第二节　检验指标的方法学评价

一、敏感性、特异性与疾病预测值

(一)敏感性和特异性

敏感性和特异性是诊断方法学评价的重要指标,二者相互矛盾又相互联系。其特点是提高敏感性往往降低特异性,反之提高特异性又会降低敏感性。用有质量控制的标准程序测定一定数量的疾病人群和非病人群,将结果绘制成 2×2 分割表(四格表),如表 2-1 所示。表 2-1 中纵向疾病组栏反映方法学的敏感性,非病组栏反映方法学的特异性;横向阳性(＋)栏反映阳性预测值,阴性(－)栏反映阴性预测值。TP 为真阳性,FP 为假阳性,FN 为假阴性,TN 为真阴性。

表 2-1 方法学特性评价四格表

组别和结果		黄金标准	
		疾病组	非病组
结果	（＋）阳性	a(TP)	b(FP)
	（－）阴性	c(FN)	d(TN)

理想方法的敏感性和特异性都应是 100％，二者之和等于 200％，疾病与非病的分界既无重叠又无干扰，然而这样的诊断方法极少。二者之和小于 100％的方法不能使用。

$$敏感性（度）=疾病组阳性率=\frac{疾病组阳性数}{疾病组总数}=\frac{a}{a+c}$$

$$特异性（度）=非病组阴性率=\frac{非病组阴性数}{非病组总数}=\frac{d}{b+d}$$

（二）预测值和可能性比值

实验室资料一般不是简单的分割正常与异常的界限，而是判断有病与非病的可能性有多大。敏感性和特异性不能说明此问题，需借助预测值、可能性比值等几个参数。

1.预测值

预测疾病与非病的诊断符合率。比率越大，诊断疾病或排除疾病的符合率越高。分为阳性预测值和阴性预测值。

$$阳性预测值=真阳性比率=\frac{真阳性数}{阳性总数}=\frac{a}{a+b}$$

阳性预测值越大，则误诊率越小。

$$阴性预测值=真阴性比率=\frac{真阴性率}{阴性总数}=\frac{d}{c+d}$$

阴性预测值越大，则漏诊率越小。

2.可能性比值

预测疾病和非病识别的可能性大小。比值越大，则有病或非病识别的可能性越大，诊断的正确性越高，误诊或漏诊的可能性越小。

$$阳性可能性比值=\frac{真阳性率}{假阳性率}=\frac{敏感性}{1-特异性}=\frac{a}{a+c}\times\frac{b+d}{b}$$

用于评估方法学诊断疾病的可能性程度，比值越大诊断疾病的误诊率越小。

$$阴性可能性比值=\frac{真阴性率}{假阴性率}=\frac{特异性}{1-敏感性}=\frac{d}{b+d}\times\frac{a+c}{c}$$

用于评估方法学排除疾病的可能性程度，比值越大否定疾病的漏诊率越小。

二、ROC 曲线的应用

ROC 曲线（受试者操作特性曲线）或敏感性/特异性线图，用于方法学评价和疾病识别值或分界值的确定。绘正方形图，纵轴为敏感性即疾病组阳性率，从下至上分度为 0、10％、20％……100％；横轴为阳性率［即（1-特异性）］，从左至右分度同样为 0、10％、20％……100％。取不同测定值相对应的敏感性和假阳性率或（1-特异性）作图，并将各点连成曲线。左上角为敏感度 100％和假阳性率 0 的交点。用于不同方法学评价，越接近左上角的曲线，方法学的敏感性和特异性越好。

用于疾病识别值确定,最接近左上角的曲线切点值(cut off)是最佳分界值,敏感性与特异性之和最大。

疾病筛查应选用敏感性高的方法以减少漏诊;疾病诊断应选用特异性高的方法以避免误诊。

（陈淑贤）

第三节 疾病识别值和方法学允许误差

一、疾病识别值和临床决定水平

（一）疾病识别值或分界值

疾病识别值或分界值是指对疾病诊断的敏感性和特异性都较高,识别疾病意义最大的某一阈值,通常取 ROC 曲线最接近左上角的切点值。一般而言,生理变异大的指标参考区间界限值与疾病识别值不同,如血糖参考区间与糖尿病诊断值、转氨酶参考区间与肝损害诊断值、胆固醇参考区间与动脉粥样硬化危险性评价值、肿瘤标志物参考区间与可疑肿瘤的分界值不同。有时还须根据经验调整,如 γ-谷氨酰转肽酶（转肽酶,GGT）用于 40 岁以上饮酒者肝损害的早期发现,分界值应定在参考区间上限之下;用于肝癌筛查,因肝癌与肝炎的结果有重叠,为减少假阳性结果造成的不必要的思想负担,应定在上限之上。生理变异范围小的指标,如血清 K^+、Na^+、Cl^-、Ca^{2+}、Mg^{2+}、P^{3-}、pH 等,通常超出参考区间即有识别意义,超出参考区间及其 1/4 值（参考区间均值 1 个 s）,即有显著识别意义。

（二）临床决定水平(clinic decision level,CDL)

CDL 是根据病理生理和临床经验而确定的有决定疾病诊断、紧急施治或判断预后意义的一种阈值,同一试验项目可有几个不同的临床决定水平。一般都是由临床医师根据病理生理学理论和临床实践经验总结确定。

二、实验室方法学允许误差

（一）偶然误差是不可避免的误差

偶然误差虽然不可避免,但是必须有明确限度。关于方法学的允许误差范围,有不同的意见,并因设备水平和分析项目而异。一般倾向于不超过参考区间的 $\frac{1}{4}$,即参考均值的 1 个 s 值。

参考区间＝参考均值（$\bar{x}$）±2 s

即参考区间由 4 个 s 组成,故 1 s＝$\frac{1}{4}$参考区间。

允许误差范围＝参考均值的 1 s

$$=\pm\frac{1}{2}\,s$$

$$=\pm(参考区间上限－下限)\times\frac{1}{4}\times\frac{1}{2}$$

换言之,测定值的允许误差为该测定值$\pm\frac{1}{2}$参考均值的标准差。例如血糖测定的方法学允许误差为:

空腹血清葡萄糖(FPG)参考区间(青年组)为 3.33～5.55 mmol/L

参考均值的标准差(s)=(5.55-3.33)mmol/L$\times\frac{1}{4}$=0.56 mmol/L

血糖允许误差范围=测定值$\pm\frac{1}{2}$s=测定值$\pm$0.56 mmol/L$\times\frac{1}{2}$=测定值$\pm$0.28 mmol/L

(二)应用疾病识别值时须考虑测定值的允许误差

允许误差是因为任何方法学都不可避免的误差,所以任何一个试验结果都包含有允许误差。例如某患者 FPG 测定值为 7.66 mmol/L,如上所述允许误差为 0.56 mmol/L,亦即7.66 mmol/L 的允许范围为(7.66$\pm$0.56)mmol/L=7.10～8.22 mmol/L。换言之,标准方法 FPG 测定值 7.66 mmol/L 的真实值为 7.10～8.22 mmol/L。糖尿病诊断标准(WHO,1985)为 FPG $\geq$7.77 mmol/L和/或餐后血糖(PPG)$\geq$11.1 mmol/L,故该例患者可能为糖尿病(DM,因为 FPG 8.22 mmol/L>7.77 mmol/L),但也可能为糖耐量降低(IGT,因为 FPG7.10 mmol/L <7.77 mmol/L)。如按美国糖尿病协会(ADA,1997)或 WHO 糖尿病咨询委员会(WHO,1998)诊断标准,FPG $\geq$6.99 mmol/L为糖尿病,虽然无论是 7.10 mmol/L 或是 8.22 mmol/L 均大于 6.99 mmol/L,应诊断为 DM;但是由于血糖测定受多种因素影响,不能仅根据一次结果评价,所以应重复测定 FPG 或加测 PPG,必要时(如当 PPG 结果可疑时)还须做葡萄糖耐量试验(GTT)以确定诊断。

(马小兰)

第四节　实验过程中的影响因素

临床检验从项目申请到结果解释是一个包括医师、患者、护士、检验多层次参与的环式运作过程,每一环节都受到多种因素影响。

一、检验项目和检验时机的选择

(一)不同检验项目在不同疾病和不同病期阳性率不同

如急性心肌梗死的心肌酶谱变化,不同的酶升高、峰值和恢复的时间不同,多种酶联合并于不同时间连续多次测定,可提高其临床意义。如在发病 2 小时内或 1 周后检测,阳性率降低。又如急性胰腺炎的酶学变化,淀粉酶一般在发病 6～12 小时升高,持续 3～5 天,脂肪酶则晚于淀粉酶升高;而急性出血性坏死性胰腺炎则可不见酶学改变。再如细菌性感染或组织损伤,1～2 天内可见白细胞计数和 C 反应蛋白升高,而红细胞沉降速率增速则需要 5～7 天的时间。自身抗体检测应在激素使用之前,细菌培养应在抗生素使用之前,并且需要连续采取 2 次以上标本以提高检出率。一旦开始有效治疗,则阳性率将显著降低。

(二)疾病早期使用有效治疗抗体可不升高

抗体生成需 1～2 周才能达到方法学可检出的水平,在起病 1 周内阳性率很低,2 周后逐渐升高。其阳性率与测定方法的敏感性也有关,敏感方法可提前检出。此外抗体水平与治疗也有关,在疾病早期进行有效的治疗,抗体水平可不升高或轻微升高,达不到方法学敏感性所能检测出的水平。因此感染性抗体只有支持疾病诊断的意义,而无否定疾病诊断的作用。

二、遗传背景的影响因素

(一)性别差异

(1)男性大于女性的项目:如红细胞计数、血红蛋白、血细胞比容、血清铁、尿酸(UA)、肌酐(CRE)、肌酸激酶(CK)、天门冬氨酸转氨酶(AST)、视黄醇结合蛋白、前清蛋白。

(2)女性大于男性的项目:如促黄体生成素(LH)、卵泡刺激素(FSH)、高密度脂蛋白胆固醇(HDL-C)、载脂蛋白 A、α_2-巨球蛋白等。

性别差异较大的项目应分别设定参考区间,如 UA、CRE、CK、HDL-C;差别较小的项目一般不必单独设定参考区间,如 AST、碱性磷酸酶(ALP)、总胆固醇、甘油三酯等。与性别有关的某些指标如 CRE、肌酐清除率(CCR)、UA、CK、AST 等,实际是与肌肉量相关。

(二)年龄差异

1.新生儿

(1)增高:血清游离脂肪酸、乳酸脱氢酶(LDH)、ALP、无机磷、醛固酮、血浆肾素活性、甲胎蛋白(AFP);血液白细胞计数(WBC)、中性粒细胞。

(2)降低:血清总蛋白、CRE、总胆固醇、淀粉酶。

2.婴幼儿

(1)增高:血清 ALP、胆碱酯酶;血液 WBC、淋巴细胞(绝对数)。

(2)降低:血液中性粒细胞(相对数)。

3.中青年

渐增:血清总胆固醇、甘油三酯,除此之外随年龄变化的项目不多。

4.老年人

(1)增高:血清 LH、FSH、儿茶酚胺、甲状旁腺激素、ALP、葡萄糖、免疫球蛋白。

(2)降低:血清睾酮、雌二醇、降钙素、醛固酮、总蛋白、清蛋白。

60 岁后老年人常有多种潜在性疾病。个体之间的变异,年龄是最重要的因素。差别较大的项目应设定不同年龄组或年龄段的参考区间。

(三)生理差异

1.妊娠期间

(1)增高:AFP、α_1-抗胰蛋白酶、碱性磷酸酶、淀粉酶、尿酸、总胆固醇、甘油三酯、绒毛膜促性腺素、泌乳素、甲状腺激素结合球蛋白、皮质醇、糖类抗原125(CA125)。

(2)降低:血清总蛋白(TP)、清蛋白(ALB)、尿素氮(BUN)、胆碱酯酶(ChE)、血清铁、Na^+、Ca^{2+}、红细胞计数、血红蛋白、血细胞比容。

2.日周期节律

促肾上腺皮质激素(ACTH)、皮质醇,清晨 5～6 时最高,夜间 0～2 时最低。生长激素(GH)、促甲状腺激素(TSH)、泌乳素(PRL),夜间睡眠时升高。儿茶酚胺昼间高而夜晚低。血浆肾素活性上午升高,傍晚降低。甘油三酯、肌酐、转铁蛋白、血清磷、血清铁下午增高,后者增高有时达 2 倍。尿素氮、胆红素(BIL),下午降低,过夜空腹则 BIL 升高。血 Ca^{2+} 中午最低,夜间有降低倾向。白细胞总数、淋巴细胞、BIL 早晨最高，嗜酸性粒细胞下午最低，尿胆原午餐后 2 小时排泄最多。血红蛋白早晨空腹最低，下午 4 时最高。尿淀粉酶上午较低，晚餐后最高。

3.月周期节律

LH、FSH、雌二醇(E_2)、血清磷、CA125 随月经周期而变化，E_2 在排卵期最高。纤维蛋白原（Fg 或 FBG）在月经前期开始升高，胆固醇在月经前期最高。

4.生命周期改变

绝经期后性激素水平降低而促性腺激素水平升高，血脂相应升高。

三、生活行为的影响因素

(一)情绪

精神紧张和情绪激动可使儿茶酚胺、皮质醇、血糖、白细胞计数、中性粒细胞升高。

(二)体力活动

出汗增多血液浓缩：血浆蛋白质和高分子成分，如总蛋白、胆固醇(TC)、高密度脂蛋白胆固醇(HDL-C)、AST、ALT、γ 谷氨酰转肽酶、红细胞计数(RBC)、血红蛋白(HGB)、血细胞比容(HCT)相对增加。骨骼肌成分：如肌酸激酶(CK)、AST、乳酸脱氢酶释放；CK 可超过正常范围的一至数倍，CK 同工酶 MB(CK-MB)也可见升高，但在总 CK 中的比值不升高(<5%)。代谢加速：代谢产物肌酐、尿酸、尿素氮增多；K^+、P^{3-} 升高，Ca^{2+}、Mg^{2+} 降低。剧烈运动无氧代谢产物乳酸、丙酮酸增加，碳酸氢盐(HCO_3^-)、pH 降低；如有溶血发生则 K^+、游离血红蛋白增多，结合珠蛋白减少并可出现蛋白尿和血尿。应激激素及反应因子：如儿茶酚胺、皮质醇、生长激素、转铁蛋白、白细胞计数、中性粒细胞增高，淋巴细胞、嗜酸性粒细胞降低。长期体育锻炼 HDL-C 增高。体力活动和肌肉运动的影响可持续数小时或在数小时后发生。

(三)进餐

饮食对血液成分的影响与食物的种类和餐后取血的时间有关。

1.进餐影响的成分

影响进餐的成分。①血清总蛋白、清蛋白：餐后由于血液稀释，测定结果较空腹约降低 0.44%；起床活动后由于体液重新分布，较晨间卧床时增高 0.41%～0.88%。门诊患者餐后取血与住院空腹取血两者结果比较，差别无显著性差异。②血清胆固醇、甘油三酯：正常人普通膳食餐后与餐前比较无统计学意义，高脂血症受进餐影响明显，应在禁食 12～14 小时取血，饮水 90 分钟后基本不受影响。③血糖：餐后增高，但正常波动较小，在 0.56 mmol/L 范围之内；糖尿病患者升高明显。糖尿病早期或轻型病例空腹血糖多正常，仅餐后血糖增高，而且多无临床症状。故对糖尿病的早期诊断和疾病筛查，以测定进食不少于 100 g 大米或面粉食品的早餐后 2 小时血糖较空腹血糖敏感。④血清尿素氮和尿酸：由于夜间代谢率降低，早晨空腹尿素氮减少，进餐后则增多。⑤血清电解质和无机盐类：进餐对 K^+、Na^+、Cl^-、Ca^{2+} 的影响，无统计学意义；血清无机磷餐后变化与血糖呈负相关，约降低 0.1 mmol/L，但与对照组比较无显著性差异。⑥血清酶学：摄取食物或饮水后 90 分钟与空腹比较，无统计学意义。

2.食物性质的影响

高蛋白膳食可增高血尿素氮、氨氮和尿酸浓度。多食高核酸食物（如内脏）可增高血尿酸浓度。多食香蕉、菠萝、番茄、凤梨可增加尿 5-羟吲哚乙酸(5-HIAA)的排泄。

3.取血时间的影响

餐后立即取血,葡萄糖、甘油三酯增高,钾倾向于增高;游离脂肪酸降低约30%,血清磷倾向于降低。高脂肪餐后2～4小时,肠源性碱性磷酸酶倾向于增高,特别是B和O血型Lewis阳性分泌型的患者。餐后血清混浊可干扰某些试验,如使胆红素、乳酸脱氢酶、血清总蛋白增高,而尿酸、尿素氮则可轻度降低。高脂血对梅毒、病毒、真菌、支原体抗体检验也有影响,应空腹取血。长时间空腹对血糖、糖耐量及其他多种试验有影响,例如可增高血清胆红素(先天性非溶血性黄疸、非结合型胆红素血症或称Gilbert病,空腹48小时可增加240%),可降低血前清蛋白、清蛋白、转铁蛋白和补体C_3浓度。

据有关研究,进餐90分钟后除血糖、甘油三酯明显增高,血红蛋白、平均红细胞体积降低,血清总蛋白、清蛋白、α_2-球蛋白轻度降低外,其他多种成分与对照组比较,差别无统计学意义。为方便门诊患者,除血脂、血清铁、铁结合力、维生素B_{12}、叶酸、胃泌素等测定应在空腹取血外,在午餐前3小时内取血,对检验结果的解释和评价应不会受很大影响。血糖、胆汁酸有时需要在空腹或餐后取血测定。

(四)饮茶和咖啡

由于咖啡可抑制磷酸二酯酶的分解,一磷酸腺苷(AMP)转变为5'-AMP延缓,使糖酵解酶产物增多;使脂肪酯酶活性增强,脂肪分解,甘油和游离脂肪酸增多,游离药物和游离激素增多。

(五)饮酒

酗酒早期尿酸、乳酸、丙酮增高;中期GGT、尿酸增高;晚期谷丙转氨酶(ALT)增高。慢性乙醇中毒,胆红素(BIL)、天门冬氨酸转氨酶(AST)、碱性磷酸酶、GGT、平均红细胞体积(MCV)增高,叶酸降低。低分子碳水化合物和乙醇可致甘油三酯增高。

(六)吸烟

吸烟可使一氧化碳血红蛋白(HbCO)、血红蛋白、白细胞总数、MCV、癌胚抗原(CEA)增高,免疫球蛋白G(IgG)降低。

(七)药物

多种药物可影响实验室检查结果。

(1)影响机体代谢的药物:如激素、利尿剂可导致水、电解质和糖代谢紊乱;咖啡因、氨茶碱可增加儿茶酚胺排泄。多种抗癫痫剂、解热镇痛剂、安眠镇静剂、抗生素、抗凝剂等通过诱导肝微粒体酶活性,使肝源性碱性磷酸酶、GGT增高,高密度脂蛋白、甘油三酯合成亢进,血尿酸浓度增高。青霉素可使血清清蛋白和新生儿胆红素降低,AST、肌酸激酶、肌酐、尿酸增高;青霉素钠可使血清钠增高,钾降低。阿司匹林可使血钙降低,血糖增高;普萘洛尔、利血平可使胆红素增高。口服避孕药对多种试验有影响,如可使T_4增高,甲状腺激素摄取率(T-U)降低;α_1抗胰蛋白酶、血清铁、甘油三酯、ALT增高,清蛋白降低等。

(2)干扰化学反应的药物:如大剂量输注维生素C可使血清转氨酶、胆红素、肌酐增高,胆固醇、甘油三酯、血糖、乳酸脱氢酶降低,隐血假阴性,尿胆原结果减少等。

四、标本采取的影响因素

(一)取血时间的影响

一些激素和化学成分有周期性变化,不同时间取血其结果不同。如ACTH、皮质醇有日间变化节律,应在上午8时和下午4时两次取血,不仅需要了解其血浓度而且需要了解其分泌节律。醛固酮应在上午6～8时分别取立位和卧位静脉血,甲状旁腺激素最好在上午8时取血。急性心肌梗死发病后心肌酶谱变化有一定规律,应多次取血测定并须记录取血时间,以便比较其演变过程。

(二)患者体位的影响

从卧位变为直立位,低部位静脉压升高,毛细血管压升高,部分血浆超滤至组织间质,血细胞、蛋白质等大分子成分如血红蛋白、红细胞、总蛋白、清蛋白、碱性磷酸酶、转氨酶、胆固醇等不易通过毛细血管内皮细胞,因浓缩而增加;卧位间质液反流回血,使血液稀释,因而大分子成分浓度降低。而容易弥散的物质,受体位的影响则较小。

肾素、血管紧张素、醛固酮、儿茶酚胺等神经内分泌激素立位增加,用以维持血管张力和神经兴奋性,维持体液平衡和血压恒定,保证脑组织的血液供应。

(三)止血带或压脉器

静脉取血,压脉带压迫时间过长可使多种血液成分发生改变。例如压迫40秒,AST增加16%,总蛋白增加4%,胆固醇和尿素氮增加2%;压迫超过3分钟,因静脉扩张,淤血,水分转移,致血液浓缩,氧消耗增加,无氧酵解加强,乳酸升高,pH降低,K^+和Ca^{2+}升高。

(四)输液的影响

应尽可能避免在输液过程中取血。输液不仅使血液稀释,而且使测试反应发生严重干扰,特别是糖和电解质。葡萄糖代谢率正常约为0.35 g/(h·kg),如输注5%葡萄糖,在特殊情况下可在输液的对侧肢静脉取血,并要注明在输液中。如输注10%葡萄糖≥3.5 mL/min,即使在对侧肢取血,血糖也会显著升高。在一般情况下,推荐中断输液至少3分钟后取血,但也要注明。

(五)溶血的影响

红细胞成分与血浆不同,标本溶血可使乳酸脱氢酶、K^+、转氨酶(AST、ALT)、Zn^{2+}、Mg^{2+}、酸性磷酸酶升高,严重溶血对血清总蛋白、碱性磷酸酶、血清铁、无机磷、胆红素的测定以及与凝血活酶相关的试验也有影响。红细胞虽不含肌酸激酶(CK),但可因腺苷酸激酶的释放而使CK测定值增高。

(六)皮肤和动脉采血

皮肤采血适用于全血细胞分析或称全血细胞计数(CBC)、血细胞形态学检验、婴幼儿血气分析以及其他快速床边检验,用力挤压可使组织液渗出造成干扰。动脉采血用于血气分析、乳酸测定和肝衰竭时的酮体测定。过多的肝素可降低pH和二氧化碳分压(pCO_2)测定值并导致相关计算参数的错误,注射器内有气泡可改变氧分压(pO_2)结果。

(七)血浆与血清

血浆含有纤维蛋白原,血浆总蛋白和清蛋白测定结果高于血清标本;血清含有血液凝固时血小板释放的K^+和乳酸脱氢酶(LDH),当血小板增多时血清K^+和LDH高于血浆。床边快速血糖测定和干化学法其他血液化学成分测定,虽用全血,其实为血浆,红细胞内成分一般不参与反应。

五、标本转送和试验前处理

(一)及时转送和尽快分离血清或血浆

取血后应尽快转送和分离血清或血浆,否则血清与血块长时间接触可发生以下变化。

(1)由于血细胞的糖酵解作用,血糖以每小时5%～15%的速率降低,糖酵解产物乳酸和丙酮酸升高。

(2)由于红细胞膜通透性增加和溶血加重,红细胞内化学成分发生转移和释放,酶活性受影响,血清无机磷、钾、铁、乳酸脱氢酶、天门冬氨酸转氨酶、肌酸激酶等升高。

(3)由于酯酶作用,胆固醇酯因分解而减少,游离脂肪酸增加。

(4)与空气接触,pH 和 pO_2、pCO_2 改变,影响结果的准确性。

(二)细菌学标本必须按要求采取

必须按要求采集标本,否则将影响结果的准确性,并给评价其意义带来麻烦甚至误导。

细菌学标本极易被污染,污染的标本杂菌大量繁殖抑制病原菌生长。条件致病菌也是致病菌,如污染条件致病菌将误导临床,造成对患者的损害以及经济和时间的浪费。脑膜炎球菌、流感杆菌离体极易死亡,应请实验室人员协助在床边采取和接种或立即保温送至实验室检验。室温放置延迟送检,阳性率降低;冷藏的标本根本不能使用。厌氧菌标本采取必须隔绝空气,混入空气的标本影响检验结果,不能使用。

(三)微量元素测定标本

标本采取的注射器和容器必须注意避免游离金属污染。使用的玻璃或塑料注射器、试管或尿容器都需用 10‰稀硝酸浸泡 24～48 小时,用蒸馏水洗净,在无降尘的空气中干燥;采血器材需高压灭菌,或用美国 Becton Dickinson 公司(B-D 公司)深蓝帽真空管和不锈钢针头采血。

随便采取的标本不能保证质量,其结果不能用于临床评价。

六、实验室的影响因素

分析检验结果必须了解实验室设备水平和质量管理,没有质量保证的实验室资料是不可信赖的。

(一)试验误差的原因、特点和对策

1.系统误差

(1)原因:系统(仪器、方法、试剂)劣化,定标错误或管理失当,是造成准确性降低的主要因素。

(2)特点:误差的性质不变,总是正的或负的误差;误差可大可小或成比例变化。

(3)对策:质量控制,对系统定期检测、考评、维修或必要时更换,保证系统优化组合。

2.随机误差

(1)原因:不固定的随机因素或不可避免的偶然因素,又称偶然误差,是造成精密度降低的因素。

(2)特点:误差有正有负,正负误差概率相等;小误差多,大误差少,呈正态分布。

(3)对策:质量监控,可将误差控制在允许范围之内;必要时重复测定或平行测定,可减小误差。

3.责任差错

(1)原因:粗心大意,违章操作,标本弄错,制度不严或管理缺陷。

(2)特点:误差或差错的大小和性质不定,有不同程度的危害性,但可以完全避免。

(3)对策:加强人员教育,严格查对制度,遵守操作规程,提高管理水平。

(二)结果处理和信息传递

(1)对过高或过低有临床决定意义、与患者生命安全有关的检验结果,在确保检验质量的前

提下,应立即通知临床医师;在诊断治疗上需要早知的信息,应提前报告或主动与有关人员联系。

(2)对检验结果必须认真审核,有疑问应及时复查,有缺陷应及时弥补;如有异常发现应予提前报告或与临床医师联系,审核无误应及时发出。做好登录(计算机的或手工的)以便查询并要定期进行质量分析和评价。

(3)对血清、脑脊液以及其他不易获得或有创采集的标本,应分别保存3天和1周以便必要时复查;对特殊、罕见或诊断不清病例的检验材料,应在-20~-70℃长期保存直至失去使用价值。

(陈兆艳)

第五节 检验结果的综合分析

由于检验结果受多种因素影响,在解释和评价时必须结合其他检查资料、疾病流行学资料和临床资料全面综合分析。

(一)关于血常规或全血细胞计数

白细胞计数(WBC)参考区间通常为$(4\sim10)\times10^9/L$,对发热患者来说即使是$5\times10^9/L$,如伴有中性粒细胞减少也应视为降低;或即使为$9\times10^9/L$,如伴有粒细胞增多也应视为增高。因为生理性白细胞分布虽有较多机会接近参考均值($7\times10^9/L$),但也有可能接近于上限或下限。假如患者生理分布在参考区间下限,例如$5\times10/L$,病理性增高为参考区间的一半(2个标准差),例如$3\times10^9/L$,仍未超出参考区间;如生理分布在参考区间上限,例如$9\times10^9/L$,病理性减少参考区间的一半,例如$3\times10^9/L$,也还在参考区间之内。发热和白细胞变化是对病原刺激的共同反应,此时WBC虽然表面在参考区间之内,但是实际上已经发生了变化,因为中性粒细胞的改变已足可以说明其病理性增减。

(二)女性患者的尿常规检验

如尿白细胞增多同时见有大量鳞状上皮细胞,提示白细胞来源于阴道或外阴而非尿路。此时用消毒纸巾清洁外阴和尿道外口后留取中段尿(尿流的中段)检验,则可避免阴道和外阴分泌物的混入。尿常规检验,凡女性患者均应留取中段尿,即使不清洁外阴也可减少污染。

(三)转氨酶和嗜酸性粒细胞升高

临床医师当发现血清转氨酶和血嗜酸性粒细胞增高时,不要忘记与肝有关的寄生虫感染。对不明发热或血吸虫、华支睾吸虫疫区或来自疫区的转氨酶增高者,应做显微镜白细胞分类或嗜酸性粒细胞计数。一些慢性血吸虫病例常因转氨酶升高而被长期误诊为肝炎,由于发现嗜酸性粒细胞增高和经结肠镜检查及结肠黏膜活检,始得到明确诊断。

(四)如何评价血脂结果

评价血脂不应仅根据报告单的参考区间确定高低或是否为合适水平,还必须结合年龄、有无冠心病(CHD)和动脉粥样硬化(AS)等其他危险因素、高密度脂蛋白胆固醇(HDL-C)和非高密度脂蛋白胆固醇(non-HDL-C)水平进行综合评价。例如60岁以上老年人,无CHD,无AS等其他危险因素,也无HDL-C降低,胆固醇(TC)小于5.69 mmol/L属于期望水平,小于6.47 mmol/L属于边界范围。如有CHD或AS等其他危险因素或有HDL-C降低,TC应小于

5.17 mmol/L 为期望水平。如年龄小于 30 岁，即使无 AS 等其他危险因素，TC 大于 5.17 mmol/L 即应视为增高水平；如有 CHD 或 AS 危险因素，TC 以小于 4.65 mmol/L 较为适宜。

TC＝HDL－C＋non－HDL－C。HDL-C 对 AS 的发生发展具有延缓作用，而 non-HDL-C 则具有促进作用。non-HDL-C 包括 LDL-C 和 VLDL-C 两种胆固醇，而以 LDL-C 对 AS 的影响更为重要。因此，当 TC 增高时应分析其组分胆固醇的水平或比率，分清主次，不可一概而论。

(五)评价甲状腺激素必须结合 TSH 水平

由于甲状腺疾病可原发于甲状腺，也可原发于垂体或下丘脑；甲状腺激素反馈调节 TRH(促甲状腺激素释放激素)和促甲状腺激素(TSH)；同时甲状腺激素水平又受非甲状腺疾病的影响，不同实验室和不同方法设定的参考区间也有所不同，所以同一轴系不同水平激素的联合使用，无论对诊断或鉴别诊断都更有意义。对甲状腺功能减退的诊断，高敏法测定的 TSH 比甲状腺激素更为敏感，更为重要。

(六)分析肿瘤标志物对肿瘤的诊断价值

由于肿瘤标志物敏感性和特异性的有限性，除考虑测定值水平、观察动态变化外，还必须结合超声波、CT、MRI 等影像检查和必要时的病理组织学检查，才有可能减少分析判断上的失误。对一时不能确定或有疑问的结果，应及时复查并观察其动态变化，以探明原因和总结经验。经验证明即或是病理组织学检查，也难免有失误；应提倡联合看片，多人会诊，集体讨论诊断，以提高病理诊断的正确性。

（谭思思）

第三章 临床常用检验技术

第一节 电 泳 技 术

一、电泳技术的基本原理和分类

(一)电泳

带电颗粒在电场作用下向着与其电性相反的电极移动的现象称为电泳。不同的带电颗粒在同一电场中的运动速度不同,其泳动速度用迁移率(或称泳动度)来表示。

迁移率 μ 指带电颗粒在单位电场强度下的泳动速度。它与球形分子的半径(r)、介质黏度(η)、颗粒所带电荷(Q)有关。

(二)分类

根据电泳是在溶液还是在固体支持物中进行,可将电泳分为自由电泳和支持物电泳。自由电泳包括显微电泳(也称细胞电泳)、移界电泳、柱电泳、等速电泳等。区带电泳则包括滤纸电泳(常压及高压)、薄层电泳(薄膜及薄板)、凝胶电泳(琼脂、琼脂糖、淀粉胶、聚丙烯酰胺凝胶)等。临床检验中常用的是区带电泳。

二、影响电泳迁移率的外界因素

(一)电场强度

电场强度是指单位长度(cm)的电位降。电场强度越高,则带电颗粒泳动越快。当电压在500 V 以下,电场强度在 $2\sim10$ V/cm 时为常压电泳。电压在500 V 以上,电场强度在 $20\sim200$ V/cm时为高压电泳。

(二)溶液的 pH

溶液的 pH 决定被分离物质的解离程度和质点的带电性质及所带净电荷量。例如蛋白质分子,它是既有酸性基团(—COOH),又有碱性基团(—NH$_2$)的两性电解质。在某一溶液中所带正负电荷相等,即分子的净电荷等于零,此时,蛋白质在电场中不再移动,溶液的这个 pH 为该蛋白质的等电点(pI);若溶液 pH 处于等电点酸侧,即 pH<pI,则蛋白质带正电荷,在电场中向负

极移动;若溶液 pH 处于等电点碱侧,即 pH＞pI,则蛋白质带负电荷,向正极移动。溶液的 pH 离 pI 越远,质点所带净电荷越多,电泳迁移率越大。因此在电泳时,应根据样品性质,选择合适的 pH 缓冲液。

(三)溶液的离子强度

电泳液中的离子浓度增加时会引起电泳颗粒迁移率的降低。其原因是离子强度影响电泳颗粒的电动势。另外,离子强度过低会导致缓冲能力减弱,也会影响泳动速度。一般最适合的离子强度在 0.02～0.2 之间。

(四)电渗现象

电场作用下液体对于固体支持物的相对移动称为电渗。其产生的原因是固体支持物多孔,且带有可解离的化学基团,因此常吸附溶液中的正离子或负离子,使溶液相对带负电或正电。因此,在电泳时,带电颗粒泳动的表观速度是颗粒本身的泳动速度和电渗携带颗粒的移动速度的矢量和。

(五)支持物的选择

一般要求支持物均匀,吸附力小,否则电场强度不均匀,影响区带的分离。

(六)焦耳热的影响

电泳过程中产生焦耳热,其大小与电流强度的平方成正比。热对电泳影响很大,温度升高时,迁移率增加,分辨率下降。可通过控制电压或电流,也可配备冷却装置以维持恒温。

三、电泳分析常用方法

(一)醋酸纤维素薄膜电泳

以醋酸纤维素薄膜为支持介质的电泳称为醋酸纤维素薄膜电泳。醋酸纤维素是将纤维素的羟基经过乙酰化而形成,是纤维素醋酸酯。由该物质制成的薄膜称为醋酸纤维素薄膜。醋酸纤维素膜经过冰醋酸乙醇溶液或其他透明液处理后可使膜透明化有利于对电泳图谱的光吸收扫描测定和膜的长期保存。

醋酸纤维素薄膜电泳具有操作简单、快速、价廉等特点,目前广泛用于分析检测血液、脑脊液、尿液中蛋白、酶等的分析检测中。

(二)琼脂糖凝胶电泳

以琼脂糖为支持物的电泳称为琼脂糖凝胶电泳。琼脂糖的结构单元是D-半乳糖和 3,6-脱水-L-半乳糖。许多琼脂糖链依氢键及其他力的作用使其互相盘绕形成绳状琼脂糖束,构成大网孔型凝胶。目前,临床上常用琼脂糖作为电压支持物,用于分析血清蛋白、血红蛋白、脂蛋白、糖蛋白,以及乳酸脱氢酶、碱性磷酸酶等同工酶的分离和鉴定。

临床上常用的免疫电泳也是以琼脂糖为支持物。免疫电泳是将琼脂糖凝胶电泳和双向琼脂扩散结合起来,用于分析抗原组成的一种定性方法。此项技术既有抗原抗体反应的高度特异性,又有电泳分离技术的快速、灵敏和高分辨力。近年来本法主要用于:血清蛋白组分的分析,如多发性骨髓瘤、肝病、全身性红斑狼疮等;抗原、抗体的纯度的检测;抗体各组分的研究等。也常用于检测血清中乙型肝炎表面抗原(HBsAg)、甲胎蛋白,各类免疫球蛋白的定性和半定量。

此外,以琼脂糖为支持物的电泳还可用于核酸的分离与鉴定。普通的琼脂糖凝胶电泳可以分离小于 20 kb 的 DNA。更大的 DNA 分子可用脉冲场凝胶电泳(pulsed field gel electrophoresis,PFGE)。

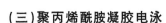

(三)聚丙烯酰胺凝胶电泳

聚丙烯酰胺凝胶是由丙烯酰胺单体和甲叉双丙烯酰胺交联剂在催化剂(如过硫酸铵)和加速剂作用下形成的凝胶,以此为支持物的电泳称为聚丙烯酰胺凝胶电泳(polyacrylamide gel electrophoresis,PAGE)。目前有不同类型的聚丙烯酰胺凝胶电泳。

1.连续和不连续聚丙烯酰胺凝胶电泳

根据其有无浓缩效应,将其分为连续系统和不连续系统。前者电泳体系中缓冲液 pH 及凝胶浓度相同,带电颗粒在电场作用下主要靠电荷效应和分子筛效应进行分离;后一电泳体系中,缓冲液的离子成分、pH、凝胶浓度及电位梯度均不连续,带电颗粒在电场中不仅有电荷效应、分子筛效应,还有浓缩效应,因此其分离条带的清晰度和分辨率都比前者好。

2.变性和非变性聚丙烯酰胺凝胶电泳

在电泳的过程中,非变性聚丙烯酰胺凝胶电泳中的蛋白质能够保持完整状态,并依据蛋白质的分子量大小、蛋白质的形状及其所附带的电荷量而逐渐呈梯度分开。而变性聚丙烯酰胺凝胶电泳是在电泳体系中加入了十二烷基硫酸钠(SDS),SDS 是阴离子去污剂,它能断裂分子内和分子间的氢键,使分子去折叠,破坏蛋白分子的二、三级结构。因此,SDS-PAGE 仅根据蛋白质亚基分子量的不同分离蛋白质,而与所带电荷和形状无关。SDS-PAGE 也可分为连续和不连续两种。

3.聚丙烯酰胺梯度凝胶电泳

利用梯度装置形成聚丙烯酰胺凝胶由高到低的浓度梯度,即孔径梯度(pore gradient,PG),由此形成聚丙烯酰胺梯度凝胶电泳(PG-PAGE)。浓度越大,形成的孔径越小。蛋白质的最终迁移位置仅取决于其本身分子大小。

4.聚丙烯酰胺凝胶等电聚焦电泳

等电聚焦(isoelectric focusing,IEF)是一种利用有 pH 梯度的介质分离等电点不同的蛋白质的电泳技术。利用各种蛋白质等电点(pI)不同,以聚丙烯酰胺凝胶为电泳支持物,并在其中加入两性电解质载体,在电场的作用下,蛋白质在 pH 梯度凝胶中泳动,当迁移至其 pI=pH 处,则不再泳动,而浓缩成狭窄的区带,这种分类蛋白质的方法称为聚丙烯酰胺凝胶等电聚焦电泳(IEF-PAGE)。在 IEF 的电泳中,具有 pH 梯度的介质其分布是从阳极到阴极,pH 逐渐增大。由于其分辨率可达 0.01 pH 单位,因此特别适合于分离分子量相近而等电点不同的蛋白质组分。

IEF-PAGE 操作简单,一般的电泳设备就可进行,电泳时间短,分辨率高。应用范围广,可用于分离蛋白质和 pI 测定,也可用于临床检验。

5.聚丙烯酰胺凝胶双向电泳

即二维电泳(two-dimensional electrophoresis,2DE),由两种类型的 PAGE 组合而成。样品经第一向电泳分离后,再以垂直它的方向进行第二向电泳。双向电泳目前已经发展出多种组合。例如 IEF/SDS-PAGE,就是根据生物分子间等电点及相对分子质量不同的特点,建立了以第一向为 IEF-PAGE、第二向为 SDS-PAGE 的双向电泳技术。再如 IEF/PG-PAGE,第一向为 IEF-PAGE,第二向为 PG-PAGE。

由于双向电泳具有高分辨率,在蛋白质分离鉴定,特别是蛋白质组学研究中广泛应用。

6.毛细管电泳

毛细管电泳(capillary electrophoresis,CE)又称高效毛细管电泳(high performance capillary electrophoresis,HPCE),是一类以高压直流电场为驱动力,以极细管道为分离通道,依据样品中各组分的分子质量、电荷、淌度等差异而实现分离的液相分离技术。

毛细管电泳系统的基本结构包括高压电源、毛细管柱、进样系统、两个缓冲液槽、检测器、冷却系统和数据处理系统。根据其分离介质不同,毛细管电泳可分为不同类型,如毛细管区带电泳(capillary zone electrophoresis,CZE)、毛细管凝胶电泳(capillary gel electrophoresis,CGE)、胶束电动毛细管色谱(micellar electrokinetic capillary chromatography,MECC)、毛细管等速电泳(capillary isotachophoresis,CITP)、毛细管等电聚焦(capillary isoelectric focusing electrophoresis,CIFE)、毛细管电色谱(capillary electrokinetic chromatography,CEC)和亲和毛细管电泳(affinity capillary electrophoresis,ACE)等。

毛细管电泳在生物医学领域得到广泛应用,可用于多种有机、无机离子分析,药物测定,蛋白质、多肽、核酸分析,具有分析速度快、高灵敏度、高分辨率和高重复性等优点。

四、电泳染色方法

经醋酸纤维素薄膜、琼脂糖凝胶、聚丙烯酰胺凝胶等支持物电泳分离的各种生物分子需要通过染色使其在支持物相应位置上显示出谱带,从而检测其纯度、含量及生物活性。不同的分离物质选择不同的染色方法。

(一)蛋白质染色

蛋白质染色常采用染料,各种染料染色蛋白质的原理不同,灵敏度各异,使用时根据需要加以选择。对于糖蛋白、脂蛋白需要特殊染料。

(二)同工酶染色

同工酶经电泳分离后可用不同染色法加以鉴定,常用的染色方法有以下几种。

1.底物显色法

利用酶促反应的底物本身无色,而反应后的产物显色,证实酶的存在。此法常用于水解酶的鉴定。例如酸性磷酸酶可将磷酸酚酞分解为磷酸盐和酚酞,酚酞在碱性条件下呈红色。

2.化学反应染色法

用各种化学试剂使酶促反应的产物或未分解的底物显色。例如酸性磷酸酶可催化 α-萘酚磷酸盐生成磷酸盐和 α-萘酚,生成的 α-萘酚可用偶氮染料染色。

3.荧光染色法

无荧光的底物在酶促反应后产物呈荧光,或者使有荧光的底物转变成无荧光的产物。例如磷酸酶或糖苷酶可催化 4-甲基伞形基磷酸酯(或糖苷)生成 4-甲基伞形酮而呈现荧光。

4.电子转移染色法

以 NAD$^+$ 或 NADP$^+$ 为辅酶的脱氢酶,在顺向反应产生的 NADH 或 NADPH 可将氢原子转移至甲硫吩嗪(PMS),后者再将电子不可逆地转移给氯化硝基四氮唑蓝(NBT)类化合物,生成有色化合物,从而显示酶带。这种方法可显示各种脱氢酶的存在。

5.酶偶联染色法

这种方法主要用于酶促反应直接底物或产物均不显色,加入另一种指示酶则可使产物通过电子转移而显色。如用葡萄糖-6-磷酸脱氢酶(G-6-PD)为指示酶可用于己糖激酶、葡萄糖磷酸异构酶同工酶的显色,而乳酸脱氢酶为指示酶,可用于丙氨酸氨基转移酶、磷酸激酶、肌酸激酶等同工酶的显色。

(郭艳丽)

第二节　层析技术

层析技术又称色谱法,是一种基于被分离物质的物理、化学及生物学特性的不同,使它们在某种基质中移动速度不同而进行分离和分析的方法。例如物质在溶解度、吸附能力、立体化学特性及分子的大小、带电情况及离子交换、亲和力的大小及特异的生物学反应等方面的差异,可以利用其在流动相与固定相之间的分配系数不同,达到彼此分离的目的。

一、层析的基本概念

(一)固定相

固定相是层析的一个基质。它可以是固体物质(如吸附剂、凝胶、离子交换剂等),也可以是液体物质(如固定在硅胶或纤维素上的溶液),这些基质能与待分离的化合物进行可逆的吸附、溶解、交换等作用。它对层析的效果起着关键的作用。

(二)流动相

在层析过程中,推动固定相上待分离的物质朝着一个方向移动的液体、气体或超临界体等,都称为流动相。柱层析中一般称为洗脱剂,薄层层析中称为展层剂。它也是层析分离中的重要影响因素之一。

(三)分配系数

分配系数是指在一定的条件下,某种组分在固定相和流动相中含量(浓度)的比值,常用 K 来表示,$K = Cs/Cm$(其中 Cs:固定相中的浓度,Cm:流动相中的浓度)。分配系数是层析中分离纯化物质的主要依据。

(四)迁移率

在一定条件下,在相同的时间内某一组分在固定相移动的距离与流动相本身移动的距离之比值。常用 Rf 来表示,Rf 大于或等于 1。可以看出,K 增加,Rf 减少;反之,K 减少,Rf 增加。

实验中还常用相对迁移率的概念。相对迁移率是指:在一定条件下,在相同时间内,某一组分在固定相中移动的距离与某一标准物质在固定相中移动的距离之比值。它可以小于等于 1,也可以大于 1。用 Rx 来表示。

不同物质的分配系数或迁移率是不同的。分配系数或迁移率的差异程度是决定几种物质采用层析方法能否分离的先决条件。很显然,差异越大,分离效果越理想。

分配系数主要与下列因素有关:被分离物质本身的性质;固定相和流动相的性质;层析柱的温度。

(五)分辨率

分辨率一般定义为相邻两个峰的分开程度,用 Rs 来表示,作为衡量层析柱分离总效能的综合指标。层析峰之间距离远,层析峰峰宽窄,代表分辨率高。

二、层析技术分类

层析根据不同的标准可以分为多种类型。

(一)根据固定相基质的形式分类

层析可以分为纸层析、薄层层析和柱层析。

1.纸层析

纸层析指以滤纸作为基质的层析。

2.薄层层析

薄层层析将基质在玻璃或塑料等光滑表面铺成一薄层,在薄层上进行层析。

3.柱层析

柱层析指将基质填装在管中形成柱形,在柱中进行层析。

纸层析和薄层层析主要适用于小分子物质的快速检测分析和少量分离制备,通常为一次性使用,而柱层析是常用的层析形式,适用于样品分析、分离。生物化学中常用的凝胶层析、离子交换层析、亲和层析、高效液相色谱等都通常采用柱层析形式。

(二)根据流动相的形式分类

层析可以分为液相层析和气相层析。

1.气相层析

气相层析是指流动相为气体的层析。气相层析测定样品时需要气化,大大限制了其在生化领域的应用。

2.液相层析

液相层析指流动相为液体的层析。根据其流动相的压力大小分为普通液相层析、高压液相层析和超高压液相层析。液相层析是生物领域最常用的层析形式,适用于许多生物样品的分析、分离。

(三)根据流动相和固定性的极性分类

可分为正相色谱与反相色谱。

1.正相色谱

正相色谱是指固定相的极性高于流动相的极性,因此,在这种层析过程中非极性分子或极性小的分子比极性大的分子移动的速度快,先从柱中流出来。

2.反相色谱

反相色谱是指固定相的极性低于流动相的极性,在这种层析过程中,极性大的分子比极性小的分子移动的速度快而先从柱中流出。

一般来说,分离纯化极性大的分子(带电离子等)采用正相色谱(或正相柱),而分离纯化极性小的有机分子(有机酸、醇、酚等)多采用反相色谱(或反相柱)。

(四)根据分离的原理不同分类

层析主要可以分为吸附层析、分配层析、凝胶过滤层析、离子交换层析、亲和层析等。

1.离子交换层析

离子交换层析是以离子交换剂为固定相,根据物质的带电性质不同而进行分离的一种层析技术。

2.分配层析

分配层析是根据在一个有两相同时存在的溶剂系统中,不同物质的分配系数不同而达到分离目的的一种层析技术。

3.吸附层析

吸附层析是以吸附剂为固定相,根据待分离物与吸附剂之间吸附力不同而达到分离目的的一种层析技术。

4.凝胶过滤层析

凝胶过滤层析是以具有网状结构的凝胶颗粒作为固定相,根据物质的分子大小进行分离的一种层析技术。

5.亲和层析

亲和层析是根据生物大分子和配体之间的特异性亲和力(如酶和底物、抗体和抗原、激素和受体等),将某种配体连接在载体上作为固定相,而对能与配体特异性结合的生物大分子进行分离的一种层析技术。亲和层析是分离生物大分子最为有效的层析技术,具有很高的分辨率。

三、主要的层析技术

(一)薄层层析

薄层层析(thin-layer chromatography,TLC)是将固定相与支持物制作成薄板或薄片,流动相流经该薄层固定相而将样品分离的层析系统。按所用固定相材料不同,有吸附、分配、离子交换、凝胶过滤等薄层层析。其特点是样品用量少、分析快速、设备简单。

(二)柱层析

柱层析是最常用的层析类型。普通柱层析装置简单,一般包括固定性、流动相、层析柱和检测器等。其过程包括:首先根据分离物质的特性,选择合适的固定性(离子交换剂、凝胶、亲和吸附剂等)和流动相;对固定性进行预处理;装柱;平衡;样品上柱及洗脱;洗脱液的检测分析等。

柱层析在临床生化检验中常用。例如用 Bio-Rex 70 阳离子交换树脂作为固定性,不同 pH 的磷酸盐缓冲液作为流动性检测糖化血红蛋白。如采用硼酸缓冲液作为流动性还可用于儿茶酚胺激素的测定。

(三)气相层析

气相层析(gas chromatography,GC)是一种特殊的柱层析,是用气体作流动相的色谱。气相层析由于所用的固定相不同,可以分为两种,用固体吸附剂作固定相的叫气固层析,用涂有固定液的单体作固定相的叫气液层析。按层析分离原理来分,气相层析法亦可分为吸附层析和分配层析两类,在气固层析中,固定相为吸附剂,气固层析属于吸附层析,气液层析属于分配层析。

气相层析一般用气相色谱仪完成。其基本构造有两部分,即分析单元和显示单元。前者主要包括气源及控制计量装置、进样装置、恒温器和色谱柱。后者主要包括检测器和自动记录仪。色谱柱(包括固定相)和检测器是气相色谱仪的核心部件,应根据被分离物质的性质来选择合适的色谱柱和检测器。通常采用的检测器有热导检测器、火焰离子化检测器、氦离子化检测器、超声波检测器、光离子化检测器、电子捕获检测器、火焰光度检测器、电化学检测器、质谱检测器等。

气相色谱法主要用于以下几方面。①临床毒物的检测:包括药物、毒物、成瘾性物质、兴奋剂等;②激素类物质:如雌三醇、孕二醇、孕三醇、睾丸激素等;③其他生化物质,如血液、尿液等体液中的脂肪酸、氨基酸、甘油三酯、糖类、维生素多肽、寡核苷酸等小分子的分析鉴定。

(四)高效液相色谱法

高效液相层析法(high-performance liquid chromatography,HPLC)是在经典液相层析法基础上,引进了气相层析的理论,通过高压输液系统,形成的分离能力强、测定灵敏度高分析检测技术。

典型的高效液相层析仪包括输液系统、层析柱与检测系统三部分。流动相用高压泵输入。HPLC中所用的检测器最多应用的是紫外吸收检测,灵敏度可达纳克水平。此外,还有荧光检测器、示差折光检测器、电化学检测器、质谱仪等。

HPLC应用范围极广,无论是极性还是非极性,小分子还是大分子,热稳定还是不稳定的化合物均可用此法测定。对蛋白质、核酸、氨基酸、生物碱、类固醇和类脂等尤为有利。

(五)超高效液相色谱

超高效液相色谱(ultra-high performance liquid chromatography,UHPLC)是为了提高HPLC层析柱的柱效,采用粒径低于 2 μm 的小颗粒形成新型液相层析柱。小颗粒层析柱要求有更高的工作压力,需要更小的系统体积(死体积),并且需要能适应可能只有几秒峰宽的高速检测器,由此构成超高效液相色谱。它具有高速度、高分离度和高灵敏度等特点。

(张晓琴)

第三节　离心技术

离心技术是根据颗粒在做匀速圆周运动时受到一个外向的离心力的行为而发展起来的一种分离技术。这项技术应用很广,诸如分离出化学反应后的沉淀物,天然的生物大分子、无机物、有机物,在生物化学以及其他的生物学领域常用来收集细胞、细胞器及生物大分子物质。

离心方式多样,目前使用得比较多的有沉淀离心、差速离心、密度梯度离心、分析型超速离心等。

一、沉淀离心

沉淀离心技术是目前应用最广的一种离心方法,一般是指介质密度约1 g/mL,选用一种离心速度,使悬浮溶液中的悬浮颗粒在离心力的作用下完全沉淀下来的方法。沉降速度与离心力和颗粒大小有关。

二、差速离心法

它利用不同的粒子在离心力场中沉降的差别,在同一离心条件下,沉降速度不同,通过不断增加相对离心力,使一个非均匀混合液内的大小、形状不同的粒子分步沉淀的方法。操作过程中一般是在离心后用倾倒的办法把上清液与沉淀分开,然后将上清液加高转速离心,分离出第二部分沉淀,如此往复加高转速,逐级分离出所需要的物质。主要是利用颗粒的大小、密度和形状差异进行分离。

三、密度梯度离心

凡使用密度梯度介质离心的方法均称为密度梯度离心,或称区带离心。密度梯度离心主要有两种类型,即速度区带离心和等密度区带离心。

(一)速率区带离心法

根据大小不同、形状不同的颗粒在梯度液中沉降速度不同建立起来的分离方法。在离心前于离心管内先装入密度梯度介质（如蔗糖、CsCl 等），待分离的样品位于梯度液的上面，同梯度液一起离心。梯度液在离心过程中以及离心完毕后，取样时起着支持介质和稳定剂的作用，避免因机械振动而引起已分层的粒子再混合。

由于此法是一种不完全的沉降，沉降受物质本身大小的影响较大，一般是应用在物质大小相异而密度相同的情况。

（二）等密度区带离心法

根据颗粒密度的差异进行分离的方法。离心时，选择相应的密度介质和使用合适的密度范围是非常重要的。在等密度介质中的密度范围正好包括所有待分离颗粒的密度。样品可以加在密度梯度介质的上面，也可以与密度介质混合在一起，待离心后形成自成型的梯度。颗粒在这两种梯度介质中，经过离心，最终都停留在与其浮力密度相等的区域中，形成一个区带。等密度区带离心法只与样品颗粒的密度有关，而与颗粒的大小和其他参数无关，因此只要转速、温度不变，则延长离心时间也不能改变这些颗粒的成带位置。

此法一般应用于物质的大小相近，而密度差异较大时。常用的梯度液是 CsCl。

四、分析性超速离心

与制备性超速离心不同，分析性超速离心主要是为了研究生物大分子的沉降特性和结构，而不是专门收集某一特定组分。因此它使用了特殊的转子和检测手段，以便连续监视物质在一个离心场中的沉降过程。分析性超速离心机主要由一个椭圆形的转子、一套真空系统和一套光学系统所组成。该转子通过一个柔性的轴联接成一个高速的驱动装置，此轴可使转子在旋转时形成自己的轴。转子在一个冷冻的真空腔中旋转，其容纳两个小室：分析室和配衡室。配衡室是一个经过精密加工的金属块，作为分析室的平衡用。分析室的容量一般为 1 mL，呈扇形排列在转子中，其工作原理与一个普遍水平转子相同。分析室有上下两个平面的石英窗，离心机中装有的光学系统可保证在整个离心期间都能观察小室中正在沉降的物质，可以通过对紫外光的吸收（如对蛋白质和 DNA）或折射率的不同对沉降物进行监视。

分析性超速离心一般应用于测定生物大分子的相对分子重量、研究生物大分子的纯度和分析生物大分子中的构象变化。

（马　丽）

第四节　质　谱　技　术

一、质谱分析法

质谱分析（mass spectrometry，MS）是一种测量离子电荷质量比（简称荷质比，m/z）的分析方法。它是通过将试样转化为运动的气态离子，然后利用不同离子在电场或磁场运动行为的差异，将其按质量电荷比（m/z）的大小进行检测的技术。

质谱图是不同质荷比的离子经质量分析器分开后，到检测器被检测并记录下来，经计算机处理后以质谱图的形式表示出来。在质谱图中，横坐标表示离子的质荷比（m/z）值，从左到右质荷比的值增大,对于带有单电荷的离子,横坐标表示的数值即为离子的质量;纵坐标表示离子流的强度,通常用相对强度来表示,即把最强的离子流强度定为100%,其他离子流的强度以其百分数表示,有时也以所有被记录离子的总离子流强度作为100%,各种离子以其所占的百分数来表示。

从有机化合物的质谱图中可以看到许多离子峰。这些峰的m/z和相对强度取决于分子结构,并与仪器类型、实验条件有关。有机化合物分子在离子化过程中可产生各种电离和断裂,即同一分子形成各种各样的离子。因此,在质谱分析中出现不同的离子峰,包括分子离子峰、碎片离子峰、同位素离子峰、重排离子峰、亚稳离子峰等。正是这些离子峰给出了丰富的质谱信息,为质谱分析法提供依据。根据质谱图中峰的位置,可以进行定性和结构分析;根据峰的强度可以进行定量分析。

二、质谱仪

质谱仪是使被分析的试样离子化并按质荷比的大小进行分离、检测和记录的仪器。其基本原理是使试样中的成分在离子化器中发生电离,生成不同荷质比的带正电荷离子,经加速电场的作用,形成离子束,进入质量分析器。在质量分析器中,再利用电场或磁场使不同质荷比的离子在空间上或时间上分离,或是通过过滤的方式,将它们分别聚焦到检测器而得到质谱图,从而获得质量与浓度相关的图谱。

质谱仪由真空系统、进样系统、离子化器、质量分析器、检测器、计算机系统(质谱工作站)等组成。其中最核心的是离子化器、质量分析器。

(一)真空系统

一般真空系统由机械真空泵和扩散泵或涡轮分子泵组成。质谱仪的离子源、质量分析器、检测器都必须在高真空条件下工作,一般要求 $10^{-6} \sim 10^{-4}$ Pa。其中质量分析器对真空的要求最为严格。因为无论哪种类型的质量分析器都是利用离子运动状态的差异将其按 m/z 分开,所有离子在从离子源到达检测器整个运动过程中应避免与其他粒子(气体分子)相互作用。

(二)进样系统

目前用于有机分析的有机质谱仪的进样装置包括直接进样器、气相色谱仪和液相色谱仪。直接进样器是一个专门设计的进样装置,它是将试样置于离子源的高真空下加热气化。此进样方式一般用于固体或难挥发的液体纯试样,缺点是不能分析混合物。

将气相色谱仪(GC)和液相色谱仪(HPLC)当作进样装置与质谱仪(MS)连接,成为 GC-MS 和 HPLC-MS,可起到进样的作用,同时也将色谱强的分离能力和质谱的高鉴别能力结合起来。

(三)离子化器

离子化器是使中性原子或分子电离,并从中引出离子束流的装置。针对不同类型的样品采用不同的离子源。采用气态样品的有电子电离源(electron ionization,EI)、化学电离源(chemical ionization,CI)。采用液态样品的有电喷雾电离源(electrospray ionization,ESI)、声波喷雾电离(sonic spray ionization,SSI)、大气压力化学电离源(atmospheric pressure chemical ionization,APCI)、大气压光离子源(atmospheric pressure photoionization,APPI)。其他离子化源包括基质辅助激光解吸电离源(matrix-assisted laser desorption/ionization,MALDI)、表面增强激光解析电离源(surfaceenhanced laser desorption/ionization,SELDI)、电感耦合等离子体(inductively coupled plasma,ICP)、快离子轰击离子源(fast atom bombardment,FAB)。

在 MS 技术发展过程中,由于电离技术的制约,在相当长的一段时间内,MS 只能对小分子的分子质量进行准确、灵敏的测定,但随着电喷雾电离、基质辅助激光解吸电离以及大气压化学电离等电离技术的出现,MS 的测定范围大大提高。它们在高极性、难挥发性和热不稳定性生物大分子(如蛋白质和核酸)的分析研究中极具应用潜力,其能在 10～15 mol 甚至 10～18 mol 的水平上准确地分析分子质量高达几十万的生物大分子,从而开拓了质谱学中一个崭新的领域——生物 MS,促使 MS 技术在生命科学领域获得广泛应用。

1.电子电离源

EI 是应用最为广泛的离子源,它主要用于挥发性样品的电离。图 3-1 是电子电离源的原理图,由 GC 或直接进样杆进入的样品,以气体形式进入离子源,由灯丝(阴极)发出的电子与样品分子发生碰撞使样品分子电离。一般情况下,阴极与接收极(阳极)之间的电压为 70 V,所有的标准质谱图都是在 70 eV 下做出的。在 70 eV 电子碰撞作用下,有机物分子可能被打掉一个电子形成分子离子,也可能会发生化学键的断裂形成碎片离子。由分子离子可以确定化合物分子量,由碎片离子可以得到化合物的结构。

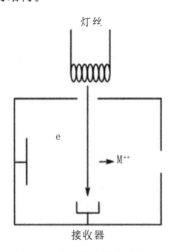

图 3-1　电子电离源原理示意

电子电离源主要适用于易挥发有机样品的电离,GC-MS 联用仪中都有这种离子源。其优点是工作稳定可靠,结构信息丰富,有标准质谱图可以检索。缺点是只适用于易汽化的有机物样品分析。

2.化学电离源

有些化合物稳定性差,用 EI 方式不易得到分子离子,因而也就得不到分子量。为了得到分子量可以采用 CI 电离方式。CI 和 EI 在结构上没有多大差别,或者说主体部件是共用的。其主要差别是 CI 源工作过程中要引进一种反应气体。反应气体可以是甲烷、异丁烷、氨等。反应气的量比样品气要大得多。灯丝发出的电子首先将反应气电离,然后反应气离子与样品分子进行离子-分子反应,并使样品气电离。

CI 的主要用途是通过准分子离子峰确定有机化合物的相对分子质量。CI 的重复性差,由 CI 得到的质谱不是标准质谱。

3.电喷雾电离源

电喷雾过程实质上是电泳过程。样品溶液流出质谱仪进样端毛细管喷口后,在强电场(3～

6 kV)作用下迅速雾化,在雾化气中形成带电雾滴(taylor 锥体)。通过高压电场可以分离溶液中的正离子和负离子,例如在正离子模式下,电喷雾电离针相对真空取样小孔保持很高的正电位,负电荷离子被吸引到针的另一端,在半月形的液体表面聚集着大量的正电荷离子。带电粒子前进的路径设计成真空度不断增加的差动抽气形式,带电离子中的溶解不断蒸发,随着溶剂的蒸发,液滴的变小,电场强度逐渐加强,通过离子蒸发(离子向液滴表面移动并从表面挥发)等机制,大部分分析物形成带单电荷或多电荷的气态离子,进入质量分析器。ESI 的特点是产生多电荷离子而不是碎片离子,所形成的多电荷离子可直接用来灵敏准确地确定多肽与蛋白质的分子质量。

ESI-MS 的最新技术之一是极低流速下的电喷雾技术,称为毫微电喷雾(nano-ESI)。与常规 ESI 不同,nano-ESI 的喷雾毛细管末端由镀金的硼硅玻璃制成,孔径仅 $1\sim3~\mu m$。样品溶液依靠毛细管作用,在高电场作用下以 $10\sim100~nL/min$ 的流速流出,在毛细管末端形成电喷雾,产生极细的带电液滴,其体积仅为常规 ESI 所产生的液滴的 $1/1\,000\sim1/100$。nano-ESI 产生的液滴体积小,其去溶剂化效率、离子化效率及离子转移至分析器的效率都比常规 ESI 高,且喷雾稳定性好。在分析痕量样品时,能在很长时间内采集 MS 信号,通过累加获得较高的检测灵敏度。nano-ESI 固有的低流速(30 nL/min)和高离子信号强度恰好与离子阱 MS 相匹配,连续断裂可达七级 MS 裂解,用于分析复杂低聚糖可得到有价值的结构信息。

目前商品化 ESI-MS 仪的接口方式已采用 nano-ESI。它分为静态和动态两种。静态 nano-ESI 装置常用于鉴定蛋白质,其工作原理为:将细孔 nano-ESI 尖端装满蛋白液置于探针上,将探针放在离子源中,蛋白液以 $10\sim100~nL/min$ 的流速喷射,进入质量分析器进行检测。而动态 nano-ESI 装置常与毛细管电泳、毫微毛细管液相色谱或毛细管电层析联用,将 LC 的高分离效能与 MS 准确鉴定化合物结构的特点相结合,可用于复杂样品的分析。

ESI 技术的优势是容易与最常见的肽分离技术,如 HPLC 和 CE 在线联用。电喷雾电离源是一种软电离方式,即使分子量大、稳定性差的物质,也不会在电离过程中发生分解,它适合于分析极性强的大分子有机物,如蛋白质、糖等。

4.大气压化学电离源

它的结构与电喷雾电离源基本相同。不同之处在于 APCI 喷嘴的下游放置一个针状放电电极,通过放电电极的高压放电,使得空气中某些中性分子电离,产生 H_3O^+、N_2^+、O_2^+ 等离子,溶剂分子也会被电离,这些离子与被分析物分子进行离子-分子反应,使分析物分子离子化。

大气压化学电离源的用途与 ESI 类似,但是它特别适合于分析中等极性的有机化合物。也常采用与 LC 联用的方式。

5.基质辅助激光解吸电离

基质辅助激光解吸电离是在激光解吸电离质谱(LDI-MS)的基础上发展起来的。LDI-MS 是分析难挥发性有机物的手段之一,曾用于分析合成聚合物和热不稳定性生物小分子。直至 1988 年,由 K.Tanaka 和 FHillenkamp 领导的两个研究小组分别提出基质辅助激光解吸电离质谱技术,使 LDI-MS 可以用于生物大分子的分析。

MALDI 的原理:首先将分析样品和基质形成共结晶,即将试样溶液($\mu mol/L$ 级浓度)与适当的基质溶液($mmol/L$ 级浓度),例如芥子酸、2,5-二羟基苯甲酸等,混合涂敷到不锈钢的靶面上,溶液挥发后即有固体混合物形成。然后用高功率(其频率与基质分子的最大吸收频率相一致)的紫外激光照射到样靶上,激光光束的能量优先被基质的发色团吸收,从而保护了样品。基质分子吸收激光的能量,并以最快的速度传递给试样分子,使微量的试样产生瞬间相变,即刻被解吸和电离,避免了热不稳定物质的分解。分析物所产生的离子被引入质量分析器(如飞行时间质谱仪)进行分析处理。

MALDI 特别适合于难挥发、热不稳定的生物大分子的分析。与 ESI 相比,它的最大优点是允许样品中含有较高浓度的缓冲液、盐、非挥发性成分及去垢剂,只要这些物质不影响共结晶的性质,便可直接用冷水冲去样品靶上过量的这些物质。此外,MALDI 还具有以下优点:灵敏度比其他离子化方法高,可对混合样品进行直接分析;易产生分子离子峰,便于光谱解析;可直接与双向凝胶电泳(2-DE)技术联用,加快了蛋白质快速鉴别及大规模筛选进程。但 MALDI-MS 存在重复性差的缺点,因此不适用于定量分析。尽管 MALDI-MS 在分析蛋白质和较小或中等片段的寡聚核苷酸方面已取得了很大进展,但由于受到基质选择的限制,它还不能成为多糖、糖蛋白、核苷酸等的有效分析手段。

6.表面增强激光解吸电离

它是激光解吸电离的另一种形式,与 MALDI 分析原理基本相同,只是在样品处理上存在差异。它是将样品经过简单的预处理后直接滴加到表面经过特殊修饰的芯片上,样品中待分析的分子通过特异的作用得到捕获。之后再经紫外激光照射离子化,最后进入质量分析器(如飞行时间质谱仪)进行分析处理。

SELDI 可比较两个样品之间的差异蛋白,也可获得样品的蛋白质谱,因此,在应用方面具有显著优势。SELDI 技术分析的样品不需用液相色谱或气相色谱预先纯化,因此可用于分析复杂的生物样品。SELDI 技术可以分析疏水性蛋白质、PI 过高或过低的蛋白质以及低分子质量的蛋白质(<25 000),还可以发现在未经处理的样品中许多被掩盖的低浓度蛋白质,增加发现生物标志物的机会。SELDI 技术只需少量样品,在较短时间内就可以得到结果,且试验重复性好,适合临床诊断及大规模筛选与疾病相关的生物标志物,特别是它可直接检测不经处理的尿液、血液、脑脊液、关节腔滑液、支气管洗出液、细胞裂解液和各种分泌物等,从而可检测到样品中目标蛋白质的分子量、PI、糖基化位点、磷酸化位点等参数。

7.电感耦合等离子体

等离子体是一种由自由电子、离子、中性原子与分子组成的具有一定电离度,但在整体上呈电中性气体。简单地说,它就是"电离气体"。

ICP 的原理是:当有高频电流通过线圈时,产生轴向磁场,用高频点火装置产生火花,以触发少量气体电离,形成的离子与电子在电磁场作用下,与其他原子碰撞并使之电离,形成更多的离子和电子。当离子和电子累积到使气体的电导率足够大时,在垂直于磁场方向的截面上就会感应出涡流,强大的涡流产生高热将气体加热,瞬间使气体形成最高温度可达 10 000 K 左右的等离子焰炬。当载气携带试样气溶胶通过等离子体时,可被加热至 6 000~8 000 K,从而进行离子化。

ICP 常与四极杆质量分析器联用,用于痕量、超痕量元素分析和同位素比值分析。

(四)质量分析器

质量分析器是质谱仪的重要组成部件,位于离子源和检测器之间,依据不同方式将离子源中生成的样品离子按质荷比 m/z 的大小分开。用于有机质谱仪的质量分析器有四极杆质量分析器、飞行时间质量分析器、磁质量分析器、离子阱质量分析器、傅里叶变换离子回旋共振质量分析器。用于无机质谱的质量分析器有四极杆质量分析器(滤质器)、飞行时间质量分析器、双聚焦质量分析器等。

1.四极杆质量分析器

四极杆质量分析器又称四极杆滤质器。四极杆是其核心,它是由四根精密加工的电极杆以及分别施加于 x、y 方向两组高压高频射频组成的电场分析器。由四根平行的截面为双曲面或圆形的不锈钢杆组成,对角电极相连构成两组,在两组电极上施加直流电压 U 和射频交流电压 Vcosωt,在极间形成一个射频场,正电极的电压为(U+Vcosωt),负电极为-(U+Vcosωt)。

离子被高达 20 V 的加速电压从离子源引入四极电场。进入四极场空间的正离子被瞬间带正电的极杆排斥,而被带负电的极杆吸引。因为极杆组的正负电位不断交变,所以离子沿着不规则的震荡路径在极间运动。在一定条件下,只有一种特定质荷比的离子才会通过稳定的震荡进入检测器,发出信号。其他离子则因震荡轨迹不稳定,在运动过程中撞击到电极上而被"过滤"掉,最后被真空泵抽走。

四极杆质量分析器是目前最成熟、应用最广泛的质量分析器之一。对于单一的分析任务,可用常规的 GC/MS 和 LC/MS 完成。在研究级应用中,常涉及质谱仪器多级串联 MS 系统,而四极杆质量分析器则是串联 MS 中最常用的类型。最常见的系统为三级串联四极杆质谱中,将 3 个四极杆质量分析器串联起来,组成 QqQ 序列。其中,Q(包括 Q_1 和 Q_3)是正常的质量分析器,q 上没有直流电压而只有射频成分,该射频场使所有离子聚焦并允许所有离子通过。因此,q 相当于磁质谱中的无场区,离子在其中可发生亚稳碎裂或碰撞诱导解离(CID)。Q_1 能够从离子源中选择感兴趣的离子,使其在 q_2 中发生解离反应,最后将解离产物送至 Q_3 进行常规质谱分析,从而可推断分子的组成结构。更复杂的串联系统可将 5 个四极杆组成 QqQqQ 序列,形成三个分析器和两个反应室,从而可进行 MS/MS/MS 实验。理论上最多可实现十级串联四极杆,但在实际应用中,最常用的是三级串联四极杆质量分析系统,是目前串联质谱中最主流的形式。

四极杆质量分析器应用广泛,与四极杆质量分析器联用的离子源,用于气体分析常用 EI 和 CI。其他有机物分析常用 API 和激光解吸电离(LDI)。对于无机物的分析,可与 ICP 组成电感耦合等离子体四极杆质谱仪。四极杆质量分析器还可与飞行时间质量分析器组成四极杆飞行时间串联质谱(QTOF),它可以看作是将三重四极杆质谱的第三重四极杆换为 TOF 质量分析器。它采用四极杆作为质量过滤器,以 TOF 作为质量分析器,分辨率和质量精度明显优于三重四极杆质谱,是一类能够同时定性定量的质谱。

2.飞行时间质量分析器

用一个脉冲将离子源中的离子瞬间引出,经加速电压加速,它们具有相同的动能而进入漂移管,荷质比最小的离子具有最快的速度因而首先到达检测器,而重的离子由于速度较慢会最后到达检测器。由此形成的飞行时间质量分析器(time-of-flight,TOF)的线性模式。

此外,还有 TOF 反射模式,即在原来单个飞行管的反射角度上再增加一个飞行管、检测器、反射电场,这样进一步增加了飞行距离,提高了分辨率。其原理是:初始化能量不同的相同离子,到达反射电场后,动能大的"刺"得深,动能小的"刺"得浅,反射到检测器即可实现时间聚焦。反射飞行器技术的运用进一步提高了仪器的质量精度、分辨率和灵敏度。为了进一步提高分辨率,近年在 TOF 仪上引进了一项新技术,称为"延迟引出(DE)"技术或称"脉冲离子引出(PIE)"技术。

与 TOF 联用的离子源最常见的是 MALDI,由于 MALDI 分析时激光是以脉冲方式使分子电离,恰好与 TOF 检测器相匹配,并组成了基质辅助激光解吸电离飞行时间质谱(MALDI-

TOF-MS)。此外 EI、ESI 和 APCI 也可作为离子源。

3.离子阱质量分析器(ion trap,IT)

离子阱质谱仪属于动态质谱,与四极杆质量分析器有很多相似之处。在环电极上接入变化的射频电压,此时处于阱中具有合适的 m/z 离子将在环中指定的轨道上稳定旋转,若增加该电压,则较重离子转至指定稳定轨道,而轻些的离子将偏出轨道并与环电极发生碰撞。当一组由电离源(化学电离源或电子轰击源)产生的离子由上端小孔进入阱中后,射频电压开始扫描,陷入阱中离子的轨道则会依次发生变化而从底端离开环电极腔,从而被检测器检测。

与四极杆质谱类似,离子阱质量分析器也可实现多级串联质谱。它还可以与四极杆联用,形成四极杆离子阱质谱仪(quadrupole ion trap,QIT),例如用胰蛋白酶酶解蛋白质,HPLC 分离酶解肽段,电喷雾四极杆离子阱质谱(ESI-QIT-MS)在线测定完整肽段的分子量,同时结合碰撞诱导解离(CID)技术获得肽段的 MS/MS 谱。

离子阱具有很多优点,如结构简单,性价比高;灵敏度高,较四极质量分析器高 10～1 000 倍;质量范围大,早期只能用于无机分析,目前采用新的离子源可用于有机物分析。这些优点使得离子阱质谱计在物理学、分析化学、医学、环境科学、生命科学等领域中获得了广泛的应用。

4.傅里叶变换离子回旋共振质量分析器

傅里叶变换离子回旋共振质量分析器(Fourier transform ion cyclotron resonance,FT-ICR)简称傅里叶变换质谱仪(FT-MS)。这是一种根据给定磁场中的离子回旋频率来测量离子质荷比(m/z)的质谱分析方法。它具有几个优点:①分辨率极高,远远超过其他质量分析器;②分析灵敏度高;③可与任何离子源联用,应用范围广。缺点是仪器售价和运行费用昂贵,目前在常规分析中很少用。

(五)检测器

其作用是接收被分离的离子,放大和测量离子流的强度。最常用的是电子倍增器。为了提高分析效率,可采用隧道电子倍增器。此外,还有法拉第筒、照相版等。

三、质谱仪类型

质谱仪种类非常多,工作原理和应用范围也有很大的不同。从应用角度进行分类,视分析对象是有机物还是无机物可分为有机质谱仪和无机质谱仪。

(一)有机质谱仪

主要用于有机化合物的结构鉴定,它能提供化合物的分子量、元素组成以及官能团等结构信息。由于应用特点不同,又可分为以下几种。

1.气相色谱-质谱联用仪(GC-MS)

在这类仪器中,由于质谱仪工作原理不同,又有气相色谱-四极质谱仪、气相色谱-飞行时间质谱仪、气相色谱-离子阱质谱仪等。

2.液相色谱-质谱联用仪(LC-MS)

液相色谱-四极质谱仪、液相色谱-离子阱质谱仪、液相色谱-飞行时间质谱仪,以及各种各样的液相色谱-质谱-质谱联用仪。

3.其他有机质谱仪

主要有基质辅助激光解吸飞行时间质谱仪(MALDI-TOF-MS)、傅里叶变换质谱仪

（FT-MS）等。

（二）无机质谱仪

无机质谱仪主要用于无机元素微量分析和同位素分析等方面。无机质谱仪与有机质谱仪工作原理不同的是物质离子化的方式不一样，无机质谱仪是以电感耦合高频放电（ICP）或其他的方式使被测物质离子化。包括辉光放电质谱仪（GD-MS）、二次离子质谱仪（SI-MS）、火花源质谱仪（SS-MS）、加速器质谱仪（A-MS）、激光电离质谱仪（LI-MS）、热电离质谱仪（TI-MS）、电感耦合等离子体质谱仪（ICP-MS）等。

四、串联质谱

串联质谱（tandem mass spectrometry，TMS 或 MS/MS）是在单极 MS 基础上引入第二级质谱形成。串联质谱可分为空间串联和时间串联两种。空间串联是由几个质量分析器串联而成，不同的分析器和离子源间可进行多种组合，构成不同性能的 MS 仪，如 ESI-IT-MS、MALDI-TOF-MS 等。两种不同类型的 MS 串接在一起可以形成二维 MS，如四极杆 MS 与 TOF-MS 的串联（Q-TOF-MS）。另外，为降低复杂样品的分析难度，可将具有很好分离能力的毛细管 HPLC、CE 或 CEC 与 MS 联用，从而充分利用二者的优点，既能提高分离效率，简化分析体系，又能保证分析的准确性，大大扩展了 MS 的应用范围。

目前，串联 MS 以三重四极杆串联 MS（TQ-MS）为主，它可进行二级 MS 裂解。TQ-MS 的一个显著优点是可对未知化合物进行定量和定性分析，尤其是 ESI 与 TQ-MS 联用后，可扩大 TQ-MS 的质量检测范围，但其缺点是分辨率较低。

MALDI-Q-TOF-MS 将 MALDI 离子源与四极杆和 TOF 二个质量分析器串联，既可测定肽质量指纹谱，又可通过 MS-MS 测定肽序列标签。MALDITOF-TOF-MS 则是将两个 TOF 质量分析器串联在一起，不但具有 MALDI-Q-TOF-MS 的优点，同时还具有高能碰撞诱导解离（CID）能力，使 MS 真正成为高通量的蛋白质测序工具。

傅里叶变换离子回旋共振质谱（FT-ICR-MS）是时间串联 MS，分辨率和准确度很高，并有多级 MS 功能，且可直接与 2-DE 联用。离子阱 MS 可通过改变阱里射频场达到 10 级 MS 裂解。

五、质谱在临床检验中的应用

（一）新生儿筛查

遗传代谢病就是有代谢功能缺陷的一类遗传病，多为单基因遗传病，包括代谢大分子类疾病：包括溶酶体贮积症（三十几种病）、线粒体病等，代谢小分子类疾病：氨基酸、有机酸、脂肪酸等。传统检测方法需要对每一种筛查项目进行一次单独实验，LC-MS/MS 则可对一份标本同时检测多种项目。目前已报道的遗传代谢病有 600 余种，MS/MS 的遗传代谢病筛查可以对其中约 50 种进行筛查，具体病种依不同地区而异，做到用一滴血样，在几分钟内一次分析近百种代谢物，检测多种遗传代谢病。

一般采用软电离，如电喷雾电离，结合三级串联四极杆质量分析系统，组成 ESI-QqQ 串联质谱进行检测。使用一次性采血针刺新生儿足跟，时间为出生后 72 小时～7 天，将血滴在特殊的滤纸样本卡上，打孔后置于 96 孔板中，加入同位素内标，经甲醇抽提，氮气吹干，盐酸加热酸化，再次氮气吹干完全干燥，在有机相中溶解，进行上样测定。

（二）固醇类物质的测定

固醇类物质的特征是有一个四环的母核，其结构是环戊烷多氢菲，都是从乙酰辅酶 A 生物合成路径所衍生的。种类繁多，包括固醇类、维生素 D、胆汁酸、肾上腺皮质素、性激素以及致癌烃类等。

传统上采用免疫学方法测定，GC-MS 可用于未结合型类固醇的检测，快原子轰击离子源质谱（FAB-MS）可检测结合型类固醇，而 HPLC-MS 可同时检测结合型和未结合型类固醇。但是HPLC 结合串联质谱具有敏感性高、重复性好、特异性强等特点，目前在临床常规生化检验中应用越来越广泛。离子化源一般采用电喷雾离子源（ESI）或大气压化学电离（APCI），结合三级串联四极杆质量分析系统组成 HPLC-MS/MS。

激素水平检测和先天性肾上腺增生等疾病的诊断。固醇类激素一般可用 GC-MS 或免疫分析方法检测，运用 LC-MS/MS 可提高特异性，并且不需要复杂的样品处理；LC-MS/MS 在药物滥用及兴奋剂检测方面也具有重要意义，它可以检测合成代谢类激素，如雄烯二酮、睾酮和双氢睾酮等，相对其他方法灵敏度更高；诊断先天性肾上腺增生通常采用免疫学方法测定 17-羟孕酮、氢化可的松、雄烯二酮，假阳性率非常高，用 LC-MS/MS，可将假阳性率降低约 85%；LC-MS/MS 的检测结果对良性前列腺增生与其他有临床表现的雄激素依赖性疾病的鉴别诊断也有重要价值，还可用于甲状腺疾病的诊断。

血液中维生素 D 的检测：维生素 D 在血液中主要以 25-(OH)-D 的形式运输，其浓度最高，最稳定，半衰期最长（两周左右），因此血清 25-(OH)-D 浓度是评价体内维生素 D 营养状况最为有效的指标。通常将 25-(OH)-D>30 ng/mL、20～30 ng/mL、<20 ng/mL 分别定义为维生素 D 充足、不足或缺乏。目前认为 LC-MS/MS 同时测定 25-(OH)-D$_2$ 和 25-(OH)-D$_3$ 是最理想的临床检测方法。

（三）治疗药物监测

目前治疗药物监测（TDM）主要通过免疫化学方法，简单易行但所测药物种类较少。LC-MS/MS 技术准确性更高而且可用于绝大部分药物的监测。研究证明大多数抗癌药都可以通过 LC-MS/MS 进行准确检测，比如环磷酰胺、顺铂、5-氟尿嘧啶等，而且还可以对多种抗癌药物进行同时检测，不仅减轻了患者负担，而且加快了临床工作效率。移植后患者需要应用大量免疫抑制剂以减少免疫排斥反应发生，免疫抑制剂只有在特定浓度范围内才能发挥理想作用。免疫抑制剂在不同个体以及人群之间的药物动力学特征差别很大，LC-MS/MS 可更加准确地进行测定。LC-MS/MS 还可以测定唾液样本中的环孢素浓度，这也是其他方法无法实现的。LC-MS/MS 还可用于抗 HIV 感染的逆转录酶抑制剂拉米夫定和齐多夫定浓度监测、抗生素临床用量以及心血管药物浓度监测等方面。

（四）无机离子的检测

1.电感耦合等离子体质谱仪

电感耦合等离子体质谱仪（inductively coupled plasma mass spectrometry，ICP-MS）是以独特的接口技术将电感耦合等离子体（ICP）的高温电离特性与四极杆质谱仪的灵敏快速扫描的优点相结合而形成的一种新型的元素和同位素分析技术。该技术具有检出限极低、动态线性范围极宽、谱线简单、干扰少、分析精密度高、分析速度快以及可提供同位素信息等分析特性，是目前公认的多元素同时分析的最好技术，应用非常广泛。

构造包括进样系统、电感耦合等离子体离子源（ICP）、接口（采样锥和截取锥）、离子光学系统、四极杆质谱仪(MS)、检测器和内置于质谱仪中的真空泵系统,外部连接有循环冷却水装置、气路。整个仪器由计算机软件进行控制。

2.同位素稀释质谱法

同位素稀释质谱法(isotopie dilution mass spectrometry,ID-MS)是一种准确的化学成分定量分析方法,该方法是借助于同位素质谱的精密测量与化学计量的准确称重,来求得某一基体中的同位素、元素或分子个数。国际化学计量委员会的物质量咨询委员会(ICPM-CCQM)在1995年的会议上确认了同位素稀释-质谱法、精密库仑法、重量法、电位滴定法、凝固点下降法是具有可提供权威性的化学测量方法。其中,同位素稀释质谱法,是唯一能直接提供微量、痕量和超痕量的权威方法。

同位素稀释质谱法原理:在未知样品中加入已知量的浓缩同位素(即稀释剂),在稀释剂与样品中的天然丰度同位素达到混合平衡后,用质谱测量混合样品中同位素丰度比,待测元素含量可直接由测量比值计算出来。由于被测量的同位素比值精密度很高,重复性很好。因此,可获得高精度和准确度的浓度测量结果。在临床生化检验中一般作为决定性方法。

(五)蛋白质标志物的筛查和鉴定

1.基质辅助激光解吸电离飞行时间质谱

基质辅助激光解吸电离飞行时间质谱(MALDI-TOF-MS)是用基质辅助激光解吸电离(MALDI)作为离子化源、飞行时间(TOF)作为质量分析器组成的质谱仪。MALDITOF-MS具有灵敏度高、准确度高及分辨率高等特点,为生命科学等领域提供了一种强有力的分析测试手段,并正扮演着越来越重要的作用。它可用于肽质量指纹谱分析(peptide mass fingerprinting,PMF)、肽序列标签分析(peptide sequence tag,PST)、蛋白质分子量的测定和寡核苷酸分析等。

2.表面增强激光解析电离飞行时间质谱

表面增强激光解析电离飞行时间质谱(SELDI-TOF-MS)主要由三部分组成,即蛋白质芯片、芯片阅读器和分析软件。芯片阅读器就是SELDI-TOF-MS。

(1)蛋白质芯片:SELDI-TOF-MS的核心技术。根据芯片表面修饰的不同可分为:化学表面芯片和生物表面芯片。化学表面芯片又可分为疏水(hydrophobic surface,HS)、亲水(normal phase,NP)、弱阳离子交换(weak cation exchange,WCX)、强阴离子交换(strong anion exchange,SAX)、金属离子螯合(immobilized metal affinity capture,IMAC)等。这些芯片可以根据蛋白质的化学特性如疏水或亲水性及所带电荷而选择性地捕获特异蛋白质。其优点是:①直接用体液样本进行分析,如血清、尿、脑脊液等。②样品量少,只需0.5~5 μL,或2 000个细胞即可检测。③高通量,操作自动化。④可发现低丰度、小分子量蛋白质,并能测定疏水蛋白质特别是膜蛋白质。生物表面芯片是利用特异的生物学反应从而分离某一特异蛋白质。可分为抗原-抗体、受体-配体、DNA-蛋白质、酶-底物等芯片。

其特点是:①特异性高;②可以定量,如利用单克隆抗体芯片,由于结合至芯片上的抗体是定量的,故可以测定抗原量,但一般飞行质谱不能用于定量分析;③功能广,如利用单克隆抗体芯片,可鉴定未知抗原/蛋白质,以减少测定蛋白质序列的工作量,还可替代Western Blot等。

蛋白质芯片上有8~24个上样点,根据检测目的不同选用不同种类的芯片。将样本加到芯片上以后,经过一段时间的结合反应,芯片能和复杂样本中的特定蛋白质结合,然后用缓冲液或水洗去不结合的非特异分子,就可获得保留的高分辨率的蛋白质谱,再加上能量吸收分子溶液,当溶液干燥后,就可以把芯片放到芯片阅读器中进行质谱分析。

（2）芯片阅读器：就是激光解析电离飞行时间质谱仪。在一定强度的激光打击下，结合在芯片上的蛋白质发生电离和解吸附，不同质量的带电离子在通过电场时被加速。由于这些离子的质量电荷比不同，它们在真空场中飞行的时间长短不一致，记录仪通过检测飞行时间的长短，得出质量电荷比。被测定的蛋白质以一系列峰的形式出现，绘制成质谱图，直接显示样本中各种蛋白质的分子量、含量等信息。整个测定过程可在几十分钟内完成，方法敏感、特异性高，不会破坏所测定的蛋白质的结构。该技术可检测微量蛋白质，检测极限为 1 fmol。

（3）分析软件：SELDI 软件能快速处理、分析大量的质谱图信息。将正常人与某种疾病患者的图谱比较，就能发现和捕获疾病的特异性相关蛋白质。

（六）微生物鉴定

LC-MS/MS 可对细菌的多种成分进行分析，包括蛋白质、脂类、脂多糖（LPS）和脂寡糖（LOS）、DNA、多肽及其他可被离子化的分子。菌体内某些成分，能给出唯一的 m/z 作为生物标志特异地鉴定细菌。例如，通过对种间和株间特异保守峰如 3-羧基脂肪酸（内毒素的标志物）、麦角固醇（真菌数量的标志物）、胞壁酸（肽聚糖的标志物）等进行分析，可以进行细菌识别。蛋白质在细菌体内的含量较高，常用于细菌属、种和株的鉴定。LPS 和 LOS 是革兰阴性菌的外部细胞膜成分，是细菌毒性的主要组成部分，其混合物易于提取，去除脂肪酸残基后肼解，对产物进行质谱分析，可用于血清型分类。

（尹成娟）

第五节　电解质检测技术

一、电解质检测技术的发展概况

临床实验室电解质检测范围主要是钾、钠、氯、钙、磷、镁等离子，个别时候也需要检测铜、锌等微量元素。更多人接受的说法是，电解质就是指钾、钠、氯和碳酸氢根这些在体液中含量大且对电解质紊乱及酸碱平衡失调起决定作用的离子。

最早是化学法：钾钠比浊法、钠比色法。除钾、钠外，常规检测多采用化学法，如测氯的硫氰酸汞比色法，测钙的 MTB、OCPC、偶氮砷等。化学法也在发展，如冠醚化合物比色测定钾、钠。

原子吸收分光光度法是 20 世纪 50 年代发展起来的技术，在临床实验室曾被广泛应用于金属阳离子的检测。其原理是被测物质在火焰原子化器中热解离为原子蒸气，即基态原子蒸气，由该物质阴极灯发射的特征光谱线被基态原子蒸气吸收，光吸收量与该物质的浓度成正比。本方法准确度、精密度极高，常作为 K、Na、Ca、Mg、Cu、Zn 等的决定性方法或参考方法。但因仪器复杂，技术要求高，做常规试验有困难。

同位素稀释质谱法在 20 世纪 60 年代以后才开始在临床上应用，它是在样品中加入已知量被测物质的同位素，分离后通过质谱仪检测这两种物质的比率计算出其浓度。由于仪器复杂，技术要求更高，一般只用于某些参考实验室，作为检测 Cl、Ca、Mg 等物质的决定性方法。

火焰原子发射光谱法（FAES），简称火焰光度法，自 20 世纪 60 年代出现以来，至今仍在普遍应用。这是钾、钠测定的参考方法，其原理是溶液经汽化后在火焰中获得电子生成基态原子 K、

Na,基态原子在火焰中继续吸收能量生成激发态原子 K^+ 和 Na^+。激发态原子瞬间衰变成基态原子,同时发射出特征性光谱,其光谱强度与 K、Na 浓度成正比。钾发射光谱在 766 nm,钠在 589 nm。火焰光度法又分非内标法和内标法两种。后者是以锂或铯作为内标,类似于分光光度法的双波长比色,由于被测物质与参比物质的比例不变,故可避免因空气压力和燃料压力发生变化时引起的检测误差。锂的发射光谱为 671 nm,而铯为 852 nm。

电量分析法,即库仑滴定法,用于氯的测定。本法是在恒定电流下,以银丝为阳极产生的 Ag^+,与标本中的 Cl^- 生成不溶性 AgCl 沉淀,当达到滴定终点时,溶液中出现游离的 Ag^+ 而使电流增大。根据电化学原理,每消耗 96487C 的电量,从阳极放出 1 mol 的 Ag^+,因此在恒定电流下,电极通电时间与产生 Ag^+ 的摩尔数成正比,亦即与标本中 Cl^- 浓度成正比。实际测定无须测量电流大小,只需与标准液比较即可换算出标本的 Cl^- 浓度。此法高度精密、准确而又不受光学干扰,是美国国家标准局(NBS)指定的参考方法。

离子选择电极(ISE)是 20 世纪 70 年代发展起来的技术,至今仍在发展,新的电极不断出现。这是一类化学传感器,其电位与溶液中给定的离子活度的对数呈线性关系。核心在于其敏感膜,如缬氨霉素中性载体膜对 K^+ 有专一性,对 K^+ 的响应速度比 Na^+ 快 1 000 倍;而硅酸锂铝玻璃膜对 Na^+ 的响应速度比 K^+ 快 300 倍,具有高度的选择性。现可检测大部分电解质的离子,如 K^+、Na^+、Cl^-、Ca^{2+} 等。离子选择电极法又分直接法和间接法。前者是指血清不经稀释直接由电极测量,后者是血清经一定离子强度缓冲液稀释后由电极测量。但两者测定的都是溶液中的离子活度。间接 ISE 法测定的结果与 FAES 相同。

酶法是 20 世纪 80 年代末发展起来的新技术,它是精心设计的一个酶联反应系统,被测离子作为其中的激活剂或成分,反应速度与被测离子浓度成正比。如 Cl^- 的酶学方法测定原理,是无活性 α-淀粉酶(加入高浓度的 EDTA 络合 Ca^{2+} 使酶失活)在 Cl^- 作用下恢复活性,酶活力大小与 Cl^- 浓度在一定范围内成正比,通过测定淀粉酶活力而计算出 Cl^- 浓度。使用酶法测定离子,特异性、精密度、准确度均好,可以在自动生化分析仪上进行,但因对技术要求较高、成本高、试剂有效期短等因素,使其推广应用有一定困难。

二、电解质分析仪的主要型号

无机磷、镁一般采用化学法在全自动生化分析仪上检测,不在本文叙述范围,通常我们所说的电解质分析仪检测的离子为 K^+、Na^+、Cl^-,部分还可检测 Ca^{2+}。

目前检测电解质的仪器很多,主要分为以下几种。

(一)火焰光度计

火焰光度计通常由雾化燃烧系统、气路系统、光学系统、信号处理系统、点火装置、光控装置等部分组成。工作原理如下:雾化器将样品变成雾状,然后经混合器、燃烧嘴送入火焰中。样品中的碱金属元素受火焰能量激发,便发出自身特有的光谱。利用光学系统将待测元素的光谱分离出来,由光电检测器转换成电信号,经放大、处理后在显示装置上显示出测量结果。早期的仪器采用直接测定法;20 世纪 80 年代以后生产的机型多采用内标准法,即以锂或铯作为内标准。

现在国内主要应用的机型有:国产的 HG3、HG4、6400 型等;美国康宁公司的 480 型;日本分光医疗的 FLAME-30C 型;丹麦的 FLM3 型等。这些仪器都具有结构紧凑、操作简单、灵敏度高、样品耗量少等优点,一般都有电子打火装置、火焰监视装置和先进的信号处理系统,技术上比较成熟。更先进的型号具备自动进样、自动稀释、微机控制和处理等功能。

（二）离子选择电极

离子选择电极可自成体系组成电解质分析仪,或作为血气分析仪、自动生化分析仪的配套组件,其中前者又称离子计。两者都是利用离子选择电极测定样品溶液中的离子含量。与其他方法相比,它具有设备简单、操作方便、灵敏度和选择性高、成本低,以及快速、准确、重复性好等优点,特别是它可以做到微量测定,并且可以连续自动测定,因而在现代临床实验室中,基本取代火焰光度计等成为电解质检测的主要仪器。不过,离子计取代火焰光度计,并不是因为后者方法落后,更重要的是出于实验室的安全性考虑,而且离子选择电极还可以安装在大型生化分析仪上进行联合检测。离子计的关键部件是检测电极,当今生产检测电极的厂家为数不多,如CIBA-CORNING、AVL 等,各种仪器多使用电极制造。前面提到离子选择电极法有两种,即直接法和间接法,但工作原理都是一样的。

直接法:常与血气分析仪配套,或组成专用电解质分析仪。典型的有 AVL995 型、NOVA SP12 型等。

间接法:多数装备在大、中型自动生化分析仪上。典型的有 BECKMAN-COULTER 的CX7、ABBOT 的 AEROSET。部分生化分析仪如 HITACHI 的 7170A 则作为选件,由用户决定是否安装。

（三）自动生化分析仪

20 世纪 80 年代以来,任选分立式自动生化分析仪日趋成熟,精密度、准确度相当高,形成几大系列,如 HITACHI 的 717 系列、BECKMAN-COULTER 的 CX 系列、OLYMPUS 的 U 系列等。而近几年推出的产品速度更高、功能更强,如 HITACHI 的 7600 系列、BECKMAN-COULTER 的 LX、ABBOT 的 AEROSET、BAYER 的 ADVIA1650 等。此外,还有许多小型自动生化分析仪,如法国的猎豹等,功能很强,性能也不俗。而酶法、冠醚比色法等方法的发展,使没有配备离子选择电极的自动生化分析仪检测电解质成为现实。

三、电解质分析技术的临床应用

体液平衡是内环境稳定的重要因素,主要是由水、电解质、酸碱平衡决定的。水和电解质的代谢不是独立的,往往继发于其他生理过程紊乱,即水和电解质的正常调节机制被疾病过程打乱,或在疾病过程中水和电解质的丢失或增加超过了调节机制的限度。值得注意的是,临床观察电解质紊乱,还得分别从影响其代谢及其平衡失调后代谢变化的多方面进行检查,如肾功能指标、血浆醛固酮及肾素水平、酸碱平衡指标以及尿酸碱度和电解质浓度,以便综合分析紊乱的原因及对机体代谢失调的影响程度。

（一）钠异常的临床意义

1.低钠血症

（1）胃肠道失钠幽门梗阻,呕吐,腹泻,胃肠道、胆道、胰腺手术后造瘘、引流等都可因丢失大量消化液而发生缺钠。

（2）尿钠排出增多见于严重肾盂肾炎、肾小管严重损害、肾上腺皮质功能不全、糖尿病、应用利尿剂治疗等。

（3）皮肤失钠大量出汗时,如只补充水分而不补充钠;大面积烧伤、创伤,体液及钠从创口大量丢失,亦可引起低血钠。

2.高钠血症

(1)肾上腺皮质功能亢进如库欣综合征、原发性醛固酮增多症,由于皮质激素的排钾保钠作用,使肾小管对钠的重吸收增加,出现高血钠。

(2)严重脱水体内水分丢失比钠丢失多时发生高渗性脱水。

(3)中枢性尿崩症 ADH 分泌量减少,尿量大增,如供水不足,血钠升高。

(二)钾异常的临床意义

(1)血清钾增高肾上腺皮质功能减退症、急性或慢性肾衰竭、休克、组织挤压伤、重度溶血、口服或注射含钾液过多等。

(2)血清钾降低严重腹泻、呕吐、肾上腺皮质功能亢进、服用利尿剂、应用胰岛素、钡盐与棉籽油中毒。家族性周期性麻痹发作时血清钾下降,可低至 2.5 mmol/L 左右,但在发作间歇期血清钾正常。大剂量注射青霉素钠盐时,肾小管会大量失钾。

(三)氯异常的临床意义

(1)血清氯化物增高常见于高钠血症、失水大于失盐、氯化物相对浓度增高;高氯血性代谢性酸中毒;过量注射生理盐水等。

(2)血清氯化物减低临床上低氯血症常见。原因有氯化钠的异常丢失或摄入减少,如严重呕吐、腹泻、胃液、胰液或胆汁大量丢失,长期限制氯化钠的摄入,艾迪生病,抗利尿激素分泌增多的稀释性低钠、低氯血症。

四、电解质分析技术的应用展望

最近 10 年电解质检测技术日趋成熟,但研究基本集中在 ISE 法和酶法。从目前的趋势看,ISE 法仍是各专业厂商的重点发展对象,不断有新电极问世,其技术特点如下。

(一)传统电极的改良及微型化

传统电极指的是玻璃膜电极、离子交换液膜电极、中性载体(液膜)电极、晶膜电极等。经过 20 多年的改进,产品已非常成熟,特别是 K^+、Na^+、Cl^- 电极,一般寿命可达半年以上,测试样品 1.5 万以上,并且对样品的需求量很小,仅需数十微升,有些间接 ISE 法仅需 15 μL 就能同时检测 K^+、Na^+、Cl^- 三种离子。于传统电极而言,最重要的是延长使用寿命,减少保养步骤甚至做到"免保养"。有的电极,将各电极封装在一起,如 ABBOT 的 Aeroset 采用的复合式电解质电极晶片技术(ICT)。

(二)非传统电极的发展

非传统电极与传统电极的区别在于其原理、结构或者电极本身不同,主要有离子敏感场效应管(ISFET)生物敏感场效应管(BSFET)涂丝电极(CWE)涂膜电极(CME)聚合物基质电极(PVC 膜电极)微电极、薄膜电极(TFE)等。这些电极各有特性,如敏感场效应管具有完全固态、结构小型化、仿生等特点;聚合物基质电极简单易制、寿命长;微电极尽管与传统电极作用机制相同,但高度微型化,其敏感元件部分直径可小至 0.5 μm,能很容易插入生物体甚至细胞膜测定其中的离子浓度;而薄膜电极则是由多层电极材料叠合成的薄膜式电极,全固态,干式操作、干式保存。

目前已有部分产品推向市场,以美国 i-STAT 公司的手掌式血气＋电解质分析仪为例,大致能够了解电解质检测技术的最新进展及发展趋势。该仪器使用微流体和生物传感器芯片技术设计的微型传感器,与定标液一起封装在一次性试剂片中,在测试过程中,分析仪自动按试剂片的前方,使一个倒钩插入定标袋中,定标液就流入测量传感器阵列;当定标完成后,分析仪再按一下试剂片的气囊,将定标液推入贮液池,然后将血液样本送入测量传感器阵列。测试完成后,所有的血液和定标液都贮存在试剂片里,可做安全的生物处理。这种独特的技术使仪器做到手掌式大小,真正实现自动定标、免维护、便携,可以通过 IR 红外传输装置将结果传送至打印机或中心数据处理器中保存。这种一次性试剂片有不同规格,每种规格测试的项目不同,可以根据需要选择。标本需要量少,仅需全血 2～3 滴,非常适合各种监护室(尤其是新生儿监护室)手术室及急诊室的床边测试,很有发展前景。

其他检测方法也在继续发展,如化学方法的采取冠醚结合后比色测定、酶法测定等,并有相应的产品问世。

(谭思思)

第六节　免疫荧光技术

一、荧光显微技术的应用

(一)在组织细胞学研究方面的应用

1.免疫细胞学研究

自从免疫荧光技术建立以后,很多学者应用免疫荧光方法直接观察了一些细胞的分化过程,探讨了细胞的来源和功能。如采用豚鼠血小板作抗原,免疫家兔制成荧光抗体,以此荧光抗体溶液浸染豚鼠的骨髓和脾涂片。巨核细胞出现了特异性荧光,直接证明了血小板和巨核细胞具有相同的抗原结构,从而用免疫学方法阐明了血小板的来源。

对于浆细胞的分化和抗体的产生也采用荧光抗体技术进行了深入的研究。Coons 和 Leduc 分别于 1953 年和 1955 年采用间接免疫荧光法研究了免疫家兔体内浆细胞的分化过程。第一次免疫注射后,脾脏和淋巴结内出现大量淋巴母细胞,并由这些细胞分化为浆细胞。多次注射后,血液内抗体效价增高的同时,含有抗体的细胞增多,并可见到分化低的母细胞同样含有抗体。后来,他们又观察了淋巴结的免疫细胞学反应,证明特异性抗体首先在抗原注入部位的淋巴结髓质内的未成熟大细胞的胞质内出现。核内的抗体呈点状,这些细胞是典型的造血母细胞,当它们繁殖和分化的同时,其胞质内抗体的含量增加,最终这些细胞分化为典型的浆细胞。

此外,关于一个浆细胞是否能产生两种以上的抗体,这个问题由荧光双重染色法得到了很好的阐明。如将清蛋白及白喉毒素两种抗原同时注入动物体,将动物的淋巴结做涂片,用两种抗原处理,使抗原在细胞内抗体存在的部位沉淀,然后用两种标记荧光抗体的混合液染色。此时两种抗原与不同颜色的荧光抗体结合,结果每个细胞均染成单一色,说明每个细胞只产生一种抗体。

2.组织和细胞内抗原性物质的示踪

用同种大白鼠肾脏和由肾脏分离出的血管球作抗原,制成荧光抗体溶液,浸染正常大白鼠肾脏切片,示踪肾脏的抗原成分。抗肾组织荧光抗体可以与血管球基膜、肾小球囊、曲细尿管上皮细胞的胞质结合,而抗血管球抗体仅与基膜反应。因此,证明肾组织最少含有两种不同的抗原,一种存在于基膜,另一种存在于曲细尿管的上皮细胞内。另外,利用荧光抗体法学者们也证明了肌球蛋白和肌动蛋白并不是肌细胞所特有,它们广泛地分布在各种细胞中,包括由阿米巴到哺乳动物的上皮细胞、成纤维细胞、巨噬细胞、神经细胞和血小板等。很多研究观察证实,在非肌细胞中的肌球蛋白和肌动蛋白之间存在有类似在肌细胞中的相互作用。这种相互作用与细胞质的流动、细胞运动、细胞吞噬和吞饮活动以及在胚胎发育过程中某些细胞形态学的变化等均有密切关系。用免疫荧光方法证明,在细胞周期不同的阶段,肌动蛋白在细胞内有着不同的分布。组织培养的间期成纤维细胞中,肌动蛋白呈丝状走行于细胞中。分裂前期细胞变圆,肌动蛋白呈弥散的荧光。而在分裂末期,染色体移到细胞两极,细胞中部出现窄纹,此时特异性荧光集中在分裂沟部。分裂完成后,大部分荧光物质移行到两个子细胞与分裂沟相对的两极。另用抗重酶解肌球蛋白荧光抗体染色法证明,在染色体的着丝点和分裂纺锤体中均含有肌动蛋白。因此有学者认为,在细胞分裂过程中,染色体移向细胞的两极与染色体丝中的肌动蛋白和肌球蛋白的相互作用有关。

3.细胞膜抗原和膜受体的观察

随着免疫细胞学的进展,很多学者利用荧光抗体染色方法证明了动物细胞的膜抗原和膜受体,特别是淋巴细胞的膜受体。用抗免疫球蛋白荧光抗体(抗抗体)在 4 ℃处理悬浮的活细胞,细胞膜的免疫球蛋白分子(膜受体)与抗免疫球蛋白抗体结合,细胞膜呈现环状的点状荧光。而温度升高至24～37 ℃时,细胞膜的免疫球蛋白分子和抗免疫球蛋白抗体复合物即向细胞的一级移动,聚积形成团块状的荧光。此外,荧光抗体法已经成功地显示了在恶性肿瘤发生过程中,细胞器官的特异性膜抗原消失,而出现新的肿瘤特异性抗原,或某些胚胎期的抗原再现。如人睾丸癌细胞能被抗癌荧光抗体染色,而并不与抗正常睾丸上皮的荧光抗体结合。也就是说细胞恶变即意味着器官特异性抗原的消失和新的肿瘤特异性抗原的出现。利用活肿瘤细胞荧光抗体染色也可观察到细胞膜表面的特异性抗原。

4.激素的定位

应用一般组织化学方法,可以对细胞内的酶进行定位,但是还有很多种蛋白质(如激素等),以现有的组织化学方法尚不能定位。1951 年 Marshall 首先应用荧光抗体方法对猪脑垂体前叶嗜碱性粒细胞内的促肾上腺皮质激素进行了定位,建立了荧光免疫组织化学方法。此后,对各种激素的定位研究得到了迅速的发展,例如用抗牛黄体形成素荧光抗体证明了黄体形成素是由脑垂体前叶的 δ 细胞所分泌。用抗人生长激素荧光抗体浸染人脑垂体,前叶内大部分嗜酸性粒细胞呈现明亮的特异性荧光,从而直接证明了生长激素是由嗜酸性粒细胞所产生。采用同样的方法对牛嗜酸性粒细胞开始产生生长激素的时间亦进行了观察,实验证明在 18 cm 胚胎(大约妊娠第三个月时),嗜酸性粒细胞开始呈现特异性荧光。此后呈现特异性荧光的嗜酸性粒细胞数目很快增加。成年后,特异性荧光的嗜酸性粒细胞并不占优势,这种改变意味着生长的停止,而这些不呈现特异性荧光的嗜酸性粒细胞也可能分泌其他激素。

(二)在病毒学和细菌学中的应用

1950 年 Coons 等用荧光抗体染色法对流行性腮腺炎病毒抗原进行了定位,证明在感染的猴腮腺内有病毒抗原存在,该病毒主要集中在腮腺细胞的胞质内,感染的腺细胞不规则地分布在小叶内,胞质的特异性染色呈颗粒状,腺腔和导管的上皮细胞内也有抗原物质。荧光抗体染色方法的建立对病毒学的发展有着重要的意义。通过普通光学显微镜看不到的病毒,应用免疫荧光抗体染色方法可以确定病毒在细胞内繁殖的位置,了解病毒不同细胞间的繁殖扩散情况,每种病毒的繁殖特点,以及病毒与宿主细胞之间的相互关系。因此,免疫荧光方法是研究病毒感染过程及发病机制的有力工具,且已取得很大成就。近年来,免疫荧光技术为病毒感染快速诊断开辟了一条广阔的道路。某些病毒感染的临床诊断已取得较好的效果。在病毒感染中,最先用免疫荧光试验快速诊断的是流感病毒,证明其有较高的特异性,其突出优点是速度快。此外,应用免疫荧光技术对病毒感染的脱落细胞、血液、脊髓液细胞、组织印片等进行了乙型脑炎、乙型肝炎、流行性出血热和疱疹等十余种病毒抗原的检测。

免疫荧光抗体染色法还适用于沙眼衣原体或支原体引起的泌尿生殖器官或呼吸系统感染的病原体的检测。沙眼衣原体引起的泌尿生殖器官非淋菌性尿(阴)道炎或宫颈炎是目前国内、外较为严重的性传播疾病,并且其在西方国家的发病率已超过淋病,居性传播疾病的首位。我国的发病率仅次于淋病。沙眼衣原体是一种严格细胞内繁殖的病原微生物,它没有合成高能化合物如腺苷三磷酸(ATP)和三磷酸鸟苷(GTP)的能力,必须由宿主细胞提供。同时,衣原体能抑制细胞内溶酶体,从而避免了本身被破坏,能稳定地寄生在宿主细胞内,在宿主细胞内分裂繁殖,形成包涵体(膜包被大小不等的圆形小体)。衣原体的原体呈颗粒状,在电镜下呈球形,直径为200~300 nm。它的大小介于细菌和病毒,因体积较小,一般染色不能识别。应用衣原体单克隆抗体免疫荧光染色诊断衣原体感染具有特异性强、敏感性高、简便快速等优点。衣原体在荧光显微镜下呈绿色点状荧光,细胞内衣原体包涵体呈绿色荧光、大小不等的圆形小体。

免疫荧光在细菌学中主要用于菌种的鉴定和抗原结构的研究。每种细菌都有特异性抗原,因此理论上应用特异性的荧光抗体,可以鉴定任何一种细菌。免疫荧光方法较其他血清学方法鉴定细菌的速度快,操作简单,敏感性高,并能作细菌形态学观察。但若菌量过少亦可能造成假阴性。此外,免疫荧光染色不能确定菌株的毒力和抗药性,故在细菌实验诊断中,不能代替常规诊断实验。不过由于这种检测方法速度快,对于某些传染病的防治,能及早采取针对性措施提出建议,从这个意义上讲,免疫荧光染色法有着特殊的意义。例如甲型溶血性链球菌感染对人类健康危害性很大,甲型溶血性链球菌的常规实验诊断要求分离培养,然后制取浸液作沉淀反应,需要很长时间才能得出结果。但如果用棉拭子从患者咽部黏膜获取标本,做涂片时用抗甲型溶血性链球菌荧光抗体染色,很快就能观察到检测结果。一般认为荧光抗体染色法较常规鉴定方法的特异性和敏感性均高。此外对痢疾杆菌、霍乱弧菌和副霍乱弧菌、布氏杆菌和炭疽杆菌等的实验诊断均有较好的效果。在细菌实验诊断中,利用间接免疫荧光染色法,鉴定患者血清中的抗体更具有实用价值。

(三)在自身免疫性疾病诊断与研究中的应用

随着免疫学的发展,学者们已日益深入地认识到很多疾病的发生与机体的自身免疫机制有密切关系。荧光显微技术作为一种研究手段,对探讨某些疾病(特别是自身免疫性疾病)的发病机制中起着重要作用。

自身免疫性疾病可分为器官特异性和全身系统性两大类。器官特异性自身免疫性疾病包括慢性活动性肝炎、肾小球肾炎、重症肌无力、甲状腺炎和变态反应性脑炎等。全身系统性自身免疫性疾病包括系统性红斑狼疮、混合性结缔组织病和类风湿关节炎等。无论是哪种自身免疫性疾病,通常大部分患者体内均可检测出自身抗体(如抗核抗体、抗平滑肌抗体、抗骨骼肌抗体、抗线粒体抗体及抗甲状腺球蛋白抗体等)。检测患者血清内循环自身抗体,或对免疫球蛋白或补体在组织细胞中的定位,对自身免疫性疾病的诊断或探讨其发病机制具有重要意义。

检测患者体内的自身抗体主要采用间接免疫荧光染色法检测患者血清中的循环自身抗体,根据需要检测自身抗体的种类,可采取人或动物组织(如肝脏、平滑肌、骨骼肌、甲状腺或血液等)

制成切片、印片或涂片,经固定,于-20 ℃低温保存备用。之后采集疑诊为自身免疫性疾病患者的血液进行检测。若经荧光染色观察到某特异组织发出明亮的荧光,则表明该样本中检测到该组织的自身抗体。

(四)在寄生虫学中的应用

荧光抗体染色方法在寄生虫学中已被广泛应用,至今几乎各种类型的寄生虫均已用荧光显微技术进行了观察。荧光显微技术作为一种血清学检测方法,可用于寄生虫病的诊断、流行病学调查和治疗后的复查。荧光抗体染色方法操作简单、特异性强,敏感度高且直观形象,在寄生虫的临床实验诊断中得到了广泛的应用。

二、荧光免疫测定的应用

目前,时间分辨荧光免疫测定、荧光偏振免疫测定和荧光酶免疫测定都有全自动分析仪器,这些仪器具有试剂和样本条码识别系统,能自动加样、温育、洗涤、分离、测定荧光强度、处理数据和报告结果。

目前,时间分辨荧光免疫测定的应用范围十分广泛,该检测方法多应用于临床及生物分析领域,主要包括蛋白质、激素(肽类激素、甲状腺激素、类固醇激素等)、药物、肿瘤标志物、病原体抗原/抗体、人白细胞介素、肿瘤坏死因子和γ干扰素等。但是,随着近年来生物药物的广泛开发,在药物分析中的应用也逐渐增多起来。实验表明,通过采用时间分辨荧光免疫分析仪检测人血清中依那普利拉药物浓度的结果与放射免疫分析法检测结果之间无显著性差异,由于该方法无放射性污染,因此,其应用逐渐得到推广。

荧光偏振免疫测定特别适用于血清或尿液中小分子抗原物质的测定。该技术在很早时便有应用于抗癫痫药(苯妥英钠)和抗生素(庆大霉素)浓度测定的报道,人们也将之用于类固醇、儿茶酚胺等物质的检测。尤其适用于血清中或尿中微量半抗原的测定,实验过程中,通常是通过设立空白对照来达到除去一些内源性荧光干扰的目的。为提高检测的灵敏度,往往将相对大量的标本进行预处理以除去干扰成分。如测定血清地高辛之前,血清蛋白先进行沉淀处理可使检测限度显著提高。此法也可用于毒物分析,如检测环孢霉素浓度等。目前已有数十种治疗药物、成瘾药物、维生素和激素等采用荧光偏振免疫测定法进行定量检测。

荧光酶免疫测定可用于多种抗原或抗体的检测,如细菌及毒素抗原、病毒抗体、激素、肿瘤标志物、变应原、心肌损伤指标和凝血因子等,但鉴于标本荧光干扰问题,临床应用相对较少。

(彭玉澄)

第七节　自动化酶免疫分析技术

抗原抗体特异性反应的特性引入到临床试验诊断技术上,已有很长的历史并发挥了重要的作用。除了利用抗原抗体特异性反应的原理进行某种未知物质的定性了解(定性方法)外,应用这一原理进行物质的定量分析在临床应用上已越来越广泛和深入。标记免疫化学分析技术就是一类很重要的免疫定量分析技术,酶联免疫吸附剂测定(enzyme-linked immune sorbent assay,ELISA)技术的问世是免疫学定量分析方法的重要标志之一。从 ELISA 引申出来的一系列标记酶免疫化学分析(简称酶免疫分析,EIA)技术,使标记免疫化学分析技术得以丰富和完善,并得到广泛应用。本节着重介绍 ELISA 技术的自动化及应用。

一、免疫分析技术的发展

酶免疫分析(enzyme-linked immunoassay,EIA)是利用酶催化反应的特性来进行检测和定量分析免疫反应的。在实践上,首先要让酶标记的抗体或抗原与相应的配体(抗原或抗体)发生反应,然后再加入酶底物。酶催化反应发生后,可通过检测下降的酶底物浓度或升高的酶催化产物浓度来达到检测或定量分析抗原抗体反应的目的。

1971 年恩瓦尔和佩尔曼发表了酶联免疫吸附剂测定用于 IgG 定量测定的文章,从此开始普遍应用这种方法。在标记酶的研究上学者们做了大量工作,包括酶的种类开发、酶催化底物的应用、酶促反应的扩大效应研究,以及底物检测手段等。

(一)酶联免疫吸附剂分析

这是一项广泛应用于临床分析的 EIA 技术。在这一方法中,一种反应组分非特异性地吸附或以共价键形式结合于固体物的表面,像微量反应板孔的表面、磁颗粒表面或塑料球珠表面。吸附的组分有利于分离结合和游离的标记反应物。ELISA 技术可分为双抗体夹心法、间接法和竞争法三类。双抗体夹心法多用于检测抗原,是最广泛应用的 ELISA 技术,但此法检测的抗原,应至少有两个结合位点,故不能用于检测半抗原物质。间接法是检测抗体最常用的方法,只要更换不同的固相抗原,用一种酶标抗抗体就可检测出各种相应的抗体。竞争法可用于检测抗原和抗体。

(二)倍增性免疫分析技术

酶倍增性免疫分析技术(enzyme multiplied immunoassay technique,EMIT),也是一种广泛应用于临床分析的 EIA 技术。由于 EMIT 不需要"分离"这一步骤,易于操作,现用于分析各种药物、激素及代谢产物。EMIT 易于实现自动化操作。在这一技术中,抗体药物、激素或代谢产物的抗体与底物一起加入被检的患者标本中,让抗原抗体发生结合反应,再加入一定量的酶标记的相应药物、激素或代谢产物作为第二试剂;酶标志物与相应的过量抗体结合,形成抗原抗体复合物,这一结合封闭了酶触底物的活性位点或改变酶的分子构象,从而影响酶的活性。抗原抗体复合物形成引起的酶活性的相应改变与患者标本中待测成分的浓度成比例关系。从校准品曲线上即可算出待测成分的浓度。

(三)隆酶供体免疫分析

隆酶供体免疫分析这一分析技术是一项利用基因工程技术设计和发展起来的 EIA 技术。通过巧妙地操作大肠埃希菌的 lac 操纵子的 Z 基因,制备出 β-岩藻糖苷酶的无活性片段(酶供体和受体)。这两种片段可自然地装配重组形成有活性的酶,即使是供体片段结合到抗原上也不受影响。但是,当抗体结合到酶供体-抗原胶连体时,则会抑制这种装配重组,使有活性的酶不能形成。因此,在酶受体存在的情况下,被检抗原与酶供体-抗原胶连体对相应一定量的抗体的竞争便决定了有活性的酶的多少,被检抗原浓度高时,有活性酶形成的抑制便减少,反之便增多。测定酶活性可反映出被检抗原的量。

EIA 所用的酶主要有碱性磷酸酶、辣根过氧化物酶、葡萄糖-6-磷酸脱氢酶及 β-岩藻糖苷酶。抗体的酶标记和抗原的酶胶连是通过双功能制剂的共价键联合技术来制备的,重组的胶连物是利用基因融合技术来制备的。

EIA 技术中,有各种各样的酶促反应检测体系。光学比色测定就是一种很普遍的检测。目前使用的比色计,像酶标仪,结构紧密,性能较高,且以多用途、可靠、易于操作及价廉等特点得到用户的青睐。然而,用荧光剂或化学发光剂标记底物或产物的 EIA 相比用光学比色的在灵敏度上更具优势。磷酸伞形花酮是一种不发荧光的底物,在碱性磷酸酶的催化下可转变成强荧光性的伞形花酮,这一酶促反应可用于以碱性磷酸酶做标记酶的 EIA 定量分析。用碱性磷酸酶做标记酶做化学发光免疫分析时,选择一种名叫 adamantyl1,2-dioxetanearyl phosphate 的化学发光剂作为底物可获得很好的灵敏度效果。在酶的浓度为 10～21 mol/L 时也可检出。酶级联反应也已用于 EIA 技术,其优点是结合了两种酶——标记酶碱性磷酸酶和试剂酶乙酰脱氢酶的放大效应,使检测的灵敏度大大提高。

化学发光 ELISA 技术作为常用的 ELA 技术,其自动化的发展已在临床应用上受到重视。目前,国外已有许多公司发展了从样品加样、洗板到最终比色过程全自动化的仪器,以满足临床检验的各种需要。国内已用的仪器主要型号有:意大利 STB 公司生产的 AMP 型及 BRIO 型全自动酶免分析系统、基立福公司的 TRITURUS 型(变色龙)全自动酶免分析系统、伯乐公司的 Coda 型全自动酶免分析系统。另外,还有将加样和酶免分析分开处理的系统,如瑞士的 AT 型全自动标本处理系统和 FAME 型酶免分析系统。

二、ELISA 技术与自动化

(一)ELISA 技术的基本原理

1.双抗体夹心法

双抗体夹心法是检测抗原最常用的方法,可检测患者体液中各种微量抗原物质及与病原体有关的抗原,应用较广。其操作步骤是将特异性抗体包被载体,使形成固相抗体,洗去未结合的抗体和杂质后,加入待测样品,使其中相应抗原与固相抗体呈特异性结合,形成固相抗原抗体复合物,再洗涤除去未结合的物质,继加酶标记抗体,使与固相上的抗原呈特异性结合,经充分洗涤除去未结合的游离酶标记抗体,最后加入相应酶的底物化,固相的酶催化底物变成有色产物,颜色反应的程度与固相上抗原的量有关。

用此法检测的抗原应至少有两个结合位点,故不能用以检测半抗原物质。

2.间接法

间接法是检测抗体最常用的方法。其操作步骤是将特异性抗原包被载体,形成固相抗原,洗涤去除未结合的物质后,加待测样品,使其中待测的特异性抗体与固相抗原结合形成固相抗原抗体复合物,再经洗涤后,固相上仅留下特异性抗体,继加酶标记的抗人球蛋白(酶标抗抗体),使与固相复合物中的抗体结合,从而使待测抗体间接地标记上酶。洗涤去除多余的酶标抗抗体后,固相上结合的酶量就代表待测抗体的量。最后加底物显色,其颜色深度可代表待测定抗体量。

本法只要更换不同的固相抗原,用一种酶标抗抗体就可检测出各种相应的抗体。

3.竞争法

竞争法也可用以测定抗原和抗体。以测定抗原为例,受检抗原和酶标记抗原共同竞争结合固相抗体,因此与固相结合的酶标记抗原量与受检抗原量成反比,其操作步骤是将特异性抗体包被载体,形成固相抗体,洗涤去除杂质后,待测孔中同时加待测标本和酶标记抗原,使之与固相抗体反应。如待测标本中含有抗原,则与酶标记抗原共同竞争结合固相抗体。凡待测标本中抗原量较多,酶标记抗原结合的量就越少,洗涤去除游离酶标志物后,加底物显色。结果是不含受检抗原的对照孔,其结合的酶标记抗原最多,颜色最深。对照孔与待测颜色深度之差,代表受检标本中的抗原量。待测孔越淡,标本中抗原量越多。

(二)自动化

ELISA 技术的理论基础与实践在一般的概念里,ELISA 技术的可操作性强,不需复杂设备,甚至完全手工加样、洗板和肉眼判读结果,便可完成技术操作。近年来,人们的质量控制意识不断加强,要求尽可能做到最低限度地减小系统误差,降低劳动强度,这就需要解决 ELISA 技术中加样、温育、洗板及判读结果过程的系统误差问题及高效率运作问题,自动化技术应运而生。将 ELISA 技术的加样、温育、洗板及判读结果过程科学地、有机地、系统地结合,尽可能地减少各环节人为因素的影响,便成为自动化 ELISA 技术的理论基础。

在自动化 ELISA 技术中,可以将整个体系分成加样系统、温育系统、洗板系统、判读系统、机械臂系统、液路动力系统及软件控制系统等几种结构,这些系统既相互独立又紧密联系。加样系统包括加样针、条码阅读器、样品盘、试剂架及加样台等构件。加样针有两种,一为有特氟龙涂层的金属针,另一为可更换的一次性加样头(Tip)。有些仪器的加样针只配金属针,无一次性加样头,有些是两种针都配备。加样针的功能主要是加样品及试剂,它靠液路动力系统提供动力,通过注射器样的分配器进行精确加样。加样针的数量在各型号仪器上是不同的,有一根的、两根的或多根的。条码阅读器是帮助识别标本的重要装置,目前的仪器均配有此装置。样品盘除了放置标本外,还能放置稀释标本用的稀释管,供不同检测目的使用。试剂架是供放置酶标记试剂、显色液、终止液等试剂用的,有些型号的仪器这一部分是独立的,有些是并在样品盘上。加样台是酶标板放置的平台,有些仪器在台上设置温育装置,让温育在台上进行。整个加样系统由控制软件进行"按部就班"的协调操作。

温育系统主要由加温器及易导热的金属材料板架构成。有些是盒式的,有些是台式的。一般控制温度可在室温至 50 ℃。温育时间及温度设置是由控制软件精确调控的。

洗板系统是整个体系的重要组成部分,主要由支持板架、洗液注入针及液体进出管路等组成。洗液注入针一般是 8 头的。每项洗板的洗板残留量一般控制在 5 μL 以内,最好的设备可控制在 2 μL 内。洗板次数可通过软件控制实现并可更改。

读板系统由光源、激光片、光导纤维、镜片和光电倍增管组成,是对酶促反应最终结果作客观判读的设备。各型号仪器的比色探头配置不一样,有单头的,也有 8 头的。控制软件通过机械臂和输送轨道将酶标板送入读板器进行自动比色,再将光信号转变成数据信号并回送到软件系统进行分析,最终得出结果。

酶标板的移动靠机械臂或轨道运输系统来完成。机械臂的另一重要功能是移动加样针。机械系统的运动受控于控制软件,其运动非常精确和到位。

为了更易于理解自动化 ELISA 技术的操作,在此列举 AMP 型全自动酶免分析系统的操作过程。

(三)主要型号的全自动酶免分析仪的性能及特点

1.AMP 型全自动酶免分析仪

该型仪器适用于各样项目的 ELISA 检测。可随机设置检测模式,每块上可同时检测相关条件的 8 个项目。加标本的速度为 700 个/小时;标本加样体积为 7～300 μL,进度为 1 μL 可调;加样精度为 10 μL 时 CV<2.5%,100 μL 时 CV<1%。试剂加样速度为 1 400 孔/小时;加样体积为 10～300 μL;进度为 1 μL 可调,加样精度为 100 μL 时 CV<2%。有液面感应装置。样品

架为 6 个可移动模块,一次可放置 180 个标本和稀释管,有标本识别的条码阅读器。温育系统中有可检温度在 20～45 ℃的平式加热器,温度设置误差在±0.5 ℃内,真正工作时需预热 5 分钟;孵育架有 8 个板位,每个板位温度设置是一样的,不能独立。洗板机配有 8 头洗液注入头,无交叉吸液,每洗液残留体积＜5 μL。读板器光源为 20 W 钨光灯,有 8 光纤的光度计,检测器有 8 个硅管,滤光片架可同时装 8 个滤光片,一般配装 405 nm、450 nm、492 nm、550 nm、620 nm 波长的滤光片。吸光度范围为 0～3.000 OD,分辨率为 0.001 OD,精度在 OD＝0.15 时,CV＜2.5％;0.8 时,CV＜1.5％;1.5 时,CV＜1.5％。

2.Triturus 型全自动酶免分析仪

该型仪器适用于各种项目的 ELISA 检测。随机安排项目检测,每板上可同时做 8 个相同条件的项目检测。可用加样针或 Tip 头加样;加样速度为＞700 个/小时;加样体积为用针时 2～300 μL,用 Tip 头时 10～300 μL,进度均为 1 μL 可调;加样精度为用针时 CV＜1％,用 Tip 头时 CV＜2％。试剂加样速度为 2 760 孔/小时;加样体积 2～300 μL,进度为 1 μL 可调;加样精度为 100 μL 时,CV＜2％。有液面感应装置。标本架为一圆形可移动架,可同时放置 92 管标本和 96 个稀释管。标本架中心为 12 个可移动的试剂架,并有 8 个稀释液架。有标本识别的条码阅读器,温育系统有可控温在 20～40 ℃的平台加热器,温度设置误差在±0.5 ℃内,工作时需预热 10 分钟;有 4 个加热孵育板位,轨道式振荡,每个板位独立控温,互不干扰。洗板机配有 8 头洗液注入头,液残量控制在 2 μL 以内。读板器有重复性读的单光纤光度计,光源为 20 W 钨光灯,检测器有 1 个硅光管,滤光片架可同时装 7 个滤光片,一般配装 405 nm、450 nm、492 nm、550 nm、600 nm、620 nm 波长的滤光片,吸光度范围为 0～3.000 OD,分辨率为 0.001 OD,精度为 CV＜1％。软件平台为 Windows 95/98。

3.CODA 型全自动开放式酶免系统

在本系统上配用开放的 ELISA 药盖。整个酶免分析过程都在一个组合式的系统内完成:加样、孵育、洗板、结果判读、打印报告。但也可以自动操作酶免反应过程中个别的功能。一次操作中最高可设置 5 种分析项目。可同时做 3 块酶标板的分析,测试量可大可小。可以贮存标准曲线,并为下次的测试做校正调节。能将测出的资料进行曲线拟合的积分计算。在大量筛选样品时,可用阈值测定的方法,筛查大批定性分析的样品。酶标板的孔底为平底或“U”“V”形底;样品管 5 mL 或 1.5 mL 均可放置。温育温度可控制在 35～47 ℃。检测光谱的波长范围为 400～700 nm。载板架有振板功能。软件平台为 Windows 95。

4.FAME 型酶免分析处理系统

该系统为除标本加样外的温育、加试剂、洗板、读板的自动化酶免分析装置。每项可同时处理 9 块酶标板。加样针为一次性,为回头加样探头,加样速度较快。酶试剂的混合须在机外进行。每板只能同时检测一个项目,但对于大样品、项目一致性强的工作,该系统应为上佳选择的机型。一般配上 AT 型标本处理系统,其全自动化的概念更可体现出来。

三、自动化 ELISA 技术的临床应用

由于 ELISA 技术具有无污染性、操作简便、项目易于开发等优点,加上已实现自动化,已受到临床实验室的重视。在骨代谢状况、糖尿病、药物浓度监测、内分泌学、生殖内分泌学、免疫血液学、肿瘤、感染性疾病、自身免疫性疾病的诊断或监测上,ELISA 技术已占据了较优势的地位。但其与发光免疫技术比较起来,灵敏度上稍逊色了些。重点介绍以下内容。

(一)骨代谢中骨重吸收的指标(Crosslaps)

Crosslaps 是Ⅰ型胶原连素中的 C 端肽交连区的商品名,是最近发展起来的一项反映骨形成和骨重吸收的重要指标。已有报道,在骨质疏松、佩吉特病、代谢性骨病等的患者中,尿中的 Crasslaps 升高。抑制骨重吸收的药物可导致 Crosslaps 水平降低。停经后妇女或骨质疏松患者雌激素等治疗可引起这一标志物降低。停经前妇女尿中 Crosslaps 的浓度一般在 5～65 nmol BCE/mmol Cr,正常男性为 86 nmol BCE/mmol Cr。

(二)与糖尿病有关的自身抗体

与糖尿病有关的自身抗体主要有抗谷氨酸脱羧酶抗(抗 GAD 抗体)IAA、ICA。

(三)细胞因子的检测

干扰素(IFN-α、γ、β)、白介素 1～10(IL-1～10)、$TGF\beta_1$、$TGF\beta_2$、$TNF\alpha$ 等。

(四)肝炎标志物及其他感染指标

甲、乙、丙、丁、戊型肝炎的血清学标志物、艾滋病病毒抗体、EB 病毒、巨细胞病毒、风疹病毒、弓形体等。

(五)自身免疫抗体

ENA、TGAb、TPOAb 等。

四、自动化 ELISA 技术应用展望

ELISA 技术在临床实验室里已是一项重要的应用技术,在病毒性肝炎血清学标志物的检测方面应用最广泛,在肿瘤标志物的检测上也经常用到该技术。但大多数的实验室仍停留在手工操作上,甚至连最基本的酶标仪都没有配备,势必影响到该技术的质量保证。

有人认为 ELISA 技术已逐步走向退化,可能会逐步退出临床实验室。研究者认为,这是一种不全面的看法。ELISA 技术除其自身的优点外,自动化的发展更应当为临床实验室提供可靠的质量保障,以及提高工作效率和减轻工作强度等。自动化的发展是 ELISA 技术更有生命力的象征。

应当提倡和推广自动化的 ELISA 技术。很重要的一点是,自动化技术大大减少了手工操作中造成的系统误差。比如,有些标本,尤其是低浓度的,反复手工测定时经常出现忽阴忽阳的情况,受很多主观因素的影响。当然,应用自动化设备会增加测试的成本,但这种成本的增加带来的是检测质量的保证。另外,应当看到,随着用户和产品的增加,设备的成本价格会逐渐下调。

(潘 静)

第四章　红细胞检验

第一节　红细胞形态学检验

不同病因作用于红细胞发育成熟过程不同阶段,可致红细胞发生相应病理变化及形态学改变(大小、形状、染色及结构)。红细胞形态学检查结合 RBC、Hb 和 Hct 及其他参数综合分析,可为贫血等疾病诊断和鉴别诊断提供进一步检查线索。

一、检验原理

外周血涂片经瑞特-吉姆萨染色后,不同形态红细胞可显示各自形态学特点。选择红细胞分布均匀、染色良好、排列紧密但不重叠的区域,在显微镜下观察红细胞形态。

二、操作步骤

(1)采血、制备血涂片与染色。

(2)低倍镜观察:观察血涂片细胞分布和染色情况,找到红细胞分布均匀、染色效果好、排列紧密,但不重叠区域(一般在血涂片体尾交界处),转油镜观察。

(3)油镜观察:仔细观察红细胞形态(大小、形状、染色及结构)是否异常,同时浏览全片是否存在其他异常细胞或寄生虫。

三、方法评价

显微镜检查可直观识别红细胞形态,发现红细胞形态病理变化,目前仍无仪器可完全取代,也是仪器校准和检测复核方法。

四、质量管理

(1)血涂片制备及染色:应保证血涂片制备和染色效果良好。操作引起的常见红细胞形态异常的人为因素如下。①涂片不当:可形成棘形红细胞、皱缩红细胞、红细胞缗钱状聚集;②玻片有油脂:可见口形红细胞;③EDTA 抗凝剂浓度过高或血液长时间放置:可形成锯齿状红细胞;

④涂片干燥过慢或固定液混有少许水分:可形成面包圈形、口形、靶形红细胞;⑤涂片末端附近:可形成与长轴方向一致假椭圆形红细胞;⑥染色不当:可形成嗜多色性红细胞。

(2)检验人员:必须有能力、有资格能识别血液细胞形态。

(3)油镜观察:应注意浏览全片,尤其是血涂片边缘,观察是否存在其他异常细胞。

五、临床应用

(一)参考范围

正常成熟红细胞形态呈双凹圆盘状,大小均一,平均直径 7.2 μm(6.7~7.7 μm);瑞特-吉姆萨染色为淡粉红色,呈正色素性;向心性淡染,中央 1/3 为生理性淡染区;胞质内无异常结构;无核;可见少量变形或破碎红细胞。

(二)临床意义

正常形态红细胞(图 4-1):除了见于健康人,也可见于急性失血性贫血、部分再生障碍性贫血(aplastic anemia,AA)。

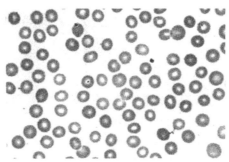

图 4-1　正常红细胞形态(瑞特-吉姆萨染色)

形态异常红细胞:如发现数量较多形态异常红细胞,在排除人为因素后,提示为病理改变。红细胞形态异常可分为大小、形状、染色(血红蛋白)、结构和排列等五大类。

1.红细胞大小异常

(1)小红细胞:指直径<6 μm 红细胞,出现较多染色浅、淡染区扩大的小红细胞(图 4-2),提示血红蛋白合成障碍。见于缺铁性贫血(iron deficiency anemia,IDA)、珠蛋白生成障碍性贫血。遗传性球形红细胞增多症(hereditary spherocytosis,HS)的小红细胞内血红蛋白充盈度良好,甚至深染,中心淡染区消失。长期慢性感染性贫血为单纯小细胞性,即红细胞体积偏小,无淡染区扩大(小细胞正色素红细胞)。

(2)大红细胞:指直径大于 10 μm 红细胞(图 4-3),呈圆形(圆形大红细胞)或卵圆形(卵圆形大红细胞)。见于叶酸、维生素 B_{12} 缺乏所致巨幼细胞贫血(megaloblastic anemia,MA),为幼红细胞内 DNA 合成不足,不能按时分裂,脱核后形成大成熟的红细胞。也可见于溶血性贫血(hemolytic anemia,HA)和骨髓增生异常综合征(myelodysplastic syndrome,MDS)等。

(3)巨红细胞:指直径>15 μm 红细胞(图 4-4)。见于 MA、MDS 血细胞发育不良时,后者甚至可见直径>20 μm 超巨红细胞。

(4)红细胞大小不均:指同一血涂片上红细胞之间直径相差 1 倍以上,由红细胞体积分布宽度(RDW)反映。见于贫血,MA 时尤为明显,与骨髓造血功能紊乱或造血监控功能减弱有关。

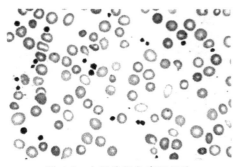

图 4-2　小细胞低色素红细胞

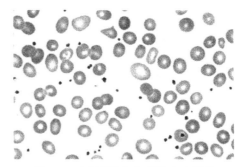

图 4-3　大红细胞和红细胞大小不均

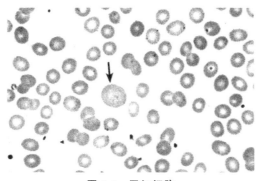

图 4-4　巨红细胞

2.红细胞形状异常

(1)球形红细胞:红细胞直径<6 μm,厚度>2.6 μm,小球形,着色深,无中心淡染区,直径与厚度之比(正常为 3.4:1)可减少至 2.4:1 或更小(图 4-5),与红细胞膜结构异常致膜部分丢失有关,此类红细胞易于破坏或溶解。见于遗传性球形红细胞增多症(常大于 20%)、自身免疫性溶血性贫血和新生儿溶血病等。

(2)椭圆形红细胞:也称卵圆形红细胞,红细胞呈椭圆形、杆形或卵圆形,长度可大于宽度 3 倍,可达5:1(图 4-6),形成与膜基因异常致细胞膜骨架蛋白异常有关,且只有成熟后才呈椭圆形,因此,仅在外周血见到,正常人外周血约占 1%。见于遗传性椭圆形红细胞增多症(hereditary elliptocytosis,HE)(常大于 25%,甚至达 75%)和巨幼细胞贫血(可达 25%)。

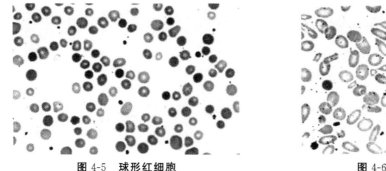

图 4-5　球形红细胞　　　　　　　　图 4-6　椭圆形红细胞

(3)泪滴形红细胞:红细胞泪滴样或梨状(图 4-7),可能因细胞内含 Heinz 小体或包涵体,或红细胞膜某一点被粘连而拉长,或制片不当所致。正常人偶见。见于骨髓纤维化、溶血性贫血和珠蛋白生成障碍性贫血等。

(4)口形红细胞:红细胞中心苍白区呈张口形(图4-8),因膜异常使 Na^+ 通透性增加,细胞膜变硬,细胞脆性增加,生存时间缩短。正常人偶见(小于4%)。见于遗传性口形红细胞增多症(hereditary stomatocytosis,HST)(常大于10%)、小儿消化系统疾病所致的贫血、急性酒精中毒、某些溶血性贫血和肝病等。也可见于涂片不当,如血涂片干燥缓慢、玻片有油脂等。

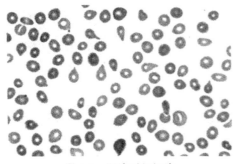

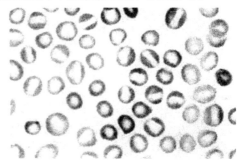

图4-7　泪滴形红细胞　　　　　　　　　　　图4-8　口形红细胞

(5)镰状红细胞:红细胞呈镰刀状、线条状或呈"L""S""V"形等(图4-9),可能为缺氧使红细胞内 HbS 溶解度降低,形成长形或尖形结晶体,使胞膜变形。见于镰状红细胞病。血涂片中出现可能是脾、骨髓或其他脏器毛细血管缺氧所致。在新鲜血液内加入还原剂,如偏亚硫酸钠,然后制作涂片有利于镰状红细胞检查。

(6)靶形红细胞:比正常红细胞稍大且薄,中心染色较深,外围苍白,边缘又深染,呈靶状(图4-10)。有的红细胞边缘深染区向中央延伸或相连成半岛状或柄状,形成不典型靶形红细胞。可能与红细胞内血红蛋白组合、结构变异及含量不足、分布不均有关,其生存时间仅为正常红细胞的1/2或更短。见于珠蛋白生成障碍性贫血(常大于20%)、严重缺铁性贫血、某些血红蛋白病、肝病、阻塞性黄疸和脾切除后,也可见于血涂片制作后未及时干燥固定、EDTA抗凝过量等。

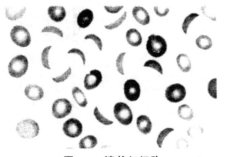

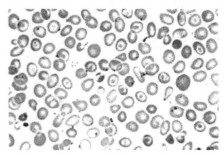

图4-9　镰状红细胞　　　　　　　　　　　图4-10　靶形红细胞

(7)棘形红细胞:红细胞表面有多个不规则针状或指状突起,突起长宽不一、外端钝圆、间距不等(图4-11)。见于遗传性或获得性无 β-脂蛋白血症(可达70%~80%)、脾切除后、酒精中毒性肝病、神经性厌食和甲状腺功能减退症等。

(8)刺红细胞:也称锯齿形红细胞,红细胞表面呈钝锯齿状,突起排列均匀、大小一致、外端较尖(图4-12)。见于制片不当、高渗和红细胞内低钾等,也可见于尿毒症、丙酮酸激酶缺乏症、胃癌和出血性溃疡。

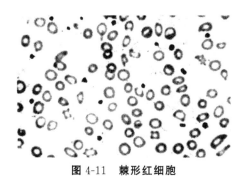

图 4-11　棘形红细胞

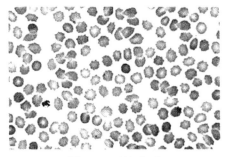

图 4-12　刺红细胞

（9）裂红细胞：也称为红细胞碎片或破碎红细胞。指红细胞大小不一，外形不规则，可呈盔形、三角形、扭转形（图 4-13），为红细胞通过管腔狭小的微血管所致。正常人血片中小于 2%。见于弥散性血管内凝血、创伤性心源性溶血性贫血、肾功能不全、微血管病性溶血性贫血、血栓性血小板减少性紫癜、严重烧伤和肾移植排斥时。

（10）红细胞形态不整：指红细胞形态发生无规律变化，出现各种不规则的形状，如豆状、梨形、蝌蚪状、麦粒状和棍棒形等（图 4-14），可能与化学因素（如磷脂酰胆碱、胆固醇和丙氨酸）或物理因素有关。见于某些感染、严重贫血，尤其是 MA。

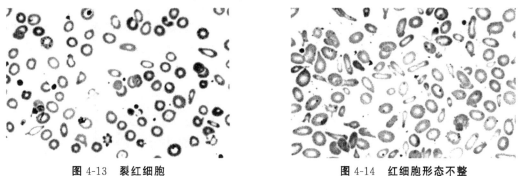

图 4-13　裂红细胞　　　　　　　　　　　图 4-14　红细胞形态不整

3.红细胞染色异常

（1）低色素性：红细胞生理性中心淡染区扩大，染色淡薄，为正细胞低色素红细胞或小细胞低色素红细胞，甚至仅细胞周边着色为环形红细胞（图 4-15），提示红细胞血红蛋白含量明显减少。见于缺铁性贫血、珠蛋白生成障碍性贫血、铁粒幼细胞性贫血（sideroblastic anemia，SA）和某些血红蛋白病等。

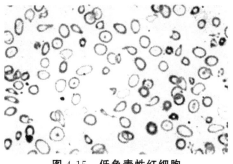

图 4-15　低色素性红细胞

(2)高色素性:红细胞生理性中心淡染区消失,整个细胞染成红色,胞体大(图 4-16),提示红细胞血红蛋白含量增高,故 MCH 增高,见于 MA 和遗传性球形红细胞增多症。球形红细胞因厚度增加,也可呈高色素,其胞体小,故 MCH 不增高。

(3)嗜多色性:红细胞淡灰蓝色或灰红色,胞体偏大,属尚未完全成熟红细胞(图 4-17),因胞质内尚存少量嗜碱性物质 RNA,又有血红蛋白,故嗜多色性。正常人血片中为 0.5%～1.5%。见于骨髓红细胞造血功能活跃时,如溶血性贫血和急性失血。

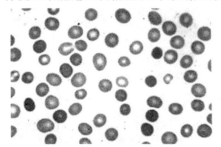

图 4-16　高色素性红细胞

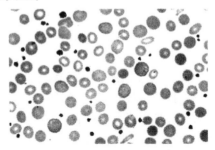

图 4-17　嗜多色性红细胞

(4)双相形红细胞:又称双形性红细胞。指同一血涂片上红细胞着色不一,出现 2 种或 2 种以上染色不一致红细胞,如同时出现小细胞低色素、正细胞正色素或大细胞高色素红细胞等,为血红蛋白充盈度偏离较大所致。见于铁粒幼细胞性贫血、输血后、营养性贫血、骨髓增生异常综合征。可通过血红蛋白分布宽度(hemoglobin distribution width,HDW)反映出来。

4.红细胞内出现异常结构

(1)嗜碱点彩红细胞:简称点彩红细胞(图 4-18),指在瑞特-吉姆萨染色条件下,红细胞胞质内出现大小形态不一、数量不等蓝色颗粒(变性核糖核酸)。其形成原因如下:①重金属损伤细胞膜使嗜碱性物质凝集;②嗜碱性物质变性;③某些原因致血红蛋白合成过程中原卟啉与亚铁结合受阻。正常人甚少见(约 1/10 000)。见于铅中毒,为筛检指标;常作为慢性重金属中毒指标;也可见于贫血,表示骨髓造血功能旺盛。

(2)豪焦小体(Howell-Jolly body):又称染色质小体(图 4-19)。指红细胞胞质内含有 1 个或多个直径为 1～2 μm 暗紫红色圆形小体,可能为核碎裂或溶解后残余部分。见于脾切除后、无脾症、脾萎缩、脾功能低下、红白血病和某些贫血,尤其是 MA。

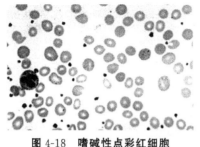

图 4-18　嗜碱性点彩红细胞

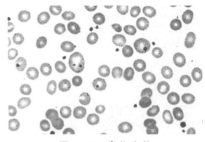

图 4-19　豪焦小体

(3)卡伯特环:指红细胞胞质中含紫红色细线圈状结构,环形或"8"字形(图 4-20),可能为:①核膜残余物,表示核分裂异常;②纺锤体残余物;③胞质中脂蛋白变性,多出现在嗜多色性或嗜碱性点彩红细胞中,常伴豪焦小体。见于白血病、MA、铅中毒和脾切除后。

（4）帕彭海姆小体：指红细胞内铁颗粒，在瑞特-吉姆萨染色下呈蓝黑色颗粒，直径＜1 μm。见于脾切除后和骨髓铁负荷过度等。

（5）寄生虫：感染疟原虫、微丝蚴、巴贝球虫和锥虫时，红细胞胞质内可见相应病原体（图4-21）。

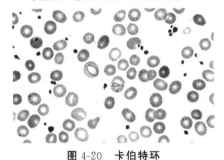

图 4-20 卡伯特环

图 4-21 红细胞内疟原虫

5.红细胞排列异常

（1）缗钱状红细胞：当血浆中纤维蛋白原、球蛋白含量增高时，红细胞表面负电荷减低，红细胞间排斥力削弱，红细胞互相连接呈缗钱状（图4-22）。见于多发性骨髓瘤等。

（2）红细胞凝集：红细胞出现聚集或凝集现象（图4-23）。见于冷凝集素综合征和自身免疫性溶血性贫血等。

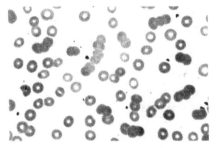

图 4-22 缗钱状红细胞

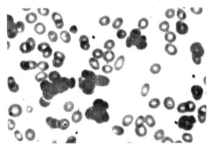

图 4-23 红细胞凝集

6.有核红细胞（nucleated erythrocyte，nucleated red blood cell，NRBC）

有核红细胞指血涂片中出现有核红细胞（图4-24）。正常时，出生1周内新生儿外周血可见少量有核红细胞。如成年人出现，为病理现象，见于溶血性贫血（因骨髓红系代偿性增生和提前释放所致）、造血系统恶性肿瘤（如急、慢性白血病）或骨髓转移癌（因骨髓大量异常细胞排挤释放增多所致）、骨髓纤维化（因髓外造血所致）和脾切除后（因滤血监视功能丧失所致）。血涂片检查有助于发现和诊断疾病（表4-1）。

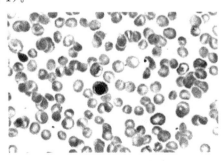

图 4-24 有核红细胞

表 4-1　血涂片检查有助于发现和诊断的疾病

血涂片发现	疾病
球形红细胞、多色素红细胞、红细胞凝集、吞噬红细胞增多	免疫性溶血性贫血
球形红细胞、多色素红细胞	遗传性球形红细胞增多症
椭圆形红细胞	遗传性椭圆形红细胞增多症
卵圆形红细胞	遗传性卵圆形红细胞增多症
靶形红细胞、球形红细胞	血红蛋白 C 病
镰状红细胞	血红蛋白 S 病
靶形红细胞、镰状红细胞	血红蛋白 SC 病
小红细胞、靶形红细胞、泪滴状红细胞、嗜碱点彩红细胞、其他异形红细胞	轻型珠蛋白生成障碍性贫血(地中海贫血)
小红细胞、靶形红细胞、嗜碱点彩红细胞、泪滴状红细胞、其他异形红细胞	重型珠蛋白生成障碍性贫血(地中海贫血)
小红细胞、低色素红细胞、无嗜碱点彩红细胞	缺铁性贫血
嗜碱点彩红细胞	铅中毒
大红细胞、卵圆形大红细胞、中性粒细胞分叶过多	叶酸或 B_{12} 缺乏症

(郭艳丽)

第二节　红细胞计数检验

红细胞计数是测定单位容积血液中红细胞数量,是血液一般检验基本项目之一。检验方法有显微镜计数法和血液分析仪法,本节介绍显微镜计数法。

一、检测原理

采用红细胞稀释液将血液稀释后,充入改良牛鲍计数板,在高倍镜下计数中间大方格内四角及中央共 5 个中方格内红细胞数,再换算成单位体积血液中红细胞数。

红细胞计数常用稀释液有 3 种,其组成及作用见表 4-2。

表 4-2　红细胞稀释液组成及作用

稀释液	组成	作用	备注
Hayem 液	氯化钠,硫酸钠,氯化汞	维持等渗,提高比密,防止细胞粘连,防腐	高球蛋白血症时,易造成蛋白质沉淀而使红细胞凝集
甲醛枸橼酸钠盐水	氯化钠,枸橼酸钠,甲醛	维持等渗,抗凝,固定红细胞和防腐	
枸橼酸钠盐水	31.3 g/L 枸橼酸钠		遇自身凝集素高者,可使凝集的红细胞分散

二、操作步骤

显微镜计数法。①准备稀释液:在试管中加入红细胞稀释液;②采血和加血:准确采集末梢血或吸取新鲜静脉抗凝血加至稀释液中,立即混匀;③充池:准备计数板、充分混匀红细胞悬液、充池、室温静置一定时间待细胞下沉;④计数:高倍镜下计数中间大方格内四角及中央中方格内红细胞总数;⑤计算:换算成单位体积血液中红细胞数。

三、方法评价

显微镜红细胞计数法是传统方法,设备简单、试剂易得、费用低廉,适用于基层医疗单位和分散检测;缺点是操作费时,受器材质量、细胞分布及检验人员水平等因素影响,不易质量控制,精密度低于仪器法,不适用于临床大批量标本筛查。在严格规范操作条件下,显微镜红细胞计数是参考方法,用于血液分析仪的校准、质量控制和异常检测结果复核。

四、质量管理

(一)检验前管理

(1)器材:必须清洁、干燥。真空采血系统、血细胞计数板、专用盖玻片、微量吸管及玻璃刻度吸管等规格应符合要求或经过校正。

(2)生理因素:红细胞计数一天内变化为 4%,同一天上午 7 时最高,日间变化为 5.8%,月间变化为 5.0%。

(3)患者体位及状态:直立体位换成坐位 15 分钟后采血,较仰卧位 15 分钟后采血高 5%~15%;剧烈运动后立即采血可使红细胞计数值增高 10%。

(4)采血:应规范、顺利、准确,否则应重新采血。毛细血管血采集部位不得有水肿、发绀、冻疮或炎症;采血应迅速,以免血液出现小凝块致细胞减少或分布不均;针刺深度应适当(2~3 mm);不能过度挤压,以免混入组织液。静脉采血时静脉压迫应小于 1 分钟,超过 2 分钟可使细胞计数值平均增高 10%。

(5)抗凝剂:采用 EDTA-K$_2$ 作为抗凝剂,其浓度为 3.7~5.4 μmol/mL 血或 1.5~2.2 mg/mL 血,血和抗凝剂量及比例应准确并充分混匀。标本应在采集后 4 小时内检测完毕。

(6)红细胞稀释液:应等渗、新鲜、无杂质微粒(应过滤),吸取量应准确。

(7)WHO 规定,如标本储存在冰箱内,检测前必须平衡至室温,并至少用手颠倒混匀 20 次。

(8)为避免稀释溶血和液体挥发浓缩,血液稀释后应在 1 小时内计数完毕。

(二)检验中管理

1.操作因素

(1)计数板使用:WHO 推荐以"推式"法加盖玻片,以保证充液体积高度为 0.10 mm。

(2)充池:充池前应充分混匀细胞悬液,可适当用力振荡,但应防止气泡产生及剧烈振荡破坏红细胞;必须一次性充满计数室(以充满但不超过计数室台面与盖玻片之间的矩形边缘为宜),不能断续充液、满溢、不足或产生气泡,充池后不能移动或触碰盖玻片。

(3)计数域:血细胞在充入计数室后呈随机分布或 Poisson 分布,由此造成计数误差称为计数域误差,是每次充池后血细胞在计数室内分布不可能完全相同所致,属于偶然误差。扩大血细胞计数范围或数量可缩小这种误差。根据下述公式推断,欲将红细胞计数误差(CV)控制在 5%以内,至少需要计数 400 个红细胞。

(4)计数:应逐格计数,按一定方向进行,对压线细胞应遵循"数上不数下、数左不数右"原则。

(5)红细胞在计数池中如分布不均,每个中方格之间相差超过 20 个,应重新充池计数。在参考范围内,2 次红细胞计数相差不得>5%。

$$CV = \frac{s}{m} \times 100\% = \frac{1}{\sqrt{m}} \times 100\%$$

式中,s:标准差,m:红细胞多次计数的均值。

2.标本因素

(1)白细胞数量:WBC 在参考范围时,仅为红细胞的 1/1 000~1/500,对红细胞数量影响可忽略,但 WBC>100×10⁹/L 时,应校正计数结果:实际 RBC＝计数 RBC－WBC;或在高倍镜下计数时,不计白细胞(白细胞体积较成熟红细胞大,中央无凹陷,可隐约见到细胞核,无草黄色折光)。

(2)有核红细胞或网织红细胞:增生性贫血时,有核红细胞增多或网织红细胞提前大量释放时,可干扰红细胞计数。

(3)冷凝集素:可使红细胞凝集,造成红细胞计数假性减低。

3.室内质量控制(IQC)及室间质量评价(EQA)

血细胞显微镜计数法尚缺乏公认或成熟质量评价与考核方法,是根据误差理论设计的评价方法。

(1)双份计数标准差评价法:采用至少 10 个标本,每个均作双份计数,由每个标本双份计数之差计算标准差,差值如未超出 2 倍均值标准差范围,则认为结果可靠。

(2)国际通用评价法:可参考美国 1988 年临床实验室改进修正案(CLIA88)能力验证计划的允许总误差进行评价,通过计算靶值偏倚情况进行血细胞计数质量评价:质量标准＝靶值±允许总误差。允许总误差可以是百分数、固定值、组标准差(s)倍数。红细胞计数允许误差标准是计数结果在靶值±6%以内。

五、临床应用

(一)红细胞增多

(1)严重呕吐、腹泻、大面积烧伤及晚期消化道肿瘤患者。多为脱水血浓缩使血液中的有形成分相对地增多所致。

(2)心肺疾病:先天性心脏病、慢性肺脏疾病及慢性一氧化碳中毒等。因缺氧必须借助大量红细胞来维持供氧需要。

(3)干细胞疾病:真性红细胞增多症。

(二)红细胞减少

(1)急性或慢性失血。

(2)红细胞遭受物理、化学或生物因素破坏。

(3)缺乏造血因素、造血障碍和造血组织损伤。

(4)各种原因的血管内或血管外溶血。

(郭艳丽)

第三节　网织红细胞计数检验

网织红细胞(reticulocyte,Ret,RET)是介于晚幼红细胞和成熟红细胞之间的尚未完全成熟的红细胞,因胞质中残留一定量的嗜碱性物质核糖核酸(RNA),经新亚甲蓝或煌焦油蓝等碱性染料活体染色后,RNA 凝聚呈蓝黑色或蓝紫色颗粒,颗粒多时可连成线状或网状结构(图 4-25)。RET 在骨髓停留一段时间后释放入血,整个成熟时间约 48 小时。RET 较成熟红细胞大,直径为 8.0～9.5 μm。随着红细胞发育成熟,RNA 逐渐减少至消失;RET 网状结构越多,表示细胞越幼稚。ICSH 据此将其分为 Ⅰ～Ⅳ型(表 4-3)。

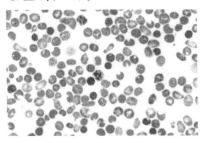

图 4-25 网织红细胞

表 4-3 网织红细胞分型及特征

分型	形态特征	正常存在部位
Ⅰ型(丝球型)	RNA 呈线团样几乎充满红细胞	仅存在骨髓中
Ⅱ型(网型或花冠型)	RNA 呈松散的线团样或网状	大量存在骨髓中,外周血很难见
Ⅲ型(破网型)	网状结构少,呈断线状或不规则枝状连接或排列	主要存在骨髓中,外周血可见少量
Ⅳ型(颗粒型或点粒型)	RNA 呈分散的颗粒状或短丝状	主要存在外周血中

一、检测原理

RET 检测方法有显微镜法、流式细胞术法和血液分析仪法。

(一)显微镜法

活体染料的碱性基团(带正电荷)可与网织红细胞嗜碱性物质 RNA 的磷酸基(带负电荷)结合,使 RNA 间负电荷减少而发生凝缩,形成蓝色颗粒状、线状甚至网状结构。在油镜下计数一定量红细胞中 RET 数,换算成百分率。如同时做 RBC 计数,则可计算出 RET 绝对值。

显微镜法 RET 活体染色染料有灿烂煌焦油蓝(brilliant cresyl blue,又称灿烂甲酚蓝)、新亚甲蓝(new methylene blue,又称新次甲基蓝)和中性红等,其评价见表 4-4。

表 4-4 显微镜法 RET 活体染色染料评价

染料	评价
煌焦油蓝	普遍应用,溶解度低,易形成沉渣附着于红细胞表面,影响计数;易受 Heinz 小体和 HbH 包涵体干扰
新亚甲蓝	对 RNA 着色强且稳定,Hb 几乎不着色,利于计数。WHO 推荐使用
中性红	浓度低、背景清晰,网织颗粒鲜明,不受 Heinz 小体和 HbH 包涵体干扰

(二)流式细胞术(flow cytometry,FCM)法

RET 内 RNA 与碱性荧光染料(如派洛宁 Y、吖啶橙、噻唑橙等)结合后,用流式细胞仪或专用自动网织红细胞计数仪进行荧光细胞(RET)计数,同时报告 RET 绝对值。仪器还可根据荧光强度(RNA 含量)将 RET 分为强荧光强度(HFR)、中荧光强度(MFR)和弱荧光强度(LFR),计算出 RET 成熟指数(reticulocyte maturation index,RMI)。

$$RMI\% = \frac{HFR + MFR}{LFR} \times 100$$

二、操作步骤

显微镜法(试管法)。①加染液:在试管内加入染液数滴。②加血染色:加入新鲜全血数滴,立即混匀,室温放置一定时间(CLSI推荐3～10分钟)。③制备涂片:取混匀染色血滴制成薄片,自然干燥。④观察:低倍镜下观察并选择红细胞分布均匀、染色效果好的部位。⑤计数:常规法,油镜下计数至少1 000红细胞数量中RET数;Miller窥盘法,将Miller窥盘置于目镜内,分别计数窥盘小方格(A区)内成熟红细胞数和大格内(B区)RET数。⑥计算算式如下。

$$常规法:RET\% = \frac{计数1\ 000个成熟红细胞中网织红细胞数}{1\ 000} \times 100$$

$$Miller窥盘法:RET\% = \frac{大方格内网织红细胞数}{小方格内红细胞数 \times 9} \times 100$$

$$RET绝对值(个/L) = \frac{红细胞数}{L} \times RET(\%)$$

三、方法评价

网织红细胞计数的方法评价见表4-5。

表4-5　网织红细胞计数方法评价

方法	优点	缺点
显微镜法	操作简便、成本低、形态直观。试管法重复性较好、易复查,为参考方法。建议淘汰玻片法	影响因素多、重复性差、操作烦琐
流式细胞术法	灵敏度、精密度高,适合批量检测	仪器贵、成本高,成熟红细胞易被污染而影响结果
血液分析仪法	灵敏度、精密度高,易标准化,参数多,适合批量检测	影响因素多、H-J小体、有核红细胞、镰状红细胞、巨大血小板、寄生虫等可致结果假性增高

四、质量管理

(一)检验前管理

1.染液

煌焦油蓝染液最佳浓度为1%,在100 mL染液中加入0.4 g柠檬酸三钠,效果更好。应储存于棕色瓶,临用前过滤。WHO推荐使用含1.6%草酸钾的0.5%新亚甲蓝染液。

2.标本因素

因RET在体外可继续成熟使数量逐渐减少,因此,标本采集后应及时处理。

3.器材和标本采集等要求

同红细胞计数。

(二)检验中管理

1.操作因素

(1)染色时间:室温低于25 ℃时应适当延长染色时间或放置37 ℃温箱内染色8～10分钟。标本染色后应及时检测,避免染料吸附增多致RET计数增高。

（2）染液与血液比例以 1∶1 为宜,严重贫血者可适当增加血液量。

（3）使用 Miller 窥盘(ICSH 推荐):以缩小分布误差,提高计数精密度、准确度和速度。

（4）计数 RBC 数量:为控制 CV 为 10%,ICSH 建议根据 RET 数量确定所应计数 RBC 数量(表 4-6)。

表 4-6　ICSH:RET 计数 CV＝10%时需镜检计数 RBC 数量

RET(%)	计数 Miller 窥盘小方格内 RBC 数量	相当于缩视野法计数 RBC 数量
1～2	1 000	9 000
3～5	500	4 500
6～10	200	1 800
11～20	100	900

（5）CLSI 规定计数时应遵循"边缘原则",即数上不数下、数左不数右。如忽视此原则对同一样本计数时,常规法计数结果可比窥盘法高 30%。

2.标本因素

（1）ICSH 和 NCCLS 规定:以新亚甲蓝染液染色后,胞质内凡含有 2 个以上网织颗粒的无核红细胞计为 RET。

（2）注意与非特异干扰物鉴别:RET 为点状或网状结构,分布不均;HbH 包涵体为圆形小体,均匀散布在整个红细胞中,一般在孵育 10～60 分钟后出现;Howell-Jolly 小体为规则、淡蓝色小体;Heinz 小体为不规则突起状、淡蓝色小体。

3.质控物

目前,多采用富含 RET 抗凝脐带血制备的质控品,通过定期考核检验人员对 RET 辨认水平进行 RET 手工法质量控制,但此法无法考核染色、制片等环节。CLSI 推荐 CPD 抗凝全血用于 RET 自动检测的质量控制物。

五、临床应用

(一)参考范围

参考范围见表 4-7。

表 4-7　网织红细胞参考范围

方法	人群	相对值(%)	绝对值(×10⁹/L)	LFR(%)	MFR(%)	HFR(%)
手工法	成年人、儿童	0.5～1.5	24～84			
	新生儿	3.0～6.0				
FCM	成年人	0.7±0.5	43.6±19.0	78.8±6.6	18.7±5.1	2.3±1.9

(二)临床意义

外周血网织红细胞检测是反映骨髓红系造血功能的重要指标。临床应用主要如下。

1.评价骨髓增生能力与判断贫血类型

（1）增高:表示骨髓红细胞造血功能旺盛,见于各种增生性贫血,尤其是溶血性贫血,RET 可达 6%～8%或以上,急性溶血时可达 20%～50%或以上,红系无效造血时,骨髓红系增生活跃,外周血 RET 则正常或轻度增高。

(2)减低:见于各种再生障碍性贫血、单纯红细胞再生障碍性贫血等。RET<1%或绝对值<15×10⁹/L为急性再生障碍性贫血的诊断指标。

通常,骨髓释放入外周血 RET 主要为Ⅳ型,在血液中 24 小时后成为成熟红细胞。增生性贫血时,幼稚 RET 提早进入外周血,需 2～3 天后才成熟,即在血液停留时间延长,使 RET 计数结果高于实际水平,不能客观反映骨髓实际造血能力。因 RET 计数结果与贫血严重程度(Hct 水平)和 RET 成熟时间有关,采用网织红细胞生成指数(reticulocyte production index,RPI)可校正 RET 计数结果。

$$RPI = \frac{患者\ Hct}{正常\ Hct(0.45)} \times \frac{患者\ RET(\%)}{RET\ 成熟时间(d)}$$

HcT/RET 成熟时间(d)关系为:(0.39～0.45)/1,(0.34～0.38)/1.5,(0.24～0.33)/2.0,(0.15～0.23)/2.5和<0.15/3.0。正常人 RPI 为 1;RPI<1 提示贫血为骨髓增生低下或红系成熟障碍所致;RPI>3 提示贫血为溶血或失血,骨髓代偿能力良好。

2.观察贫血疗效

缺铁性贫血或巨幼细胞贫血分别给予铁剂、维生素 B_{12} 或叶酸治疗,2～3 天后 RET 开始增高,7～10 天达最高(10%左右),表明治疗有效,骨髓造血功能良好。反之,表明治疗无效,提示骨髓造血功能障碍。EPO 治疗后 RET 也可增高达 2 倍之多,8～10 天后恢复正常。

3.放疗、化疗监测

放疗和化疗后造血恢复时,可见 RET 迅速、短暂增高。检测幼稚 RET 变化是监测骨髓恢复较敏感的指标,出现骨髓抑制时,HFR 和 MFR 首先降低,然后出现 RET 降低。停止放疗、化疗,如骨髓开始恢复造血功能,上述指标依次上升,可同时采用 RMI 监测,以适时调整治疗方案,避免造成骨髓严重抑制。

4.骨髓移植后监测骨髓造血功能恢复

骨髓移植后第 21 天,如 RET>15×10⁹/L,常表示无移植并发症。如 RET<15×10⁹/L 伴中性粒细胞和血小板增高,提示骨髓移植失败可能,此可作为反映骨髓移植功能良好指标,且不受感染影响。

(郭艳丽)

第四节　血红蛋白检验

血红蛋白(hemoglobin,Hb,HGB)为成熟红细胞主要成分,在人体中幼、晚幼红细胞和网织红细胞中合成,由血红素(heme)和珠蛋白(globin)组成结合蛋白质,相对分子质量为 64 458。每个 Hb 分子含有4条珠蛋白肽链,每条肽链结合 1 个亚铁血红素,形成具有四级空间结构四聚体。亚铁血红素无种属特异性,由 Fe^{2+} 和原卟啉组成。Fe^{2+} 位于原卟啉中心,有 6 个配位键,其中 4 个分别与原卟啉分子中 4 个吡咯 N 原子结合,第 5 个与珠蛋白肽链的 F 肽段第 8 个氨基酸(组氨酸)的咪唑基结合,第 6 个配位键能可逆地与 O_2 和 CO_2 结合。当某些强氧化剂将血红蛋白 Fe^{2+} 氧化成 Fe^{3+} 时,则失去携氧能力。珠蛋白具有种属特异性,其合成与氨基酸排列受独立的基因编码控制。每个珠蛋白分子由 2 条 α 类链与 2 条非 α 类链组成,非 α 类链包括 β、γ、δ、ε 等。人类不同时期血红蛋白的种类、肽链组成和比例不同(表 4-8)。

表 4-8　不同时期血红蛋白种类、肽链组成和比例

时期	种类	肽链	比例
胚胎时期	血红蛋白 Gower-1(Hb Gower-1)	$\xi_2\varepsilon_2$	
	血红蛋白 Gower-2(Hb Gower-2)	$\alpha_2\xi_2$	
	血红蛋白 Portland(Hb Portland)	$\xi_2\gamma_2$	
胎儿时期	胎儿血红蛋白(HbF)	$\alpha_2\gamma_2$	新生儿>70%,1 岁后<2%
成人时期	血红蛋白 A(HbA)	$\alpha_2\beta_2$	90% 以上
	血红蛋白 A2(HbA2)	$\alpha_2\delta_2$	2%~3%
	胎儿血红蛋白(HbF)	$\alpha_2\gamma_2$	<2%

血红蛋白在红细胞中以多种状态存在。生理条件下,99% Hb 铁呈 Fe^{2+} 状态,称为还原血红蛋白(deoxyhemoglobin,reduced hemoglobin,Hbred);Fe^{2+} 状态的 Hb 可与 O_2 结合,称为氧合血红蛋白(oxyhemoglobin,HbO_2);如果 Fe^{2+} 被氧化成 Fe^{3+},称为高铁血红蛋白(meth-emoglobin,MHb,Hi)。如第 6 个配位键被 CO 占据,则形成碳氧血红蛋白(carboxyhemoglobin,HbCO),其比 O_2 的结合力高240 倍;如被硫占据(在含苯肼和硫化氢的环境中)则形成硫化血红蛋白(sulfhemoglobin,SHb),这些统称为血红蛋白衍生物。

Hb 测定方法有多种,现多采用比色法,常用方法有氰化高铁血红蛋白(hemiglobincvanide,HiCN)测定法、十二烷基硫酸钠血红蛋白(sodium dodecyl sulfate hemoglobin,SDS-Hb)测定法、叠氮高铁血红蛋白(hemiglobin azide,HiN_3)测定法、碱羟高铁血红素(alkaline heamatinde-tergent,AHD_{575})测定法和溴代十六烷基三甲胺(CTAB)血红蛋白测定法等。HiCN 测定法为目前最常用 Hb 测定方法,1966 年,国际血液学标准化委员会(International Council for Standardization in Haematology,ICSH)推荐其作为 Hb 测定标准方法。1978 年,国际临床化学联合会(International Federation of Clinical Chemistry,IFCC)和国际病理学会(International Academy of Pathology,IAP)联合发表的国际性文件中重申了 HiCN 法。HiCN 法也是 WHO 和 ICSH 推荐的 Hb 测定参考方法。本节重点介绍 HiCN 测定法。

一、检测原理

HiCN 法是在 HiCN 转化液中,红细胞被溶血剂破坏后,高铁氰化钾可将各种血红蛋白(SHb 除外)氧化为高铁血红蛋白(Hi),Hi 与氰化钾中 CN-结合生成棕红色氰化高铁血红蛋白(HiCN)。HiCN 最大吸收峰为 540 nm。在特定条件下,毫摩尔吸收系数为44 L/(mmol・cm),根据测得吸光度,利用毫摩尔吸收系数计算或根据 HiCN 参考液制作标准曲线,即可求得待测标本血红蛋白浓度。

HiCN 转化液有多种,较为经典的有都氏(Drabkin's)液和文-齐(van Kampen and Zijlstra)液。WHO 和我国卫生行业标准 WS/T341-2011《血红蛋白测定参考方法》推荐使用文-齐液。血红蛋白转化液成分与作用见表 4-9。

二、操作步骤

(一)直接测定法

(1)加转化液:在试管内加入 HiCN 转化液。

表 4-9　血红蛋白转化液成分与作用

稀释液	试剂成分	作用
都氏液	$K_3Fe(CN)_6$、KCN	形成 HiCN
	$NaHCO_3$	碱性，防止高球蛋白致标本浑浊
文-齐液	$K_3Fe(CN)_6$、KCN	形成 HiCN
	非离子型表面活性剂	溶解红细胞、游离 Hb，防止标本浑浊
	KH_2PO_4（无水）	维持 pH 在 7.2 ± 0.2，防止高球蛋白致标本浑浊

（2）采血与转化：取全血加入试管底部，与转化液充分混匀，静置一定时间。

（3）测定吸光度：用符合 WHO 标准的分光光度计，波长 540 nm、光径 1.000 cm，以 HiCN 试剂调零，测定标本吸光度。

（4）计算：换算成单位体积血液内血红蛋白浓度。

（二）参考液比色测定法

如无符合 WHO 标准分光光度计，则采用此法。

（1）按直接测定法（1）～（3）步骤测定标本吸光度。

（2）制作 HiCN 参考液标准曲线：将 HiCN 参考液倍比稀释成多种浓度的 Hb 液，按标本测定条件分别测定吸光度，绘制标准曲线。通过标准曲线查出待测标本 Hb 浓度。

三、方法评价

血红蛋白测定方法评价见表 4-10。

表 4-10　血红蛋白测定方法评价

方法	优点	缺点
HiCN	操作简便、快速，除 SHb 外均可被转化，显色稳定；试剂及参考品易保存，便于质量控制；已知吸收系数，为参考方法。测定波长 540 nm	①KCN 有剧毒；②高白细胞和高球蛋白可致浑浊；③HbCO 转化慢
SDS-Hb	试剂无公害，操作简便，呈色稳定，准确度和精密度高，为次选方法。测定波长 538 nm	①SDS-Hb 消光系数未确定，标准曲线制备或仪器校正依赖 HiCN 法；②SDS 质量差异性大；③SDS溶血性强，破坏白细胞，不适于溶血后同时计数 WBC
HiN_3	显色快且稳定，准确度和精密度较高，试剂毒性低（为 HiCN 法的 1/7）。测定波长 542 nm	①HbCO 转化慢；②试剂有毒
AHD_{575}	试剂简单无毒，显色稳定。准确度和精密度较高。以氯化血红素为标准品，不依赖 HiCN 法。测定波长 575 nm	①测定波长 575 nm，不便于自动化分析；②采用氯化血红素作标准品纯度达不到标准
CTAB	溶血性强，但不破坏白细胞	精密度和准确度较上法略低

四、质量管理

（一）检验前管理

1.器材

（1）分光光度计校准：分光光度计波长、吸光度、灵敏度、稳定性、线性和准确度均应校正。波长：误差＜±1 nm；杂光影响仪器线性、灵敏度和准确性，应采用镨钕滤光片校正；杂光水平控制在1.5％以下；HiCN参考品法：$A_{\lambda 540\,nm}/A_{\lambda 504\,nm}=1.590\sim1.630$。

(2)比色杯光径1.000 cm，允许误差为≤±0.5％，用 HiCN 试剂作空白，波长为710～800 nm，吸光度应 HiCN＜0.002。

(3)微量吸管及玻璃刻度吸管规格应符合要求或经校正。

(4)制作标准曲线或标定 K 值：每更换1次转化液或仪器使用一段时间后应重新制作标准曲线或标定 K 值。

2.试剂

(1)HiCN 转化液：应使用非去离子蒸馏水配制，pH 为 7.0～7.4，滤纸过滤后 $A_{10\,mm}^{\lambda 540nm}<0.001$；用有塞棕色硼硅玻璃瓶避光储存于4～10 ℃，储存在塑料瓶可致 CN-丢失，冰冻保存可因结冰致高铁氰化钾还原失效；变绿或浑浊不能使用；Hb(除 SHb 和 HbCO 外)应在5分钟内完全转化；配制试剂应严格按照剧毒品管理程序操作。

(2)HiCN 参考液(标准液)：纯度应符合 ICSH 规定的扫描图形，即在 450～750 nm 波长范围，吸收光谱应符合波峰在 540 nm、波谷在 504 nm、$A_{\lambda 540\,nm}/A_{\lambda 504\,nm}$ 为 1.590～1.630 和 $A_{\lambda 750\,nm}$≤0.003；无菌试验(普通和厌氧培养)阴性；精密度 CV≤0.5％；准确度：以 WHO 和 HiCN 参考品为标准，测定值与标示值之差≤±0.5％；稳定性：3年内不变质、测定值不变；棕色瓶分装，每支不少于10 mL；在有效期内 $A_{\lambda 540\,nm}/A_{\lambda 504\,nm}$为1.590～1.630。

(3)HiCN 工作参考液：测定值与标定值之差≤±1％。其他要求同参考液。

(4)溶血液：以参考液为标准，随机抽取10支测定，其精密度(CV)小于1％；准确度测定值与标示值误差≤±1％；稳定1年以上，每支不少于 0.5 mL，包装密封好；其纯度标准达到 HiCN 工作参考液。

3.其他

标本采集等要求同红细胞计数。临床实验室标准委员会(CLSI)推荐采用 EDTA 抗凝静脉血。

(二)检验中管理

1.标本因素

(1)血浆中脂质或蛋白质(异常球蛋白)含量增高、WBC＞20×10^9/L、PLT＞700×10^9/L、HbCO 增高，因浊度增加引起血红蛋白假性增高。因白细胞过多引起的浑浊，可离心后取上清液比色；如为球蛋白异常增高所致，可向转化液中加入少许固体 NaCl(约为 0.25 g)或 K_2CO_3(约为 0.1 g)，混匀后可使溶液澄清。

(2)HbCO 转化为 HiCN 的速度较慢，可达数小时，加大试剂中 $K_3Fe(CN)_6$ 的用量(×5)，转化时间可为5分钟，且不影响检测结果。

2.其他

(1)转化液稀释倍数应准确。

(2)红细胞应充分溶解。

(3)应定期检查标准曲线和换算常数 K。

3.IQC 及 EQA

(1)国际通用评价方法：血红蛋白允许总误差是靶值±7％。

(2)质量控制物：枸橼酸 枸橼酸钠 葡萄糖(acid citrate dextrose,ACD)抗凝全血质控物可用于多项血细胞参数的质量控制；醛化半固定红细胞可用于红细胞和血红蛋白质量控制；溶血液、冻干全血可用于单项血红蛋白质量控制。其中,定值溶血液适用于手工法血红蛋白质量控制。

(三)检验后管理

1.标本因素

某些因素可影响检测结果,如大量失血早期,主要是全身血容量减少,而血液浓度改变很少,红细胞和血红蛋白检测结果很难反映贫血存在。如各种原因所致脱水或水潴留,影响血浆容量,造成血液浓缩或稀释,红细胞和血红蛋白检测结果增加或减少,影响临床判断。

2.废液处理

检测完毕后,将废液集中于广口瓶中,以水 1:1 稀释废液,再向每升稀释废液中加入 35 mL 次氯酸钠溶液(或 40 mL"84"消毒液),混匀后敞开容器口放置 15 小时以上才能进一步处理。HiCN 废液不能与酸性溶液混合,因氰化钾遇酸可产生剧毒的氢氰酸气体。

五、临床应用

(一)参考范围

红细胞及血红蛋白参考范围见表 4-11。

表 4-11　红细胞及血红蛋白参考范围

人群	RBC($\times 10^{12}$/L)	Hb(g/L)
成年男性	4.09~5.74	131~172
成年女性	3.68~5.13	113~151
新生儿	5.2~6.4	180~190
婴儿	4.0~4.3	110~12
儿童	4.0~4.5	120~140
老年男性(>70岁)		94~122
老年女性(>70岁)		87~112

(二)临床意义

血红蛋白测定与红细胞计数临床意义相似,但某些贫血两者减少程度可不一致;红细胞计数可判断红细胞减少症和红细胞增多症,判断贫血程度时血红蛋白测定优于红细胞计数。因此,两者同时测定更具临床应用价值。

1.生理变化

(1)生理性增高:见于机体缺氧状态,如高原生活、剧烈体力活动等;肾上腺素增高,如冲动、兴奋和恐惧等情绪波动;长期重度吸烟;雄激素增高(如成年男性高于女性);日内上午 7 时最高;静脉压迫时间>2 分钟增高 10%;毛细血管血比静脉血高 10%~15%;应用毛果芸香碱、钴、肾上腺素、糖皮质激素药物等,红细胞一过性增高。

(2)生理性减低:见于生理性贫血,如 6 个月到 2 岁婴幼儿为造血原料相对不足所致,老年人为造血功能减退所致,孕妇为血容量增加、血液稀释所致;长期饮酒约减少 5%。生理因素影响与同年龄、性别人群的参考范围相比,一般波动在±20% 以内。

2.病理性变化

(1)病理性增高:成年男性 RBC>6.0×10^{12}/L,Hb>170 g/L;成年女性 RBC>6.5×10^{12}/L,Hb>160 g/L 为红细胞和血红蛋白增高。①相对增高:见于呕吐、高热、腹泻、多尿、多汗、水摄入

严重不足和大面积烧伤等因素造成暂时性血液浓缩。②继发性增高:见于缺氧所致 EPO 代偿性增高疾病,如慢性心肺疾病、异常血红蛋白病和肾上腺皮质功能亢进等;病理性 EPO 增高疾病,如肾癌、肝细胞癌、卵巢癌、子宫肌瘤和肾积水等。③原发性增高:见于真性红细胞增多症和良性家族性红细胞增多症等。

(2)病理性减低:各种病理因素所致红细胞、血红蛋白、血细胞比容低于参考范围下限,称为贫血。贫血诊断标准见(表4-12)。根据病因和发病机制贫血可分为三大类(表4-13)。此外,某些药物可致红细胞数量减少引起药物性贫血。

表 4-12　贫血诊断标准(海平面条件)

	Hb(g/L)	Het	RBC($\times10^{12}$/L)
成年男性	120	0.40	4.0
成年女性	110(孕妇低于 100)	0.35	3.5
出生 10 天以内新生儿	145		
1 月以上婴儿	90		
4 月以上婴儿	100		
6 个月至 6 岁儿童	110		
6~14 岁儿童	120		

表 4-13　根据病因及发病机制贫血分类

病因及发病机制	常见疾病
红细胞生成减少	
骨髓造血功能障碍	
干细胞增殖分化障碍	再生障碍性贫血,单纯红细胞再生障碍性贫血,急性造血功能停滞,骨髓增生异常综合征等
骨髓被异常组织侵害	骨髓病性贫血,如白血病、多发性骨髓瘤、骨髓纤维化、骨髓转移癌等
骨髓造血功能低下	继发性贫血,如肾病、肝病、慢性感染性疾病、内分泌疾病等
造血物质缺乏或利用障碍	
铁缺乏或铁利用障碍	缺铁性贫血,铁粒幼细胞性贫血等
维生素 B_{12} 或叶酸缺乏	巨幼细胞贫血等
红细胞破坏过多	
红细胞内在缺陷	
红细胞膜异常	遗传性球形、椭圆形、口形红细胞增多症,PNH
红细胞酶异常	葡萄糖-6-磷酸脱氢酶缺乏症,丙酮酸激酶缺乏症等
血红蛋白异常	珠蛋白生成障碍性贫血,异常血红蛋白病,不稳定血红蛋白病
红细胞外在异常	
免疫溶血因素	自身免疫性,新生儿同种免疫性,药物诱发,血型不合输血等
理化感染等因素	微血管病性溶斑性贫血,化学物质、药物、物理、生物因素所致溶血
其他	脾功能亢进
红细胞丢失增加	
急性失血	大手术,严重外伤,脾破裂,异位妊娠破裂等
慢性失血	月经量多,寄生虫感染(钩虫病),特发等

红细胞计数和血红蛋白测定的医学决定水平为：当 RBC＞6.8×10^{12} 应采取治疗措施；RBC＜3.5×10^{12}/L 为诊断贫血界限。临床上，常以血红蛋白量判断贫血程度，Hb＜120 g/L（女性 Hb＜110 g/L）为轻度贫血；Hb＜90 g/L 为中度贫血；Hb＜60 g/L 为重度贫血；Hb＜30 g/L 为极重度贫血；当 RBC＜1.5×10^{12}/L，Hb＜45 g/L 时，应考虑输血。

（郭艳丽）

第五节　血细胞比容检验

血细胞比容（hematocrit，Hct，HCT）又称红细胞压积（packed cell volume，PCV），是在规定条件下离心沉淀压紧红细胞在全血中所占体积比值。

一、原理

（一）微量法
一定量抗凝血液，经一定速度和时间离心沉淀后，计算压紧红细胞体积占全血容积的比例，即为血细胞比容。

（二）温氏法（Wintrobe 法）
温氏法与微量法同属离心沉淀法，微量法用高速离心，温氏法则为常量、中速离心。

（三）电阻抗法
电阻抗法为专用微量血细胞比容测定仪。根据血细胞相对于血浆为不良导体的特性，先用仪器测定标准红细胞含量的全血电阻抗值，再以参考方法测定其 HCT，计算出 HCT 与电阻抗值之间的数量关系（校正值），再利用待测标本测定电阻抗值间接算出标本 HCT。

（四）其他方法
放射性核素法、比重计法、折射仪法和黏度计法等。

二、操作步骤

微量法。①采血：常规采集静脉 EDTA-K$_2$ 抗凝血；②吸血：用虹吸法将血液吸入专用毛细管；③封口：将毛细管吸血端垂直插入密封胶封口；④离心：毛细管置于离心机，以一定相对离心力（relative centrifugal force，RCF）离心数分钟；⑤读数：取出毛细管，置于专用读数板中读数，或用刻度尺测量红细胞柱（以还原红细胞层表层的红细胞高度为准）、全血柱长度，计算两者比值即为血细胞比容。如 Hct＞0.5 时，须再离心 5 分钟。

三、方法评价

临床常用 Hct 检测方法评价见表 4-14。

表 4-14　常用 Hct 检测方法评价

方法	优点	缺点
微量法	快速（5 分钟）、标本用量小、结果准确、重复性好，可批量检测。WHO 推荐参考方法	血浆残留少，需微量血液离心机

方法	优点	缺点
微量法(计算法)	ICSH(2003)推荐为候选参考方法,可常规用于 Hct 测定校准,Hct＝(离心 Hct－1.011 9)/0.973 6	需用参考方法测定全血 Hb 和压积红细胞 Hb 浓度。Hct＝全血 Hb/压积红细胞 Hb
温氏法	操作简单,无须特殊仪器,广泛应用	不能完全排除残留血浆,需单独采血,用血量大
血液分析仪法	简便、快速、精密度高,无须单独采血	需定期校正仪器
放射性核素法	准确性最高,曾被 ICSH 推荐为参考方法	操作烦琐,不适用于临床批量标本常规检测

四、质量管理

(一)检验前管理

(1)器材:应清洁干燥。CLSI 规定专用毛细管规格应符合要求(长为 75 mm±0.5 mm,内径为1.155 mm±0.085 mm,管壁厚度为 0.20 mm,允许误差为 0.18～0.23 mm,刻度清晰)。密封端口底必须平滑、整齐。离心机离心半径应＞8.0 cm,能在 30 秒内加速到最大转速,在转动圆周边 RCF 为 10 000～15 000 g 时,转动5 分钟,转盘温度不超过 45 ℃。

(2)采血:空腹采血,以肝素或 EDTA-K$_2$ 干粉抗凝,以免影响红细胞形态和改变血容量。采血应顺利,静脉压迫时间超过 2 分钟可致血液淤积和浓缩,最好不使用压脉带。应防止组织液渗入、溶血或血液凝固。

(3)CLSI 规定标本应储存在 22 ℃±4 ℃,并在 6 小时内检测。

(二)检验中管理

1.操作因素

(1)注血:抗凝血在注入离心管前应反复轻微振荡,使 Hb 与氧充分接触;注入时应防止气泡产生。吸入血量在管长 2/3 处为宜;用优质橡皮泥封固(烧融封固法会破坏红细胞),确保密封。

(2)离心速度和时间:CLSI 和 WHO 建议微量法 RCF 为 10 000～15 000 g,RCF(g)＝1.118×有效离心半径(cm)×(r/min)^2。

(3)放置毛细管的沟槽应平坦,胶垫应富有弹性。一旦发生血液漏出,应清洁离心盘后重新测定。

(4)结果读取与分析:应将毛细管底部红细胞基底层与标准读数板基线(0 刻度线)重合,读取自还原红细胞层以下红细胞高度。同一标本 2 次测定结果之差不可＞0.015。

2.标本因素

(1)红细胞增多(症)、红细胞形态异常时(如小红细胞、椭圆形红细胞或镰状红细胞)可致血浆残留量增加,Hct 假性增高,WHO 建议这类标本离心时间应至少延长 3 分钟。

(2)溶血和红细胞自身凝集可使 Hct 假性降低。

(三)检验后管理

如离心后上层血浆有黄疸或溶血现象应予以报告,以便临床分析。必要时可参考 RBC、Hb 测定结果,以核对 Hct 测定值的可靠性。

五、临床应用

(一)参考范围

微量法:成年男性 0.380～0.508,成年女性 0.335～0.450。

(二)临床意义

(1)Hct 增高或降低:其临床意义见表 4-15。Hct 与 RBC、MCV 和血浆量有关。红细胞数量增多、血浆量降低或两者兼有可致 Hct 增高;反之 Hct 降低。

表 4-15　Hct 测定临床意义

Hct	原因
增高	血浆量减少:液体摄入不足、大量出汗、严重腹泻或呕吐、多尿、大面积烧伤
	红细胞增多:真性红细胞增多症、缺氧、肿瘤、EPO 增多
降低	血浆量增多:竞技运动员、妊娠、原发性醛固酮增多症、补液过多
	红细胞减少:各种原因的贫血、出血

(2)作为临床补液量参考:各种原因致机体脱水,Hct 均增高,补液时应监测 Hct,当 Hct 恢复正常时表示血容量得到纠正。

(3)用于贫血的形态学分类:计算红细胞平均体积和红细胞平均血红蛋白浓度。

(4)作为真性红细胞增多症的诊断指标:当 Hct$>$0.7,RBC 为(7～10)$\times10^{12}$/L 和 Hb$>$180 g/L时即可诊断。

(5)作为血液流变学指标:增高表明红细胞数量偏高,全血黏度增加。严重者表现为高黏滞综合征,易致微循环障碍、组织缺氧,故可辅助监测血栓前状态。

RBC、Hb、Hct 每个参数均可作为贫血或红细胞增多的初筛指标,由于临床产生贫血的原因不同,其红细胞数量、大小和形态改变各有特征,因此,必须联合检测和综合分析,才可获得更有价值的临床信息。

(郭艳丽)

第六节　红细胞平均指数检验

红细胞平均指数(值)包括平均红细胞体积、平均红细胞血红蛋白含量、平均红细胞血红蛋白浓度3项指标,是依据 RBC、Hb、Hct 三个参数间接计算出来的,能较深入地反映红细胞内在特征,为贫血鉴别诊断提供更多线索。

一、检测原理

对同一抗凝血标本同时进行 RBC、Hb 和 Hct 测定,再按下列公式计算 3 种红细胞平均指数。

(一)平均红细胞体积

平均红细胞体积(mean corpuscular volume,MCV)是指红细胞群体中单个红细胞体积的平均值。单位:飞升(fL,1 fL=10^{-15} L)。

$$MCV = \frac{Hct}{RBC} \times 10^{15} \text{(fL)}$$

(二)平均红细胞血红蛋白含量

平均红细胞血红蛋白含量(mean corpuscular hemoglobin,MCH)是指红细胞群体中单个红细胞血红蛋白含量的平均值。单位:皮克(pg,1 pg=10^{-12} g)。

$$MCH = \frac{Hb}{RBC} \times 10^{12} \text{(pg)}$$

(三)平均红细胞血红蛋白浓度

平均红细胞血红蛋白浓度(mean corpuscular hemoglobin concentration,MCHC)是指红细胞群体中单个(全部)红细胞血红蛋白含量的平均值。单位:g/L。

$$MCHC = \frac{Hb}{Hct} \text{(g/L)}$$

二、操作步骤

红细胞计数、血红蛋白和血细胞比容测定参见本章相关内容。

三、方法评价

手工法红细胞平均指数测定不需特殊仪器,但计算费时,又易出错。

四、质量管理

红细胞平均指数是根据 RBC、Hb、Hct 结果演算而来,其准确性受此三个参数的影响,因此,必须采用同一抗凝血标本同时测定 RBC、Hb 和 Hct。此外,红细胞平均值只表示红细胞总体平均值,"正常"并不意味着红细胞无改变,如溶血性贫血、白血病性贫血属正细胞性贫血,但红细胞可有明显大小不均和异形,须观察血涂片才能得出较为准确的诊断。

五、临床应用

(一)参考范围

MCV、MCH、MCHC 参考范围见表 4-16。

表 4-16　MCV、MCH、MCHC 参考范围

人群	MCV(fL)	MCH(pg)	MCHC(g/L)
成年人	80～100	26～34	320～360
1～3 岁	79～104	25～32	280～350
新生儿	86～120	27～36	250～370

(二)临床意义

依据 MCV、MCH、MCHC 3 项指标有助于贫血观察,对贫血的形态学分类有鉴别作用(表 4-17)。如缺铁性贫血和珠蛋白生成障碍性贫血都表现为小细胞低色素性贫血,但前者在血涂片上可见红细胞明显大小不均。如缺铁性贫血合并巨幼细胞贫血表现为小红细胞和人红细胞明显增多,但 MCV、MCH 正常。

表 4-17　MCV、MCH、MCHC 在贫血分类中的意义

指数	临床应用		
	正常	增高	减低
MCV	大部分贫血：如慢性炎症、慢性肝肾疾病、内分泌疾病、消化不良、吸收不良、恶性肿瘤所致贫血、急性失血和溶血性贫血、部分再生障碍性贫血	巨幼细胞贫血、吸烟、肝硬化、酒精中毒；同时出现小红细胞和大红细胞疾病，如缺铁性贫血合并巨幼细胞贫血，免疫性溶血性贫血、微血管病性溶血性贫血	铁、铜、维生素 B_6 缺乏性贫血，铁缺乏最常见
MCH	同上	叶酸、维生素 B_{12} 缺乏等所致大细胞性贫血	铁、铜、维生素 B_6 缺乏性贫血
MCHC	同上，大多数都正常	遗传性球形红细胞增多症、高滴度冷凝集素	铁、铜、维生素 B_6 缺乏性贫血，Hb 假性降低或 Hct 假性增高

（郭艳丽）

第五章 白细胞检验

第一节 白细胞计数检验

一、目视计数法

(一)原理

用稀醋酸溶液将血液稀释后,红细胞被溶解破坏,白细胞却保留完整的形态,混匀后充入计数池,在显微镜下计数一定体积中的白细胞,经换算得出每升血液中的白细胞数。

(二)试剂

1.2%冰醋酸

冰醋酸 2 mL,蒸馏水 98 mL;10 g/L 亚甲蓝溶液 3 滴。2%冰醋酸稀释液为低渗溶液,可溶解红细胞,醋酸可加速其溶解,并能固定核蛋白,使白细胞核显现,便于辨认。

2.1%盐酸

浓盐酸 1 mL 加蒸馏水 99 mL。

(三)器材

与红细胞计数相同。

(四)方法

取小试管 1 支,加白细胞稀释液 0.38 mL。用血红蛋白吸管准确吸取外周血 20 μL。擦去管尖外部余血,将吸管插入盛 0.38 mL 稀释液的试管底部,轻轻吹出血液,并吸取上清液洗涮 3 次,注意每次不能冲混稀释液,最后用手振摇试管混匀。充液,将计数池和盖玻片擦净,盖玻片盖在计数池上,再用微量吸管迅速吸取混匀悬液充入计数池中,静置 2~3 分钟后镜检。用低倍镜计数四角的 4 个大方格内的白细胞总数。对于压线的白细胞,应采取数上不数下、数左不数右的原则,保证计数区域的计数结果的一致性和准确性。

(五)计算

白细胞数/L=4 个大方格内白细胞总数/4×10×20×10⁶=4 个大方格内白细胞数×50×10⁶。

式中:÷4 得每个大格内白细胞数;×10 由 0.1 μL 换算为 1 μL;×20 乘稀释倍数,得 1 μL 血液中白细胞数；$\times 10^6$ 由 $1~\mu L$ 换算为 1L。

(六)正常参考值

成人，$(4 \sim 10) \times 10^9/L(4\ 000 \sim 10\ 000/\mu L)$；新生儿，$(15 \sim 20) \times 10^9/L(15\ 000 \sim 20\ 000/\mu L)$；6 个月～2 岁，$(11 \sim 12) \times 10^9/L(11\ 000 \sim 12\ 000/\mu L)$。

(七)目视计数的质量控制

稀释液和取血量必须准确。向计数池冲液前应先轻轻摇动血样 2 分钟再冲池，但不可产生气泡，否则应重新冲池。白细胞太低者（白细胞$<5\times 10^9/L$），可计数 9 个大方格中的白细胞数或计数 8 个大方格内的白细胞，然后在上面的计算公式中除以 9（或除以 8）。或取血 40 μL，将所得结果除以 2，白细胞太高者，可增加稀释倍数或适当缩小计数范围，计算方法则视实际稀释倍数和计数范围而定。计数池中的细胞分布要均匀。判定白细胞在计数池的分布是否均匀，可以采用常规考核标准（RCS）来衡量。

$RCS=(max-min)/\bar{x}\times 100\%$，max 为 4 个大方格计数值中的最高值，min 为其中的最低值，$\bar{x}$ 为 4 个大方格计数值中的平均值由于计数的白细胞总数不同，对 RCS 的要求也不一样，见表 5-1。

表 5-1　白细胞计数(WBC)的常规考核标准(RCS)

WBC($\times 10^9/L$)	RCS(%)
≤4	30～20
4.1～14.9	20～15
≥15	<15

当 RCS 大于上述标准时，说明白细胞在计数池中明显大小不均，应重新冲池计数。

当有核红细胞增多时，应校正后再计数，校正方法如下：核准值$=100A/(100+B)$。

A 为校准前白细胞值，B 为白细胞分类计数时 100 个白细胞所能见到的有核红细胞数，当 $B\geq 10$ 时，白细胞计数结果必须校正。

质量考核与质量要求：根据变异百分数（V）法可以对检验人员进行质量（准确度）考核。$V=|X-T|/T\times 100\%$，T 为靶值，X 为测定值。质量得分$=100-2V$。V 值越大，说明试验结果的准确度越低。质量评级优 90～100 分，良 80～89 分，中 70～79 分，差 60～69 分，不及格<60 分。根据两差比值（r）法（见红细胞计数的质量控制）可以对个人技术进行（精密度）考核，若 $r\geq 2$ 说明两次检查结果的差异显著。

白细胞分类计数法和质量控制。白细胞分类计数法：先用低倍镜观察全片的染色质量和细胞分布情况，注意血片的边缘和尾部是否有巨大异常细胞和微丝蚴等，然后选择血涂片体尾交界处染色良好的区域，用油镜自血膜的体尾交界处向头部方向迂回检查，线路呈"弓"字形，但不要检查血膜的边缘（大细胞偏多，没有代表性），将所见白细胞分别记录，共计数 100 或者 200 个白细胞，最后求出各种细胞所占的比值。

正常参考值：中性杆状核粒细胞为 0.01～0.05；中性分叶核粒细胞为 0.50～0.70；嗜酸性粒细胞为0.005～0.050；嗜碱性粒细胞为 0～0.01；淋巴细胞为 0.20～0.40；单核细胞为 0.03～0.08。

二、白细胞分类计数的质量控制

一般先选血膜体尾交界处或中末 1/3 邻界处用油镜计数，移动线路呈"弓"字形，避免重复计数。

分类计数时应同时注意白细胞、红细胞、血小板的形态是否异常,以及是否有血液寄生虫。

(一)白细胞

白细胞总数超过 $20\times10^9/L$,应分类计数 200 个白细胞,白细胞数明显减少时($<3\times10^9/L$)可检查多张血片。

白细胞分类计数的质量评价如下。

1.PD 可靠性试验

将同一张血片做两次分类计数,各种白细胞计数的百分数(或小数)之差总数即为 PD 值。根据陈士竹等对 2 080 个标本的调查 PD=24%(0.24)为及格,质量得分=100-182PD(182 为失分系数,即 40÷22%≈182)。PD 评分法分级标准见表 5-2。

表 5-2 PD 评价法分级标准

级别	分值	PD(%)	意义
A	85～100	0～8	优
B	70～82	10～16	良
C	60～67	18～22	及格
D	<60	≥24	不及格

2.准确性试验

由中心实验室将同一血液标本制成多张血片并固定,一部分由中心实验室有经验的技师分类计数20次,求其均值作为靶值,另一部分发至考评者或考评单位,随常规标本一起检查,并将考核者的分类结果与靶值进行比较,计算出被考核者分类计数结果与靶值之差总和。质量评级方法同 PD 可靠性试验。质量要求:PD 可靠性和准确性试验均应在 60 分(C 级)以上。白细胞计数和白细胞分类计数的临床意义:通常白细胞总数高于 $10\times10^9/L$(10 000/mm³)称白细胞计数增多,低于 $4\times10^9/L$(4 000/mm³)称白细胞计数减少。由于外周血中白细胞的组成主要是中性粒细胞和淋巴细胞,并以中性粒细胞为主。故在大多数情况下,白细胞增多或减少与中性粒细胞的增多或减少有着密切关系。现将各种类型的白细胞增多或减少的临床意义分述如下。

(二)中性粒细胞

1.中性粒细胞增多

(1)生理性中性粒细胞增多:在生理情况下,下午较早晨为高。饱餐、情绪激动、剧烈运动、高温或严寒等均能使中性粒细胞暂时性升高。新生儿、月经期、妊娠 5 个月以上及分娩时白细胞均可增高。生理性增多都是一过性的,通常不伴有白细胞质量的变化。

(2)病理性中性粒细胞增多:大致上可归纳为反应性增多和异常增生性增多两大类。反应性增多是机体对各种病因刺激的应激反应,是因为骨髓贮存池中的粒细胞释放或边缘池粒细胞进入血液循环所致。因此,反应性增多的粒细胞大多为成熟的分叶核粒细胞或较成熟的杆状核粒细胞。

(3)反应性中性粒细胞增多:①急性感染或炎症是引起中性粒细胞增多最常见的原因,尤其是化脓性球菌引起的局部或全身性感染;此外,某些杆菌、病毒、真菌、立克次体、螺旋体、梅毒、寄生虫等都可使白细胞总数和中性粒细胞增高;白细胞增高程度与病原体种类、感染部位、感染程度及机体的反应性等因素有关,如局限性的轻度感染,白细胞总数可在正常范围或稍高于正常,仅可见中性粒细胞百分数增高,并伴有核左移,严重的全身性感染如发生菌血症、败血症或脓毒血症时,白细胞可明显增高,甚至可达(20～30)×10⁹/L,中性粒细胞百分数也明显增高,并伴有明显核左移和中毒性改变。②广泛组织损伤或坏死:严重外伤、手术、大面积烧伤及血管栓塞(如心肌梗死、肺梗死)所致局部缺血性坏死等使组织严重损伤者,白细胞显著增高,以中性分叶核粒细胞增多为主。③急性溶血:因红细胞大量破坏引起组织缺氧及红细胞的分解产物刺激骨髓贮存池中的粒细胞释放,致使白细胞增高,以中性分叶核粒细胞升高为主。④急性失血:急性大出血时,白细胞总数常在1～2小时迅速增高,可达(10～20)×10⁹/L,其中主要是中性分叶核粒细胞;内出血者如消化道大量出血、脾破裂或输卵管妊娠破裂等,白细胞增高常较外部出血显著,同时伴有血小板增高,这可能是大出血引起缺氧和机体的应激反应,动员骨髓贮存池中的白细胞释放所致;但此时患者的红细胞数和血红蛋白量仍暂时保持正常范围,待组织液吸收回血液或经过输液补充循环血容量后,才出现红细胞和血红蛋白降低;因此,白细胞增高可作为早期诊断内出血的参考指标。⑤急性中毒:如化学药物中毒、生物毒素中毒、尿毒症、糖尿病酸中毒、内分泌疾病危象等常见白细胞增高,均以中性分叶核粒细胞增高为主。⑥恶性肿瘤:非造血系统恶性肿瘤有时可出现持续性白细胞增高,以中性分叶核粒细胞增多为主,这可能是肿瘤组织坏死的分解产物刺激骨髓中的粒细胞释放造成的;某些肿瘤如肝癌、胃癌等肿瘤细胞还可产生促粒细胞生成因子;当恶性肿瘤发生骨髓转移时可破坏骨髓对粒细胞释放的调控作用。

(4)异常增生性中性粒细胞增多:是因造血组织中原始或幼稚细胞大量增生并释放至外周血中所致,是一种病理性的粒细胞,多见于以下疾病。①粒细胞性白血病:急性髓细胞性白血病(AML)的亚型中,急性粒细胞性白血病(M₁、M₂型)、急性早幼粒细胞性白血病(M₃型)、急性粒-单核细胞性白血病(M₄型)和急性红白血病(M₆型)均可有病理性原始粒细胞在骨髓中大量增生,而外周血中白细胞数一般增至(10～50)×10⁹/L,超过100×10⁹/L者较少,其余病例白细胞数在正常范围或低于正常,甚至显著减少;慢性粒细胞性白血病中,多数病例的白细胞总数显著增高,甚至可达(100～600)×10⁹/L,早期无症状病例约在50×10⁹/L以下,各发育阶段的粒细胞都可见到;粒细胞占白细胞总数的90%以上,以中幼和晚幼粒细胞增多为主,原粒及早幼粒细胞不超过10%。②骨髓增殖性疾病:包括真性红细胞增多症、原发性血小板增多症和骨髓纤维化症;慢性粒细胞性白血病也可包括在此类疾病的范畴中;本组疾病是多能干细胞的病变引起,具有潜在演变为急性白血病的趋势;其特点是除了一种细胞成分明显增多外,还伴有一种或两种其他细胞的增生,白细胞总数常在(10～30)×10⁹/L。

2.中性粒细胞减少

白细胞总数低于4×10⁹/L称为白细胞减少。当中性粒细胞绝对值低于1.5×10⁹/L,称为粒细胞减少症;低于0.5×10⁹/L时称为粒细胞缺乏症。引起中性粒细胞减少的病因很多,大致可归纳为以下几个方面。①感染性疾病:病毒感染是引起粒细胞减少的常见原因,如流感、麻疹、病毒性肝炎、水痘、风疹、巨细胞病毒等;某些细菌性感染,如伤寒杆菌感染也是引起粒细胞数减少的常见原因,甚至可以发生粒细胞缺乏症。②血液系统疾病:如再生障碍性贫血、粒细胞减少症、粒细胞缺乏症、部分急性白血病、恶性贫血、严重缺铁性贫血等。③物理化学因素损伤:如放射线、放射性核素、某些化学物品及化学药物等均可引起粒细胞数减少,常见的引起粒细胞数减少的化学药物有退热镇痛药、抗生素(如氯霉素)、磺胺类药、抗肿瘤药、抗甲状腺药、抗糖尿病药等,必须慎用。④单核-巨噬细胞系统功能亢进:如脾功能亢进、某些恶性肿瘤、类脂质沉积病等。⑤其他:系统性红斑狼疮、某些自身免疫性疾病、过敏性休克等。

(三)嗜酸性粒细胞

1.嗜酸性粒细胞增多

(1)变态反应性疾病:如支气管哮喘、药物变态反应、荨麻疹、血管神经性水肿、血清病、异体蛋白过敏等疾病时,嗜酸性粒细胞轻度或中度增高。

(2)寄生虫病:如血吸虫、中华分支睾吸虫、肺吸虫、丝虫、包囊虫、钩虫等感染时,嗜酸性粒细胞比例增高,有时甚至可达 0.10 或更多。呈现嗜酸性粒细胞型类白血病反应。

(3)皮肤病:如湿疹、剥脱性皮炎、天疱疮、银屑病等疾病时嗜酸性粒细胞可轻度或中度增高。

(4)血液病:如慢性粒细胞性白血病、多发性骨髓瘤、恶性淋巴瘤。真性红细胞增多症等疾病时嗜酸性粒细胞数可明显增多。嗜酸性粒细胞白血病时,嗜酸性粒细胞数极度增多,但此病在临床上少见。

(5)其他:风湿性疾病、脑垂体前叶功能减退症、肾上腺皮质功能减退、某些恶性肿瘤、某些传染性疾病的恢复期等嗜酸性粒细胞增多。

2.嗜酸性粒细胞减少

见于长期应用肾上腺皮质激素或肾上腺皮质激素分泌增加,某些急性传染病(如伤寒)的急性期,但传染病的恢复期嗜酸性粒细胞应重新出现。如嗜酸性粒细胞数持续下降,甚至完全消失,则表明病情严重。

(四)嗜碱性粒细胞

嗜碱性粒细胞增多见于慢性粒细胞白血病、骨髓纤维化症、慢性溶血及脾切除后。嗜碱性粒细胞白血病则为极罕见的白血病类型。

(五)淋巴细胞

1.淋巴细胞增多

(1)生理性增多:新生儿初生期在外周血中大量出现中性粒细胞,到第 6~9 天中性粒细胞逐步下降至与淋巴细胞大致相等,以后淋巴细胞又渐增加。整个婴儿期淋巴细胞较高,可达 70%。2~3 岁后,淋巴细胞渐下降,中性粒细胞渐上升,至 4~5 岁二者相等,形成变化曲线上的两次交叉,至青春期,中性粒细胞与成人相同。

(2)病理性淋巴细胞增多:见于感染性疾病,主要为病毒感染,如麻疹、风疹、水痘、流行性腮腺炎、传染性单核细胞增多症、传染性淋巴细胞增多症、病毒性肝炎、流行性出血热等;也可见于百日咳杆菌、结核杆菌、布氏杆菌、梅毒螺旋体等的感染。

(3)相对增高:再生障碍性贫血、粒细胞减少症和粒细胞缺乏时因中性粒细胞减少,故淋巴细胞比例相对增高,但淋巴细胞的绝对值并不增高。其他,如淋巴细胞性白血病、淋巴瘤、急性传染病的恢复期、组织移植后的排斥反应或移植物抗宿主病(GVHD)。

2.淋巴细胞减少

主要见于应用肾上腺皮质激素、烷化剂、抗淋巴细胞球蛋白及接触放射线、免疫缺陷性疾病、丙种球蛋白缺乏症等。

3.异形淋巴细胞

在外周血中有时可见到一种形态变异的不典型的淋巴细胞,称为异形淋巴细胞。Downey根据细胞形态特点将其分为 3 型。

Ⅰ型(泡沫型):胞体较淋巴细胞稍大,呈圆形或椭圆形,部分为不规则形。核偏位,呈圆形、肾形或不规则形,核染质呈粗网状或小块状,无核仁。胞浆丰富,呈深蓝色,含有大小不等的空泡。胞浆呈泡沫状,无颗粒或有少数颗粒。通常此型最为多见。

2型(不规则型):胞体较Ⅰ型大,细胞外形常不规则,似单核细胞,故也有称为单核细胞型。胞浆丰富,呈淡蓝色或淡蓝灰色,可有少量嗜天青颗粒,一般无空泡。核形与Ⅰ型相似,但核染质较Ⅰ型细致,亦呈网状,核仁不明显。

Ⅲ型(幼稚型):胞体大,直径为 $15\sim18\ \mu m$,呈圆形或椭圆形。胞浆量多,蓝色或深蓝色,一般无颗粒,有时有少许小空泡。核圆或椭圆形,核染质呈纤细网状,可见1～2个核仁。

除上述 3 型外,有时还可见到少数呈浆细胞样或组织细胞样的异形淋巴细胞。外周血中的异形淋巴细胞大多数具有 T 淋巴细胞的特点(占 83%～96%),故认为异形淋巴细胞主要是由 T 淋巴细胞受抗原刺激转化而来,少数为 B 淋巴细胞。这种细胞在正常人外周血中偶可见到,一般不超过 2%。异形淋巴细胞增多可见于病毒感染性疾病、某些细菌性感染、螺旋体病、立克次体病、原虫感染(如疟疾)、药物过敏、输血、血液透析或体外循环术后、免疫性疾病、粒细胞缺乏症、放射治疗等。

4.单核细胞

正常儿童单核细胞较成人稍高,平均为 0.09;2 周内婴儿可达 0.15 或更多,均为生理性增多。病理性增多见于:某些感染,如疟疾、黑热病、结核病、亚急性细菌感染性心内膜炎等;血液病,如单核细胞性白血病、粒细胞缺乏症恢复期;恶性组织细胞病、淋巴瘤、骨髓增生异常综合征等;急性传染病或急性感染的恢复期。

(李　滨)

第二节　白细胞形态学检验

一、检测原理

血涂片经染色后,在普通光学显微镜下做白细胞形态学观察和分析。常用的染色方法有瑞氏染色法、吉姆萨染色法、迈格吉染色法、詹纳染色法、李斯曼染色法等。

二、方法学评价

(一)显微镜分析法
对血液细胞形态的识别,特别是异常形态,推荐采用人工方法。

(二)血液分析仪法
不能直接提供血细胞质量(形态)改变的确切信息,需进一步用显微镜分析法进行核实。

三、临床意义

(一)正常白细胞形态
瑞氏染色正常白细胞的细胞大小、核和质的特征见表5-3。

表 5-3　外周血 5 种白细胞形态特征

细胞类型	大小(μm)	外形	细胞核		细胞质	
			核形	染色质	着色	颗粒
中性杆状核粒细胞	10～15	圆形	弯曲呈腊肠样,两端钝圆	深紫红色,粗糙	淡橘红色	量多,细小,均匀布满胞质,浅紫红色
中性分叶核粒细胞	10～15	圆形	分为 2～5 叶,以 3 叶为多	深紫红色,粗糙	淡橘红色	量多,细小,均匀布满胞质,浅紫红色
嗜酸性粒细胞	11～16	圆形	分为 2 叶,呈眼镜样	深紫红色,粗糙	淡橘红色	量多,粗大,圆而均匀,充满胞质,鲜橘红色
嗜碱性粒细胞	10～12	圆形	核结构不清,分叶不明显	粗而不均	淡橘红色	量少,大小和分布不均,常覆盖核上,蓝黑色
淋巴细胞	6～15	圆形或椭圆形	圆形或椭圆形,着边	深紫红色,粗块状	透明淡蓝色	小淋巴细胞一般无颗粒,大淋巴胞可有少量粗大不均匀、深紫红色颗粒
单核细胞	10～20	圆形或不规则形	不规则形,肾形,马蹄形,或扭曲折叠	淡紫红色,细致疏松呈网状	淡灰蓝色	量多,细小,灰尘样紫红色颗粒弥散分布于胞质中

(二)异常白细胞形态

1.中性粒细胞

(1)毒性变化:在严重传染病、化脓性感染、中毒、恶性肿瘤、大面积烧伤等情况下,中性粒细胞有下列形态改变:大小不均(中性粒细胞大小相差悬殊)、中毒颗粒(比正常中性颗粒粗大、大小不等、分布不均匀、染色较深、呈黑色或紫黑色)、空泡(单个或多个,大小不等)、Döhle 体(是中性粒细胞胞质因毒性变而保留的嗜碱性区域,呈圆形、梨形或云雾状,界限不清,染成灰蓝色,直径为 1～2 μm,亦可见于单核细胞)、退行性变(胞体肿大、结构模糊、边缘不清晰、核固缩、核肿胀、核溶解等)。上述变化反映细胞损伤的程度,可以单独出现,也可同时出现。

毒性指数:计算中毒颗粒所占中性粒细胞(100 个或 200 个)的百分率。1 为极度,0.75 为重度,0.5 为中度,＜0.25 为轻度。

(2)巨多分叶核中性粒细胞:细胞体积较大,直径为 16～25 μm,核分叶常在 5 叶以上,甚至在 10 叶以上,核染色质疏松。见于巨幼细胞贫血、抗代谢药物治疗后。

(3)棒状小体(Auer 小体):细胞质中出现呈紫红色细杆状物质,长为 1～6 μm,一条或数条,见于急性白血病,尤其是颗粒增多型早幼粒细胞白血病(M3 型),可见数条到数十条呈束棒状小体。急性单核细胞白血病可见一条细长的棒状小体,而急性淋巴细胞白血病则不出现棒状小体。

(4)Pelger-Hüet 畸形:细胞核为杆状或分 2 叶,呈肾形或哑铃形,染色质聚集成块或条索网状。为常染色体显性遗传性异常,也可继发于某些严重感染、白血病、骨髓增生异常综合征、肿瘤转移、某些药物(如秋水仙胺、磺胺二甲基异噁唑)治疗后。

(5)Chediak-Higashi 畸形:细胞质内含有数个至数十个包涵休,直径为 2～5 μm,呈紫蓝、紫红色。见于 Chediak-Higashi 综合征,为常染色体隐性遗传。

(6)Alder-Reilly畸形:细胞质内含有巨大的、深染的、嗜天青颗粒,染深紫色。见于脂肪软骨营养不良、遗传性黏多糖代谢障碍。为常染色体隐性遗传。

(7)May-Hegglin畸形:细胞质内含有淡蓝色包涵体。为常染色体显性遗传。

2.淋巴细胞

(1)异型淋巴细胞:在淋巴细胞性白血病、病毒感染(如传染性单核细胞增多症、病毒性肺炎、病毒性肝炎、传染性淋巴细胞增多症、流行性腮腺炎、水痘、巨细胞病毒感染)、百日咳、布鲁菌病、梅毒、弓形虫感染、药物反应等情况下,淋巴细胞增生,出现某些形态学变化,称为异型淋巴细胞。分为3型。

Ⅰ型(空泡型,浆细胞型):胞体比正常淋巴细胞稍大,多为圆形、椭圆形、不规则形。核圆形、肾形、分叶状,常偏位。染色质粗糙,呈粗网状或小块状,排列不规则。胞质丰富,染深蓝色,含空泡或呈泡沫状。

2型(不规则型,单核细胞型):胞体较大,外形常不规则,可有多个伪足。核形状及结构与Ⅰ型相同或更不规则,染色质较粗糙致密。胞质丰富,染淡蓝或灰蓝色,有透明感,边缘处着色较深,一般无空泡,可有少数嗜天青颗粒。

Ⅲ型(幼稚型):胞体较大,核圆形、卵圆形。染色质细致呈网状排列,可见1～2个核仁。胞质深蓝色,可有少数空泡。

(2)放射线损伤后淋巴细胞形态变化:淋巴细胞受电离辐射后出现形态学改变,核固缩、核破碎、双核、卫星核淋巴细胞(胞质中主核旁出现小核)。

(3)淋巴细胞性白血病时形态学变化:在急、慢性淋巴细胞白血病,出现各阶段原幼细胞,并有形态学变化。

3.浆细胞

正常浆细胞直径为8～9 μm,胞核圆、偏位,染色质粗块状,呈车轮状或龟背状排列;胞质灰蓝色、紫浆色,有泡沫状空泡,无颗粒。如外周血出现浆细胞,见于传染性单核细胞增多症、流行性出血热、弓形体病、梅毒、结核病等。异常形态浆细胞有以下3种。

(1)Mott细胞:浆细胞内充满大小不等、直径为2～3 μm蓝紫色球体,呈桑葚样。见于反应性浆细胞增多症、疟疾、黑热病、多发性骨髓瘤。

(2)火焰状浆细胞:浆细胞体积大,胞质红染,边缘呈火焰状。见于IgA型骨髓瘤。

(3)Russell小体:浆细胞内有数目不等、大小不一、直径为2～3 μm红色小圆球。见于多发性骨髓瘤、伤寒、疟疾、黑热病等。

(李　滨)

第三节　嗜酸性粒细胞直接计数检验

嗜酸性粒细胞虽然可以从白细胞总数和分类计数中间接求出,但直接计数较为准确,故临床上多采用直接计数法。

一、原理

用适当稀释液将血液稀释一定倍数,同时破坏红细胞和部分其他白细胞,保留嗜酸性粒细胞,并将其颗粒着色,然后充入计数池中,计数一定体积内嗜酸性粒细胞数,即可求得每升血液中嗜酸性粒细胞数。

二、试剂

嗜酸性粒细胞稀释液有多种,现介绍常用的两种。①乙醇-伊红稀释液 20 g/L:伊红 10.1 mL,碳酸钾 1.0 g,90％乙醇 30.0 mL,甘油 10.0 mL,枸橼酸钠 0.5 g,蒸馏水加至 100.0 mL;本稀释液中乙醇为嗜酸性粒细胞保护剂,甘油可防止乙醇挥发,碳酸钾可促进红细胞和中性粒细胞破坏,并增加嗜酸性粒细胞着色,枸橼酸钠可防止血液凝固,伊红为染液,可将嗜酸性颗粒染成红色;本试剂对红细胞和其他白细胞的溶解作用较强,即使有少数未被溶解的白细胞也被稀释成灰白色半透明状,视野清晰,与嗜酸性粒细胞有明显区别;嗜酸性粒细胞颗粒呈鲜明橙色,在此稀释液内 2 小时不被破坏;该试剂可保存半年以上,缺点是含 10％甘油,液体比较黏稠,细胞不易混匀,因此计数前必须充分摇荡。②伊红丙酮稀释液 20 g/L:伊红 5 mL,丙酮 5 mL,蒸馏水加至 100 mL;本稀释液中伊红为酸性染料,丙酮为嗜酸性粒细胞保护剂;该稀释液新鲜配制效果好,每周配 1 次。

三、操作

取小试管 1 支,加稀释液 0.36 mL。取血 40 μL,轻轻吹入上述试管底部,摇匀,放置 15 分钟,然后再摇匀。取少量混悬液滴入两个计数池内,静置 5 分钟,待嗜酸性粒细胞完全下沉后计数。低倍镜下计数2个计数池中所有的 18 个大方格中的嗜酸性粒细胞数,用下式求得每升血液中的嗜酸性粒细胞数。

四、计算

嗜酸性粒细胞数/L＝[18 个大方格中嗜酸性粒细胞数/18]×10×10×10^6＝18 个大方格中嗜酸性粒细胞数×5.6×10^6。第一个×10 表示血液稀释 10 倍,第二个×10 表示计数板深 0.1 cm,换算成 1 mm,×10^6表示由每微升换算成每升。

五、注意事项

凡造成白细胞计数误差的因素在嗜酸性粒细胞计数时均应注意。如用伊红丙酮稀释液,标本应立即计数(<30 分钟),否则嗜酸性粒细胞渐被破坏,使结果偏低。血细胞稀释液在混匀过程中,不宜过分振摇,以免嗜酸性粒细胞破碎。若用甘油丙酮之类稀释液,稠度较大,不易混匀,须适当延长混匀时间。注意识别残留的中性粒细胞。若嗜酸性粒细胞破坏,可适当增加乙醇、丙酮剂量;反之,中性粒细胞破坏不全时,可适当减少剂量。住院患者嗜酸性粒细胞计数,应固定时间,以免受日间生理变化的影响。

六、正常参考值

国外报道为(0.04～0.44)×10^9/L,国内天津地区调查健康成人嗜酸性粒细胞数为(0～0.68)×10^9/L,平均为 0.219×10^9/L。

七、临床意义

(一)生理变异

一天之内嗜酸性粒细胞波动较大,上午 10 点到中午最低,午夜至凌晨 4 点最高。在劳动、寒冷、饥饿、精神等因素刺激下,由于交感神经兴奋,促肾上腺皮质激素(ACTH)分泌增多,可阻止骨髓内嗜酸性粒细胞释放,并使其向组织浸润,从而使外周血中嗜酸性粒细胞计数减少。

(二)观察急性传染病的预后

肾上腺皮质激素有促进机体抗感染的能力。急性传染病时,肾上腺皮质激素分泌增加,嗜酸性粒细胞减少,恢复期嗜酸性粒细胞又逐渐增加。若嗜酸性粒细胞持续下降,甚至完全消失,说明病情严重;反之,嗜酸性粒细胞重新出现,则为恢复期的表现。如果临床症状严重,而嗜酸性粒细胞不减少,说明肾上腺皮质功能衰竭。

(三)观察手术和烧伤患者的预后

手术后 4 小时嗜酸性粒细胞显著减少,甚至消失,24～48 小时后逐渐增多,增多速度与病情的变化基本一致。大面积烧伤患者,数小时后嗜酸性粒细胞下降至零,且维持时间较长,若手术或大面积烧伤后,患者嗜酸性粒细胞不下降或持续下降,说明预后不良。

（李　滨）

第六章 血小板检验

第一节 血小板计数检验

一、血小板计数常规法

(一)原理

血小板计数(platelet count,PLT)是测定全血中的血小板数量,与血液红(白)细胞计数相同。普通显微镜直接计数法是根据使用稀释液的不同,血小板计数方法可分为破坏红细胞稀释法和不破坏红细胞稀释法。相差显微镜直接计数法是利用光线通过物体时产生的相位差转化为光强差,从而增强被检物体立体感,有助于识别血小板。

(二)器材和试剂

1.1%草酸铵稀释液

分别用少量蒸馏水溶解草酸铵 1.0 g 和 EDTA-Na$_2$ 0.012 g,合并后加蒸馏水至 100 mL,混匀,过滤后备用。

2.器材

显微镜、改良 Neubauer 计数板和盖玻片、微量吸管等。

(三)操作

(1)取清洁小试管 1 支,加入血小板稀释液 0.38 mL。

(2)准确吸取毛细血管血 20 μL。擦去管外余血,置于血小板稀释液内,吸取上清液洗 3 次,立即充分混匀。待完全溶血后再次混匀 1 分钟。

(3)取上述均匀的血小板悬液 1 滴,充入计数池内,静置 10～15 分钟,使血小板下沉。

(4)用高倍镜计数中央大方格内四角和中央共 5 个中方格内血小板数。

(5)计算:血小板数/L=5 个中方格内血小板数×10^9/L。

(四)方法学评价

1.干扰因素

普通光学显微镜直接计数血小板的技术要点是从形态上区分血小板和小红细胞、真菌孢子及其他杂质。用相差显微镜计数经草酸铵稀释液稀释后的血小板,易于识别,还可照相后核对计数结果,因而国内外将本法作为血小板计数的参考方法。

2.质量保证

质量保证原则是避免血小板被激活、破坏,避免杂物污染。①检测前:采血是否顺利(采血时血流不畅可导致血小板破坏,使血小板计数假性减低)、选用的抗凝剂是否合适(肝素不能用于血小板计数标本抗凝;EDTA 钾盐抗凝血标本取血后 1 小时内结果不稳定,1 小时后趋向平稳)、储存时间是否适当(血小板标本应于室温保存,低温可激活血小板,储存时间过久可导致血小板计数偏低)。②检测中:定期检查稀释液质量;计数前先做稀释液空白计数,以确认稀释液是否存在细菌污染或其他杂质。③检测后:核准结果,常用方法:用同 1 份标本制备血涂片染色镜检观察血小板数量,用参考方法核对;同 1 份标本 2 次计数,误差小于 10%,取 2 次均值报告,误差大于10%需做第 3 次计数,取 2 次相近结果的均值报告。

二、血小板计数参考方法

血小板计数参考方法见于国际血液学标准委员会 2001 年文件。

(一)血液标本

(1)用合乎要求的塑料注射器或真空采血系统采集健康人的静脉血标本。

(2)使用 EDTA-K_2 抗凝剂,浓度为每升血中含 3.7~5.4 μmol(每毫升血中含1.5~2.2 mg)。

(3)盛有标本的试管应有足够的剩余空间以便于血标本的混匀操作。标本中不能有肉眼可见的溶血或小凝块。

(4)标本置于 18~22 ℃室温条件下,取血后 4 小时之内完成检测。

(5)为了保证 RBC 和 PLT 分布的均一性,在预稀释和加标记抗体前动作轻柔地将采血管反复颠倒,充分混匀标本。

(二)试剂和器材

1.器材

为避免血小板黏附于贮存容器或稀释器皿上,在标本检测的整个过程中必须使用聚丙烯或聚苯乙烯容器,不得使用玻璃容器和器皿。

2.稀释液

用磷酸盐缓冲液(PBS)作为稀释液,浓度为 0.01 mol/L,pH 为 7.2~7.4,含 0.1%的牛血清蛋白(BSA)。

3.染色液

使用异硫氰酸荧光素标记的 CD41 和 CD61 抗体,这两种抗体可以与血小板膜糖蛋白Ⅱa/Ⅲb复合物结合,用于检测血小板。实验室应确认该批号抗体是否能得到足够的染上荧光的血小板,抗体应能得到足够高的血小板的荧光信号以便通过 log FL1(528 nm 处的荧光强度)对log FS(前向散射光)的图形分析,将血小板从噪声、碎片和 RBC 中分辨出来。

(三)仪器性能

(1)使用流式细胞仪,通过前向散射光和荧光强度来检测 PLT 和 RBC。仪器在检测异硫氰酸荧光素标本的直径为 2 μm 的球形颗粒时必须有足够的敏感度。

(2)用半自动、单通道、电阻抗原理的细胞计数仪检测 RBC,仪器小孔管的直径为 80~100 μm,小孔的长度为直径的 70%~100%,计数过程中吸入稀释标本体积的准确度在 1%以内

（溯源至国家或国际计量标准）。

（四）检测方法

（1）用加样器加 5 μL 充分混匀（至少轻柔颠倒标本管 8 次）的血标本于 100 μL 已过滤的 PBS-BSA 稀释液中。

（2）加 5 μL CD41 抗体和 5 μL CD61 抗体染液，在室温 18～22 ℃、避光条件下放置 15 分钟。

（3）加 4.85 mL PBS-BSA 稀释液制备成 1∶1 000 的稀释标本，轻轻颠倒混匀以保证 PLT 和 RBC 充分混匀。

（4）用流式细胞仪检测时，应至少检测 5 000 个信号，其中 PLT 应多于 1 000，流式细胞仪的设定必须保证每秒计数少于 3 000 个信号。如果同时收集到 RBC 散射光的信号和血小板的荧光信号应被视为 RBC-PLT 重叠，计数结果将被分别计入 RBC 和 PLT。直方图或散点图均可被采用，但推荐使用散点图。检测过程中推荐使用正向置换移液器。

（5）血小板计数值的确定：使用流式细胞仪确定 RBC/PLT 的比值。R＝RBC/PLT，用 RBC 数除以 R 值得到 PLT 计数值。

三、参考值

（100～300）×10^9/L。

四、临床意义

血小板数量随时间和生理状态的不同而变化，午后略高于早晨；春季较冬季低；平原居民较高原居民低；月经前减低，月经后增高；妊娠中晚期增高，分娩后减低；运动、饱餐后增高，休息后恢复。静脉血血小板计数比毛细血管高10%。

血小板减低是引起出血常见的原因。当血小板在（20～50）×10^9/L 时，可有轻度出血或手术后出血；低于 20×10^9/L，可有较严重的出血；低于 5×10^9/L 时，可导致严重出血。血小板计数超过 400×10^9/L 为血小板增多。病理性血小板减少和增多的原因及意义见表 6-1。

表 6-1　病理性血小板减少和增多的原因及意义

血小板	原因	临床意义
减少	生成障碍	急性白血病、再生障碍性贫血、骨髓肿瘤、放射性损伤、巨幼细胞贫血等
	破坏过多	原发性血小板减少性紫癜、脾功能亢进、系统性红斑狼疮等
	消耗过多	DIC、血栓性血小板减少性紫癜
	分布异常	脾大、血液被稀释
	先天性	新生儿血小板减少症、巨大血小板综合征
增多	原发性	慢性粒细胞白血病、原发性血小板增多症、真性红细胞增多症等
	反应性	急性化脓性感染、大出血、急性溶血、肿瘤等
	其他	外科手术后、脾切除等

（李　滨）

第二节 血小板形态学检验

一、原理

当血小板离体后,尚有活性时,可用活体染色法将细胞质内结构显示出来,并观察其活动能力。

二、结果

(一)正常形态

呈圆盘状、圆形或椭圆形,少数呈梭形或形态不整齐;一般有 1~3 个突起。血小板可分为透明区及颗粒区,无明显界线,颗粒呈深蓝色或蓝绿色折光;透明区为淡蓝色折光,无有形成分。大型血小板($>3.4~\mu m$)占11.1%;中型血小板($2.1~3.3~\mu m$)占 67.5%;小型血小板($<2.0~\mu m$)占21.4%,颗粒一般$<7\%$。

(二)非典型形态

1.幼年型

大小正常,边缘清晰,浆为淡蓝色或淡紫色,个别含颗粒而无空泡,应与淋巴细胞相区别。

2.老年型

大小正常,浆较少,带红色,边缘不规则,颗粒粗而密,呈离心性,有空泡。

3.病理性幼稚型

通常较大,浆呈淡蓝色,几乎无颗粒,为未成熟巨核细胞所脱落,无收缩血块作用,可见于原发性和反应性血小板疾病及粒细胞白血病。

4.病理刺激型

血小板可达 20~50 μm,形态不一,可呈圆形、椭圆形或香肠形、哑铃形、棍棒形、香烟形、尾形、小链形等。浆呈蓝色或紫红色,颗粒多。见于血小板无力症。

三、临床意义

血小板形态变化可反映血小板黏附功能和凝聚功能。形态异常见于再生障碍性贫血、急性白血病、血小板病、血小板无力症、血小板减少性紫癜。巨大血小板综合征中 50%~80% 的血小板如淋巴细胞大小。

(李　滨)

第三节 血小板功能检验

血小板在止血、凝血方面具有多种功能。当血小板与受损的血管壁、血管外组织接触或受刺激剂激活时,血小板被活化,产生黏附、聚集和释放反应,并分泌多种因子,在止血和血栓形成中起着非常重要的作用。血小板功能检查的各项试验,对血小板疾病的诊断和治疗及血栓前状态与血栓性疾病的诊断、预防、治疗监测等有着重要的意义。

一、血小板黏附试验

(一)原理

血小板黏附试验(platelet adhesion test,PAdT)是利用血小板在体外可黏附于玻璃的原理设计的。可用多种方法,包括玻璃珠柱法、旋转玻球法等。方法为用一定量的抗凝血与一定表面积的玻璃接触一定时间,计数接触前、后的血中血小板数,计算出血小板黏附率。

$$血小板黏附率(\%)=\frac{黏附前血小板数-黏附后血小板数}{黏附前血小板数}\times100\%$$

(二)参考区间

玻璃珠柱法:53.9%～71.1%;旋转玻球法(12 mL 玻瓶):男性为 28.9%～40.9%,女性为34.2%～44.6%。

(三)临床应用

1.方法学评价

本试验是检测血小板功能的基本试验之一,用于遗传性与获得性血小板功能缺陷疾病的诊断、血栓前状态和血栓性疾病检查及抗血小板药物治疗监测。但由于特异性差,操作较复杂,且易受许多人为因素的影响,如静脉穿刺情况、黏附血流经过玻璃的时间、黏附玻璃的面积、试验过程中所用的容器性能、血小板计数的准确性等,致使其在临床的实际应用受限。

2.临床意义

(1)减低:见于先天性和继发性血小板功能异常(以后者多见),如血管性血友病、巨大血小板综合征、爱-唐综合征、低(无)纤维蛋白血症、异常纤维蛋白血症、急性白血病、骨髓增生异常综合征、骨髓增生性疾病、肝硬化、尿毒症、服用抗血小板药物等。

(2)增加:见于血栓前状态和血栓形成性疾病,如高血压、糖尿病、妊娠期高血压疾病、肾小球肾炎、肾病综合征、心脏瓣膜置换术后、心绞痛、心肌梗死、脑梗死、深静脉血栓形成、口服避孕药等。

二、血小板聚集试验

(一)原理

血小板聚集试验(platelet aggregation test,PAgT)通常用比浊法测定(血小板聚集仪法,分为单通道、双通道、四通道)。用贫血小板血浆(platelet poor plasma,PPP)及富含血小板血浆(platelet rich plasma,PRP)分别将仪器透光度调整为 100% 和 0。在 PRP 的比浊管中加入诱导剂激活血小板后,用血小板聚集仪测定 PRP 透光度的变化(血小板聚集曲线)。通过分析血小板聚集曲线的最大聚集率(MAR)、达到最大幅度的时间、达到 1/2 最大幅度的时间、2 分钟的幅度、4 分钟的幅度、延迟时间、斜率参数判断血小板的聚集功能。

(二)参考区间

血小板聚集曲线见图 6-1,血小板聚集曲线常有双峰,第一个峰反映了血小板聚集功能,第二个峰反映了血小板的释放功能和聚集功能。不同浓度的诱导剂诱导的血小板聚集曲线各不相同。每个实验室的参考区间相差较大,各实验室应根据自己的实验具体情况及实验结果调节诱导剂的浓度,建立自己的参考区间。中国医学科学院血液研究所常用的体外诱导剂测得的

MAR 为 11.2 μmol/L ADP 液 53%～87%；5.4 μmoL/L 肾上腺素 45%～85%；20 mg/L 花生四烯酸 56%～82%；1.5 g/L 瑞斯托霉素 58%～76%；20 mg/L 胶原 47%～73%。

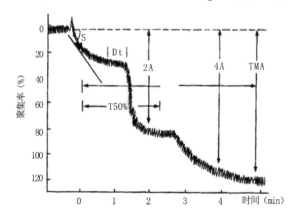

图 6-1　血小板聚集曲线的参数分析

2A：2分钟的幅度；4A：4分钟的幅度；TMA：达到最大幅度的时间；T50%：达到 1/2 最大幅度的时间；Dt：延迟时间；S：斜率

(三)临床应用

1.方法学评价

本试验也是检测血小板功能的基本试验之一，用于血小板功能缺陷疾病的诊断、血栓前状态和血栓性疾病检查及抗血小板药物治疗监测。

本试验在临床上开展比较广泛，简便、快速，成本低廉。但由于操作过程需对标本进行离心，可能导致血小板体外低水平活化，且易受试验过程中所用的容器性能、PRP 中血小板数量、测定温度(25 ℃)、诱导剂的质量及某些药物等影响。在一般疾病的诊断中，以至少使用两种诱导剂为宜。

2.临床意义

(1)减低：血小板无力症、血小板贮存池病(无第二个峰)、血管性血友病(瑞斯托霉素作为诱导剂时，常减低)、巨大血小板综合征、低(或无)纤维蛋白原血症、急性白血病、骨髓增生异常综合征、骨髓增生性疾病、肝硬化、尿毒症、服用抗血小板药物、特发性血小板减少性紫癜、细菌性心内膜炎、维生素 B_{12} 缺乏症等。

(2)增加：见于血栓前状态和血栓形成性疾病，如糖尿病、肾小球肾炎、肾病综合征、心脏瓣膜置换术后、心绞痛、心肌梗死、脑梗死、深静脉血栓形成、抗原-抗体复合物反应、高脂饮食、口服避孕药、吸烟等。

三、血块收缩试验

(一)原理

血块收缩试验(clot retraction test,CRT)分为定性法、定量法和血浆法。其原理为全血或血浆凝固后，由于血小板收缩使血清从纤维蛋白网眼中挤出而使血块缩小，观察血清占原有全血量(如定量法、定性法)或血浆量(如血浆法)的百分比(血块收缩率)，可反映血块收缩程度。

(二)参考区间

定性法：1 小时开始收缩，24 小时完全收缩；定量法：48%～64%；血浆法：大于 40%。

(三)临床应用

1.方法学评价

CRT除与血小板收缩功能有关外,还与血小板数量、纤维蛋白原、纤维蛋白稳定因子量等有关,而且试管清洁度、试验温度对它影响较大,故有时试验结果与血小板功能障碍程度不一定平行,在临床上已较少使用。

2.临床意义

(1)减低,见于血小板减少症、血小板增多症、血小板无力症、低(或无)纤维蛋白原血症、严重凝血功能障碍、异常球蛋白血症、红细胞增多症(定量法及定性法)等。

(2)增加:纤维蛋白稳定因子(因子ⅩⅢ)缺乏症、严重贫血(定量法及定性法)。

四、血小板活化指标检测

健康人循环血液中的血小板基本处于静止状态,当血小板受刺激剂激活或与受损的血管壁、血管外组织接触后,血小板被活化。活化血小板膜糖蛋白重新分布,分子结构发生变化,导致血小板发生黏附反应、聚集反应,同时发生释放反应。血小板内的储存颗粒与质膜融合,将其内容物释放入血浆。

(一)血浆 β-血小板球蛋白和血小板第 4 因子检测

1.原理

血小板活化后,α-颗粒内的 β-血小板球蛋白(β-TG)和血小板第 4 因子(PF_4)可释放到血浆中,使血浆中 β-TG 和 PF_4 的浓度增高。用双抗体夹心法(ELISA)可进行检测。将 β-TG 或抗 PF_4 抗体包被在酶标板上,首先加入待测标本(或不同浓度的标准液),其次加入酶联二抗,最后加底物显色,显色深浅与 β-TG、PF_4 浓度成正比。根据标准曲线可得出待测标本的 β-TG/PF_4 浓度。

2.参考区间

不同试剂盒略有不同,β-TG:6.6~26.2 μg/L,PF_4:0.9~5.5 μg/L。

3.临床应用

(1)方法学评价:β-TG、PF_4 的半衰期较短,且易受机体代谢功能和血小板破坏的影响,采血及后续实验步骤必须尽可能保证血小板不被体外激活或破坏。在难以确定 β-TG、PF_4 浓度增加是来自体内激活还是体外激活时,可计算 β-TG/PF_4 比率。一般情况下,来自体内激活者 β-TG/PF_4 之比约为 5:1,来自体外激活者 β-TG/PF_4 之比约为 2:1。

(2)临床意义:①减低见于先天性或获得性 α-贮存池病;②增高表明血小板被活化,释放反应亢进,见于血栓前状态及血栓性疾病,如糖尿病伴血管病变、妊娠期高血压疾病、系统性红斑狼疮、血液透析、肾病综合征、尿毒症、大手术后、心绞痛、心肌梗死、脑梗死、弥散性血管内凝血、深静脉血栓形成等;③β-TG 主要由肾脏排泄,肾功能障碍时可导致血中 β-TG 明显增加,PF_4 主要由血管内皮细胞清除,内皮细胞的这种功能受肝素的影响,因此肝素治疗时血中 PF_4 增加。

(二)血浆 P-选择素检测

1.原理

P-选择素又称血小板 α-颗粒膜蛋白-140(GMP-140),是位于血小板 α-颗粒和内皮细胞 Weibel-Palade小体的一种糖蛋白,当血小板被活化后,P 选择素在血小板膜表面表达并释放到血中,故测定血浆或血小板表面的 P-选择素可判断血小板被活化的情况。血浆 P-选择素测定常用 ELISA 法,原理同血浆中 β-TG 或 PF_4 测定。

2.参考区间

9.2～20.8 μg/L。

3.临床应用

(1)方法学评价:由于 P-选择素也存在于内皮细胞的 W-P 小体中,血浆中可溶性 P-选择素,除来源于活化血小板外,也可来源于内皮细胞,分析时应加以注意。测定血小板膜表面 P-选择素的含量,能更真实地反映血小板在体内活化的情况。

(2)临床意义:增加见于血栓前状态及血栓形成性疾病,如心肌梗死、脑血管病变、糖尿病伴血管病变、深静脉血栓形成、自身免疫性疾病等。

(三)血浆血栓烷 B_2(TXB_2)和 11-脱氢-血栓烷 B_2(11-DH-TXB_2)检测

血小板被激活后,血小板膜磷脂花生四烯酸代谢增强。血栓烷 A_2(TXA_2)是代谢产物之一,是血小板被活化的标志物。但由于 TXA_2 半衰期短,不易测定,通常通过测定其稳定代谢物 TXB_2 的血浆浓度来反映体内血小板的活化程度。11-DH-TXB_2 是 TXB_2 在肝脏氧化酶作用下形成的产物。

1.原理

ELISA 法(双抗夹心法)。

2.参考区间

TXB_2:28.2～124.4 ng/L;11-DH-TXB_2:2.0～7.0 ng/L。

3.临床应用

(1)方法学评价:血浆 TXB_2 测定是反映血小板体内被激活的常用指标(常与 6-K-$PGF_{1α}$ 同时检测),但采血及实验操作过程中造成的血小板体外被活化等因素会影响 TXB_2 的含量。而 11-DH-TXB_2 不受体外血小板被活化的影响,是反映体内血小板被活化的理想指标。

(2)临床意义。①减低:见于服用阿司匹林类等非甾体类抗炎药物或先天性环氧化酶缺乏等;②增加:见于血栓前状态及血栓形成性疾病,如糖尿病、肾病综合征、妊娠期高血压疾病、动脉粥样硬化、高脂血症、心肌梗死、心绞痛、深静脉血栓形成、大手术后、肿瘤等。

(四)血小板第 3 因子有效性检测

血小板第 3 因子有效性检测(platelet factor 3 availability test,PF3α test),也称血小板促凝活性测定。PF_3 是血小板活化过程中形成的一种膜表面磷脂成分,是血小板参与凝血过程的重要因子,可加速凝血活酶的生成,促进凝血过程。

1.原理

利用白陶土作为血小板的活化剂促进 PF_3 形成,用氯化钙作为凝血反应的启动剂。将正常人和受检者的 PRP(富含血小板血浆)和 PPP(贫血小板血浆)交叉组合(表 6-2),测定各自的凝固时间,比较各组的时间,了解受检者 PF_3 是否有缺陷。

2.参考区间

第 3 组、第 4 组分别为患者和正常人(作为对照组),患者 PF_3 有缺陷或内源凝血因子有缺陷时,第 3 组凝固时间比第 4 组长。当第 1 组较第 2 组凝固时间延长 5 秒以上,即为 PF_3 有效性减低。

3.临床应用

(1)减低:见于先天性血小板 PF_3 缺乏症、血小板无力症、肝硬化、尿毒症、弥散性血管内凝血、异常蛋白血症、系统性红斑狼疮、特发性血小板减少性紫癜、骨髓增生异常综合征、急性白血病及某些药物影响等。

表 6-2 PF$_3$ 有效性测定分组

组别	患者血浆(mL)		正常血浆(mL)	
	PRP	PPP	PRP	PPP
1	0.1			0.1
2		0.1	0.1	
3	0.1	0.1		
4			0.1	0.1

（2）增加：见于高脂血症、食用饱和脂肪酸、短暂性脑缺血发作、心肌梗死、动脉粥样硬化、糖尿病伴血管病变等。

五、血小板膜糖蛋白检测

血小板膜表面糖蛋白（glycoprotein，GP）是血小板功能的分子基础，主要包括 GPⅡb/Ⅲa 复合物（CD41/CD61）、GPⅠb/Ⅸ/Ⅴ复合物（CD42b/CD42a/CD42c）、GPⅠa/Ⅱa复合物（CD49b/CD29）、GPⅠc/Ⅱa复合物（CD49c/CD49f/CD29）、GPⅣ（CD36）和 GPⅥ。GP 分子数量或结构异常均可导致患者发生出血或血栓形成。活化血小板与静止血小板相比，膜糖蛋白的种类、结构、含量等亦呈现显著变化。

（一）原理

以往大都采用单克隆抗体与血小板膜表面糖蛋白结合后，用放射免疫分析法测定血小板膜糖蛋白含量。现在由于流式细胞技术的发展及荧光标记的各种血小板特异性单克隆抗体的成功制备，临床工作中已广泛使用流式细胞术（FCM）分析血小板膜糖蛋白。原理是选用不同荧光素标记的血小板膜糖蛋白单克隆抗体与受检者血小板膜上的特异性糖蛋白结合，在流式细胞仪上检测荧光信号，根据荧光的强弱分析，计算出阳性血小板的百分率或者定量检测血小板膜上糖蛋白含量。

（二）参考区间

GPⅠb(CD42b)、GPⅡb(CD41)、GPⅢa(CD61)、GPⅤ(CD42d)、GPⅨ(CD42a)阳性血小板百分率＞98%。

定量流式细胞分析：①GPⅢa(CD61)：$(53\pm12)\times10^3$ 分子数/血小板；②GPⅠb(CD42b)：$(38\pm11)\times10^3$ 分子数/血小板；③GPⅠa(CD49b)：$(5\pm2.8)\times10^3$ 分子数/血小板。

（三）临床应用

1.方法学评价

用 FCM 分析血小板的临床应用还包括：循环血小板活化分析血小板膜 CD62P（血小板膜 P-选择素）、CD63（溶酶体完整膜糖蛋白，LIMP）、PAC-1（活化血小板 GPⅡb/Ⅲa复合物）的表达及血小板自身抗体测定、免疫血小板计数等。

由于血小板极易受到环境因素的影响发生活化，FCM 分析血小板功能时需特别注意样本的采集、抗凝剂的选择、血液与抗凝剂的混匀方式、样本的运送与贮存、固定剂的种类和时间等，尤其还要合理设定各种对照，以避免各种因素可能造成的假阳性或假阴性反应。

2.临床意义

GPⅠb(CD42b)缺乏见于巨大血小板综合征,GPⅡb/Ⅲa(CD41/CD61)缺乏见于血小板无力症。

六、血小板自身抗体和相关补体检测

在某些免疫性疾病或因服用某些药物、输血等情况下,机体可产生抗血小板自身抗体或补体(platelet associated complement,PAC),导致血小板破坏过多或生成障碍,使循环血小板数减少,从而引发出血性疾病。血小板自身抗体可分为血小板相关免疫球蛋白(platelet associated immunoglobulin,PAIg),包括 PAIgG、PAIgA、PAIgM 和特异性膜糖蛋白自身抗体、药物相关自身抗体、抗同种血小板抗体等。测定血小板自身抗体或补体的表达有助于判断血小板数减少的原因。

(一)原理

血小板免疫相关球蛋白常用的检测方法为 ELISA 及流式细胞术。抗血小板膜糖蛋白抗体一般用 ELISA 检测,FCM 分析方法尚不成熟。

(二)参考区间

ELISA 法:PAIgG(0～78.8)ng/10^7 血小板;PAIgA(0～2)ng/10^7 血小板;PAIgM(0～7)ng/10^7血小板;PAC_3(0～129)ng/10^7 血小板。FCM 法:PAIg<10%。

(三)临床应用

(1)90%以上的特发性血小板减少性紫癜(ITP)患者 PAIgG 增加,同时测定 PAIgA、PAIgM 及 PAC_3 阳性率达100%。治疗后有效者上述指标下降,复发则增加。ITP 患者在皮质激素治疗后,PAIgG 不下降可作为切脾的指征。其他疾病如同种免疫性血小板减少性紫癜(如多次输血)、Evans 综合征、药物免疫性血小板减少性紫癜、慢性活动性肝炎、结缔组织病、系统性红斑狼疮、恶性淋巴瘤、慢性淋巴细胞白血病、多发性骨髓瘤等 PAIg 也可增加。

(2)特异性抗血小板膜糖蛋白的自身抗体阳性对诊断 ITP 有较高的特异性,其中以抗 GPⅡb/Ⅲa、GPⅠb/Ⅸ复合物的抗体为主。

七、血小板生存时间检测

本试验可反映血小板生成与破坏之间的平衡,是测定血小板在体内破坏或消耗速度的一项重要试验。

(一)原理

阿司匹林可使血小板膜花生四烯酸(AA)代谢中的关键酶(环氧化酶)失活,致血小板 AA 代谢受阻,代谢产物丙二醛(MDA)和血栓烷 B_2(TXB_2)生成减少。而新生血小板未受抑制,MDA 和 TXB_2 含量正常。故根据患者口服阿司匹林后血小板 MDA 和 TXB_2生成量的恢复曲线可推算出血小板的生存时间。MDA 含量可用荧光分光光度计法测定,TXB_2可以用 ELISA 法测定。

(二)参考区间

MDA 法:6.6～15 天;TXB_2法:7.6～11 天。

(三)临床应用

血小板生存期缩短,见于以下疾病。①血小板破坏增多性疾病:如原发性血小板减少性紫癜、同种和药物免疫性血小板减少性紫癜、脾功能亢进、系统性红斑狼疮；②血小板消耗过多性疾病：如 DIC、血栓性血小板减少性紫癜(TTP)、溶血尿毒症综合征(HUS)；③各种血栓性疾病：如心肌梗死、糖尿病伴血管病变、深静脉血栓形成、肺梗死、恶性肿瘤等。

八、血小板钙流检测

血小板活化时，贮存于血小板致密管道系统和致密颗粒内的 Ca^{2+} 释放出来，胞质内 Ca^{2+} 浓度升高形成 Ca^{2+} 流。Ca^{2+} 流信号随即促进血小板的花生四烯酸代谢、信号传导、血小板的收缩及活化等生理反应。

(一)原理

利用荧光探针如 Fura-2、Fluo3-AM 等标记血小板内钙离子，在诱导剂作用下，血小板的钙离子通道打开，用共聚焦显微镜或流式细胞术观察血小板荧光强度变化，以分析血小板胞内钙流的变化。

(二)参考区间

正常血小板内 Ca^{2+} 浓度为 $20\sim90$ nmol/L，细胞外钙浓度为 $1.1\sim1.3$ nmol/L。

(三)临床应用

测定血小板胞内 Ca^{2+} 的方法可用于临床诊断与 Ca^{2+} 代谢有关的血小板疾病，也可用于判断钙通道阻滞剂的药理作用。

(李　滨)

第四节　凝血系统检验

凝血系统由内源性凝血途径、外源性凝血途径和共同凝血途径三部分组成，各部分常用的凝血系统检测方法介绍如下。

一、内源凝血系统的检验

(一)全血凝固时间测定

1.原理

静脉血与异物表面(如玻璃、塑料等)接触后，因子Ⅻ被激活，启动了内源凝血系统，最后生成纤维蛋白而使血液凝固，其所需时间即凝血时间(coagulation time,CT)，是内源凝血系统的一项筛选试验。目前采用静脉采血法，有 3 种检测方法。

(1)活化凝血时间(activated clotting time,ACT)法：在待检全血中加入白陶土-脑磷脂悬液，以充分激活因子Ⅻ和Ⅺ，并为凝血反应提供丰富的催化表面，启动内源性凝血途径，引发血液凝固。

(2)硅管凝血时间测定(silicone clotting time,SCT)法：涂有硅油的试管加血后，硅油使血液与玻璃隔离，凝血时间比普通试管法长。

(3)普通试管法(Lee White 法)：全血注入普通玻璃试管而被激活，从而启动内源性凝血途径。

2.参考区间

每个实验室都应建立其所用测定方法的相应参考区间。ACT法为1.2～2.1分钟；SCT法为15～32分钟；Lee-White法为5～10分钟。

3.临床应用

(1)方法学评价：静脉采血法由于血液中较少混入组织液，因此对内源凝血因子缺乏的灵敏度比毛细血管采血法要高。①普通试管法：仅能检出FⅧ促凝活性水平低于2％的重型血友病患者，本法不敏感，目前趋于淘汰；②SCT法：较敏感，可检出FⅧ促凝活性水平低于45％的血友病患者；③ACT法：是检出内源性凝血因子缺陷敏感的筛检试验之一，能检出FⅧ促凝活性水平低至45％的血友病患者，ACT法也是体外监测肝素治疗用量较好的实验指标之一。

上述测定凝血时间的诸方法，在检测内源性凝血因子缺陷方面，ACT法的灵敏度和准确性最好。

(2)质量控制：ACT试验不是一个标准化的试验，此试验的灵敏度与准确度受多种因素的影响，如激活剂种类、仪器判定血液凝固的原理（如电流法、光学法和磁珠法等）等。不同的激活剂如硅藻土和白陶土，凝固时间不同，较常用硅藻土作激活剂，因白陶土有抵抗抑肽酶（一种抗纤溶药物，可减低外科手术后出血）的作用，不适宜用于与此药有关的患者。各种方法之间必须与现行的标准方法进行相关性和偏倚分析，以便调节ACT监测肝素浓度所允许的测定时间。

理论上，CT能检出APTT所能检出的凝血因子及血小板磷脂的缺陷，而事实上，只要有微量的Ⅱa形成，就足以发生血液凝固；即使患者有极严重的血小板减低症，少量PF3就足以促进Ⅱa形成，故血小板减低症患者CT可正常，只在极严重的凝血因子缺乏时CT才延长。CT的改良方法如塑料试管法、硅化试管法、活化凝固时间法等，虽然灵敏度有所提高，但不能改变上述的局限性。因此，作为内源凝血筛检试验，CT测定已被更好的检测内源性凝血异常的指标APTT所替代。

(3)临床意义：CT主要反映内源凝血系统有无缺陷。①CT延长：除FⅦ和FⅩⅢ外，所有其他凝血因子缺乏，CT均可延长，主要见于FⅧ、FⅨ显著减低的血友病和FⅪ缺乏症；vWD；严重的FⅤ、FⅩ、纤维蛋白原和FⅡ缺乏，如肝病、阻塞性黄疸、新生儿出血症、吸收不良综合征、口服抗凝剂、应用肝素及低（无）纤维蛋白原血症和纤溶亢进使纤维蛋白原降解增加；DIC，尤其在失代偿期或显性DIC时CT延长；病理性循环抗凝物增加，如抗FⅧ抗体或抗FⅨ抗体、SLE等。②监测肝素抗凝治疗的用量：行体外循环时，由于APTT试验不能反映体内肝素的安全水平，因而用ACT监测临床肝素的应用。③CT缩短见于血栓前状态如DIC高凝期等，但敏感性差；血栓性疾病，如心肌梗死、不稳定心绞痛、脑血管病变、糖尿病血管病变、肺梗死、深静脉血栓形成、妊娠期高血压疾病、肾病综合征等。

(二)活化部分凝血活酶时间测定

1.原理

在37℃条件下，以白陶土（激活剂）激活因子Ⅻ和Ⅺ，以脑磷脂（部分凝血活酶）代替血小板提供凝血的催化表面，在Ca^{2+}参与下，观察贫血小板血浆凝固所需时间，即为活化部分凝血活酶时间（activated partial thromboplastin time，APTT），是内源凝血系统较敏感和常用的筛选试验。有手工法和仪器法。

仪器法即指血液凝固分析仪，主要有3种判断血浆凝固终点的方法。

(1)光学法：当纤维蛋白原逐渐变成纤维蛋白时，经光照射后产生的散射光（散射比浊法）或透射光(透射比浊法)发生变化,根据一定方法判断凝固终点。

(2)电流法(钩方法):根据纤维蛋白具有导电性,利用纤维蛋白形成时的瞬间电路连通来判断凝固终点。

(3)黏度法(磁珠法):血浆凝固时血浆黏度增高,使正在磁场中运动的小铁珠运动强度减弱,以此判断凝固终点。

还有一种适用于床边检验的血液凝固仪是采用干化学测定法,其原理是将惰性顺磁铁氧化颗粒(paramagnetic iron oxide particle,PIOP)均匀分布于产生凝固或纤溶反应的干试剂中,当血液与试剂发生相应的凝固或纤溶反应时,PIOP随之摆动,通过检测其引起的光量变化即可获得试验结果。

2.参考区间

20~35秒(通常小于35秒),每个实验室应建立所用测定方法相应的参考区间。

3.临床应用

(1)方法学评价:手工法虽重复性差一点,且耗时,但操作简便,有相当程度准确性,现仍作为参考方法。仪器法快速、敏感和简便,所用配套的试剂、质控物、标准品均保证了试验的高精度;但在诊断的准确性方面,仪器法并不比手工法更高;且仪器本身也会产生一定误差。

APTT是一个临床常用、较为敏感的检测内源凝血因子缺乏的简便试验,已替代普通试管法CT测定。但APTT对诊断血栓性疾病和血栓前状态缺乏敏感性,也无特异性,临床价值有限。

新生儿由于凝血系统尚未发育完善,多种凝血因子尤其是维生素K依赖凝血因子(FⅡ、FⅦ、FⅨ、FⅩ)和接触系统凝血因子(FⅪ、FⅫ、PK、HMWK)血浆水平不到成人的50%,其APTT检测将延长,一般出生后半年凝血因子可达正常成人水平。

(2)质量控制:标本采集、抗凝剂用量、仪器和试剂、实验温度等均对APTT试验的准确性产生重要的影响,故对实验的要求基本与PT相同(见PT测定)。由于缺乏标准的试剂和技术,APTT测定的参考区间也随所用的检测方法、仪器和试剂而变化,因此,按仪器和试剂要求进行认真检测比选择测定的方法更为重要。①激活剂和部分凝血活酶试剂:来源及制备不同,均可影响测定结果;常用的激活剂有白陶土(此时APTT又称为kaolin partial thromboplastin time,KPTT),还可以用硅藻土、鞣花酸;应根据不同目的的检验选用合理的激活剂;对凝血因子相对敏感的激活剂是白陶土,对肝素相对敏感的激活剂是硅藻土;对狼疮抗凝物相对敏感的激活剂是鞣花酸;部分凝血活酶(磷脂)主要来源于兔脑组织(脑磷脂),不同制剂质量不同,一般选用FⅧ、FⅨ和FⅪ的血浆浓度为200~250 U/L时敏感的试剂。②标本采集和处理:基本要求同PT试验。注意冷冻血浆可减低APTT对狼疮抗凝物及对FⅫ、FⅪ、HMWK、PK缺乏的灵敏度;室温下,FⅧ易失活,须快速检测;高脂血症可使APTT延长。

(3)临床意义:APTT反映内源凝血系统凝血因子(Ⅻ、Ⅺ、Ⅸ、Ⅷ)、共同途径中FⅡ、FⅠ、FⅤ和FⅩ的水平。虽然,APTT测定的临床意义基本与凝血时间相同,但灵敏度较高,可检出低于正常水平15%~30%凝血因子的异常。APTT对FⅧ和FⅨ缺乏的灵敏度比对FⅪ、FⅫ和共同途径中凝血因子缺乏的灵敏度高。必须指出,单一因子(如因子FⅧ)活性增高就可使APTT缩短,其结果则可能掩盖其他凝血因子的缺乏。

APTT超过正常对照10秒以上即为延长。主要见于:①轻型血友病,可检出FⅧ活性低于15%的患者,对FⅧ活性超过30%和血友病携带者灵敏度欠佳;在中度、轻度FⅧ、FⅨ、FⅪ缺乏时,APTT 可正常。②vWD,Ⅰ型和Ⅲ型患者 APTT 可显著延长,但不少 2 型患者 APTT 并不延长。③血中抗凝物如凝血因子抑制物、狼疮抗凝物、华法林或肝素水平增高,FⅡ、FⅨ及 FⅤ、FⅩ缺乏时灵敏度略差。④纤溶亢进,大量纤维蛋白降解产物(FDP)抑制纤维蛋白聚合,使 APTT 延长,DIC 晚期时,伴随凝血因子大量被消耗,APTT 延长更为显著。⑤其他如肝病、DIC、大量输入库血等。

APTT 缩短见于血栓前状态及血栓性疾病、DIC 早期(动态观察 APTT 变化有助于 DIC 的诊断)。APTT 对血浆肝素的浓度较敏感,是目前广泛应用的肝素治疗监测指标。此时,要注意 APTT 测定结果必须与肝素治疗范围的血浆浓度呈线性关系,否则不宜使用。一般在肝素治疗期间,APTT 维持在正常对照的 1.5~3.0 倍为宜。

(三)血浆因子Ⅷ、Ⅸ、Ⅺ和Ⅻ促凝活性测定

1.原理

一期法:受检血浆中分别加入乏 FⅧ、FⅨ、FⅪ和 FⅫ的基质血浆、白陶土脑磷脂悬液和钙溶液,分别记录开始出现纤维蛋白丝所需的时间。从各自的标准曲线中,分别计算出受检血浆中 FⅧ:C,FⅨ:C,FⅪ:C 和 FⅫ:C 相当于正常人的百分率(%)。

2.参考区间

FⅧ:C,103%±25.7%;FⅨ:C,98.1%±30.4%;FⅪ:C,100%±18.4%;FⅫ:C,92.4%±20.7%。

3.临床应用

(1)方法学评价:本试验是在内源凝血筛选试验的基础上,省略以往逐级筛选和纠正试验,直接检测各相应凝血因子促凝活性的较为理想和直观的实验方法,同时也是血友病评价和分型的重要指标之一。

(2)质量控制:急性时相反应及严重肝实质损伤时,FⅧ:C 可明显增加,但在 vWF 缺陷时,FⅧ:C 降低,因此需与 vWF 含量同时测定。加入的基质血浆中缺乏因子应小于 1%,而其他因子水平必须正常,放置于-80~-40 ℃冰箱中保存,每次测定都应作标准曲线,正常标准血浆要求 20 人以上混合血浆,分装冻干保存于-40~-20 ℃,可用 2~3 个月。

(3)临床意义:①增高。主要见于血栓前状态和血栓性疾病,如静脉血栓形成、肺栓塞、妊娠期高血压疾病、晚期妊娠、口服避孕药、肾病综合征、恶性肿瘤等。②减低。FⅧ:C 减低见于血友病甲(其中重型≤1%;中型 2%~5%;轻型 6%~25%;亚临床型 26%~45%)、血管性血友病(尤其是Ⅰ型和Ⅲ型)、DIC、血中存在因子Ⅷ抗体(此情况少见);FⅨ:C 减低见于血友病乙(临床分型同血友病甲)、肝脏疾病、DIC、维生素 K 缺乏症和口服抗凝剂等;FⅪ:C 减低见于 FⅪ因子缺乏症、DIC、肝脏疾病等;FⅫ:C 减低见于先天性 FⅫ缺乏症、DIC 和肝脏疾病等。

二、外源凝血系统的检验

(一)血浆凝血酶原时间测定(一期法)

1.原理

在受检血浆中加入过量的组织凝血活酶(人脑、兔脑、胎盘及肺组织等制品的浸出液)和钙离子,使凝血酶原变为凝血酶,后者使纤维蛋白原转变为纤维蛋白。观察血浆凝固所需时间即凝血酶原时间(prothrombin time,PT)。该试验是反映外源凝血系统最常用的筛选试验。有手工和仪器检测两类方法。仪器法判断血浆凝固终点的方法和原理与 APTT 检测基本相同。

2.参考区间

每个实验室应建立所用测定方法相应的参考区间。①成人:10～15秒,新生儿延长2～3秒,早产儿延长3～5秒(3～4天后达到成人水平);②凝血酶原时间比值(prothrombin time ratio,PTR):0.85～1.15;③国际标准化比值(international normalized ration,INR):口服抗凝剂治疗不同疾病时,需不同的INR。

3.临床应用

(1)方法学评价。①手工法:常用普通试管法,曾用毛细血管微量法,后者虽采血量少,但操作较烦琐,已淘汰;也可用表面玻皿法,尽管准确性较试管法高,但操作不如后者方便;手工法虽重复性差一些,耗时,但仍有相当程度的准确性,且操作简便,故仍在临床上应用,并可作为仪器法校正的参考方法。②仪器法:血凝仪可连续记录凝血过程引起的光、电或机械运动的变化,其中,黏度法(磁珠法)可不受影响因素(黄疸、乳糜、高脂血症、溶血等)的干扰。

半自动仪器法(加样、加试剂仍为手工操作)提高了PT测定的精确度和速度,但存在标本交叉污染的缺点。全自动仪器法(加样、加试剂全部自动化)使检测更加精确、快速、敏感和简便;同时,仪器法所用的试剂、质控物、标准品均有可靠的配套来源,保证了试验的高精度。但在临床诊断的准确性方面,仪器法并不比手工法更高。凝血仪干化学法测定,操作简单,特别有助于床边DIC的诊断,但价格较贵,尚未能普及。

(2)质量控制:血液标本采集、抗凝剂用量、仪器和试剂、实验温度及PT检测的报告方式均对PT试验的准确性和实用性产生重要影响。

标本采集和处理:患者应停用影响止凝血试验的药物至少1周。抗凝剂为10^9 mmol/L枸橼酸钠,其与血液的容积比为1:9。若血标本的Hct异常增高或异常减低,推荐矫正公式:抗凝剂用量=0.001 85×血量(mL)×(100−患者Hct)。在采血技术和标本处理时应注意止血带使用时间要短,采血必须顺利快捷,避免瘀血、溶血和气泡(气泡可使Fg、FV、FⅧ变性和引起溶血,溶血又可引起FⅫ激活,使PT缩短);凝血检测用的血标本最好单独采集,并立即分离血浆,按规定的离心力除去血小板;创伤性或留置导管的血标本及溶血、凝血不适宜做凝血试验;对于黄疸、溶血、脂血标本如用光学法测定,结果应扣除本底干扰,标本送检时应注意储存温度和测定时间。低温虽可减缓凝血因子的失活速度,但可活化FⅦ、FⅪ。如贮存血标本,也要注意有效时间,贮存时间过长,凝血因子(尤其FⅧ)的活性明显减低,因此,从标本采集到完成测定的时间通常不宜超过2小时。

组织凝血活酶试剂质量:该试验灵敏度的高低依赖于组织凝血活酶试剂的质量。试剂可来自组织抽提物,应含丰富的凝血活酶(TF和磷脂);现也用纯化的重组TF(recombinant-tissue factor,r-TF)加磷脂作试剂,r-TF比动物性来源的凝血活酶对FⅡ、FⅦ、FⅩ灵敏度更高。组织凝血活酶的来源及制备方法不同,使各实验室之间及每批试剂之间PT结果差异较大,可比性差,特别影响对口服抗凝剂患者治疗效果的判断,因此,应使用标有国际敏感指数(international sensitivity index,ISI)的试剂。

国际敏感指数和国际标准化比值:为了校正不同组织凝血活酶之间的差异,早在1967年,世界卫生组织就将人脑凝血活酶标准品(批号67/40)作为以后制备不同来源组织凝血活酶的参考物,并要求计算和提供每批组织凝血活酶的ISI。ISI值越低,试剂对有关凝血因子降低的敏感度越高。目前,各国大体是用国际标准品标化本国标准品。对口服抗凝剂的患者必须使用国际标准化比值(international normalized ratio,INR)作为PT结果报告形式,并用以作为抗凝治疗监护的指标。INR=患者凝血酶原时间/正常人平均凝血酶原时间。

正常对照:必须至少来自 20 名以上男女各半的混合血浆所测结果。目前,许多试剂制造商能提供 100 名男女各半的混合血浆作为对照用的标准血浆。

报告方式:一般情况下,可同时报告受检者 PT(s)和正常对照 PT(s)及凝血酶原时间比值(PTR),PTR=被检血浆 PT/正常血浆 PT。当用于监测口服抗凝剂用量时,则必须同时报告 INR 值。

(3)临床意义:PT 是检测外源性凝血因子有无缺陷较为敏感的筛检试验,也是监测口服抗凝剂用量的有效监测指标之一。

PT 延长指 PT 超过正常对照 3 秒以上或 PTR 超过参考区间。主要见于:①先天性 FⅡ、FⅤ、FⅦ、FⅩ减低(较为少见,一般在低于参考人群水平的 10%以下时才会出现 PT 延长,PTR 增大)、纤维蛋白原缺乏(Fg<500 mg/L)或无纤维蛋白原血症、异常纤维蛋白原血症;②获得性凝血因子缺乏,如 DIC、原发性纤溶亢进症、阻塞性黄疸和维生素 K 缺乏、循环抗凝物质增多等。香豆素治疗(注意药物如氨基水杨酸、头孢菌素等可增强口服抗凝药物的药效,而巴比妥盐等可减弱口服抗凝药物的药效)时,当 FⅡ、FⅤ、FⅦ、FⅩ浓度低于正常人水平 40%时,PT 即延长。

PT 对 FⅦ、FⅩ缺乏的敏感性较对 FⅠ、FⅡ缺乏的要高,但对肝素的敏感性不如 APTT。此外,发现少数 FⅨ严重缺乏的患者,由于 FⅦa 活化 FⅨ的途径障碍,也可导致 PT 延长,但其延长程度不如 FⅦ、FⅩ、凝血酶原和纤维蛋白原缺乏时显著。

PT 缩短见于:①先天性 FⅤ增多;②DIC 早期(高凝状态);③口服避孕药、其他血栓前状态及血栓性疾病。

PT 是口服抗凝药的实验室监测的首选指标。临床上,常将 INR 为 2~4 作为口服抗凝剂治疗时剂量适宜范围。当 INR 大于 4.5 时,如 Fg 和血小板数仍正常,则提示抗凝过度,应减低或停止用药。当 INR 低于 4.5 而同时伴有血小板减低时,则可能是 DIC 或肝病等所致,也应减低或停止口服抗凝剂。口服抗凝剂达有效剂量时的 INR 值:预防深静脉血栓形成为 1.5~2.5;治疗静脉血栓形成、肺栓塞、心脏瓣膜病为 2.0~3.0;治疗动脉血栓栓塞、心脏机械瓣膜转换、复发性系统性栓塞症为 3.0~4.5。

(二)血浆因子Ⅱ、Ⅴ、Ⅶ、Ⅹ促凝活性检测

1.原理

一期法:受检血浆分别与凝血因子Ⅱ、Ⅴ、Ⅶ、Ⅹ基质血浆混合,再加兔脑粉浸出液和钙溶液,分别作血浆凝血酶原时间测定。将受检者血浆测定结果与正常人新鲜混合血浆相比较,分别计算出各自的因子FⅡ:C、FⅤ:C、FⅦ:C 和 FⅩ:C 促凝活性。

2.参考区间

FⅡ:C,97.7%±16.7%;FⅤ:C,102.4%±30.9%;FⅦ:C,103%±17.3%;FⅩ:C,103%±19.0%。

3.临床应用

(1)方法学评价:本试验是继外源凝血系统筛选试验异常,进而直接检测诸因子促凝活性更敏感、更可靠指标,也是诊断这些因子缺陷的主要依据。

(2)质量控制:同凝血因子Ⅷ、Ⅸ、Ⅺ和Ⅻ促凝活性测定。

(3)临床意义:活性增高主要见于血栓前状态和血栓性疾病。活性减低见于肝病变、维生素 K 缺乏(FⅤ:C 除外)、DIC 和口服抗凝剂;血循环中存在上述因子的抑制物等;先天性上述因子缺乏较罕见。

目前 FⅡ：C、FⅤ：C、FⅦ：C、FⅩ：C 的测定主要用于肝脏受损的检查,因子 FⅦ：C 下降在肝病的早期即可发生;因子 FⅤ：C 的测定在肝损伤和肝移植中应用较多。

(三)血浆组织因子活性测定

1.原理

发色底物法:组织因子(Tissue factor,TF)与 FⅦ结合形成 TF/FⅦ复合物,激活 FⅩ 和FⅨ,活化的FⅩa水解发色底物(S-2222),释放出对硝基苯胺(PNA),在 405 nm 波长下测其吸光度(A),PNA 颜色的深浅与血浆组织因子活性(TF：A)成正比。

2.参考区间

81%～114%。

3.临床应用

(1)方法学评价:相比于组织因子含量的测定,组织因子活性测定更能反映组织因子在外源性凝血途径中所发挥的作用。发色底物法,技术成熟,操作简单,适用于临床检测。

(2)质量控制:对于黄疸、溶血、脂血标本,读取结果时应扣除本底吸光度值或重新抽血。每次测定前都应作标准曲线,正常标准血浆要求 20 人以上混合血浆,分装冻干保存于-40～-20 ℃,可用2～3 个月。

(3)临床意义:组织因子活性增加见于内毒素血症、严重创伤、广泛手术、休克、急性呼吸窘迫综合征(acute respiratory distress syndrome,ARDS)、DIC、急性白血病等。

三、共同凝血途径的检查

(一)纤维蛋白原测定

1.原理

(1)Clauss 法(凝血酶法):受检血浆中加入过量凝血酶,将血浆中的纤维蛋白原(fibrinogen,Fg)转变为纤维蛋白,使血浆凝固,其时间长短与 Fg 含量成负相关。受检血浆的 Fg 含量可从国际标准品 Fg 参比血浆测定的标准曲线中获得。

(2)免疫法:①免疫火箭电泳法(Laurell 法)。在含 Fg 抗血清的琼脂板中,加入一定量的受检血浆(抗原),在电场作用下,抗原体形成火箭样沉淀峰,峰的高度与 Fg 含量成正比。②酶联免疫法。用抗 Fg 的单克隆体、酶联辣根过氧化酶抗体显色、酶联免疫检测仪检测血浆中的 Fg 含量。

(3)比浊法(热沉淀比浊法):血浆经磷酸二氢钾-氢氧化钠缓冲液稀释后,加热至 56 ℃,使 Fg 凝集,比浊测定其含量。

(4)化学法(双缩脲法):用 12.5%亚硫酸钠溶液将血浆中的 Fg 沉淀分离,然后以双缩脲试剂显色测定。

2.参考区间

成人:2～4 g/L;新生儿:1.25～3 g/L。

3.临床应用

主要用于出血性疾病(包括肝病)或血栓形成的诊断及溶栓治疗的监测。

(1)方法学评价:①Clauss 法为功能检测,操作简单、结果可靠,故被 WHO 推荐为测定Fg 的参考方法,当凝血仪通过检测 PT 方法来换算 Fg 浓度时,结果可疑,则应用 Clauss 法复核确定;

②免疫法、比浊法和化学法操作较烦琐,均非 Fg 功能检测法,故与生理性 Fg 活性不一定总是呈平行关系。

(2)质量控制:Clauss 法参与血浆必须与检测标本同时测定,以便核对结果;如标本中存在肝素、FDP 增加或罕见的异常 Fg,则 Clauss 法测定的 Fg 含量可假性减低,此时,需用其他方法核实。由于凝血酶的活性将直接影响 Clauss 法所测定的 Fg 含量,因此对凝血酶试剂应严格保存,一般应在低温保存。稀释后,在塑料(聚乙烯)试管中置 4 ℃可保存活性 24 小时。

(3)临床意义。①增高:见于急性时相反应,可出现高纤维蛋白原血症,如炎症、外伤、肿瘤等,慢性活动性炎症反应,如风湿病、胶原病等,Fg 水平超过参考区间上限是冠状动脉粥样硬化心脏病和脑血管病发病的独立危险因素之一。②减低:见于纤维蛋白原合成减少或结构异常性疾病,如先天性低(无)纤维蛋白原血症;异常纤维蛋白原血症(但用免疫法检测抗原可正常);严重肝实质损伤,如肝硬化、酒精中毒等;纤维蛋白原消耗增多,如 DIC(纤维蛋白原定量可作为 DIC 的筛查试验);原发性纤溶亢进,如中暑、缺氧、低血压等;药物,如雌激素、鱼油、高浓度肝素、纤维蛋白聚合抑制剂等。③可用于溶栓治疗(如用 UK、t-PA)、蛇毒治疗(如用蝮蛇抗栓酶、去纤酶)的监测。

(二)凝血因子XIII定性试验和亚基抗原检测

1.凝血因子XIII定性试验

(1)原理:受检血浆加入钙离子后,使 Fg 转变成 Fb 凝块,将此凝块置入 5 mol/L 尿素溶液或 2% 单氨(碘)醋酸溶液中,如果受检血浆不缺乏因子XIII,则形成的纤维蛋白凝块不溶于尿素溶液或 2% 单氨(碘)醋酸溶液;反之,则易溶于尿素溶液或 2% 单氨(碘)醋酸溶液中。

(2)参考区间:24 小时内纤维蛋白凝块不溶解。

(3)临床应用。①方法学评价:本试验简单、可靠,是十分实用的过筛试验,在临床上,若发现伤口愈合缓慢、渗血不断或怀疑有凝血因子 XIII 缺陷者,均可首先选择本试验;②质量控制:由于凝块对结果判断有直接影响,因此抽血时要顺利,不应有溶血及凝血,且采血后应立即检测,不宜久留,加入的钙离子溶液应新鲜配制;③临床意义:若纤维蛋白凝块在 24 小时内,尤其 2 小时内完全溶解,表示因子XIII缺乏,见于先天性因子XIII缺乏症和获得性因子XIII明显缺乏,后者见于肝病、SLE、DIC、原发性纤溶症、转移性肝癌、恶性淋巴瘤及抗 FXIII抗体等。

2.凝血因子XIII亚基抗原检测

(1)原理(免疫火箭电泳法):分别提纯人血小板和血浆中的XIIIα亚基和XIIIβ亚基,用以免疫家兔,产生抗体。在含 FXIIIα亚基和 FXIIIβ亚基抗血清的琼脂凝胶板中,加入受检血浆(抗原),在电场作用下,出现抗原抗体反应形成的火箭样沉淀峰,此峰的高度与受检血浆中 FXIII亚基的浓度成正比。根据沉淀峰的高度,从标准曲线中计算出 FXIIIα：Ag 和 FXIIIβ：Ag 相当于正常人的百分率。

(2)参考区间:FXIIIα 为 $100.4\% \pm 12.9\%$;FXIIIβ 为 $98.8\% \pm 12.5\%$。

(3)临床应用:血浆凝血因子XIII亚基抗原的检测,对凝血因子XIII四聚体的缺陷性疾病诊断和分类具有十分重要价值。①先天性因子XIII缺乏症:纯合子型者的 FXIIIα：Ag 明显减低($\leqslant 1\%$),FXIIIβ：Ag 轻度减低;杂合子型者的 FXIIIα：Ag 减低(常 $\leqslant 50\%$),FXIIIβ：Ag 正常。②获得性因子XIII减少症:见于肝疾病、DIC、原发性纤溶症、急性心肌梗死、急性白血病、恶性淋巴瘤、免疫性血小板减少紫癜、SLE 等。一般认为,上述疾病的 FXIIIα：Ag 有不同程度的降低,而XIIIβ：Ag 正常。

(三)凝血酶生成的分子标志物检测

1.血浆凝血酶原片段 1+2(F_{1+2})测定

(1)原理(ELISA 法):以抗 F_{1+2} 抗体包被在酶标板上,加入标准品或待测标本后,再加入用辣根过氧化物酶标记的凝血酶抗体,与游离 F_{1+2} 抗原决定簇结合,充分作用后,凝血酶抗体上带有的辣根过氧化物酶在 H_2O_2 溶液存在的条件下分解加入的邻苯二胺,使之显色,溶液颜色的深浅与样本中的 F_{1+2} 含量成正比。

(2)参考区间:0.4～1.1 nmoL/L。

(3)临床应用。①方法学评价:凝血酶的半衰期极短,因此不能直接测定;凝血酶原被凝血酶(由 FXa、FVa、Ca^{2+} 和磷脂组成)作用转化为凝血酶时,凝血酶原分子的氨基端(N 端)释放出 F_{1+2},通过测定 F_{1+2} 可间接反映凝血酶的形成及活性,是体内凝血酶活化的分子标志物,对血液高凝状态的检查有重要意义;但目前因采用 ELISA 法测定,一般适用于批量标本检测,而且耗时太长,使临床急诊使用时受到一定限制。②质量控制:血液采集与保存将直接影响血浆 F_{1+2} 的测定结果,且止血带太紧或压迫时间太长,都可导致采血过程的人工凝血活化,因此采血过程要求尽量顺利。③临床意义:血浆 F_{1+2} 增高见于高凝状态,血栓性疾病如 DIC、易栓症、急性心肌梗死、静脉血栓形成等;溶栓、抗凝治疗 AMI 时,若溶栓治疗有效,缺血的心肌成功实现再灌注,则 F_{1+2} 可锐减;用肝素治疗血栓性疾病时,一旦达到有效治疗浓度,则血浆 F_{1+2} 可由治疗前的高浓度降至参考区间内;口服华法林,血浆 F_{1+2} 浓度可降至参考区间以下,当用 F_{1+2} 作为低剂量口服抗凝剂治疗的监测指标,浓度在 0.4～1.2 nmol/L 时,可达到最佳抗凝治疗效果。

2.血浆纤维蛋白肽 A 测定

(1)原理:待检血浆用皂土处理,以除去纤维蛋白原,含纤维蛋白肽 A(FPA)标本先与已知过量的兔抗人 FPA 抗体结合,部分液体被转移至预先包被 FPA 的酶标板上,上步反应中剩余的为结合 FPA 抗体可与 FPA 结合,结合于固相的兔抗人 FPA 抗体被羊抗兔(带有辣根过氧化物酶)IgG 结合,在 H_2O_2 溶液存在的条件下使邻苯二胺(OPD)基质显色,颜色的深浅与 FPA 含量呈负相关关系。

(2)参考区间:男性不吸烟者为 1.83 $\mu g/L \pm 0.61$ $\mu g/L$;女性不吸烟、未服用避孕药者为 2.24 $\mu g/L \pm 1.04$ $\mu g/L$。

(3)临床应用:FPA 是纤维蛋白原转变为纤维蛋白过程中产生的裂解产物之一,因此,若待检血浆中出现 FPA 则表明有凝血酶生成。FPA 升高见于深静脉血栓形成、DIC、肺栓塞、SLE、恶性肿瘤转移、肾小球肾炎等。

3.可溶性纤溶蛋白单体复合物测定

(1)原理:根据酶免疫或放射免疫的检测原理,用抗纤维蛋白单克隆抗体测定血浆中可溶性纤维蛋白单体复合物(soluble fibrin monomer complex,SFMC)的含量。

(2)参考区间:ELISA 法为 48.5 mg/L±15.6 mg/L;放射免疫法为 50.5 mg/L±26.1 mg/L。

(3)临床应用:纤维蛋白单体是纤维蛋白原转变为纤维蛋白的中间体,是凝血酶水解纤维蛋白原使其失去 FPA 和 FPB 而产生的。当凝血酶浓度低时,纤维蛋白单体不足以聚合形成纤维蛋白凝块,它们自行和纤维蛋白原或纤维蛋白降解产物结合形成复合物。SFMC 是凝血酶生成的另一标志物。SFMC 升高多见于肝硬化失代偿期、急性白血病(M_3 型)、肿瘤、严重感染、多处严重创伤、产科意外等。

(李　滨)

第五节　抗凝与纤溶系统检验

一、生理性抗凝物质检测

(一)抗凝血酶活性(antithrombin activity,AT：A)检测

1.检测原理(发色底物法)

受检血浆中加入过量凝血酶,使 AT 与凝血酶形成 1：1 复合物,剩余的凝血酶作用于发色底物 S-2238,释出显色基团对硝基苯胺(PNA)。显色的深浅与剩余凝血酶呈正相关关系,而与 AT 呈负相关关系,根据受检者所测得吸光度(A 值)从标准曲线计算出 AT：A。

2.参考区间

108.5%±5.3%。

3.临床应用

AT 活性或抗原测定是临床上评估高凝状态良好的指标,尤其是 AT 活性下降。AT 抗原和活性同时检测,是遗传性 AT 缺乏的分型主要依据。

遗传性 AT 缺乏分为两型：①交叉反应物质(cross reaction material,CRM)阴性型(CRM−)即抗原与活性同时下降；②CRM＋型,抗原正常,活性下降。

获得性 AT 缺乏或活性减低主要原因有：①AT 合成降低,主要见于肝硬化、重症肝炎、肝癌晚期等,可伴发血栓形成；②AT 丢失增加,见于肾病综合征；③AT 消耗增加,见于血栓前期和血栓性疾病,如心绞痛、脑血管疾病、DIC 等。在疑难诊断 DIC 时,AT 水平下降具有诊断价值。而急性白血病时 AT 水平下降更可看作是 DIC 发生的危险信号。

AT 水平和活性增高见于血友病、白血病和再生障碍性贫血等疾病的急性出血期及口服抗凝药治疗过程中。在抗凝治疗中,如怀疑肝素治疗抵抗,可用 AT 检测来确定。抗凝血酶替代治疗时,也应首选 AT 检测来监护。

(二)抗凝血酶抗原(antithrombin antigen,AT：Ag)检测

1.原理

(1)免疫火箭电泳法:受检血浆中 AT 在含 AT 抗血清的琼脂糖凝胶中电泳,抗原和抗体相互作用形成火箭样沉淀峰。沉淀峰的高度与血浆中 AT 的含量呈正相关关系。从标准曲线中计算出受检血浆中 AT 抗原的含量。

(2)酶联免疫吸附法:将抗 AT 抗体包被在固相板上,标本中的 AT 与固相的抗 AT 抗体相结合,再加入酶标的抗 AT 抗体,则形成抗体-抗原-酶标抗体的复合物,加入显色基质后,根据显色的深浅来判断标本中的 AT 含量。

2.参考区间

(0.29±0.06) g/L。

3.临床评价

见血浆 AT 活性检测。在免疫火箭电泳法中样品不可用肝素抗凝,只可用枸橼酸盐抗凝而且样本不可以反复冻融。

(三)凝血酶-抗凝血酶复合物(thrombin-antithrombin,TAT)测定

1.原理

酶联免疫吸附法:抗凝血酶包被于固相板上,待测血浆中的 TAT 以其凝血酶与固相上的 AT 结合,然后加入过氧化物酶标记的抗 AT,后者与结合于固相板上的 TAT 结合,并使底物显色。反应液颜色的深浅与 TAT 浓度呈正相关关系。

2.参考区间

健康成人枸橼酸钠抗凝血浆($n=196$):$1.0\sim4.1$ $\mu g/L$,平均为 1.5 $\mu g/L$。

3.临床应用

(1)方法学评价:TAT 一方面反映凝血酶生成的量,另一方面也反映抗凝血酶被消耗的量。

(2)质量控制:在 $2\sim8$ ℃环境下,共轭缓冲液、工作共轭液和样本缓冲液可保存 4 周,稀释过的洗涤液可在 1 周内使用。稀释过的标准血浆和质控血浆在 $15\sim25$ ℃下,可放置 8 小时。工作底物液须避光保存,且应在 1 小时内使用。共轭缓冲液、标准血浆、质控血浆和样本缓冲液在 -20 ℃可保存 3 个月。剩余的工作底物液应在配置后 30 分钟内冻存,2 周内使用。血浆样本采集不当可影响检测结果,溶血、脂血、含类风湿因子的血浆样本不可使用。

(3)临床意义:血浆 TAT 含量增高,见于血栓形成前期和血栓性疾病,如 DIC、深静脉血栓形成、急性心肌梗死、白血病、肝病等。脑血栓在急性期 TAT 可较正常值升高 $5\sim10$ 倍,DIC 时 TAT 升高的阳性率达 $95\%\sim98\%$。

二、病理性抗凝物质检测

(一)复钙交叉试验(cross recalcification test,CRT)

1.原理

血浆复钙时间延长可能是由于凝血因子缺乏或血液中存在抗凝物质所致。延长的复钙时间如能被 1/10 量正常血浆纠正,则提示受检血浆中缺乏凝血因子;如果不被纠正,则提示受检血浆中存在抗凝物质。

2.参考区间

若受检血浆与 1/10 量正常血浆混合,血浆复钙时间不在正常范围内($2.2\sim3.8$ 分钟),则认为受检血浆中存在异常抗凝物质。

3.临床应用

本试验可区别血浆复钙时间延长的原因,除可鉴别有无血液循环抗凝物质外,还可筛选内源性凝血系统的功能异常,但由于其敏感性不如 APTT,同时受血小板数量和功能的影响,目前主要用来筛检病理性抗凝物质增多。另外,复钙交叉试验对受检血浆中低浓度的肝素及类肝素物质不敏感,必要时可考虑做肝素定量试验。

血浆中存在异常的抗凝物质,见于反复输血的血友病患者、肝病患者、系统性红斑狼疮患者、类风湿关节炎患者及胰腺疾病患者等。

抽血应顺利,不应有溶血及凝血;取血后应立即检测,血浆在室温中放置不超过 2 小时。

(二)血浆肝素水平测定

1.原理

发色底物法:AT 是血浆中以丝氨酸蛋白酶为活性中心凝血因子(凝血酶、F Ⅹ a 等)的抑制物,在正常情况下,AT 的抑制作用较慢,而肝素可与 AT 结合成 1∶1 的复合物,使 AT 的精氨

酸反应中心暴露,此反应中心与凝血酶、FⅩa的丝氨酸活性部位相作用,从而使激活的因子灭活,这样 AT 的抑制作用会大大增强。低分子量肝素(LMWH)对 FⅩa 和 AT 间反应的催化作用较其对凝血酶和 AT 间反应的催化更容易,而标准肝素对两者的催化作用相同。在 AT 和 FⅩa 均过量的反应中,肝素对 FⅩa 的抑制速率直接与其浓度成正比,用特异性 FⅩa 发色底物法检测剩余 FⅩa 的活性,发色强度与肝素浓度呈负相关关系。

2.参考区间

本法检测肝素的范围为 0～800 U/L,正常人的血浆肝素为 0 U/L。

3.临床应用

在用肝素防治血栓性疾病及血液透析、体外循环的过程中,可用本试验对肝素的合理用量进行检测。在过敏性休克、严重肝病或 DIC、肝叶切除或肝移植等患者的血浆中,肝素亦增多。另需注意:①采血与离心必须细心,以避免血小板被激活,导致血小板第 4 因子(PF₄)释放,后者可抑制肝素活力;②反应中温育时间和温度均应严格要求,否则将影响检测结果;③严重黄疸患者检测中应设自身对照;④制作标准曲线的肝素制剂应与患者使用的一致。

(三)凝血酶时间及其纠正试验

1.凝血酶时间(thrombin time,TT)检测

(1)原理:受检血浆中加入"标准化"的凝血酶溶液后,测定开始出现纤维蛋白丝所需要的时间为 TT。

(2)参考区间:10～18 秒(手工法和仪器法有很大不同,凝血酶浓度不同则差异更大),各实验室应建立适合自己的参考区间。

(3)临床应用:TT 是凝血酶使纤维蛋白原转变为纤维蛋白所需要的时间,它反映了血浆中是否含有足够量的纤维蛋白原及纤维蛋白原的结构是否符合人体的正常生理凝血要求。在使用链激酶、尿激酶进行溶栓治疗时,可用 TT 作为监护指标,以控制在正常值的 3～5 倍。

凝血酶时间延长:受检 TT 值延长超过正常对照 3 秒以上,以 DIC 时纤维蛋白原消耗为多见,也有部分属于先天性低(无)纤维蛋白原血症、原发性纤溶及肝脏病变,也可见于肝素增多或类肝素抗凝物质增多及 FDP 增多。

凝血酶时间缩短:主要见于某些异常蛋白血症或巨球蛋白血症时,此外,较多的是技术原因,如标本在 4 ℃环境中放置过久,组织液混入血浆等。另外,血浆在室温下放置不得超过 3 小时;不宜用 EDTA 和肝素作抗凝剂;凝血酶时间的终点,若用手工法,以出现浑浊的初期凝固为准。

2.凝血酶时间纠正试验(甲苯胺蓝纠正试验)

(1)原理:甲苯胺蓝可纠正肝素的抗凝作用,在凝血酶时间延长的受检血浆中加入少量的甲苯胺蓝,若延长的凝血酶时间恢复正常或明显缩短,则表示受检血浆中肝素或类肝素样物质增多,否则为其他类抗凝物质缺陷或纤维蛋白原缺陷。

(2)参考区间:在 TT 延长的受检血浆中,加入甲苯胺蓝后 TT 明显缩短,两者相差 5 秒以上,提示受检血浆中肝素或类肝素样物质增多,否则提示 TT 延长不是由肝素类物质所致。

(3)临床应用:单纯的甲苯胺蓝纠正试验有时对肝素类物质不一定敏感,而众多的肝素类物质增多的病理状态,往往伴有高水平的 FDP、异常纤维蛋白原增多等情况,因此,最好与正常血浆、鱼精蛋白等纠正物同时检测。

血中类肝素物质增多,多见于过敏性休克、严重肝病、肝叶切除、肝移植、DIC,也可见于使用氮芥及放疗后的患者。

凝血酶溶液在每次操作时都需要作校正实验,使正常血浆的 TT 值在 16～18 秒。

(四)凝血因子Ⅷ抑制物测定

1.原理

受检血浆与一定量正常人新鲜血浆混合,在 37 ℃温育一定时间后,测定混合血浆的Ⅷ因子活性,若受检血浆中存在Ⅷ因子抑制物,则混合血浆的Ⅷ因子活性会降低,以 Bethesda 单位来计算抑制物的含量,1 个Bethesda 单位相当于灭活 50％因子Ⅷ活性。

2.参考区间

正常人无因子Ⅷ抑制物,剩余因子Ⅷ：C 为 100％。

3.临床应用

Bethesda 法不仅可用于因子Ⅷ抑制物检测,还可用于其他因子(Ⅸ、Ⅹ、Ⅺ)抑制物的检测。本法对同种免疫引起的因子抑制物测定较为敏感,对自身免疫、药物免疫、肿瘤免疫和自发性凝血因子抑制物则不敏感。Ⅷ因子抑制物的确定,最终需要进行狼疮样抗凝物质的检测进行排除。

血浆因子Ⅷ抑制物的出现常见于反复输血或接受抗血友病球蛋白治疗的血友病 A 患者,也可见于某些免疫性疾病和妊娠期的妇女。

三、纤维蛋白溶解活性检测

(一)组织纤溶酶原激活物活性及抗原测定

1.组织纤溶酶原激活物活性(t-PA：A)检测

(1)原理(发色底物法):在组织型纤溶酶原激活物(t-PA)和共价物作用下,纤溶酶原转变为纤溶酶,后者使发色 S-2251 释放出发色基团 PNA,显色的深浅与 t-PA：A 成正比。

(2)参考区间:300～600 U/L。

2.组织纤溶酶原激活物抗原(t-PA：Ag)检测

(1)原理(酶联免疫吸附法):将纯化的 t-PA 单克隆抗体包被在固相载体上温育,然后加含有抗原的标本,标本中的 t-PA 抗原与固相载体上的抗体形成复合物,此复合物与辣根过氧化物酶标记的 t-PA 单克隆抗体起抗原抗体结合反应,形成双抗体夹心免疫复合物,后者可使邻苯二胺基质液呈棕色反应,其反应颜色深浅与标本中的 t-PA 含量成正比。

(2)参考区间:1～12 μg/L。

(3)临床应用:①t-PA 抗原或活性增高表明纤溶活性亢进,见于原发性纤溶症及继发性纤溶症,如 DIC,也见于应用纤溶酶原激活物类药物;②t-PA 抗原或活性减低表示纤溶活性减弱,见于高凝状态和血栓性疾病。

(二)纤溶酶原活化抑制物活性及抗原测定

1.血浆纤溶酶原活化抑制物活性(PAI：A)检测

(1)原理(发色底物法):过量的纤溶酶原激活物(t-PA)和纤溶酶原加入待测血浆中,部分 t-PA 与血浆中的 PAI 作用形成无活性的复合物,剩余的 t-PA 作用于纤溶酶原,使其转化为纤溶酶,后者水解发色底物 S-2251,释放出对硝基苯胺(PNA),显色强度与 PAI 活性呈负相关关系。

(2)参考区间:100～1 000 U/L。

(3)临床应用:目前,PAI 的检测主要是为观察 PAI 与 t-PA 的比例及了解机体的潜在纤溶活性。因此,PAI 与 t-PA 应同时检测,单纯检测 PAI,不管是抗原含量还是活性,意义都不大。①增高:见于高凝状态和血栓性疾病;②减低:见于原发性纤溶症和继发性纤溶症。

2.血浆纤溶酶原活化抑制物抗原(PAI：Ag)检测

(1)原理：①酶联免疫吸附法：双抗体夹心法同 t-PA：Ag 检测；②SDS-PAGE 凝胶密度法：受检血浆中加入过量纤溶酶原激活物(PA)与血浆中 PAI 形成 PA-PAI 复合物，然后将作用后的血浆于 SDS 凝胶平板上电泳，同时用已知标准品进行对照，确定复合物的电泳位置，电泳完毕后染色，再置于自动凝胶板密度扫描仪上扫描，可得知样品中 PAI 含量。

(2)参考区间：酶联免疫吸附法 4～43 g/L；SDS-PAGE 凝胶密度法＜100 U/L。

(3)临床应用：同 PAI 活性测定。酶联免疫吸附法应采用缺乏血小板血浆标本，否则将影响检测结果。SDS-PAGE 凝胶密度法试剂中丙烯酰胺、双丙酰胺、TEMED 是有毒物质，操作中应注意避免与皮肤接触。

(三)血浆纤溶酶原活性及抗原测定

1.血浆纤溶酶原活性(PLG：A)检测

(1)原理(发色底物法)：纤溶酶原在链激酶或尿激酶作用下转变为纤溶酶，纤溶酶作用于发色底物S-2251，释放出对硝基苯胺(PNA)而显色。颜色深浅与纤溶酶活性呈正相关关系。

(2)参考区间：85.55%±27.83%。

(3)临床应用：PLG 测定可替代早先的优球蛋白溶解时间测定和染色法进行的纤溶酶活性测定，尤其是 PLG 活性测定，在单独选用时较为可靠。在溶栓治疗时，因使用的链激酶类不同，在治疗开始阶段 PLG 含量和活性的下降，不一定是纤溶活性增高的标志，应同时进行 FDP 的测定，以了解机体内真正的纤溶状态。先天性纤溶酶原缺乏症必须强调抗原活性和含量同时检测，以了解是否存在交叉反应物质。①增高：表示其激活物的活性(纤溶活性)减低，见于血栓前状态和血栓性疾病；②减低：表示纤溶活性增高，除常见于原发性纤溶症和 DIC 外，还见于前置胎盘、胎盘早剥、肿瘤扩散、严重感染、大手术后、重症肝炎、肝硬化、肝移植、门静脉高压、肝切除等获得性纤溶酶原缺乏症；③PLG 缺陷症可分为交叉反应物质阳性(CRM＋)型(PLG：Ag 正常和PLG：A 减低)和 CRM-型(PLG：Ag 和 PLG：A 均减低)。

2.血浆纤溶酶原抗原(PLG：Ag)检测

(1)原理(酶联免疫吸附法)：将纯化的兔抗人纤溶酶原抗体包被在酶标反应板上，首先加入受检血浆，血浆中的纤溶酶原(抗原)与包被在反应板上的抗体相结合，其次加入酶标记的兔抗人纤溶酶原抗体，酶标抗体与结合在反应板上的纤溶酶原相结合，最后加入底物显色，显色的深浅与受检血浆中纤溶酶原的含量呈正相关关系。根据受检者测得的 A 值，从标准曲线计算标本中PLG 的抗原含量。

(2)参考区间：0.22 g/L±0.03 g/L。

(3)临床应用：同纤溶酶原活性测定。

四、纤维蛋白降解产物检测

(一)血浆鱼精蛋白副凝固试验(plasma protamine paracoagulation test,3Ptest)

1.原理

在凝血酶的作用下，纤维蛋白原释放出肽 A、B 后转变为纤维蛋白单体(FM)，纤维蛋白在纤溶酶降解的作用下产生纤维蛋白降解产物(FDP)，FM 与 FDP 形成可溶性复合物，鱼精蛋白可使该复合物中 FM 游离，后者又自行聚合呈肉眼可见的纤维状、絮状或胶冻状，反映 FDP 尤其是碎片 X 的存在。

2.参考区间

正常人为阴性。

3.临床应用

(1)阳性:DIC的早期或中期。本试验假阳性常见于大出血(创伤、手术、咯血、呕血)和样品置冰箱等。

(2)阴性:正常人、DIC晚期和原发性纤溶症。

(二)纤维蛋白(原)降解产物测定

1.原理

胶乳凝集法:用抗纤维蛋白(原)降解产物(FDP)抗体包被的胶乳颗粒与FDP形成肉眼可见的凝集物。

2.参考区间

小于 5 mg/L。

3.临床应用

(1)原发性纤溶亢进时,FDP含量可明显升高。

(2)高凝状态、DIC、器官移植的排异反应、妊娠期高血压疾病、恶性肿瘤,以及心、肝、肾疾病和静脉血栓、溶栓治疗等所致的继发性纤溶亢进时,FDP含量升高。

另外,试剂应贮存于 2~8 ℃,用前取出置于室温中;包被抗体的乳胶悬液,每次用前需充分混悬状态;待测血浆用 0.109 mol/L 枸橼酸钠抗凝,以每分钟 3 000 转离心 15 分钟。当类风湿因子强阳性存在时,可产生假阳性反应。样本保存时间为 20 ℃24 小时,−20 ℃1 个月。

(三)D-二聚体定性及定量测定

1.原理

(1)定性测定(乳胶凝集法):抗 D-二聚体单克隆抗体包被在乳胶颗粒上,受检血浆若含有 D-二聚体,通过抗原-抗体反应,乳胶颗粒发生聚集,形成肉眼可见的粗大颗粒。

(2)定量测定(酶联免疫吸附法):一种单抗包被于聚苯乙烯塑料板上,另一种单抗标记辣根过氧化物酶。加入样品后在孔内形成特异抗体-抗原-抗体复合物,可使基质显色,显色深浅与标本中 D-二聚体含量成正比。

2.参考区间

定性:正常人阴性。定量:正常为 0~0.256 mg/L。

3.临床应用

(1)质量控制:定量试验需注意以下几点。①第一份样品与最后一份样品的加入时间相隔不宜超过15分钟,包括标准曲线在内不超过 20 分钟;②加标准品和待测样品温育 90 分钟后,第一次洗涤时,切勿使洗涤液漏出,以免孔与孔之间交叉污染而影响定量的准确性;③血浆样品,常温下保存 8 小时,4 ℃下4 天,−20 ℃以下 1 个月,临用前 37 ℃水浴中快速复溶;④所用定量移液管必须精确;⑤操作过程中尽量少接触酶标板的底部,以免影响板的光洁度从而给检测带来误差,读数前用软纸轻轻擦去底部可能附着的水珠或纸痕;⑥如样品 D-二聚体含量超过标准品上限值,则将样品作适当稀释后再检测,含量则需再乘稀释倍数。

(2)临床意义:①D-二聚体是交联纤维蛋白降解中的一个特征性产物,在深静脉血栓、DIC、心肌梗死、重症肝炎、肺栓塞等疾病中升高,也可作为溶栓治疗有效的观察指标;②凡有血块形成的出血,D-二聚体均呈阳性或升高,该试验敏感度高,但缺乏特异性,陈旧性血栓患者 D-二聚体并不高;③大量循证医学证据表明,D-二聚体阴性是排除深静脉血栓(DVT)和肺栓塞(PE)的重要试验。

(四)纤维蛋白单体(TM)测定

1.原理

醛化或鞣酸化的"O"形人红细胞作为固相载体与特异性抗纤维蛋白单体 IgG 相结合,形成固相抗体,加入血浆后,与可溶性纤维蛋白单体发生抗原抗体反应,使红细胞发生凝聚,从而可间接测得血浆中存在的纤维蛋白单体的含量。

2.参考区间

红细胞凝聚为阳性反应,正常人为阴性。

3.临床应用

临床各种易诱发高凝状态的疾病都可能出现阳性结果,如败血症、感染性疾病(细菌感染与病毒感染)、休克、组织损伤、肿瘤、急性白血病、肝坏死、急性胰腺炎及妊娠期高血压疾病等。DIC 患者为强阳性反应。

（李　滨）

第七章　糖类及其代谢产物检验

第一节　血糖测定

一、概念

血糖是指血清（或血浆）中的葡萄糖含量，通常以 mmol/L（mg/dL）计。血糖检测是诊断糖尿病（diabetes mellitus，DM）的主要方法和依据，空腹血糖浓度反映胰岛 β 细胞分泌胰岛素的能力。部分患者尤其是疑有 T_2DM 患者，如果空腹血糖不高，应测定餐后 2 小时血糖或行口服葡萄糖耐量试验（OGTT）。

二、方法

血糖测定分为空腹血糖与餐后血糖，空腹血糖测定要求隔夜空腹（至少 8 小时未进食任何糖类，饮水除外），餐后血糖指从第一口进餐开始计算时间到 2 小时准时抽血测定血糖值。

三、正常参考值

（一）空腹血糖

葡萄糖氧化酶法：3.9～6.1 mmol/L；邻甲苯胺法：3.9～6.4 mmol/L。

（二）餐后血糖

餐后血糖＜7.8 mmol/L。

四、注意事项

（一）取样时间及取样部位

测静脉血糖一般从肘静脉取血，止血带压迫时间不宜过长，应在几秒钟内抽出血液，以免血糖数值不准。若用血浆或全血，将血样品放入含有枸橼酸钠及氟化钠混合物的试管中，以防止血液凝固及红细胞内葡萄糖的分解。血标本最好立即测定，若要过夜，需将血浆样品冰冻。毛细血管血糖测定一般从耳垂、手指或足趾由针刺取血。毛细血管血的成分与动脉血相近，其血糖含量在

121

清晨空腹时与静脉血基本相符;而在进食碳水化合物后 2 小时内比静脉血高,因此时组织正在利用餐后升高的血糖。正常人口服葡萄糖 100 g 后,毛细血管血和静脉血葡萄糖含量的差值为 0.4～3.4 mmol/L(8～61 mg/dL),平均为 1.33 mmol/L(24 mg/dL)。在口服葡萄糖 3 小时后一般两者差别很小,但也有报道称空腹时两者的差别也很大[范围为 0～1.1 mmol/L(0～20 mg/dL)]。

(二)全血与血浆血糖、血清糖

因葡萄糖只能溶于水,红细胞含水量比血浆少,因此红细胞内的葡萄糖含量比血浆要低。而且红细胞又占据一定的容积,故全血糖含量受血细胞比容的影响。血细胞比容下降 10%,血糖值增加 0.17～0.22 mmol/L(3～4 mg/dL);相反,如血细胞比容增高,测得的结果相反。若采用血浆则没有这种影响。用全血糖折算成血浆糖时,可将全血血糖数值增加 15%(注意不是 15 mg/dL)。血浆与血清糖数值相等,但血浆比血清稳定。如用枸橼酸钠及氟化钠抗凝,则离心后血浆含有除血细胞以外的全部物质。当血浆通过自动分析仪时,纤维蛋白容易沉淀使管道阻塞。若用血清不会出现此种现象。在收集血清时,全血的凝固和血凝块收缩需 2～3 小时,在此期间有 1.7～2.2 mmol/L(30～40 mg/dL)的血糖降解而损失。为避免这种损失,取血后应迅速冰冻。最好在 30 分钟内(最多不超过 1 小时)离心取出血清。若用肝素或 EDTA 抗凝,血浆也要迅速离心,以减少糖的自然降解所产生的误差。

(三)引起血糖变化的药物

引起血糖升高的药物主要有 TRH、ACTH、GH、甲状腺激素、糖皮质激素、儿茶酚胺、可乐定、可的松、咖啡因、氯噻酮、二氮甲嗪、呋塞米、依他尼酸、噻嗪类利尿药、吲哚美辛、胰高血糖素、生长抑素、异烟肼、口服避孕药、酚妥拉明、三环抗抑郁药、苯妥英钠等。引起血糖下降的药物主要有胰岛素、IGF-1、Amylin、双胍类、促泌剂、格列酮类、α-葡萄糖苷酶抑制剂、乙醇、单胺氧化酶抑制剂、甲巯咪唑、保泰松、对氨基水杨酸类、丙磺舒、普萘洛尔、磺胺类等。

五、临床评估

空腹时血糖高于 6.1 mmol/L,称为高血糖,餐后 2 小时血糖高于 7.8 mmol/L,也可以称为高血糖。高血糖不是一种疾病的诊断,只是一种血糖监测结果的判定,血糖监测是一过性的结果,高血糖不完全等于糖尿病。

(一)血糖升高的原因

(1)肝炎、肝硬化等各种肝脏疾病引起肝糖原储备减少时,可出现餐后血糖一过性升高。如积极治疗肝脏疾病,血糖便可恢复正常。

(2)应激状态下的急性感染、创伤、脑血管意外、烧伤、心肌梗死、剧烈疼痛等,使血糖升高。当应激状态消除后血糖会降至正常。

(3)饥饿时和慢性疾病患者体力下降时,可引起糖耐量减低,使血糖升高。积极治疗慢性疾病,改善体质可使血糖恢复正常。

(4)一些内分泌性疾病如肢端肥大症、皮质醇增多症、甲状腺功能亢进症等,可引起继发性血糖升高。原发病得到有效控制后,血糖可逐渐降至正常。

(5)服用某些药物,如泼尼松、地塞米松等会引起高血糖。

(6)当空腹血糖≥7.0 mmol/L 和/或餐后 2 小时血糖≥11.1 mmol/L,并排除上述原因导致的血糖升高,即可考虑糖尿病的诊断。

(二)血糖降低

1.生理性或暂时性低血糖

运动后和饥饿时、妊娠、哺乳期、注射胰岛素后和服降糖药后,血糖会降低。

2.病理性低血糖

(1)胰岛素分泌过多,如胰岛 β 细胞瘤。

(2)升高血糖激素分泌减少,如垂体功能减退、肾上腺功能减退和甲状腺功能减退。

(3)血糖来源减少,肝糖原贮存不足,如长期营养不良、肝炎、肝坏死、肝癌、糖原累积病等。

(马　丽)

第二节　口服葡萄糖耐量测定

口服葡萄糖耐量测定即口服葡萄糖耐量试验(oral glucose tolerance test,OGTT),是在口服一定量葡萄糖后 2 小时内做系列血糖测定,可用于评价个体的血糖调节能力,判断有无糖代谢异常,是诊断糖尿病的指标之一,有助于早期发现空腹血糖轻度增高但未达到糖尿病诊断标准的糖耐量异常患者。

一、原理

正常人在服用一定量葡萄糖后,血液葡萄糖浓度升高(一般不超过 8.9 mmol/L 或 160 mg/dL),刺激胰岛素分泌增多,使血液葡萄糖浓度短时间内恢复至空腹水平,此现象称为耐糖现象。若因内分泌失调等因素引起糖代谢异常时,口服一定量葡萄糖后,血液葡萄糖浓度可急剧升高或升高不明显,而且短时间内不能恢复至空腹血葡萄糖浓度水平,称为糖耐量异常。

二、操作

WHO 推荐的标准化 OGTT 如下。

(1)试验前 3 天,受试者每天食物中含糖量不低于 150 g,且维持正常活动,停用影响试验的药物(如胰岛素)。

(2)空腹 10～16 小时后,坐位抽取静脉血,测定血葡萄糖浓度(称空腹血浆葡萄糖,FPG)。

(3)将 75 g 无水葡萄糖(或 82.5 g 含 1 分子水的葡萄糖)溶于 250～300 mL 水中,5 分钟之内饮完。妊娠妇女用量为 100 g;儿童按 1.75 g/kg 体质量计算口服葡萄糖用量,总量不超过 75 g。

(4)服糖后,每隔 30 分钟取血 1 次,测定血浆葡萄糖浓度共 4 次,历时 2 小时(必要时可延长血标本的收集时间,可长达服糖后 6 小时)。其中,2 小时血浆葡萄糖浓度(2 HPG)是临床诊断的关键。

(5)根据各次测得的血葡萄糖浓度与对应时间作图,绘制糖耐量曲线。

三、参考区间

成人(酶法):FPG<6.1 mmol/L;服糖后 0.5～1 小时血糖升高达峰值,但<11.1 mmol/L;

2 小时 PG<7.8 mmol/L。

四、结果计算

(一)正常糖耐量
FPG<6.1 mmol/L,且 2 HPG<7.8 mmol/L。

(二)空腹血糖受损(IFG)
FPG≥6.1 mmol/L,但<7.0 mmol/L,2 HPG<7.8 mmol/L。

(三)糖耐量减低(IGT)
FPG<7.0 mmol/L,同时 2 HPG≥7.8 mmol/L,但<11.1 mmol/L。

(四)糖尿病(DM)
FPG≥7.0 mmol/L,且 2 HPG≥11.1 mmol/L。

五、注意事项

(一)试验前准备
整个试验过程中不可吸烟、喝咖啡、喝茶或进食。

(二)影响因素
对于糖尿病的诊断,OGTT 比空腹血糖测定更灵敏,但易受样本采集时间、身高、体质量、年龄、妊娠和精神紧张等多因素影响,重复性较差,除第一次 OGTT 结果明显异常外,一般需多次测定。

(三)临床应用
临床上大多数糖尿病患者会出现空腹血糖增高,且血糖测定步骤简单,准确性较高,因此首先推荐空腹血糖测定用于糖尿病的诊断。但我国流行病学研究结果提示仅查空腹血糖,糖尿病的漏诊率较高(40%),所以建议只要是已达到糖调节受损(IGR)的人群,即空腹血糖受损(IFG)或糖耐量受损(IGT)的患者均应行 OGTT 检查,以降低糖尿病的漏诊率。但 OGTT 检查不能用于监测血糖控制的效果。

(四)静脉葡萄糖耐量试验
对于不能承受大剂量口服葡萄糖、胃切除后及其他可致口服葡萄糖吸收不良的患者,为排除葡萄糖吸收因素的影响,可按 WHO 的方法进行静脉葡萄糖耐量试验。

六、临床意义

(1)OGTT 是诊断糖尿病的指标之一,其中 FPG 和 2 HPG 是诊断的主要依据。糖尿病患者 FPG 往往超过正常,服糖后血糖更高,恢复至空腹血糖水平的时间延长。

(2)有无法解释的肾病、神经病变或视网膜病变,其随机血糖<7.8 mmol/L,可用 OGTT 了解糖代谢状况。

(3)其他内分泌疾病如垂体功能亢进症、甲状腺功能亢进、肾上腺皮质功能亢进等均可导致糖耐量异常,且各有不同的特征性 OGTT 试验曲线。

(4)急性肝炎患者服用葡萄糖后在 0.5~1.5 小时血糖会急剧增高,可超过正常。

(马　丽)

第三节　糖化血红蛋白测定

一、概念

糖化血红蛋白（glycosylated hemoglobin，GHb）是血红蛋白 A 组分的某些特殊分子部位和葡萄糖经过缓慢而不可逆的非酶促反应结合而形成的。被糖化的血红蛋白部分称为 HbA_1，HbA_1 由 HbA_{1a}、HbA_{1b} 和 HbA_{1c} 组成。前两部分代表其他己糖和 Hb 互相作用的产物，HbA_{1c} 是结合葡萄糖的 HbA_1。它与血糖浓度成正比，由于红细胞在血循环中的寿命约为 120 天，如果血糖的水平波动不大，则 3 个月内的平均血糖和 HbA_{1c} 的水平有很好的相关性，其代表了测定前 2～3 个月的血糖平均水平。

二、方法

EDTA 试管，静脉取血送检。

三、正常参考值

HbA_{1c}：4％～6％。

四、注意事项

（1）如果糖尿病患者经常监测血糖都显示控制较好，而糖化血红蛋白偏高，则需考虑是否平时监测血糖不够全面（如只测空腹血糖而忽略了餐后血糖），或者可能血糖仪测出的数值不够准确（如机器老化，试纸受潮、过期等）。

（2）由于糖化血红蛋白是反映血糖的平均值，如果糖尿病患者血糖波动较大，经常发生低血糖，继而又发生高血糖，其糖化血红蛋白完全有可能维持在正常范围。在这种情况下，它的数值就不能反映真正的血糖变化了。同时，糖化血红蛋白还受红细胞的影响，在合并影响红细胞质和量的疾病（如肾脏疾病、溶血性贫血等）时，所测得的糖化血红蛋白也不能反映真正的血糖水平。

（3）当空腹血糖超过患者糖化血红蛋白对应的预测值时，则显示近期血糖控制不好，可能与采血时紧张、劳累、晚餐进食过多、治疗不当、急性并发症等有关，需要调整治疗方案。

（4）同时还应该注意各种贫血、出血性疾病或用普萘洛尔、吗啡、氢氯噻嗪等药物可使糖化血红蛋白下降，而用大量阿司匹林、维生素 D 及肾功能不全、甲亢者可使其增高。

（5）检测的方法是影响 HbA_{1c} 的重要因素之一，目前使用最多的是 NGSP 标化方法。另外，HbA_{1c} 存在种族差异。

（6）在我国糖化血红蛋白不推荐作为诊断糖尿病的依据，也不能取代糖耐量试验，可作为糖尿病的普查和健康检查的项目。

（7）血糖控制未达到目标或治疗方案调整后，应每 3 个月检查一次糖化血红蛋白。血糖控制达到目标后也应每年至少检查两次糖化血红蛋白。

（8）进餐不影响糖化血红蛋白测定，故可以在任意时间抽血。血中浓度在取血后保持相对稳定,在室温下放置 3～14 天也不会明显影响测定结果(静脉血糖浓度随血样留置时间延长而逐渐下降)。

五、临床评估

HbA$_{1c}$代表近 2～3 个月的血糖平均水平,与血糖值相平行,血糖越高,HbA$_{1c}$就越高。HbA$_{1c}$在糖尿病监测中的意义如下。

(一)HbA$_{1c}$是 DM 患者血糖总体控制情况的指标

HbA$_{1c}$的测定目的在于消除血糖波动对病情控制观察的影响,因而对血糖波动较大的T$_1$DM患者,测定 HbA$_{1c}$是一个有价值的血糖控制指标。HbA$_{1c}$是目前评价血糖控制的金指标。4%～6%:血糖控制正常;6%～7%:血糖控制比较理想;7%～8%:血糖控制一般;8%～9%:控制不理想,需加强血糖控制,多注意饮食结构及运动,并在医师指导下调整治疗方案;＞9%:血糖控制很差,是慢性并发症发生发展的危险因素,可能引发糖尿病性肾病、动脉硬化、白内障等并发症,并有可能出现酮症酸中毒等急性并发症。

由于糖尿病患者 HbA$_{1c}$水平与平均血糖的控制相关,国际糖尿病联合会(IDF)建议大多数糖尿病患者将 HbA$_{1c}$控制在 6.5%以下,而美国糖尿病协会(ADA)的推荐标准则是 7.0%以下。医疗人员在制定 HbA$_{1c}$控制目标时,必须考虑患者个人的健康状况、低血糖风险、特殊健康风险等具体情况。例如,对于青少年和儿童 1 型糖尿病患者,HbA$_{1c}$的控制目标和成人有所不同,因为这部分人群血糖多变不易控制,而且在发育中的大脑比成年人的大脑更容易受到低血糖的损害,所以血糖控制不宜过分严格,美国糖尿病协会(ADA)给出的建议可参考表 7-1。

表 7-1 不同年龄段青少年儿童控制目标

年龄	糖化血红蛋白(HbA$_{1c}$)控制目标
＜6 岁	7.5%～8.5%
6～12 岁	＜8.0%
13～19 岁	＜7.5%

(二)有助于糖尿病慢性并发症的认识

HbA$_{1c}$升高,是心肌梗死、脑卒中死亡的一个高危因素。在男性患者中,糖化血红蛋白每增加 1%,病死率的相对危险性增加 24%,女性患者增加 28%。一旦 HbA$_{1c}$超过 7%,发生心脑血管疾病的危险性就增加 50%以上。反之,随着 HbA$_{1c}$水平的降低,越接近正常值,糖尿病的并发症降低越明显。英国前瞻性糖尿病研究(United Kingdom Prospective Diabetes Study,UKPDS)证实:HbA$_{1c}$每下降 1%,糖尿病相关的病死率降低 21%;心肌梗死发生率下降 14%;脑卒中发生率下降 12%;微血管病变发生率下降 37%;白内障摘除术下降 19%;周围血管疾病导致的截肢或病死率下降 43%;心力衰竭发生率下降 16%。因此,HbA$_{1c}$对糖尿病患者来说是一项非常重要的监测指标,它的高低直接决定将来各种严重影响糖尿病患者生活质量的慢性并发症的发生和发展。

(三)指导对血糖的治疗方案的调整

根据 HbA$_{1c}$可推算出平均血糖的水平,可预测出近期血糖控制的好坏。

HbA$_{1c}$与估计的平均血糖水平的对应关系可由以下的近似公式得出。

估计的平均血糖(mg/dL)＝28.7×糖化血红蛋白-46.7;估计的平均血糖(mmol/L)＝

1.59×糖化血红蛋白−2.59。$HbA_{1c} < 7.3\%$时,餐后血糖对HbA_{1c}的水平影响较大;当在$7.3\%\sim8.4\%$时,空腹和餐后血糖对HbA_{1c}的功效差不多;当$>8.5\%$时空腹血糖所扮演的角色更重要。因此,HbA_{1c}在$7\%\sim8\%$者要更多干预餐后血糖,减少低血糖反应;$>8\%$者要兼顾空腹和餐后血糖。因此,HbA_{1c}可以更好地全面判断病情,指导治疗。

(四)区别应激性血糖增高和糖尿病

在心、脑血管急症时,由于应激反应可使血糖增高,HbA_{1c}检测正常。若HbA_{1c}增高预示患者存在糖尿病。

(五)在妊娠糖尿病中的检测意义

妊娠糖尿病(gestational diabetesm ellitus,GDM)仅测定血糖是不够的,一定要监测糖化血红蛋白,并使其保持在8%以下。如此可避免巨大胎儿、死胎和畸形胎儿的发生。

(六)用于 DM 的诊断

2009 年美国糖尿病协会(ADA)、欧洲糖尿病研究协会(EASD)和国际糖尿病联盟(IDF)共同组成的国际专家委员会一致同意推荐使用HbA_{1c}检测用于非妊娠期人群糖尿病的诊断,建议采用$HbA_{1c} \geq 6.5\%$作为诊断 2 型糖尿病的切点,将在$\geq 6.0\%$和$\leq 6.5\%$范围内个体定义为"高危的亚糖尿病状态",并推荐:当$HbA_{1c} \geq 6.5\%$时可诊断糖尿病,需重复检测以证实诊断;症状典型的个体血糖水平>11.1 mmol/L 时无须进行确证试验;国内有学者研究指出HbA_{1c}的诊断切点选择在 6.3%可能更符合中国人的体质,这有待于我们进一步研究确认。

(七)HbA_{1c}是筛查糖尿病的重要指标

HbA_{1c}除了可以用来诊断糖尿病外,它还可以用来筛查糖尿病。索德克等把筛查糖尿病的HbA_{1c}的切点定为 6.0%,敏感性在 $63\%\sim67\%$,特异性在 $97\%\sim98\%$。布尔等制订的切点分别是正常$\leq 6.0\%$,糖尿病$\geq 7.0\%$,糖尿病前期为 $6.1\%\sim6.9\%$,启动其他检查为$\geq 5.8\%$。

(马 丽)

第四节 血糖调节激素测定

血糖调节激素主要有胰岛素、胰高血糖素、肾上腺皮质激素、生长激素、甲状腺激素等,本节仅介绍胰岛素、胰高血糖素和胰岛素抵抗的检测及临床意义。

一、胰岛素原、胰岛素和 C-肽测定

(一)生理和生物化学

胰岛素是第一个被纯化的蛋白类激素,是放射免疫法检测到的第一种物质,是重组 DNA 技术应用的第一个实践案例。人胰岛素分子量 5 808 Da,包含 51 个氨基酸。人胰岛素由 A、B 两条链组成,两条链之间以两个二硫键连接,A 链本身含有第三个二硫键。人胰岛素与很多哺乳动物胰岛素具有相似的免疫学和生物学特性,在人重组胰岛素广泛应用以前,长期在临床治疗中使用牛和猪源胰岛素。

胰岛 β 细胞粗面内质网的核糖体首先合成 100 个氨基酸组成的前胰岛素,很快被酶切去信号肽,生成 86 个氨基酸的胰岛素原,其生物活性只有胰岛素生物活性的 1/10,储存于高尔基体

的分泌颗粒中,最后在蛋白水解酶的作用下水解成 51 个氨基酸的胰岛素和无生物活性的 31 个氨基酸的 C-肽(C-peptide)。正常人的胰岛素释放呈脉冲式,基础分泌量约 1 U/h,每天总量约 40 U。健康人摄入葡萄糖后,胰岛素呈双时相脉冲式分泌,葡萄糖入血后的 1~2 分钟是第一时相,储存胰岛素快速释放,在 10 分钟内结束,第二时相可持续 60 分钟到 100 分钟,直到血糖水平回到正常,为胰岛素合成和持续释放时相。胰岛素主要在肝脏摄取并降解,半衰期 5~10 分钟。

正常情况下在外周循环中无法检测到前胰岛素。仅有少量胰岛素原(胰岛素的 3%)和中间剪切体入血,因肝脏清除胰岛素原率仅是清除胰岛素的 1/4,胰岛素原的半衰期是胰岛素的 2~3 倍,空腹时循环胰岛素原是胰岛素浓度的 10%~15%。C-肽对于维持胰岛素正常结构必需,半衰期长(35 分钟),空腹时循环 C-肽是胰岛素浓度的 5~10 倍。肝脏不代谢 C-肽,C-肽在肾脏中降解并从循环中清除,具有较稳定的尿液清除率。

(二)胰岛素原测定

1.测定方法

胰岛素原准确检测存在一些困难,包括:在血中浓度低,不易获得抗体,很多抗血清与胰岛素、C-肽有交叉反应,同时胰岛素原转化中间体也会干扰检测结果,目前还不具备纯胰岛素原检测的方法。目前已经将生物合成的胰岛素原应用于制备单克隆抗体,将能提供可靠的胰岛素原标准品和检测方法。

2.临床意义

高浓度胰岛素原见于良性或恶性胰岛 β 细胞瘤,同时胰岛素、C-肽血清水平升高或不升高,伴低血糖症。也有少见疾病如胰岛素转换障碍引起的家族性高胰岛素原。测量胰岛素原有助于判断胰岛素原类似物对胰岛素检测的干扰程度。在部分 2 型糖尿病患者血清中检测到高胰岛素原及其类似物水平,并且与心血管危险因子关联。在慢性肾功能不全、肝硬化、甲状腺功能亢进患者血清中也可能检测到高胰岛素原及其类似物水平。

(三)胰岛素测定

1.标本采集与保存

所有测定方法均可采用血清标本,血浆标本(EDTA 和肝素抗凝)可用于一些免疫分析法。由于红细胞中存在胰岛素降解酶,故可致胰岛素含量降低,使用夹心免疫技术可观察到异嗜性抗体或类风湿因子可引起胰岛素假性升高。胰岛素测定的血清标本应在取血后 5 小时内分离,分离血清中的胰岛素在室温下可稳定 12 小时,在 4 ℃可稳定 1 周,在 -10 ℃可稳定 1 个月。

2.检测方法

虽然胰岛素测定历史已经有几十年,目前仍然没有高度精确、准确和可靠的方法。目前有很多胰岛素检测商业试剂盒,包括 RIA、ELISA、化学发光免疫法等,其基本原理是免疫分析法,检测免疫反应性胰岛素。除了胰岛素,与胰岛素有共同抗原表位的物质如胰岛素原、胰岛素原转换中间产物、糖基化及二聚体化的胰岛素衍生物等都可能被检测到。胰岛素抗血清与胰岛素原有交叉反应,但不与 C-肽反应。对于健康人体来说,胰岛素检测的特异性不是问题,因健康人血清中低浓度的胰岛素原不会影响胰岛素测量结果。但在某些情况,如糖尿病、胰岛细胞瘤患者,胰岛素原以较高浓度存在,会使胰岛素检测结果偏高,而胰岛素原的活性很低,会得到不准确的具有活性的胰岛素检测结果。

3.胰岛素检测的标准化

ADA 曾经评估 9 个生产商的 12 种不同试剂,结果显示方法内变异达到 3.7%~39%,方法间变异达到 12%～66%,平均变异 24%。一般的胰岛素参考测量程序不能够达到优化方法间变异、使检测结果一致的目的。最近,ADA 胰岛素测量标准工作组与美国糖尿病消化病肾病研究所(National Institute of Diabetes and Digestive and Kidney Diseases)、CDC、欧洲糖尿病研究协会(European Association for the Study of Diabetes)联合,建立以同位素稀释液相色谱-串联质谱法(isotopedilution liquid chromatography-tandom mass spectrometry,IDMS)为参考方法的溯源链,以标准化胰岛素检测。标准化、同质化胰岛素检测对于临床诊疗具有实际意义。

4.参考区间

因方法的批间差异大,目前情况下实验室应建立自己的参考区间,以 SI 单位(pmol/L)报告结果。过夜空腹后,正常健康无肥胖人群的胰岛素范围是 12～150 pmol/L(3～25 μU/mL)。部分特异性较好、减少胰岛素原干扰的方法得到的空腹胰岛素水平是小于 60 pmol/L(9 μU/mL)。在肥胖人群,胰岛素水平偏高,非糖尿病患者群及运动员胰岛素水平偏低。

5.临床意义

胰岛素是降低血糖的主要激素,胰岛素测定可用于空腹低血糖症患者的评估,也是 2 型糖尿病患者治疗方案选择的参考指标,如果胰岛素水平低,选择胰岛素治疗的可能性增加。另外,胰岛素测定是多囊卵巢综合征的评估指标,因为这种疾病的患者常伴胰岛素抵抗及碳水化合物代谢异常。虽然有研究者建议在 OGTT 检测的同时测定胰岛素,作为糖尿病的早期诊断指标之一,目前 ADA 所建议的糖尿病诊断指标并不包括胰岛素测定。

(1)胰岛素增高:常见于非胰岛素依赖型糖尿病(2 型糖尿病),此类患者常较肥胖,其早期与中期均有高胰岛素血症;胰岛 β 细胞瘤、胰岛素自身免疫综合征、脑垂体功能减退、甲状腺功能减退、Addison 病也有异常增高。此外,怀孕妇女、应激状态下如外伤、电击与烧伤等患者胰岛素的水平也较高。

(2)胰岛素降低:常见于胰岛素依赖型糖尿病(1 型糖尿病)及晚期非胰岛素依赖型糖尿病(2 型糖尿病);胰腺炎、胰腺外伤、β 细胞功能遗传性缺陷病的患者及服用噻嗪类药、β 受体阻滞剂等常见血胰岛素降低。

(四)C-肽测定

1.标本采集与保存

采用血清标本。如果血清标本不能立即测定,须保存于 −20 ℃,并避免反复冻融。标本溶血可影响胰岛素,而不影响 C-肽(C-P)的测定。标本贮存的时间越短越好。测定 C-肽的血清加入抑肽酶,−20 ℃贮存 3 个月对测定结果无明显影响。

C-肽抗体不能识别胰岛素原,但当血中存在大量胰岛素原时(如胰岛细胞瘤或血浆胰岛素抗体结合大量胰岛素原)也会影响 C-肽的测定,使结果偏高。这时测定 C-肽须将血清样品先经25%～30%的聚乙二醇(PEG)或葡萄珠结合胰岛素抗体处理,除去胰岛素原后再行测定。

2.测定方法

C-肽检测的基本原理是免疫分析法,包括放射免疫分析(RIA)、酶免疫测定(ELISA)、化学发光免疫分析(CLIA)和电化学发光免疫分析(ECLIA)等。不同方法间变异较大,其原因包括不同的抗血清、与胰岛素原的交叉反应不同、不同的 C-肽校准品等。比较 15 个实验室 9 种不同的 C-肽常规检测方法,批内、批间变异高达 10% 及 18%,美国 CDC 成立了 C-肽检测标准化工作组。

3.参考区间

健康人群空腹血清 C-肽水平为 0.25～0.6 nmol/L(0.78～1.89 ng/mL),葡萄糖或胰高血糖素刺激后,血清 C-肽水平为 0.9～1.87 nmol/L(2.73～5.64 ng/mL),是刺激前的 3～5 倍。尿 C-肽的参考范围为(25±8.8) pmol/L[(74±26) μg/L]。

4.临床意义

C-肽测定比胰岛素测定有更多优点,因其肝脏代谢可以忽略,外周血 C-肽浓度与胰岛素相比是更好的 β 细胞功能指示项目,C-肽检测不受外源性胰岛素的干扰,与胰岛素抗体无交叉反应,而这些都会影响胰岛素检测结果。

(1)评估空腹低血糖:对于某些 β 细胞瘤患者,特别是胰岛素间歇分泌过多时,胰岛素水平可以正常,但 C-肽水平升高。当注射外源性胰岛素导致低血糖时,胰岛素浓度升高,C-肽水平降低,因 C-肽检测方法不识别外源性胰岛素,且外源性胰岛素可抑制 β 细胞功能。

(2)评估胰岛素分泌能力和速率:检测基础或刺激后的 C-肽浓度,但在常规糖尿病监测中作用不大。

(3)用于监测胰腺手术效果:在胰腺切除后应该检测不到 C-肽,在胰腺或胰岛细胞成功移植后,C-肽浓度应该升高。

(五)胰岛素和 C-肽释放试验

1.胰岛素释放试验

主要用于了解胰岛 β 细胞的功能状态,协助判断糖尿病类型并决定治疗方案。

(1)方法:口服葡萄糖 75 g 分别在空腹及服葡萄糖开始后 30 分钟、60 分钟、120 分钟、180 分钟采血测定血糖和胰岛素水平。可与 OGTT 同时进行。

(2)参考区间:通常为空腹 3～25 mU/L,服糖后分泌高峰在 30～60 分钟,峰值比空腹升高 4～6 倍,峰值应<130 mU/L,120 分钟<100 mU/L,180 分钟后基本恢复到空腹水平。

(3)临床意义:①空腹胰岛素>25 mU/L,服糖后 2～3 小时仍持续高水平(往往>100 mU/L),提示可能存在胰岛素抵抗。②糖尿病患者胰岛素释放高峰往往后延,1 型糖尿病患者胰岛素分泌能力降低,分泌曲线呈低平;空腹血浆胰岛素浓度很低,一般<3 μU/mL(正常为 3～25 μU/mL),甚至测不出;血及 24 小时尿中 C-肽均很低,常不能测出。③2 型糖尿病患者视胰岛素缺乏或抵抗的类型不同,患者空腹胰岛素水平正常或高于正常,刺激后曲线上升迟缓,高峰在 2 小时或 3 小时,多数在 2 小时达到高峰,其峰值明显高于正常值,提示胰岛素分泌相对不足。

2.C-肽释放试验

C-肽释放试验是反映自身胰岛素分泌能力的一个良好指标,有助于鉴别 1 型和 2 型糖尿病患者。

(1)实验方法:同胰岛素释放试验。可与 OGTT 同时进行。

(2)参考区间:正常人空腹血浆 C-肽值为 0.8～4.0 μg/L,餐后 1～2 小时增加 4～5 倍,3 小时后基本恢复到空腹水平。

(3)临床意义:C-肽释放试验与胰岛素释放试验的临床意义相同。

C-肽测定常用于糖尿病的分型,它与胰岛素测定的意义是一样的。1 型糖尿病由于胰岛 β 细胞大量破坏,C-肽水平低,对血糖刺激基本无反应,整个曲线低平;2 型糖尿病 C-肽水平正常或高于正常;服糖后高峰延迟或呈高反应。

C-肽测定还用于指导胰岛素用药的治疗,可协助确定患者是否继续使用胰岛素还是只需口服降糖药或饮食治疗。糖尿病患者胰岛素水平相对或绝对不足的原因比较复杂,所以胰岛素水

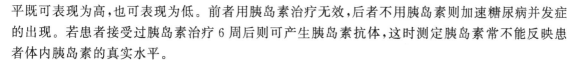

平既可表现为高，也可表现为低。前者用胰岛素治疗无效，后者不用胰岛素则加速糖尿病并发症的出现。若患者接受过胰岛素治疗6周后则可产生胰岛素抗体，这时测定胰岛素常不能反映患者体内胰岛素的真实水平。

C-肽可用于低血糖的诊断与鉴别诊断，特别是医源性胰岛素引起的低血糖。

由于胰岛β细胞在分泌胰岛素的同时也等分子地释放C-肽，C-肽与外源性胰岛素无抗原交叉，且生成量不受外源性胰岛素影响，很少被肝脏代谢，因此C-肽测定可以更好地反映β细胞生成和分泌胰岛素的能力。

二、胰高血糖素测定

常采用竞争RIA法测定胰高血糖素，校正值由厂商提供，其根据是WHO胰高血糖素国际标准（69/194）。空腹时血浆胰高血糖素浓度范围为20～52 pmol/L（70～80 ng/L）。胰腺α细胞瘤患者外周血中的胰高血糖素极度升高，浓度最高可达正常参考值上限的500倍，并常伴有体质量减轻、（表皮）松解坏死型游走性红斑、糖尿病、口腔炎、腹泻等症状。低胰高血糖素血症见于慢性胰腺炎、长期使用磺酰脲类治疗。

三、胰岛素抵抗的检测

（一）生理与生物化学

胰岛素抵抗（insulin resistance，IR）又称胰岛素不敏感，是胰岛素对外周组织，主要是肝脏、肌肉、脂肪的作用减弱。20世纪30年代开始使用动物胰岛素制剂治疗糖尿病不久，就已经发现有些患者对胰岛素敏感，有些不敏感，并通过同一患者注射和不注射胰岛素OGTT血糖下面积之差，不同患者存在较大差异证明了胰岛素抵抗的存在。20世纪50年代末胰岛素的放射免疫分析法建立后，胰岛素抵抗的检测有了突破性进展。目前胰岛素抵抗的检测方法多适用于科研检测。

（二）测定方法

1.血胰岛素浓度测定

当存在IR时，组织利用血糖减低致高血糖趋向，高血糖又刺激胰岛β细胞分泌更多的胰岛素以使血糖恢复正常或不能使血糖恢复正常，表现为高胰岛素血症伴正常血糖或高血糖。可空腹采血或常规口服糖耐量试验，同时查血糖和胰岛素，当空腹或餐后胰岛素峰值大于正常人均值＋2SD时可诊断为高胰岛素血症。由于个体间基础及餐后胰岛素存在较大差异，不同胰岛素检测方法也存在较大差异，各实验室应设置自己的参考区间，应选择中年、非肥胖的健康人，也可作不同年龄组的参考区间，例数在30～50人。未检出高胰岛素水平，也不能排除IR的存在，高胰岛素血症是IR的参考指标。

2.胰岛素作用指数

由于血糖与胰岛素相互作用，有研究者提出以空腹血糖与空腹胰岛素之间的关系作为判断IR的参数。

3.葡萄糖耐量加胰岛素释放试验

用OGTT加胰岛素释放试验的G曲线下面积与I曲线下面积之比作为IR的比较参数，又称闭环模型。

4.胰岛素抑制试验

是开环模型方法的一种,其原理是用药物抑制受试者葡萄糖刺激的 β 细胞分泌胰岛素(β 细胞致盲),然后给受试者输注葡萄糖及胰岛素,调整输速,达到血糖稳态及血胰岛素稳态,达到稳态时的血糖浓度和血胰岛素浓度之比值,可作为胰岛素敏感度的参考指标。

5.葡萄糖钳夹试验(GCT)

开环模型方法的一种,是目前测定胰岛素抵抗的"金标准"。空腹时,血糖浓度相对稳定,机体葡萄糖的生成主要来自肝葡萄糖输出,与葡萄糖的利用是相等的。此时如果输注一定量的胰岛素,造成高胰岛素血症,会增加葡萄糖利用,同时抑制肝糖输出,血糖将降低,但如果同时输注葡萄糖可以使血糖得到补充,使肝糖输出与葡萄糖利用达到平衡,并可调节葡萄糖输速使血糖达到预先设计的靶水平。在输注的胰岛素也达稳态的情况下,此时葡萄糖的输注速度应等于其清除率,这个清除率可以作为胰岛素敏感性的参考指标。

6.最小模型法测定胰岛素敏感度

静脉注射一个剂量的葡萄糖,接下来频繁地检查血糖和血胰岛素约 30 个样本,根据葡萄糖与胰岛素浓度的动力学关系求得胰岛素敏感度指数,又称频繁采血的静脉葡萄糖耐量试验。

(马　丽)

第五节　胰岛自身抗体测定

大多数 1 型糖尿病患者的胰岛 β 细胞因自身免疫攻击而损伤和缺失,被称为免疫介导糖尿病,不同胰岛自身抗体不断被发现,给 1 型糖尿病的诊断及预期提供更多检测指标。目前可以常规检测的胰岛自身抗体包括抗胰岛细胞抗体(autoantibody to islet cell cytoplasm,ICA)、抗胰岛素抗体(insulin autoantibodies,IAA)、谷氨酸脱羧酶抗体(autoantibody to the 65-kDa isoform of glutamic acid decarboxylase,GAD65A)、胰岛素瘤抗原 2 蛋白抗体(autoantibody to 2 insulinoma antigen 2 proteins,IA-2A/IA-2βA)、抗锌运载体 8 变异体 3 抗体(autoantibody to 3 variants of zinc transporter 8,ZnT8A)。

一、检测原理及方法

(一)抗胰岛素抗体测定

IAA 目前可以使用放射性核素法检测,加入过量的放射标记胰岛素,计算胰岛素放射性配体结合率的变化。当特异性抗体结合大于 99 百分位数或超过健康人平均值 2～3SD 时,结果报告为阳性。每个实验室需检测 100～200 个健康个体得到胰岛素自身抗体结合率。对于 IAA 检测需注意的是在胰岛素治疗后人体会产生胰岛素抗体,即便使用人源性胰岛素治疗。从美国糖尿病自身抗体检测标准化计划(Diabetes Autoantibody Standardization Program,DASP)得到的数据显示,IAA 检测的实验室间不精密度较大。

(二)谷氨酸脱羧酶抗体测定

GAD65A、IA-2A 可通过标准放射结合试验检测,使用 35S 标记的重组人源 GAD65 或 IA-2(体外转录产生,掺入 ^{35}S 或 ^{3}H 标记氨基酸)。商业化的 GAD65A、IA-2A 试剂盒为放射免疫法,分别使用[125]I标记GAD65及IA-2。另外,目前也有商业化的非放射标记GAD65A、IA-2A检测试剂盒。WHO建立了GAD65A、IA-2A检测标准,要求使用国际单位报告结果。Cutoff值应该从检测100~200个健康人样本得到,其结果超过99百分位数者报为阳性。DASP进行了全球多家实验室间的比对,在美国糖尿病免疫协会的支持下,CDC组织了能力验证计划。GAD65A、IA-2A商业检测试剂盒也参加DASP计划,说明GAD65A、IA-2A可能趋向于标准化。

(三)抗胰岛细胞抗体测定

ICAs可以使用人胰腺冷冻切片间接免疫荧光法,检测免疫球蛋白与胰岛结合的程度,其结果可与美国生物标准及质量控制研究所提供的WHO标准血清检测结果比较,结果以JDF单位表示。两次检测≥10JDF或一次检测≥20JDF患1型糖尿病风险显著增加。这种方法使用不便且很难标准化,检测ICA的实验室数量明显减少,且不再纳入DASP计划。

二、临床意义

(一)在糖尿病筛查与诊断中的意义

85%~90%的1型糖尿病患者在检测到空腹高血糖症时已经检测到胰岛细胞自身抗体。自身免疫在高血糖症及糖尿病继发症状出现数月到数年以前就已经存在。1型糖尿病发病数年后,一些自身抗体浓度降低到最低检测限以下,但GAD65A常保持增高。1型糖尿病患者患其他自身免疫性疾病的风险性也明显高于正常人,如乳糜泻、毒性弥漫性甲状腺肿病、甲状腺炎、原发性慢性肾上腺皮质功能减退症、恶性贫血,仅少数1型糖尿病患者没有发现明显病因及自身免疫证据。

新诊断1型糖尿病患者中15%有一级亲属具有1型糖尿病病史。1型糖尿病患者亲属的发病为5%,是正常人群的15倍。对于1型糖尿病患者亲属进行胰岛自身抗体筛查有助于找到高风险者。但是,约1%的健康个体也具有胰岛自身抗体,但对于1型糖尿病为低风险。1型糖尿病的患病率为0.3%,单一种胰岛自身抗体的阳性预测值将很低。多种胰岛自身抗体的存在伴随大于90%的1型糖尿病患病风险率,但是没有任何治疗干预措施能够阻止糖尿病的发生,所以虽然1型糖尿病患者体内检测到了数种胰岛自身抗体,它们多用于临床研究,并未能够用于糖尿病患者的诊疗管理。在建立针对儿童的高性价比筛查策略、建立有效预防及干预治疗措施以延缓糖尿病发生之前,胰岛自身抗体的检测不能被推荐在研究以外的范围广泛使用。

对于确定具有HLA-DR和/或HLADQB1链的儿童,一般不会患1型糖尿病,但仍可能有胰岛自身抗体升高,这时胰岛自身抗体已经失去了预期作用,不能再作为预防试验。少数具有2型糖尿病症状的成人同样可检测到胰岛自身抗体,特别是GAD65A,预示着胰岛素依赖性,这种情况被称为潜在成人自身免疫糖尿病(latent autoimmune diabetes of adulthood,LADA)或1.5型糖尿病,或慢性进展性1型糖尿病(slowly progressive IDDM)。虽然GAD65A阳性糖尿病患者比阴性患者更快进展到胰岛素依赖状态,很多抗体阴性的2型糖尿病患者纵然较慢,也随病程延长进展到胰岛素依赖状态,部分患者表现出胰岛成分的T细胞反应性。胰岛自身抗体检测对于2型糖尿病患者用途有限,临床医师一般根据血糖控制水平制定胰岛素治疗方案。

(二)在糖尿病监测中的意义

对于胰岛自身抗体阳性个体,目前并没有可接受的有效治疗措施能在糖尿病确诊后延长胰岛细胞存活及避免糖尿病发生。因此,目前重复检测胰岛自身抗体以监测胰岛细胞自身免疫情况没有临床意义。对于胰岛或胰腺移植个体，存在或缺乏胰岛自身抗体可以澄清移植失败是由于自身免疫性疾病复发还是由于排斥反应。如果部分胰腺从同卵双生个体或其他 HLA 相同同胞移植，胰岛自身抗体检测有助于免疫抑制剂治疗措施的制定，以阻止糖尿病复发，但目前只停留于理论上，尚无具体治疗措施确定下来。

总之，胰岛细胞自身抗体检测可能对于以下情况有利：定义糖尿病亚型，这类患者的初始诊断是 2 型糖尿病，但有 1 型糖尿病的胰岛细胞自身抗体标志，且进展到胰岛素依赖；筛查拟捐献部分肾脏或胰腺的非糖尿病家族成员；筛查妊娠糖尿病患者是否具有进展至 1 型糖尿病的风险；糖尿病确诊后，鉴别 1 型、2 型糖尿病患儿，以制定胰岛素治疗措施，如可能是 2 型糖尿病的患儿给予口服降糖药，胰岛细胞自身抗体阳性的患儿立即给予胰岛素治疗。目前，检测胰岛细胞自身抗体对监测病情仍无临床实际意义，多在研究方案中出现。

三、临床检测建议

美国临床生物化学学会(National Academy of Clinical Biochemistry，NACB)建议：①胰岛细胞自身抗体检测推荐用于筛选希望捐献部分胰腺给 1 型糖尿病终末期患者的非糖尿病家庭成员；②胰岛自身抗体检测不推荐用于糖尿病诊断，标准化的胰岛细胞自身抗体试验可用于成人糖尿病患者分类、出生后 HLA 分型 1 型糖尿病遗传高风险儿童预后研究；③目前不推荐在 2 型糖尿病患者中进行胰岛自身抗体筛查，但标准化的胰岛自身抗体检测技术可用于研究 2 型糖尿病患者再次治疗失败的可能机制；④目前不推荐在 1 型糖尿病患者亲属及正常人群中筛查胰岛自身抗体，标准化的胰岛自身抗体检测技术仅用于预后临床研究；⑤在具有质量控制系统的、经认证的实验室检测胰岛细胞自身抗体，并且参加能力验证活动。

（马　丽）

第八章　脂代谢检验

第一节　胆固醇检验

一、概述

(一)生化特性及病理生理

胆固醇(CHO)是人体的主要固醇,是非饱和固醇,基本结构为环戊烷多氢菲(甾体)。正常人体含胆固醇量约为 2 g/kg 体重。外源性 CHO(约占 1/3)来自食物经小肠吸收,内源性 CHO(约占 2/3)由自体细胞合成。人体胆固醇除来自食物以外,90％的内源性胆固醇在肝内由乙酰辅酶 A 合成,且受食物中胆固醇多少的制约。CHO 是身体组织细胞的基本成分,除特殊情况外(如先天性 β 脂蛋白缺乏症等),人体不会缺乏 CHO。除脑组织外,所有组织都能合成 CHO。在正常情况下,机体的 CHO 几乎全部由肝脏和远端小肠合成,因此临床和预防医学较少重视研究低胆固醇血症。一般情况下,血清 CHO 降低临床表现常不明显,但长期低 CHO 也是不正常的,能影响生理功能,如记忆力和反应能力降低等。

胆固醇的生理功能:主要用于合成细胞浆膜、类固醇激素和胆汁酸。

血浆胆固醇主要存在于低密度脂蛋白(LDL)中,其次存在于高密度脂蛋白胆固醇(HDL)和极低密度脂蛋白(VLDL)中,而乳糜微粒(CM)中含量最少。胆固醇主要是以两种脂蛋白形式(LDL 和 HDL)进行转运的,它们在脂类疾病发病机制中作用相反。

个体内胆固醇平均变异系数(CV)为 8％。总胆固醇浓度提供一个基值,它提示是否应该进一步进行脂蛋白代谢的实验室检查。一般认为在胆固醇水平<4.1 mmol/L(160 mg/dL)时冠心病不太常见;同时将 5.2 mmol/L(200 mg/dL)作为阈值,超过该值时冠心病发生的危险性首先适度地增加,当胆固醇水平高于 5.4 mmol/L(250 mg/dL)时其危险性将大大增加。弗雷明翰(Framingham)的研究结果表明,与冠心病危险性相关的总胆固醇浓度其个体预期值则较低。总胆固醇浓度只有在极值范围内才有预测意义,即<4.1 mmol/L(160 mg/dL)和>8.3 mmol/L(320 mg/dL)。临床对高胆固醇血症极为重视,将其视为发生动脉粥样硬化最重要的原因和危险因素之一。

(二)总胆固醇检测

1.测定方法

采用胆固醇氧化酶——过氧化物酶耦联的 CHOD-PAP 法。

(1)检测原理:胆固醇酯被胆固醇酯酶分解成游离胆固醇和脂肪酸。游离胆固醇在胆固醇氧化酶的辅助下消耗氧,然后被氧化,导致 H_2O_2 增加。应用 Trinder 反应,即由酚和 4-氨基安替比林形成的过氧化物酶的催化剂形式的红色染料,通过比色反应检验胆固醇浓度。

(2)稳定性:血浆或血清样本在 4 ℃时可保存 4 天。长期保存应置于-20 ℃。

2.参考范围

我国血脂异常防治对策专题组 1997 年提出的《血脂异常防治建议》有以下规定。

理想范围<5.2 mmol/L,边缘性增高 5.23~5.69 mmol/L,增高>5.72 mmol/L。

美国胆固醇教育计划(NCEP)成人治疗组(ATP)1994 年提出的医学决定水平如下:①理想范围<5.1 mmol/L;②边缘性增高:5.2~6.2 mmol/L;③增高:>6.21 mmol/L。

据欧洲动脉粥样硬化协会的建议,血浆 CHO>5.2 mmol/L 时与冠心病发生的危险性增高具有相关性。CHO 越高,这种危险增加得越大,它还可因其他危险因素如抽烟、高血压等而增强。

3.检查指征

以下疾病应检测血清胆固醇:①动脉粥样硬化危险性的早期确诊;②使用降脂药治疗后的监测反应;③高脂蛋白血症的分型和诊断。

二、血清胆固醇异常常见原因

见表 8-1。

表 8-1　胆固醇增高与减低的常见原因

增高	减低
原发性	原发性
家族性高胆固醇血症[低密度脂蛋	无 β 脂蛋白血症
白受体(LDL-R)缺陷]	低 β 脂蛋白血症
混合性高脂蛋白血症	α 脂蛋白缺乏症
家族性Ⅲ型高脂蛋白血症	家族性卵磷脂-胆固醇酯酰基转移酶(LCAT)缺乏病
继发性	继发性
内分泌疾病	严重肝脏疾病
甲状腺功能减退	暴发性肝衰竭
糖尿病(尤其昏迷时)	肝硬化
库欣综合征	内分泌疾病
肝脏疾病	甲状腺功能亢进
阻塞性黄疸	艾迪生病
肝癌	严重营养不良
肾脏疾病	吸收不良综合征
肾病综合征	严重贫血

续表

增高	减低
慢性肾炎肾病期	白血病
类脂性肾病	癌症晚期
药物性	
应用固醇类制剂	

三、临床思路

见图 8-1。

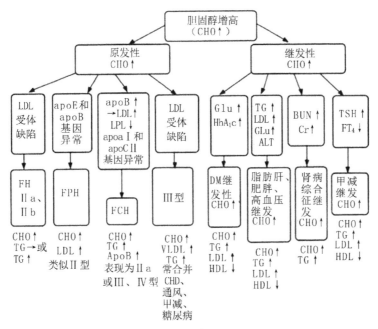

图 8-1　血清胆固醇分析临床思路

(一)非疾病因素

血清 CHO 水平受年龄、家族、民族、性别、遗传、饮食、工作性质、劳动方式、精神因素、饮酒、吸烟和职业的影响。

1.性别和年龄

血浆胆固醇水平,男性较女性高,两性的 CHO 水平都随年龄增加而上升,但 70 岁后下降,中青年女性低于男性。女性在绝经后 CHO 可升高,这与妇女绝经后雌激素减少有关。美国妇女绝经后,血浆 CHO 可增高大约 0.52 mmol/L(20 mg/dL)。

2.妊娠

女性妊娠中后期可见生理性升高,产后恢复原有水平。

3.体重

有研究提示:血浆 CHO 增高可因体重增加所致,并且证明肥胖是血浆 CHO 升高的一个重要因素。一般认为体重增加,可使人体血浆 CHO 升高 0.65 mmol/L(25 mg/dL)。

4.运动

体力劳动较脑力劳动为低。血浆 CHO 高的人可通过体力劳动使其下降。

5.种族

白种人较黄种人高。正常水平较高的人群往往有家族倾向。

6.饮食

临界 CHO 升高的一个主要原因是较高的饱和脂肪酸的饮食摄入。一般认为,饱和脂肪酸摄入量占总热量的 14%,可使血浆 CHO 增高大约 0.52 mmol/L(20 mg/dL),其中多数为 LDL-C。但是 CHO 含量不像 TG 易受短期食物中脂肪含的影响而上升,一般讲,短期食用高胆固醇食物对血中 CHO 水平影响不大,但长期高 CHO、高饱和脂肪酸和高热量饮食习惯可使血浆 CHO 上升。素食者低于非素食者。

7.药物

应用某些药物可使血清胆固醇水平升高,如环孢霉素、糖皮质激素、苯妥英钠、阿司匹林、某些口服避孕药、β-肾上腺素能阻滞剂等。

8.血液的采集

静脉压迫 3 分钟可以使胆固醇值升高 10%。在受试者站立体位测得的值相对于卧位也出现了相似的增加。在进行血浆检测时推荐使用肝素或 EDTA 作为抗凝剂。

9.干扰因素

血红素>2 g/L 和胆红素 700 μmol/L(42 mg/dL)时,会干扰全酶终点法测定。抗坏血酸和 α-甲基多巴或 Metamizol 等类还原剂会引起胆固醇值假性降低,因为它们能和过氧化氢反应,阻断显色反应(阻断 Trinder 反应过程)。

(二)血清胆固醇病理性增高

临界高胆固醇血症的原因:除了其基础值偏高外,主要是饮食因素即高胆固醇和高饱和脂肪酸摄入及热量过多引起的超重,其次包括年龄效应和女性的更年期影响。

轻度高胆固醇血症原因:轻度高胆固醇血症是指血浆胆固醇浓度为 6.21～7.49 mmol/L(240～289 mg/dL),大多数轻度高胆固醇血症,可能是上述临界高胆固醇血症的原因所致,同时合并有基因的异常。已知有几种异常原因能引起轻度高胆固醇血症:①LDL-C 清除低下和 LDL-C 输出增高;②LDL-C 颗粒富含胆固醇酯,这种情况会伴有 LDL-C 与 apoB 比值(LDL-C/apoB)增高。

重度高胆固醇血症原因:重度高胆固醇血症是指 CHO>7.51 mmol/L(290 mg/dL)。许多重度高胆固醇血症是由于基因异常所致,绝大多数情况下,重度高胆固醇血症是下列多种因素共同所致:①LDL-C 分解代谢减低,LDL-C 产生增加;②LDL-apoB 代谢缺陷,LDL-C 颗粒富含胆固醇酯;③上述引起临界高胆固醇血症的原因。大多数重度高胆固醇血症很可能是多基因缺陷与环境因素相互作用所致。

1.成人胆固醇增高与冠心病

血清胆固醇的水平和发生心血管疾病危险性间的关系,在年轻男性和老年女性有相关性,女性出现冠心病的临床表现和由冠心病导致死亡的年龄一般比男性晚 15 年。因此,区分未绝经和已绝经的妇女尤为重要。对成人高脂血症的筛选是针对心血管危险因素的常规检查程序的一部分。

2.儿童期胆固醇增高与冠心病

成人血清胆固醇水平升高和冠心病死亡率增加间的密切关系已经明确,儿童时期还不确定,因为儿童期胆固醇增高不会维持到成人期,相反,儿童期的低水平到成人期以后可能变为较高的水平。

儿童期的研究有助于识别和治疗那些很有可能发展成为高脂血症和冠心病高危因素的人群。欧洲动脉粥样硬化协会提出了以下建议来识别儿童的脂质紊乱。

以下情况需测定血清胆固醇水平：①父母或近亲中有人60岁以前就患有心血管疾病的儿童和青少年；②父母中的一方有高胆固醇血症，胆固醇水平＞7.8 mmol/L(300 mg/dL)的家族史的儿童，胆固醇水平＞5.2 mmol/L(200 mg/dL)，年龄在2和19岁的儿童和青少年则考虑为高水平且将来需要复查。

3.高胆固醇血症病理状态

高胆固醇血症有原发性与继发性两类。原发性见于家族性高胆固醇血症、多基因家族性高胆固醇血症、家族性apoB缺陷症、混合性高脂蛋白血症等基因遗传性疾病。继发性见于如动脉粥样硬化、冠心病、糖尿病、肾病综合征、甲状腺功能减退和阻塞性黄疸等疾病在病理改变过程中引发脂质代谢紊乱时所形成的异常脂蛋白血症。

(1)家族性高胆固醇血症：原发性高胆固醇血症主要见于家族性高胆固醇血症(FH)。家族性高胆固醇血症是单基因常染色体显性遗传性疾病，由于LDL-C受体先天缺陷造成体内LDL-C清除延缓而引起血浆胆固醇水平升高，患者常有肌腱黄色瘤。在心肌梗死存活的患者中占5%。家族性高胆固醇血症患者发生动脉粥样硬化的危险性与其血浆胆固醇水平升高的程度和时间有着密切关系。

家族性高胆固醇血症的临床特征可分为四方面：高胆固醇血症、黄色瘤及角膜环、早发的动脉粥样硬化和阳性家族史。①血浆胆固醇增高：高胆固醇血症是该病最突出的血液表现，即在婴幼儿时期即已明显。杂合子患者血浆胆固醇水平为正常人的2～3倍，多超过7.76 mmol/L(300 mg/dL)；纯合子患者为正常人的4～6倍，多超过15.5 mmol/L(600 mg/dL)。血浆TG多正常，少数可有轻度升高。因此患者多属Ⅱa型高脂蛋白血症，少数可为Ⅱb型高脂蛋白血症。②黄色瘤和角膜环：黄色瘤是家族性高胆固醇血症常见而又重要的体征。依其好发部位、形态特征可分为腱黄瘤、扁平黄瘤和结节性黄瘤。其中腱黄瘤对本病的诊断意义最大。杂合子型患者黄色瘤多在30岁以后出现，纯合子型患者常在出生后前4年出现，有的出生时就有黄色瘤。角膜环合并黄色瘤常明显提示本病的存在。③早发的动脉粥样硬化：由于血浆胆固醇异常升高，患者易早发动脉粥样硬化。杂合子型患者冠心病平均发病年龄提前10岁以上，纯合子型患者多在30岁前死于冠心病，文献报告曾有年仅18个月幼儿患心肌梗死的报告。④阳性家族史：家族性高胆固醇血症是单基因常染色体显性遗传性疾病。因此杂合子患者的父母至少有一个是该病的患者，而家族性高胆固醇血症仅占高胆固醇血症的大约1/20，并且不是所有的病例均有特征性的黄色瘤，故家系分析对该病的诊断是十分重要和必不可少的，对年轻的杂合子患者的诊断尤其是如此。

(2)多基因家族性高胆固醇血症：在临床上这类高胆固醇血症相对来说较为常见，其患病率可能是家族性高胆固醇血症的3倍。

该病是由多种基因异常所致，研究提示可能相关的异常基因包括apoE和apoB。更为重要的是这些异常基因与环境因素相互作用，引起血浆胆固醇(CHO)升高。环境因素中以饮食的影响最明显，经常进食高饱和脂肪酸、高CHO和高热量饮食者是血浆CHO升高的主要原因。由于是多基因缺陷所致，其遗传方式也较为复杂，有关的基因缺陷尚不清楚。这类患者的apoE基因型多为E4杂合子或E4纯合子。其主要的代谢缺陷是LDL-C过度产生或LDL-C降解障碍。

多基因家族性高胆固醇血症的临床表现类似于 2 型高脂蛋白血症,主要表现为:血浆胆固醇水平轻度升高,偶可中度升高。患者常无黄色瘤。

诊断:在家族调查中,发现有两名或两名以上的成员血浆胆固醇水平升高,而家庭成员中均无黄色瘤。

(3)家族性混合型高脂蛋白血症(FCH):为常染色体遗传,在 60 岁以下患有冠心病者中,这种类型的血脂异常最常见(占 11.3%),在一般人群中 FCH 的发生率为 1%~2%。另有研究表明,在 40 岁以上原因不明的缺血性脑卒中患者中,FCH 为最多见的血脂异常类型。

有关 FCH 的发病机制尚不十分清楚,目前认为可能与以下几方面有关:①apoB 产生过多,因而 VLDL 的合成是增加的,这可能是 FCH 的主要发病机制之一。②小而密颗粒的 LDL-C 增加,LDL-C 颗粒中含 apoB 相对较多,因而产生小颗粒致密的 LDL-C。这种 LDL-C 颗粒的大小是与空腹血浆 TG 浓度呈负相关,而与 HDL-C 水平呈正相关。③酯酶活性异常和脂质交换障碍,脂蛋白酯酶(LPL)是脂蛋白代谢过程中一个关键酶。LPL 活性下降引起血浆 VLDL 清除延迟,导致餐后高脂血症。④apoA I 和 apoC III 基因异常。⑤脂肪细胞脂解障碍。

临床表现与诊断:FCH 的血脂异常特点是血浆 CHO 和 TG 均有升高,其生化异常类似于 II b 型高脂蛋白血症,临床上 FCH 患者很少见到各种类型的黄色瘤,但合并有早发性冠心病者却相当常见。FCH 的临床和生化特征及提示诊断要点如下:①第一代亲属中有多种类型高脂蛋白血症的患者;②早发性冠心病的阳性家族史;③血浆 TG、CHO 和 apoB 水平升高;④第一代亲属中无黄色瘤检出;⑤家族成员中 20 岁以下者无高脂血症患者;⑥表现为 II a、II b、IV 或 V 型高脂蛋白血症;⑦LDL-C/apoB 比例降低。一般认为,只要存在第①、②和③点就足以诊断 FCH。

4.继发性高胆固醇血症

(1)血浆胆固醇增高与动脉粥样硬化:CHO 高者发生动脉硬化、冠心病的频率高,但冠心病患者并非都有 CHO 增高。高血压与动脉粥样硬化是两种不同,又可互为因果、相互促进的疾病,高血压病时,血浆 CHO 不一定升高,升高可能伴有动脉粥样硬化。因此高胆固醇作为诊断指标来说,它不够特异,也不够敏感,只能作为一种危险因素。因此血浆 CHO 测定最常用作动脉粥样硬化的预防、发病估计、疗效观察的参考指标。

(2)血浆胆固醇增高与糖尿病:胰岛素的生理功能是多方面的,它可以促进脂蛋白酯酶(LPL)的活性,抑制激素敏感脂肪酶的活性,此外它还能促进肝脏极低密度脂蛋白胆固醇(VLDL)的合成与分泌,促进 LDL-C 受体介导的 LDL-C 降解等。由于胰岛素可通过多种方式和途径影响和调节脂质和脂蛋白代谢,据统计大约 40% 的糖尿病患者并发有异常脂蛋白血症,其中 80% 左右表现为高甘油三酯血症即 IV 型高脂蛋白血症。患者血脂的主要改变是 TG、CHO 和 LDL-C 的升高及 HDL-C 的降低。WHO 分型多为 IV 型,也可为 II b 型,少数还可表现为 I 或 V 型。流行病学调查研究发现,糖尿病伴有继发性异常脂蛋白血症的患者比不并发的患者冠心病的发病率高 3 倍,因此有效地防治糖尿病并发异常脂蛋白血症是降低糖尿病并发冠心病的关键之一。值得注意的是,并非发生于糖尿病患者的异常脂蛋白血症均是继发性的,其中一部分可能是糖尿病并发原发性异常脂蛋白血症。单纯的血脂化验很难完成对两者的鉴别,主要的鉴别还是观察对糖尿病治疗的反应。

(3)血浆胆固醇增高与甲状腺功能减退:甲状腺素对脂类代谢的影响是多方面的,它既能促进脂类的合成,又能促进脂质的降解,但综合效果是对分解的作用强于对合成的作用。该病患者的血脂改变主要表现为 TG、CHO 和 LDL-C 水平的提高。血脂变化的严重程度主要与甲状腺素的缺乏程度平行,而不依赖于这种缺乏的病理原因。甲状腺素能激活胆固醇合成的限速酶——HMG-CoA 还原酶,也可促进 LDL 受体介导的 LDL-C 的降解,还能促进肝脏胆固醇向胆汁酸的转化。这些作用的综合是降解和转化强于合成,故甲亢患者多表现为 CHO 和 LDL-C 降低,而甲状腺功能减退者表现为二者升高。

(4)血浆胆固醇增高与肾病综合征:肾病综合征血脂的主要改变为胆固醇和甘油三酯(TG)显著升高。血浆胆固醇与血浆清蛋白的浓度呈负相关。如果蛋白尿被纠正,肾病的高脂蛋白血症是可逆的。肾病综合征并发脂蛋白异常的机制尚不完全清楚,多数学者认为是由于肝脏在增加清蛋白合成的同时,也刺激了脂蛋白尤其是 VLDL 的合成。VLDL 是富含 TG 的脂蛋白,它又是 LDL-C 的前体。另一可能原因是 VLDL 和 LDL-C 降解减慢。由于 VLDL 和 LDL-C 合成增加,降解减慢,故表现为 CHO 和 TG 的明显升高。

(5)血浆胆固醇增高与肝脏疾病:肝脏是机体 LDL-C 受体最丰富的器官,也是机体合成胆固醇最主要的场所,它还能将胆固醇转化为胆汁酸。由于肝脏在脂质和脂蛋白的代谢中发挥多方面的重要作用,因此许多肝病并发有异常脂蛋白血症。

(三)血浆胆固醇病理性降低

低胆固醇血症较高胆固醇血症为少,低胆固醇血症也有原发与继发,前者如家族性 α 和 β 脂蛋白缺乏症;后者如消耗性疾病、恶性肿瘤的晚期、甲状腺功能亢进、消化和吸收不良、严重肝损伤、巨幼红细胞性贫血等。低胆固醇血症易发生脑出血,可能易患癌症(未证实)。雌激素、甲状腺激素、钙通道阻滞剂等药物使血浆胆固醇降低。此外,女性月经期可降低。

(陈淑贤)

第二节 甘油三酯检验

一、概述

(一)生化特征及病理生理

和胆固醇一样,由于甘油三酯(TG)低溶解度,它们和载脂蛋白结合在血浆中运送。富含甘油三酯的脂蛋白是乳糜微粒(来源于饮食的外源性甘油三酯)和极低密度脂蛋白(内源性甘油三酯)。

血浆 TG 来源有二:一是外源性 TG,来自食物;二是内源性 TG,是在肝脏和脂肪等组织中合成。主要途径有:①摄入的高热量食物中的葡萄糖代谢提供多余的甘油和脂肪酸,身体将其以脂肪形式贮存;②外源性 TG 超过机体能量需要,过剩的甘油和脂肪酸在组织(主要是脂肪组织)中再酯化为甘油三酯。肝脏合成 TG 的能力最强,但不能贮存脂肪,合成的 TG 与 $apoB_{100}$、apoC等,以及磷脂、胆固醇结合为 VLDL,由细胞分泌入血而至其他组织。如有营养不良、中毒、缺乏必需脂肪酸、胆碱与蛋白时,肝脏合成的 TG 不能组成 VLDL,而聚集在胞质,形成脂肪肝。

甘油三酯是一种冠心病危险因素,当 TG 升高时,应该给予饮食控制或药物治疗。另外,TG具有促血栓形成作用和抑制纤维蛋白溶解系统,TG 的促凝作用使体内血液凝固性增加,与冠心病(CHD)的发生有一定的关系,TG 可能通过影响血液凝固性而成为 CHD 的危险因素。

血浆 TG 升高一般没有 CHO 升高那么重要,对于 TG 是不是 CHD 的危险因子还有不同意见,TG 浓度和 HDL-C 浓度关系呈负相关。其显著增加(11.3 mmol/L)时易发生间歇性腹痛、皮肤脂质沉积和胰腺炎。大多数 TG 增高是由饮食引起。许多器官的疾病如肝病、肾脏病变、甲状腺功能减退、胰腺炎可并发继发性高甘油三酯血症。

(二)甘油三酯的检测

1.测定方法

TG 测定方法主要分化学法和酶法两大类,目前酶法测定为推荐方法。

TG 酶法的测定原理:TG 的测定首先用酯酶将 TG 水解为脂肪酸和甘油,再用甘油激酶催化甘油磷酸化为甘油-3-磷酸,后者可耦联甘油磷酸氧化酶-过氧化物酶的 GPOPAP 比色法或丙酮酸激酶-乳酸脱氢酶的动力学紫外测定法检测。

稳定性:血清置密闭瓶内 4~8 ℃可贮存一周,如加入抗生素和叠氮钠混合物保存,可存放 1~2 周,-20 ℃可稳定数月。脂血症血清浑浊时可用生理盐水稀释后测定。

2.参考范围

正常人 TG 水平受生活条件的影响,个体间 TG 水平差异比 CHO 大,呈明显正偏态分布。我国关于《血脂异常防治建议》中提出:理想范围≤1.7 mmol/L(150 mg/dL);边缘增高 1.7~2.25 mmol/L(150~200 mg/dL);增高 2.26~5.64 mmol/L(200~499 mg/dL);很高 ≥5.65 mmol/L(500 mg/dL)。

3.检查指征

(1)早期识别动脉粥样硬化的危险性和高脂蛋白血症的分类。

(2)对使用降脂药物治疗的监测。

二、引起 TG 病理性异常的常见疾病

(一)引起 TG 病理性增高的常见疾病

(1)饮食性:高脂肪高热量饮食、低脂肪高糖饮食、饮酒等。

(2)代谢异常:糖尿病、肥胖症、动脉粥样硬化、痛风等。

(3)家族性高甘油三酯血症。

(4)内分泌疾病:甲状腺功能减退症、Cushing 综合征、肢端肥大症等。

(5)肝胆道疾病:梗阻性黄疸、脂肪肝、Zieve 综合征。

(6)胰腺疾病:急性、慢性胰腺炎。

(7)肾疾病:肾病综合征。

(8)药物影响:ACTH、可的松、睾酮、利尿剂等。

(二)引起 TG 病理性降低的常见疾病

(1)内分泌疾病:甲状腺功能亢进症、Addison 病、垂体功能减退症。

(2)肝胆道疾病:重症肝实质性损害(肝硬化等)。

(3)肠疾病:吸收不良综合征。

(4)恶病质:晚期肿瘤、晚期肝硬化、慢性心功能不全终末期。

(5)先天性 β-脂蛋白缺乏症。

三、临床思路

见图 8-2。

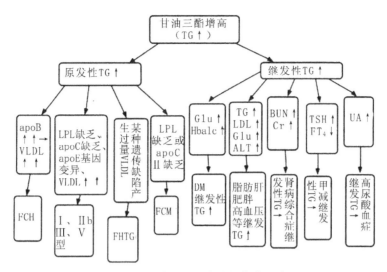

图 8-2 血清甘油三酯分析临床思路

(一)非疾病因素

健康人群 TG 水平受生活习惯、饮食条件、年龄等影响,TG 水平在个体内和个体间的波动均较大。

1.营养因素

许多营养因素均可引起血浆甘油三酯水平升高,大量摄入单糖亦可引起血浆甘油三酯水平升高,这可能与伴发的胰岛素抵抗有关;也可能是由于单糖可改变 VLDL 的结构,从而影响其清除速度。因我国人群的饮食脂肪量较西方国家为低,所以血清 TG 水平较欧美为低,与日本较接近。饭后血浆 TG 升高,并以 CM 的形式存在,可使血浆浑浊,甚至呈乳糜样,称为饮食性脂血。因此,TG 测定标本必须在空腹12~16 小时后静脉采集。进食高脂肪后,外源性 TG 可明显上升,一般在餐后 2~4 小时达高峰,8 小时后基本恢复至空腹水平,有的甚至在 2~3 天后仍有影响;进高糖和高热量饮食,因其可转化为 TG,也可使 TG 升高,故在检查时要排除饮食的干扰,一定要空腹采集标本。较久不进食者也可因体脂被动员而使内源性 TG 上升。

2.年龄与性别

儿童 TG 水平低于成人。30 岁以后,TG 可随年龄增长稍有上升。成年男性稍高于女性,60 岁以后可有下降,更年期后女性高于男性。

3.血液的采集

静脉压迫时间过长和将带有血凝块的血清保存时间太长都会造成 TG 升高。

4.干扰因素

血红蛋白>2 g/L 时会刺激甘油三酯增高。抗坏血酸>30 mg/L 和胆红素>342 μmol/L (20 mg/dL)时会引起甘油三酯假性降低,因为它们能和过氧化氢反应,阻断显色反应。

5.药物

某些药物会导致某些个体的异常脂蛋白血症。如果怀疑有这些影响,应考虑暂时停止使用相关药物并且要监测它对脂类的作用。常见有 β肾上腺素能受体阻断剂、利尿药、糖皮质激素及口服避孕药等可对异常脂蛋白血症形成影响。

6.酒精

过度饮酒是造成高甘油三酯血症的最常见的原因之一,常伴酒精性脂肪肝,均呈现Ⅳ型和Ⅴ型高脂蛋白血症,有时还并发胰腺炎和暴发性黄色瘤。在少数病例发生高脂血症的同时还伴发黄疸和溶血性贫血(Zieve综合征)。即使是适度持续饮酒也会导致甘油三酯有明显升高,高甘油三酯血症的影响在Ⅳ型出现前最明显,且由于同时摄入了饮食中脂肪而进一步加重。肝脏中的乙醇代谢抑制了脂肪酸的氧化,还导致了甘油三酯合成中游离脂肪酸的有效利用。特异的病征是脂质和GGT同时升高。戒酒会造成甘油三酯快速下降。

7.生活方式

习惯于静坐的人血浆甘油三酯浓度比坚持体育锻炼者要高。无论是长期或短期体育锻炼均可降低血浆甘油三酯水平。锻炼尚可增高脂蛋白酯酶活性,升高HDL水平,并降低肝酯酶活性。长期坚持锻炼,还可使外源性甘油三酯从血浆中清除增加。

8.吸烟

吸烟可增加血浆甘油三酯水平。流行病学研究证实,与正常平均值相比较,吸烟可使血浆甘油三酯水平升高9.1%。然而戒烟后多数人有暂时性体重增加,这可能与脂肪组织中脂蛋白酯酶活性短暂上升有关,此时应注意控制体重,以防体重增加而造成甘油三酯浓度的升高。

(二)血清TG病理性增高

血浆中乳糜微粒(CM)的甘油三酯含量达90%~95%,极低密度脂蛋白(VLDL)中甘油三酯含量也达60%~65%,因而这两类脂蛋白统称为富含甘油三酯的脂蛋白。血浆甘油三酯浓度升高实际上是反映了CM和/或VLDL浓度升高。凡引起血浆中CM和/或VLDL升高的原因均可导致高甘油三酯血症。病理性因素所致的TG升高称为病理性高脂血症。通常将血脂高于2.2 mmol/L(200 mg/dL)称为高脂血症。我国关于《血脂异常防治建议》中提出,TG升高是指TG大于1.65 mmol/L。研究证实:富含TG的脂蛋白是CHD独立的危险因素,TG增高表明患者存在代谢综合征,需进行治疗。

高甘油三酯血症有原发性和继发性两类,前者多有遗传因素,包括家族性高甘油三酯血症与家族性混合型高脂蛋白血症等。继发性见于肾病综合征、甲状腺功能减退、失控的糖尿病。但往往不易分辨原发或继发。高血压、脑血管病、冠心病、糖尿病、肥胖与高脂蛋白血症等往往有家族性积聚现象。例如,糖尿病患者胰岛素抵抗和糖代谢异常,可继发TG(或同时有胆固醇)升高,但也可能同时有糖尿病和高TG两种遗传因素。

1.原发性高甘油三酯血症

通常将高脂蛋白血症分为Ⅰ、Ⅱa、Ⅱb、Ⅲ、Ⅳ、Ⅴ六型,除Ⅱa型外,都有高TG血症。原发性高脂蛋白血症Ⅰ和Ⅲ型,TG明显升高;原发性高脂蛋白血症Ⅳ和Ⅴ型,TG中度升高。这些患者多有遗传因素。

(1)Ⅰ型高脂蛋白血症:是极为罕见的高乳糜微粒(CM)血症,为常染色体隐性遗传。正常人禁食12小时后,血浆中已几乎检测不到CM。但是,当有脂蛋白酯酶和/或apoCⅡ缺陷时,将引起富含甘油三酯的脂蛋白分解代谢障碍,且主要以CM代谢为主,造成空腹血浆中出现CM。病因:①脂蛋白酯酶(LPL)缺乏,影响了外源性TG的分解代谢。血浆TG水平通常在11.3 mmol/L(1 000 mg/dL)以上。由于绝大多数的TG都存在于CM中,因而血浆VLDL水平可正常或稍有增高,但是LDL-C和HDL-C水平是低下的。CM中所含CHO很少,所以血浆CHO并不升高或偏低。②apoCⅡ缺乏。apoCⅡ是LPL的激活剂,LPL在TG的分解代谢中起重要作用,需要 apoCⅡ 的同时存在。

临床特征:外源性脂蛋白代谢障碍,血浆中 CM 浓度显著升高。乳糜微粒(CM)血症患者常诉有腹痛发作,多在进食高脂或饱餐后发生。严重的高乳糜微粒(CM)血症时常伴有急性胰腺炎的反复发作。

(2)Ⅱb 型高脂蛋白血症:此型同时有 CHO 和 TG 增高,即混合型高脂蛋白血症。

(3)Ⅲ型高脂蛋白血症:亦称为家族性异常 B 脂蛋白血症,是由于 apoE 的基因变异,apoE 分型多为 E2/E2 纯合子,造成含 apoE 的脂蛋白如 CM、VLDL 和 LDL-C 与受体结合障碍,因而引起这些脂蛋白在血浆中聚积,使血浆 TG 和 CHO 水平明显升高,但无乳糜微粒血症。

(4)Ⅳ型高脂蛋白血症:此型只有 TG 增高,反映 VLDL 增高。但是 VLDL 很高时也会有 CHO 轻度升高,所以Ⅳ型与Ⅱb 型有时难以区分,主要是根据 LDL-C 水平做出判断。家族性高 TG 血症属于Ⅳ型。

(5)Ⅴ型高脂蛋白血症:与Ⅰ型高脂蛋白血症相比较,TG 和 CHO 均升高,但以 TG 增高为主,Ⅰ型高脂蛋白血症患者的空腹血浆中乳糜微粒升高的同时伴有 VLDL 浓度升高。鉴别Ⅰ型和Ⅴ型高脂蛋白血症很困难,最大的区别是Ⅴ型高脂蛋白血症发生年龄较晚,且伴有糖耐量异常。此型可发生在原有的家族性高 TG 血症或混合型高脂血症的基础上,继发因素有糖尿病、妊娠、肾病综合征、巨球蛋白血症等,易于引发胰腺炎。

(6)家族性高甘油三酯血症(FHTG):该病是常染色体显性遗传。原发性高甘油三酯血症是因过量产生 VLDL 引起。

原因:某种独特遗传缺陷干扰体内 TG 的代谢。

临床表现:①FHTG 易发生出血性胰腺炎,这与血浆中乳糜微粒浓度有直接的关系,推测是由于乳糜微粒栓子急性阻塞胰腺的微血管的血流;②FHTG 患者常同时合并有肥胖、高尿酸血症和糖耐量异常;③高 TG,若血浆甘油三酯浓度达到 11.3 mmol/L(1 000 mg/dL)或更高时,常可发现脾大,伴有巨噬细胞和肝细胞中脂肪堆积;④严重的高甘油三酯血症患者,空腹血浆中亦可存在乳糜微粒血症,而血浆 TG 浓度可高达 56 mmol/L(5 000 mg/dL);中度高甘油三酯血症患者合并糖尿病时,常引起血浆中 VLDL 明显增加,并会出现空腹乳糜微粒血症;轻到中度高甘油三酯血症患者常无特别的症状和体征;⑤在躯干和四肢近端的皮肤可出现疹状黄色瘤。

(7)家族性混合型高脂血症:这是一种最常见的高脂血症类型,主要表现为血浆胆固醇和甘油三酯浓度同时升高,其家族成员中常有多种不同的高脂蛋白血症表型存在。该症的主要生化特征是血浆 apoB 水平异常升高。

(8)HDL 缺乏综合征:见于一组疾病,如鱼眼病、apoAⅠ缺乏或丹吉尔(Tangier)病。大多数受累患者中,血浆甘油三酯仅轻度升高[2.26~4.52 mmol/L(200~400 mg/dL)],而血浆 HDL-C 浓度则显著降低。患者都有不同程度的角膜浑浊,其他临床表现包括黄色瘤(apoAⅠ缺乏症)、肾功能不全、贫血、肝脾大、神经病变。

(9)家族性脂质异常性高血压:这是近年来提出的一个新的综合病症,主要表现为过早发生家族性高血压、高血压伴富含甘油三酯的脂蛋白代谢异常。

(10)家族性脂蛋白酯酶缺乏病:家族性 LPL 缺乏病是一种较罕见的常染色体隐性遗传性疾病。儿童期间发病,显著的特征为空腹血存在明显的乳糜微粒,TG 极度升高,表现为Ⅰ型高脂蛋白血症。临床特点为经常的腹痛和反复的胰腺炎发作,皮疹性黄色瘤及肝脾肿大等。特异性检查显示肝素后血 LPL 活性极度降低,不足正常人的 10%,而 apoCⅡ 正常。

2.基因异常所致血浆 TG 水平升高

(1)CM 和 VLDL 装配的基因异常：人类血浆 apoB 包括两种，即 $apoB_{48}$ 和 $apoB_{100}$，这两种 apoB 异构蛋白是通过 apoB mRNA 的单一剪接机制合成。$apoB_{100}$ 通过肝脏以 VLDL 形式分泌，而 $apoB_{48}$ 则在肠道中合成，并以 CM 的形式分泌。由于 apoB 在剪接过程中有基因缺陷，造成 CM 和 VLDL 的装配异常，由此而引起这两种脂蛋白的代谢异常，引起高 TG 血症。

(2)脂蛋白酯酶和 apoCⅡ基因异常：血浆 CM 和 VLDL 中的甘油三酯有效地水解需要脂蛋白酯酶(LPL)和它的复合因子 apoCⅡ参与。脂蛋白酯酶和 apoCⅡ的基因缺陷将导致甘油三酯水解障碍，因而引起严重的高甘油三酯血症。部分 apoCⅡ缺陷的患者可通过分析肝素化后脂蛋白酯酶活性来证实。

(3)apoE 基因异常：apoE 基因异常可使含有 apoE 的脂蛋白代谢障碍，这主要是指 CM 和 VLDL。CM 的残粒是通过 apoE 与 LDL 受体相关蛋白结合而进行分解代谢，而 VLDL 则是通过 apoE 与 LDL 受体结合而进行代谢。apoE 基因有三个常见的等位基因即 E2、E3 和 E4。apoE2 是一种少见的变异，由于 E2 与上述两种受体的结合力都差，因而造成 CM 和 VLDL 残粒的分解代谢障碍。所以 apoE2 等位基因携带者血浆中 CM 和 VLDL 残粒浓度增加，因而常有高甘油三酯血症。

3.继发性高甘油三酯血症

许多代谢性疾病，某些疾病状态、激素和药物等都可引起高甘油三酯血症，这种情况一般称为继发性高甘油三酯血症。继发性高 TG 血症见于肾病综合征、甲状腺功能减退、失控的糖尿病、饥饿等。

(1)高甘油三酯血症与糖尿病：糖尿病患者胰岛素抵抗和糖代谢异常，可继发 TG(或同时有胆固醇)升高，这主要决定于血糖控制情况。由于病程及胰岛素缺乏程度不同，有较多的研究观察到高 TG 血症与胰岛素抵抗(IR)综合征之间存在非常密切的关系。青少年的 1 型糖尿病、重度胰岛素缺乏常伴有显著的高 TG 血症，这是由于胰岛素不足和来自脂肪组织的脂肪酸增加引起脂蛋白酯酶(LPL)缺乏，使 CM 在血浆中聚积。这促进了 TG 的合成。HDL-C 通常降低，LDL-C 升高。胰岛素治疗后很快恢复到正常水平。在 2 型糖尿病患者(T_2DM)的高胰岛素血症常引起内源性胰岛素过度分泌以补偿原有的胰岛素抵抗，大多数胰岛素抵抗综合征患者合并 TG 水平升高。同样部分高 TG 血症患者同时有肥胖及血浆胰岛素水平升高。更重要的是，胰岛素抵抗综合征也可引起 LDL-C 结构异常，若与高 TG 血症同时存在时，具有很强的致动脉粥样硬化作用。2 型糖尿病时 TG 和 VLDL(50%～100%)会出现中度增高，特别在肥胖患者尤为明显，可能是由于 VLDL 和 $apoB_{100}$ 合成的多，血浆 LDL-C 水平通常正常，但 LDL-C 富含甘油三酯。HDL-C 通常会减少且富含甘油三酯。

(2)高甘油三酯血症与冠心病：冠心病患者血浆 TG 偏高者比一般人群多见，但这种患者 LDL-C 偏高与 HDL-C 偏低也多见，一般认为单独的高甘油三酯血症不是冠心病的独立危险因素，只有伴以高胆固醇、高 LDL-C、低 HDL-C 等情况时，才有意义。

(3)高甘油三酯血症与肥胖：在肥胖患者中，由于肝脏过量合成 apoB，因而使 VLDL 的产生明显增加。此外肥胖常与其他代谢性疾病共存，如肥胖常伴有高甘油三酯血症、葡萄糖耐量受损、胰岛素抵抗和血管疾病，这些和 2 型糖尿病类似。腹部肥胖者比臀部肥胖者 TG 升高更为明显。

(4)高甘油三酯血症与肾脏疾病：高脂血症是肾病综合征主要临床特征之一。肾脏疾病时的血脂异常发生机制，主要是因 VLDL 和 LDL-C 合成增加，但也有人认为可能与这些脂蛋白分解代谢减慢有关。低清蛋白血症的其他原因也会产生相同的结果。中度病例通常会出现低水平的高胆固醇血症(Ⅱa 型),严重病例会出现高甘油三酯血症(Ⅱb 型)。如果蛋白尿被纠正,肾病的高脂蛋白血症是可逆的。

高脂蛋白血症在慢性肾衰包括血液透析中常见,但和肾病综合征不同的是,它以高甘油三酯血症为主。其原因是脂肪分解障碍,推测可能是由于尿毒症患者血浆中的脂蛋白酯酶被一种仍然未知的因子所抑制,血液透析后患者会表现出 CM 浓度升高和 HDL-C 水平下降。接受过慢性流动腹膜透析(CAPD)治疗的患者也常出现高脂蛋白血症。肾移植以后接受血液透析更容易出现 LDL-C 和 VLDL 的升高。此时免疫抑制药物起主要作用。

(5)高甘油三酯血症与甲状腺功能减退症:此症常合并有血浆 TG 浓度升高,这主要是因为肝脏甘油三酯酶减少而使 VLDL 清除延缓所致。

(6)高甘油三酯血症与高尿酸血症:大约有 80% 的痛风患者有高 TG 血症,反之,高 TG 血症患者也有高尿酸血症。这种关系也受环境因素影响,如过量摄入单糖、大量饮酒和使用噻嗪类药物。

(7)异型蛋白血症:这种情况可见于系统性红斑狼疮或多发性骨髓瘤的患者,由于异型蛋白抑制血浆中 CM 和 VLDL 的清除,因而引起高甘油三酯血症。

4.TG 的病理性降低

低 TG 血症是指 TG 低于 0.55 mmol/L(50 mg/dL)。见于遗传性原发性无或低 β 脂蛋白血症;继发性 TG 降低常见于代谢异常、吸收不良综合征、慢性消耗、严重肝病、甲状腺功能亢进、恶性肿瘤晚期和肝素应用等。

(陈淑贤)

第三节　高密度脂蛋白检验

一、概述

(一)生化特征和病理生理

高密度脂蛋白(HDL-C)是血清中颗粒最小、密度最大的一组脂蛋白。HDL-C 的主要蛋白质是 apoAⅠ。血清总胆固醇中大约有 25% 是以 HDL-C 的形式运送的。

HDL-C 的合成有三条途径:①直接由肝和小肠合成,由小肠合成分泌的 HDL-C 颗粒中主要含 apoAⅠ,而肝脏合成分泌的 HDL-C 颗粒则主要含 apoE;②由富含甘油三酯脂蛋白、乳糜微粒和 VLDL 发生脂溶分解时衍生而来;③周围淋巴中亦存在磷脂双层结构,可能是细胞膜分解衍生而来。

HDL-C 生理功能:HDL-C 是把外周组织过剩的胆固醇重新运回肝脏,或者将其转移到其他脂蛋白,如乳糜微粒、VLDL 残粒上,然后这些物质又被肝摄取,进行代谢,因此称为胆固醇的逆向转运。在肝内,胆固醇或者是直接分泌入胆汁,变成胆汁酸,或者在合成脂蛋白时又被利用。HDL-C 可以促进和加速胆固醇从细胞和血管壁的清除及将它们运送到肝脏。因此,它们的功能在很多方面和 LDL-C 相反。一般认为 HDL-C 有抗动脉粥样硬化(AS)形成作用。除上述功能外,HDL-C 的重要功能还包括作为 apoC 和 apoE 的储存库。它们的 apoC 和 apoE 不断地穿梭于 CM、VLDL 和 HDL-C 之间。如前所述,这不仅对 CM 和 VLDL 的甘油三酯水解,而且对这些脂蛋白的代谢,特别是为肝细胞结合和摄取都发挥重要作用。

(二)HDL-C 的检测

近年来关于 HDL-C 测定的方法进展很快,从各种沉淀法已发展到化学修饰、酶修饰、抗体封闭、化学清除等多种方法。目前主要测定方法为匀相测定法,测定胆固醇的酶只和 HDL-C 反应,使 HDL-C 测定更加方便准确。

1.测定方法——匀相测定法

(1)HDL-C 测定反应原理:①PEG 修饰酶法(PEG 法);②选择性抑制法(SPD 法);③抗体法(AB 法);④过氧化氢酶法(CAT 法)。

基本原理如下:首先向标本中加入表面活性剂将非 HDL-C 的脂蛋白结构破坏,使其中所含 CHO 与相应的酶反应而消耗,其后加入第二试剂,试剂中的表面活性剂破坏留下的 HDL-C 结构,使其中 CHO 得以和酶及显色剂反应而测得 HDL-C。

(2)稳定性:在存储过程中,由于脂蛋白间的相互作用,血清和血浆中的 HDL-C 会发生改变。因此,血清标本在 2~8 ℃可稳定 3 天,−20 ℃可稳定数周,长期保存样本应放在−70 ℃贮存。

2.参考范围

我国《血脂异常防治建议》提出的判断标准:理想范围＞1.04 mmol/L(＞40 mg/dL);减低≤0.91 mmol/L(≤35 mg/dL)。

美国胆固醇教育计划(NCEP)成人治疗组(ATP)1994 年提出的医学决定水平如下:HDL-C＜1.03 mmol/L(40 mg/dL)为降低,CHD 危险增高;HDL-C≥1.55 mmol/L(≥60 mg/dL)为负危险因素。

NCEP、ATPⅢ将 HDL-C 从原来的≤0.91 mmol/L(≤35 mg/dL),提高到＜1.03 mmol/L(40 mg/dL),是为了让更多的人得到预防性治疗。

3.检查指征

(1)早期识别动脉粥样硬化的危险性(非致动脉粥样硬化胆固醇成分的检测)。

(2)使用降脂药治疗反应的监测(在使用降脂药治疗的过程中应避免 HDL-C 的下降)。

二、HDL-C 异常常见原因

见表 8-2。

表 8-2 HDL-C 减低和增高常见原因

HDL-C 减低	HDL-C 增高
遗传性	原发性
Tanger 病	CETP 缺乏症
LCAT 缺陷症	HTGL 活性低下(角膜浑浊)
apoA I 异常	apoA I 合成亢进
家族性高胆固醇血症	HDL-C-R 异常
家族性混合型高脂血症	继发性

续表

HDL-C 减低	HDL-C 增高
急性疾病	长期大量饮酒
急性心肌梗死	慢性肝炎
手术	原发性胆汁性肝硬化
烧伤	CETP 活性增加
急性炎症	HTGL 活性降低
低脂肪高糖饮食	药物
吸烟	肾上腺皮质激素
雌激素减少	胰岛素
药物	烟酸及其诱导剂
β 受体阻滞剂	雌激素
肥胖	还原酶阻断剂
运动不足	β 羟 β 甲戊二酰辅酶 A（HMG-CoA）

三、临床思路

见图 8-3。

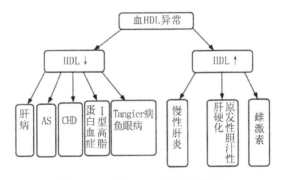

图 8-3　血清 HDL 分析临床思路

总胆固醇浓度超过 5.2 mmol/L(200 mg/dL) 的边缘性增高值时，就必须同时进行 HDL-C 的浓度测定。冠心病的发病和 HDL-C 之间存在负相关。HDL-C≤0.91 mmol/L(≤35 mg/dL) 是 CHD 的危险因素，HDL-C≥1.55 mmol/L(≥60 mg/dL) 被认为是负危险因素。HDL-C 降低多见于心、脑血管病、肝炎和肝硬化等患者。因此低 HDL-C 值便构成了一个独立的危险因素。

（一）非疾病因素

影响 HDL-C 水平的因素很多，主要有以下几个。

1.年龄

儿童时期，男女 HDL-C 水平相同，青春期男性开始下降，至 18～20 岁达最低点。

2.性别

冠心病发病率有性别差异，妇女在绝经期前冠心病的发病率明显低于同年龄组男性，绝经期后这种差别趋于消失。这是由于在雌激素的作用下，妇女比同年龄组男性有较高 HDL-C。随着雌激素水平的不断降低,男女 HDL-C 水平趋向一致,冠心病发病率的差异也就不复存在。

3.种族

黑种人比白种人高,中国人比美国人高。

4.饮食

高脂饮食可刺激肠道 apoA I 的合成,引起血浆 HDL-C 水平升高,尤其是饱和脂肪酸的摄入增加,可使 HDL-C 和 LDL-C 水平均升高,多不饱和脂肪酸(如油酸)并不降低 HDL-C 水平,却能使血浆 LDL-C 水平降低,故有益于减少 CHD 的危险。

5.肥胖

肥胖者常有 HDL-C 降低,同时伴 TG 升高。体重每增加 1 kg/m^2,血浆 HDL-C 水平即可减少 0.02 mmol/L(0.8 mg/dL)。

6.饮酒与吸烟

多数资料表明:吸烟者比不吸烟者的血浆 HDL-C 浓度低 0.08～0.13 mmol/L(3～5 mg/dL),即吸烟使 HDL-C 减低。适度饮酒使 HDL-C 和 apoA I 升高,与血浆 HDL-C 水平呈正相关,但取决于正常肝脏合成功能,长期饮酒损害肝脏功能,反而引起 HDL-C 水平下降。而少量长期饮酒因其血浆 HDL-C 和 apoA I 水平相对较高,所以患 CHD 的危险性低于不饮酒者。

7.运动

长期足够量的运动使 HDL-C 升高。

8.药物

降脂药中的普罗布考、β受体阻滞剂(普萘洛尔)、噻嗪类利尿药等,使 HDL-C 降低。

9.外源性雌激素

文献报道:接受雌激素替代疗法的妇女患 CHD 的危险性明显降低,这部分与雌激素能改善血脂代谢紊乱有关。雌激素可刺激体内 apoA I 合成,使其合成增加 25%,分解代谢无变化。孕激素可部分抵消雌激素升高血浆 HDL-C 水平的作用。然而,长期单用雌激素却有可能增加子宫内膜癌和乳腺癌的危险性,因此绝经后雌/孕激素干预试验需权衡到最佳的雌/孕激素配方,以发挥最大保护作用。

(二)血清 HDL-C 病理性降低

1.HDL-C 与动脉粥样硬化

血浆 HDL-C 浓度每降低 1%,可使冠心病(CHD)发生的危险升高 2%～3%,血浆 HDL-C 水平每升高 0.03 mmol/L(1 mg/dL),患 CHD 的危险性即降低 2%～3%,这种关系尤以女性为明显。绝经前女性 HDL-C 水平较高,与男性及绝经后女性相比 CHD 患病率低。

2.HDL-C 与高脂蛋白血症

高脂蛋白血症时,HDL-C 有病理性降低。I 型高脂蛋白血症,血脂测定 LDL-C、HDL-C 均降低,CHO 多正常,TG 极度升高,可达 11.3～45.2 mmol/L(1 000～4 000 mg/dL)。

3.家族遗传性低 HDL-C

即家族性低 α-脂蛋白血症,临床很常见,系常染色体显性遗传,其主要特征为血浆 HDL-C 水平低下,通常还合并血浆 TG 升高。

4.肝脏疾病

近年来特别值得注意的是肝脏疾病中 HDL-C 的改变。连续监测急性肝炎患者血浆中

HDL-C 胆固醇的水平,发现 HDL-C 水平与病程有关:在发病的第一周末,HDL-C 水平极度降低,脂蛋白电泳几乎检不出 α 脂蛋白带,此后随着病程的发展 HDL-C 逐渐升高直至正常。在病毒性肝炎和肝硬化患者,HDL-C 的降低主要表现为 HDL_3 的降低,HDL-C 的变化较少,而且 HDL_3 越低,预后越差,因此 HDL_3 水平可作为一个评估某些肝脏疾病患者功能状态及转归预后的一项参考指标。

5.其他

HDL-C 降低还可见于急性感染、糖尿病、慢性肾衰竭、肾病综合征等。β 受体阻滞剂、黄体酮等药物也可导致 HDL-C 降低。

(三)血清 HDL-C 病理性增高

HDL-C 增加可见于慢性肝炎、原发性胆汁性肝硬化。有些药物如雌性激素、苯妥英钠、HMG-CoA 还原酶抑制剂、烟酸等可以使 HDL-C 升高。绝经的妇女常用雌激素做替代疗法有升高 HDL-C 和降低 CHD 危险性的作用。

(陈淑贤)

第四节　低密度脂蛋白检验

一、概述

(一)生化特性和病理生理

低密度脂蛋白(LDL)是富含胆固醇(CHO)的脂蛋白,其组成中 45% 为 CHO,其蛋白成分为 $apoB_{100}$。血浆中 LDL 来源有两个途径:一是由 VLDL 异化代谢转变;二是由肝脏合成、直接分泌入血。LDL 是在血液中由 VLDL 经过中间密度胆固醇(IDL)转化而来的。

LDL 的主要生理功能:将内源性 CHO 从肝脏运向周围组织细胞,在动脉内膜下沉积脂质,促进动脉粥样硬化形成。由于血浆中胆固醇大约 75% 以 LDL 的形式存在,所以可代表血浆胆固醇水平。

LDL 组成发生变化,形成小而密的 LDL(SLDL),易发生氧化修饰,形成氧化型 LDL(Ox-LDL)或称变性 LDL。清道夫受体对 Ox-LDL 的摄取和降解速度比 LDL 快 3～10 倍,与 Ox-LDL的结合不受细胞内 CHO 浓度的影响,只有使胆固醇浓度升高的单向调节,而没有下调作用,且随着 Ox-LDL 氧化修饰程度的升高,动脉内膜和内皮细胞对 LDL 的摄取和降解也升高,从而形成了大量的泡沫细胞,促进了动脉粥样硬化的发生。LDL 经化学修饰(氧化或乙酰化)后,其中 $apoB_{100}$ 变性,通过清道夫受体被巨噬细胞摄取,形成泡沫细胞停留在血管壁内,导致大量的胆固醇沉积,促使动脉壁形成粥样硬化斑块。

(二)LDL-C 的检测

1.测定方法

匀相测定法:①增溶法(SOL 法);②表面活性剂法(SUR 法);③保护法(PRO 法);④过氧化氢酶法(CAT 法);⑤紫外法(CAL 法)。

基本原理如下:首先向标本中加入表面活性剂将非 LDL-C 的脂蛋白结构破坏,使其中所含CHO 与相应的酶反应而消耗,其后加入第二试剂,试剂中的表面活性剂破坏留下 LDL-C 结构,使其中 CHO 得以和酶及显色剂反应而测得 LDL-C。

过去常通过 Friedewald 公式计算法间接推算 LDL-C 的量。

$$LDL\text{-}C(mg/dL)=CHO-(HDL\text{-}C+TG/5)$$
$$LDL\text{-}C(mmol/L)=CHO-(HDL\text{-}C+TG/2.2)$$

按此公式计算求得 LDL-C 含量时,要求 CHO、HDL-C 和 TG 测定值必须准确,方法必须标准化,才能得到 LDL-C 的近似值;也有人在应用上述公式后再减去 Lp(a)中胆固醇值予以校正。Friedewald 公式只适用于 TG 小于 4.52 mmol/L 时。

稳定性:血清样本必须放在密闭容器中,在 2～4 ℃条件下可稳定 7 天,－70 ℃可稳定30 天。

2.参考范围

LDL-C 水平随年龄增高而上升,青年与中年男性高于女性,更年期女性高于男性。中老年为 2.73～3.25 mmol/L(105～125 mg/dL)。

我国《血脂异常防治建议》提出的判断标准如下:理想范围＜3.12 mmol/L(120 mg/dL);边缘升高 3.15～3.61 mmol/L(121～139 mg/dL);升高＞3.64 mmol/L(140 mg/dL)。

美国胆固醇教育计划(NCEP)成人治疗组第三次报告(ATPⅢ)提出的医学决定水平如下:理想水平＜2.58 mmol/L(100 mg/dL);接近理想 2.58～3.33 mmol/L(100～129 mg/dL);边缘增高 3.64～4.11 mmol/L(130～159 mg/dL);增高 4.13～4.88 mmol/L(160～189 mg/dL);很高≥4.91 mmol/L(≥190 mg/dL)。

3.检查指征

早期识别动脉粥样硬化的危险性,使用降脂药治疗过程中的监测反应。

二、LDL-C 升高常见原因

见表 8-3。

表 8-3 LDL-C 增高与降低常见原因

LDL-C 增高	LDL-C 降低
动脉粥样硬化	急性病(可下降 40%)
冠心病	无 β 脂蛋白血症
高脂蛋白血症	甲状腺功能亢进
甲状腺功能减退	消化吸收不良
肾病综合征	营养不良
梗阻性黄疸	肝硬化
慢性肾衰竭	急性肿瘤

三、临床思路

见图 8-4。

(一)非疾病因素

1.饮食

高脂肪饮食会使血浆 LDL-C 增高,低脂肪饮食和运动可使其降低。

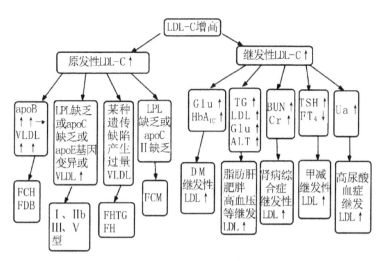

图 8-4　血清 LDL-C 测定临床思路

2.肥胖

肥胖者 LDL-C 常增高。

3.妊娠

妊娠早期开始缓慢升高,至妊娠后 3 个月时可高于基线的 50%,产后可恢复至原水平。

4.年龄与性别

成年人 LDL-C 逐渐升高,女性更年期后高于男性。

5.药物

如雄激素、β 受体阻滞剂、环孢霉素、糖皮质激素都可使 LDL-C 升高,而使用雌激素和甲状腺素可使 LDL-C 下降。

(二)血浆 LDL-C 病理性增高

LDL-C 是所有血浆脂蛋白中首要的致动脉粥样硬化(AS)脂蛋白。已经证明,粥样硬化斑块中的 CHO 来自血液循环中的 LDL-C。LDL-C 致 AS 作用与其本身的一些特点有关,即 LDL-C 相对较小,能很快穿过动脉内膜层,经过氧化或其他化学修饰后的 LDL-C,具有更强的致 AS 作用。由于小颗粒 LDL-C 易被氧化,所以比大颗粒 LDL-C 更具致 AS 作用。

血浆 LDL-C 升高的原因是来源增多或分解减少。血中 LDL-C 是 CHO 的主要携带者,升高主要反映 CHO 增加。血中 LDL-C 上升已成为动脉粥样硬化重要的危险因素,故称为致动脉粥样硬化因子。

(三)血浆 LDL-C 病理性降低

Ⅲ型高脂蛋白血症特征性血浆脂蛋白谱改变如下:①VLDL 水平显著升高,包括大颗粒的 VLDL1 和小颗粒 VLDL2 均升高。②IDL 也明显升高。③LDL 水平降低,但 LDL 的结构却有某种异常,主要表现为 LDL 中 TG 含量相对较多,其颗粒较小。LDL 这种结构改变与高甘油三酯血症时 LDL 结构变化类似,所以有人认为Ⅲ型高脂蛋白血症的 LDL 结构改变,可能与其同时存在的高甘油三酯血症有关,而 HDL 水平降低或无明显变化。

（陈淑贤）

第五节　载脂蛋白 A 检验

一、概述

(一)生化特性和病理生理

组成脂蛋白中的蛋白部分称为载脂蛋白(apo)。apo 是决定脂蛋白性质的主要蛋白成分。各种 apo 主要是在肝合成,小肠也可合成少量。近年发现除肝外,脑、肾、肾上腺、脾、巨噬细胞也能合成 apo。在不同的脂蛋白中,apo 的种类、含量和功能也不同。

apo 的主要生理功能有:①构成脂蛋白,使血浆脂质成为可溶性;②激活或抑制脂蛋白代谢有关的酶;③识别脂蛋白受体,与特异性脂蛋白受体结合;④结合和转运脂质,稳定脂蛋白结构等。在与临床联系上,apoB 和 apoAⅠ是最重要的。许多研究指出作为主要的蛋白成分,它们与 LDL-C 和 HDL-C 相比,有相同或更好地预测冠心病发生危险性的价值。因为 LDL-C 和 HDL-C 的主要蛋白成分就是 apoB 和 apoAⅠ。

(二)apoA 检测

1.检测方法

主要采用速率散射免疫浊度法和免疫透射比浊法。

检测原理:血清 apoAⅠ与试剂中的特异性抗人 apoAⅠ抗体相结合,形成不溶性免疫复合物,使反应液产生浊度,在波长 340 nm 测定吸光度,吸光度反映血清标本中 apoAⅠ的浓度。

稳定性:血清可以在 4 ℃条件下保存至少 3 天。在 −20 ℃条件下,使用抗生素和抗氧化剂可以使 apoAⅠ保持稳定至少 6 个月。最好在 −80 ℃冷冻保存。

2.参考范围

apoAⅠ:1.05～1.72 g/L(男);1.17～1.74 g/L(女)。

3.检查指征

(1)早期识别冠心病的危险性,对具有早期动脉粥样硬化发生家族史者进行发病危险性估计。

(2)使用调节血脂药治疗过程中的反应监测。

二、血清 apoA 异常常见原因

(一)apoA 升高

apoA 升高的疾病较为少见,见于肝脏疾病、肝外胆道阻塞、人工透析。

(二)apoA 减低

常见于动脉粥样硬化、冠心病、脑血管病、肝功能降低、糖尿病、酒精性肝炎等。家族性混合型高脂血症时,apoA 和 HDL-C 都会轻度下降,CHD 危险性高。apoA 缺乏症(Tangier 病)、家族性低 α-脂蛋白血症、鱼眼病等,血清中 apoA 与 HDL-C 水平极低。

三、临床思路

见图 8-5。

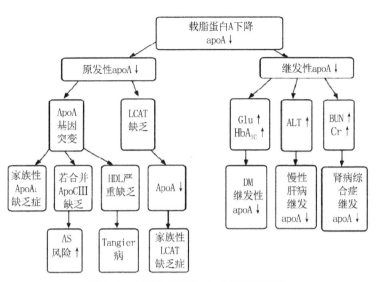

图 8-5　血清载脂蛋白 A 分析临床思路

(一)非疾病因素

apoAⅠ随年龄波动较小,女性稍高于男性,但差异不明显,80 岁以后,男女 apoAⅠ均下降。apoAⅠ是 HDL-C 中的主要载脂蛋白,影响其血浆水平的因素同 HDL-C。

中国人的 apoAⅠ水平与美国人接近,和黑人水平相似。

(二)apoA 病理性下降

在病理状态下,HDL-C 的脂类与组成往往发生变化。所以 apoAⅠ的升降不一定与 HDL-C 成比例。同时测定 apoAⅠ与 HDL-C 对病理生理状态的分析更有帮助。比如冠心病(CHD)者,apoAⅠ偏低,脑血管患者 apoAⅠ也明显降低。家族性高甘油三酯血症患者,HDL-C 往往偏低,但 apoAⅠ不一定低,并不增加 CHD 危险,但家族性混合型高脂血症患者,apoAⅠ与 HDL-C 都有轻度下降,CHD 危险性高。apoAⅠ缺乏症、家族性低 α 脂蛋白血症、鱼眼病等患者,apoAⅠ与 HDL-C 极低。

1.apoAⅠ和 CHD

用 HDL-C 水平来预测 CHD 的危险性已经比较肯定。apoAⅠ和 apoAⅡ是构成 HDL-C 的主要结构蛋白,占 HDL-C 蛋白质的 90%,所以测定 apoA 应该和测定 HDL-C 有相同的作用。从理论上来说测定 apoAⅠ可能比 HDL-C 更为精确,更能反映脂蛋白状态。apoAⅠ可以用于预测 CHD 及用于评价 CHD 危险性,并与动脉粥样硬化呈负相关,而 apoAⅡ作为冠心病危险因子没有价值。

2.家族性 apoAⅠ缺乏症

这一类 apoAⅠ降低的患者都合并 HDL-C 降低,其 apoAⅠ降低的原因可能是因为 apoAⅠ基因突变所致。此症属常染色体显性遗传,但并不是所有这类患者都发展成 CHD。有些人在 apoAⅠ缺乏的同时合并有 apoCⅢ的缺乏时,会出现大面积的动脉粥样硬化损害。血脂水平随其表型而变化,一般患者都有轻度 TG 升高,但很少有 CHO 升高。

3.血浆高密度脂蛋白缺乏症(Tangier 病)

Tangier 病是一种少见的常染色体隐性遗传疾病,其特点为血浆 CHO 和 HDL-C 降低,而组织,特别是在单核-巨噬细胞系统胆固醇酯聚积。血浆 apoAⅠ在纯合子者只有正常的 1%~3%;

而杂合子者则为正常的一半。其生化缺陷的机制还不明了,但根据胆固醇酯的聚积和 HDL-C 降低来推论,可能是细胞 CHO 的储存和处置发生了问题。

4.家族性卵磷脂-胆固醇酯酰基转移酶(LCAT)缺乏症

本病是由于 LCAT 缺乏引起。血浆 apoAⅠ可降到正常的 5%～30%;HDL-C 降到正常的 10%,病程长者可有蛋白尿和肾衰竭。

5.引起 apoAⅠ继发性下降的病因

未控制的糖尿病、慢性肝病、肾病综合征、慢性肾衰竭等都可以引起 apoAⅠ降低。

(三)apoAⅠ病理性增高

高 α 脂蛋白血症:发生于某些家族,其 HDL-C 持续明显升高,apoAⅠ升高的情况和 HDL-C 平行。本病的基因情况尚不清楚,重要的是应除外引起继发性 HDL-C 升高的因素。

(陈淑贤)

第六节　载脂蛋白 B 检验

一、概述

(一)生化特性和病理生理

载脂蛋白 B(apoB)也是一种重要的载脂蛋白,apoB 是一类在相对分子质量、免疫性和代谢上具有多态性的蛋白质,依其相对分子质量及所占百分比可分为 B_{100}、B_{48}、B_{74}、B_{26} 及少量 B_{50},它们都是 B_{100} 的降解物。正常情况下,以 $apoB_{100}$ 和 $apoB_{48}$ 较为重要。$apoB_{100}$ 或称大 B,在肝脏合成,存在于由肝合成的脂蛋白中,主要转运内源性 CHO,结合于周围组织细胞表面的 LDL 受体,与 CHO 在细胞内沉积关系密切。另外一种为 $apoB_{48}$,或称小 B,其相对分子质量为 $apoB_{100}$ 的 48%,来源于小肠,可能由小肠壁细胞合成,参与外源性 CHO 转运,不与 LDL 受体结合。

apoB 生理功能:①参与 VLDL 的合成、装配和分泌;②$apoB_{100}$ 是 VLDL、IDL、和 LDL 的结构蛋白,参与脂质转送;③70% LDL 经受体途径清除,$apoB_{100}$ 是介导 LDL-C 与相应受体结合必不可少的配体;④$apoB_{48}$ 为 CM 合成和分泌所必需,参与外源性脂质的消化吸收和运输。

$apoB_{100}$ 主要分布于血浆 VLDL、IDL 和 LDL 中,占这 3 类脂蛋白中蛋白含量的 25%、60%、95%,而 $apoB_{48}$ 则分布于 CM 中,占其蛋白含量的 5%。正常人空腹所测 apoB 为 $apoB_{100}$。正常情况下,apoB 水平随 CHO 和 LDL-C 水平变动。每一个 LDL、IDL、VLDL 与 Lp(a)颗粒中均含有一分子 $apoB_{100}$,因 LDL 颗粒居多,大约有 90% 的 apoB 分布在 LDL 中,故血清 apoB 主要代表 LDL 水平,它与 LDL 呈显著正相关,但当高甘油三酯血症时(VLDL 极高),apoB 也会相应地增高。

$apoB_{100}$ 也有多态性的特点,$apoB_{100}$ 基因突变所引起的疾病有:家族性低 β 脂蛋白血症与家族性 $apoB_{100}$ 缺陷症,后者由于 $apoB_{100}$ 3500 位上的精氨酸被谷氨酸所置换,临床表现为高胆固醇血症。

(二)apoB 的检测

1.检测方法

主要采用速率散射免疫浊度法和免疫透射比浊法。

检测原理:血清 apoB 与试剂中的特异性抗人 apoB 抗体相结合,形成不溶性免疫复合物,使反应液产生浊度,在波长 340 nm 测定吸光度,吸光度反映血清标本中 apoB 的浓度。

稳定性:血清可以在 4 ℃条件下保存至少 3 天。在−20 ℃条件下,使用抗生素和抗氧化剂可以使 apoB 保持稳定至少 6 个月。最好在−80 ℃冷冻保存。

2.参考范围

男性:apoB 合适范围为 0.59～1.43 g/L。

女性:apoB 合适范围为 0.61～1.56 g/L。

3.检查指征

(1)早期识别冠心病的危险性,对具有早期动脉粥样硬化发生家族史者进行发病危险性估计。

(2)使用调节血脂药治疗过程中的反应监测。

(3)高脂蛋白血症分型与诊断。

二、血清 apoB 异常常见原因

apoB 增高见于动脉粥样硬化、肥胖、2 型高脂血症、胆汁淤滞、肾病、甲状腺功能减退等。

apoB 减低见于肝脏疾病和甲状腺功能亢进等。

三、临床思路

见图 8-6。

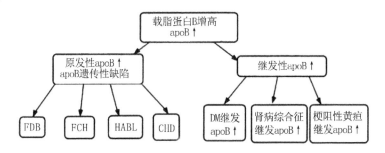

图 8-6 血清载脂蛋白 B 增高思路

(一)非疾病因素

血浆中 apoB 水平均随年龄增高而上升,至 70 岁以后,apoB 不再上升或开始下降,50 岁以前男性高于女性,50 岁以后女性高于男性。

中国人的 apoB 水平低于欧美人。

(二)apoB 病理性异常

1.apoB 病理性增高

(1)家族性载脂蛋白 B_{100} 缺陷症(FDB)病因.①由于 2 号染色体上 apoB 基因突变造成 $apoB_{100}$ 上 3 500 位的氨基酸被置换,影响了 LDL-C 的分解代谢,导致家族性载脂蛋白 B_{100} 缺陷症;②受遗传和环境因素相互作用影响。

临床表现:主要是血浆 CHO 和 LDL-C 浓度中等或重度升高,这类患者的血浆胆固醇水平虽较家族性高胆固醇血症(FH)患者低,但两者在临床上很难区别。

FDB 和家族性高胆固醇血症(FH)都是由于 LDL-C 分解代谢障碍而引起的高胆固醇血症,然而两者所致高胆固醇血症的病理生理机制不同。FDB 是 apoB 遗传缺陷即配体的缺陷所致,而 FH 则是 LDL-C 受体的遗传缺陷所致。

FDB 患者合并冠心病的危险性与 FH 者相类似。60 岁以前发生冠心病者大约占 1/3。肌腱黄色瘤发现率38%,脂质角膜弓 28%,颈动脉粥样硬化斑块48%。大多数 FDB 者若伴周围血管疾病则常合并有高血压。

(2)apoB 增高和家族性混合型高脂血症:受累者可表现为弗雷德里克森分型的Ⅱa 型(以 LDL-C 升高为主)、Ⅱb 型(LD-C 和 VLDL 同时升高)或Ⅳ型高脂血症(以 VLDL 升高为主或伴有 LDL-C 升高)。

(3)apoB 增高和高 β 载脂蛋白血症(HABL):此类患者 LDL-C 常在参考值范围内,但 apoB 浓度升高。患者多半有轻、中度高 TG 血症或饭后 TG 的清除延迟,发生 CHD 的危险性增加。HABL 的这些特点和那些总 CHO 和 LDL-C 都升高的家族高脂血症相似,所以要想鉴别这两种情况,测定 apoB 就至关重要了,但必须同时用同一样品测定 CHO、LDL-C,apoB 才能鉴别。有报道指出患 CHD 的患者中 HABL 占 18.9%,而无 CHD 的对照组中只有 8.4%。

(4)apoB 增高和 CHD:流行病学与临床研究中已确认,高 apoB 是 CHD 的危险因素,并且 apoB 是各项血脂指标中较好的动脉粥样硬化(AS)标志物。在高 apoB 的 CHD 患者的药物干预实验中表明,降低 apoB 可以减少 CHD 发病及促进粥样斑块的消退。

apoB 和 LDL-C 同样是 CHD 的危险因素,可用于估计 CHD 的危险性、降脂治疗效果等。有人认为 apoB 在评定 CHD 的危险性方面优于血脂和脂蛋白,因此建议用 apoB 浓度来评定 CHD 的危险性。测定 apoB 优于计算法求得的 LDL-C。

(5)apoB 增高和糖尿病:对于糖耐量降低和 2 型糖尿病患者,apoB 的测定也是有价值的,因为这两种患者 CHD 的发病率明显升高,患者有低 HDL-C、高 TG 血症,但血清 CHO 和非糖尿病患者无大区别,所以 apoB 可以是一个有用的指标。

(6)其他:甲状腺功能减退、肾病综合征、肾衰竭、梗阻性黄疸,apoB 都可能升高。

2.apoB 病理性降低

(1)无 β 脂蛋白血症(ABL):一种常染色体隐性遗传疾病,apoB 合成、分泌缺陷,使含 apoB 的脂蛋白,如 CM、VLDL、LDL 合成代谢障碍,伴随脂肪吸收和代谢紊乱。无 β 脂蛋白血症可能是由 TG 微粒体脂转移蛋白缺陷引起,这种患者血浆 CHO 和 TG 明显降低,确诊则需要根据临床表现、肠黏膜的变化和无血浆 apoB 的判断。

临床特征。①胃肠道症状:在小肠和肝内没有 apoB,其结果就是引起食物中脂肪在肠管堆积而导致吸收不良。②血液异常。ABL 患者有轻至中度贫血,引起大多数循环红细胞为棘形红细胞。患者明显缺乏脂溶性维生素 A、E,导致神经系统和视网膜的病损,如色素性视网膜炎、共济失调等症状。③血脂异常。ABL 患者胆固醇水平很低,其范围为 0.5～1.3 mmol/L,TG 也很低,HDL 下降,血中检测不到apoB,CM、VLDL 和 LDL。

治疗:限制饮食中脂肪摄入,尤其是长链饱和脂肪酸,这可在很大程度上缓解吸收障碍症状。对 ABL 患者,目前推荐从饮食中另外补充多不饱和脂肪酸,例如多进食玉米等。大量补充脂溶性维生素 E、A、K。

（2）低 β 脂蛋白血症。①病因：一种常染色体显性遗传疾病。和无 β 脂蛋白血症一样，其血浆 apoB 分泌速度降低，较大的不完整的 apoB 分子可能促进 LDL 受体清除血浆 LDL，造成较低的 CHO 水平，但除非是纯合子患者，它不会像无 β 脂蛋白血症患者那么低。由于 apoB 基因缺陷，患此病时所产生的异常 apoB 不能和脂质结合。杂合子时血浆 apoB 浓度不会超过正常水平的 1/4～1/2，而纯合子的临床表现和无 β 脂蛋白血症不易区别。这两种情况都可以通过测定血清 apoB 来确定，但变性的 apoB 用常规方法可能检测不出来。②临床特征和治疗同 ABL 患者，但对于低 β 脂蛋白血症的诊断，其家族调查有助于诊断，因为和无 β 脂蛋白血症不同，本病患者通常较易发现患同样病的亲属。

（3）其他：恶性肿瘤、营养不良、甲状腺功能亢进都可能使血浆 apoB 水平降低。

（三）载脂蛋白 A I（apoA I）/蛋白 B（apoB）比值

测定 apoA I 和 apoB 能直接反映 HDL-C 和 LDL-C 水平。脂蛋白中的 CHO 含量在病理情况下可发生变化，因而 HDL-C 和 LDL-C 不能代替 apoA I 和 apoB 测定。一般认为，动脉粥样硬化和冠心病时，apoA I 下降，apoB 升高，特别是冠心病时，apoB 升高比 CHO、LDL-C 升高更有意义。脑血管病时，apoA I 和 HDL-C 下降更明显，而 apoB 往往正常，脑出血时，apoB 还可能偏低。有人主张用 apoB/apoA I 比值代替 LDL-C/HDL-C 比值作为动脉粥样硬化的指标。

参考值：1.0～2.0。

临床意义：比值随年龄增长而降低，动脉粥样硬化、冠心病、糖尿病、高脂血症、肥胖等可明显降低。

（陈淑贤）

第七节　载脂蛋白 E 检验

一、概述

（一）生化特性和病理生理

载脂蛋白 E（apoE）主要存在于 CM、VLDL、IDL 和部分 HDL 中。apoE 来源于多种组织，如肝、小肠、肾、脑星状细胞、巨噬细胞等。

apoE 的生理功能：①组成脂蛋白，是 CM、VLDL、IDL 和部分 HDL 的结构蛋白；②作为配体与 LDL 受体和 apoE 受体结合；③具有某种免疫调节作用；④参与神经细胞的修复。

apoE 是一个多态蛋白，有三种异构体，即 E2、E3、E4，而且以六种等位基因形式存在，即 apoE2/2、E2/3、E2/4、E3/3、E3/4、E4/4。人群中以 E3/3 最多（60%），E3/4、E3/2 次之（两者之和为 25%），E2/4、E4/4 较少，E2/2 最少（<1%）。在血脂正常人群中，各 apoE 表型者的血浆胆固醇（CHO）水平高低依次是 E4/4＞E4/3＞E4/2＞E3/3＞E3/2＞E2/2。这种 apoE 表型影响个体间血浆胆固醇水平的作用并不受环境和其他遗传背景的干扰，并且 apoE2 的降 CHO 作用是 apoE4 升 CHO 作用的 2～3 倍。apoE 表型也可影响个体间血浆 TG 水平，即 apo E2/2、E2/3、E2/4、E3/4 者的血浆 TG 水平明显高于 E3/3，同时发现 E4/4 者，HDL-C 浓度明显低于

E3/3 者。apoE 和 LDL 受体的结合是从血循环中除去富含 apoE 的脂蛋白（乳糜微粒残核、VLDL、IDL）的必需机制，它决定了胆固醇和甘油三酯的自体调节。apoE2 不和 LDL 受体结合。含有 apoE2 的 VLDL 和残骸清除缓慢，引起肝脏 LDL 受体的激活，而 apoE4 颗粒则作用相反。因此，apoE4 有潜在的致动脉粥样硬化作用，而 apoE2 则具有保护作用。

临床可见 apoE4 伴以较高的血清 CHO 水平，apoE4 等位基因多见于家族性及迟发的阿尔茨海默（Alzheimer）病（老年性痴呆），E2/2 可见于Ⅲ型高脂蛋白血症。这些等位基因在胆固醇的自体调节中起主要作用，因此，apoE 基因变异在Ⅲ型高脂血症（Remnant 病）和在 Alzheimer 病中也有潜在的临床价值。

（二）apoE 的检测

1.检测方法

（1）apoE 的定量检测：免疫化学法，特别是免疫散射和免疫比浊检测法。

（2）apoE 的表现型：等电聚集后的免疫印迹法。

（3）apoE 的基因型：DNA 杂交（已有商品化的寡核苷酸）。

2.检查指征

apoE 及 apoE 的基因型检查指征：①Ⅲ型高脂蛋白血症（HLP）的诊断，特别是 apoE2 的纯合子和 apoE/apoB 的比值；②Alzheimer 病（老年性痴呆）。

3.参考值

apoE：0.03～0.06 g/L。

二、apoE 基因异常常见原因

（1）apoE2/2 表型是家族性异常 B 脂蛋白血症（FD）的发病条件和高甘油三酯血症的主要原因。

（2）apoE4/4 表型患 CHD 和缺血性脑血管疾病的危险性增加，与老年性痴呆（Alzheimer）显著相关。

三、临床思路

见图 8-7。

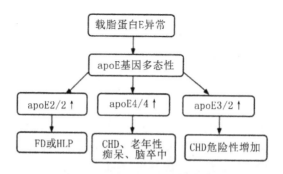

图 8-7　血清 apoE 分析临床思路

apoE 基因多态性是决定血 CHO 及 LDL-C 的遗传因素，大量流行病学资料证明，apoE 基因多态性对正常人群血脂水平、高脂血症和 CHD 有十分明显的影响，如与 apoE3/3 相比，发现 apoE4 携带者 LDL-C 升高，apoE2 与 apoE4 者 TG 升高，apoE4/3 表型者易患 CHD，与其他致脂蛋白代谢异常的基因相比,apoE4者发现CHD的危险性更高。

（一）apoE基因多态性与家族性异常β脂蛋白血症

家族性异常β脂蛋白血症（FD）又名Ⅲ型高脂蛋白血症,曾称为结节性黄色瘤。是由于apoE基因的变异而影响乳糜微粒和VLDL残粒的分解代谢,该症较为少见。此类患者极低密度脂蛋白（VLDL）电泳时常移至β位置,而不是正常的前置β位置,这种VLDL为β-VLDL。由于β-VLDL是Ⅲ型高脂蛋白血症的最突出表现,且具有明显的家族聚集性,所以称为家族性异常β脂蛋白血症。

1.病因

apoE基因的多态性也可影响各类高脂蛋白血症患者的血脂和脂蛋白水平,尤其是apoE2/2表型与FD相伴随,绝大多数的FD患者为apoE2/2表型,故apoE2/2被认为是FD发病的必备条件。有研究表明,apoE2/2者无论其血浆CHO浓度高低,都伴有VLDL结构异常（富含胆固醇酯）、血浆IDL浓度升高和LDL-C浓度降低。apoE缺乏可能会和Fredrickson分类的Ⅲ型高脂蛋白血症（HLP）同时发生。apoE基因变异是Ⅲ型高脂蛋白血症发病的必备条件之一。apoE4携带者,小肠吸收CHO增加,所以apoE4携带者采用饮食疗法治疗高脂血症效果最明显。apoE2携带者体内脂肪酸合成明显高于apoE3者,这种体内脂肪酸合成增加是apoE2者易伴发高甘油三酯血症的主要原因。

2.生化和临床特征

Ⅲ型高脂蛋白血症患者的血脂改变表现为血浆胆固醇和甘油三酯浓度同时升高。血浆胆固醇浓度通常高于7.77 mmol/L（300 mg/dL）,可高达26.00 mmol/L。血浆甘油三酯浓度升高的程度（若以mg/dL为单位）与血浆胆固醇水平大体相当或更高。若血浆胆固醇和甘油三酯浓度同时升高,且两者相当时,应考虑到Ⅲ型高脂蛋白血症的可能。

Ⅲ型高脂蛋白血症的特征性血浆脂蛋白谱改变使VLDL水平显著升高,中间密度脂蛋白（IDL）也明显升高,低密度脂蛋白（LDL）水平降低,高密度脂蛋白（HDL）水平降低或无明显变化。其中VLDL水平升高包括大颗粒VLDL（VLDL1）和小颗粒VLDL（VLDL2）均升高。

多年来,一直认为富含胆固醇的β-VLDL是Ⅲ型高脂蛋白血症具有诊断意义的特征。1973年哈韦尔（Havel）等首先发现这类患者血浆中有一种富含精氨酸的载脂蛋白（现称为载脂蛋白E,apoE）,且其浓度很高。近20年来有关apoE与Ⅲ型高脂蛋白血症关系的研究取得了深入的进展。

所以,apoE基因分析对Ⅲ型高脂蛋白血症的诊断具有重要意义。凡有apoE基因异常并存在β-VLDL者,即可诊断FD;若同时伴有血浆胆固醇和甘油三酯水平升高,则称为Ⅲ型高脂蛋白血症。

（二）apoE基因多态性与CHD

各种apoE表型者患CHD的危险性不同。芬兰人心肌梗死的患病率居世界首位,其apoE4频率（0.227）分布较高,而apoE2频率（0.041）分布较低;亚洲人CHD患病率较低,而apoE4等位基因频率（0.064）也较低。有研究发现,CHD组apoE3/3频率分布（0.462）显著低于对照组（0.670）。提示:apoE3/3表型者不易患CHD,具有一定的保护作用。apoE3/2、apoE4/3、apoE4/4表型者患CHD的危险性增加,国内外的研究结果亦支持CHD患者中apoE4/4的频率分布较高。无论性别,凡apoE4携带者CHD危险性均上升,且这种关系不受高血压、吸烟、肥胖与糖尿病等危险因素的影响。

(三)apoE 基因多态性与脑卒中

临床研究表明：缺血性脑卒中的患者其 apoE4 等位基因的频率明显高于对照组，故认为 apoE4 等位基因携带者很可能具有缺血性脑血管疾病的遗传易感性。

(四)apoE 基因多态性与老年性痴呆

在老年性痴呆患者中 apoE4/4 表型者频率异常高。提示：apoE 基因多态性也可能与神经系统疾病之间存在一定的关系。

总之，apoE4 是脂质代谢紊乱和心、脑血管疾病的重要遗传标志，与其他致脂蛋白代谢异常的基因相比，apoE4 者发现 CHD 的危险性更高。

（陈淑贤）

第九章 微量元素检验

第一节 主要微量元素代谢紊乱

一、铁代谢紊乱

(一)铁的代谢

铁(iron,Fe)在体内分布很广,几乎所有组织都含有铁。铁在人体内可分为两类:一类是功能铁,系指体内具有重要生理功能的铁,包括血红蛋白(占 67.58%)、肌红蛋白(约 3%)、少量含铁酶及运铁蛋白中所含的铁;另一类是贮存铁,贮存铁又分为铁蛋白和含铁血黄素,铁蛋白的铁是可以被立即动用的贮存铁,而含铁血黄素是不能立即被动用的贮存铁。铁以肝、脾组织含量最高,其次肺组织。

人体内含铁量为 3~5 g。在整个消化道均可吸收铁,但主要部位在十二指肠及空肠上段。Fe^{2+} 较 Fe^{3+} 易吸收,食物中的铁多为 Fe^{3+},所以必须经过消化道将 Fe^{3+} 还原成 Fe^{2+} 才能充分吸收。吸收的 Fe^{2+} 在肠黏膜上皮细胞内重新氧化为 Fe^{3+},并与脱铁蛋白结合,形成储存形式的铁蛋白。运铁蛋白(transferrin,Tf)是一种在肝内生成的 β_1 球蛋白,分子量为 86 000,在血流里起运载铁的作用。运铁蛋白可将铁运送至骨髓用于血红蛋白合成,或运送至网状内皮细胞储存起来,或运送至各种细胞供含铁酶合成等,或运往需铁的组织中。影响铁吸收的因素很多,胃酸和胆汁都具有促进铁吸收的作用。

正常人排铁量很少,一般每天排泄 0.5~1.0 mg,主要通过肾脏、粪便和汗腺排泄,另外女性月经期、哺乳期也将丢失部分铁。

(二)铁的生物学作用

1.合成血红蛋白

红细胞功能是输送氧,每个红细胞约含 2.8 亿个血红蛋白分子,每个血红蛋白分子又含 4 个铁原子,血红蛋白中的铁约占体内总铁量的 2/3,这些亚铁血红素中的铁原子,是携带和输送氧的重要成分。铁缺乏会影响血红蛋白的合成而致贫血。

2.合成肌红蛋白

每个肌红蛋白含一个亚铁血红素,肌红蛋白内的铁约占体内总铁量的3%。肌红蛋白是肌肉贮存氧的地方,当肌肉运动时,它可以提供或补充血液输氧的不足,供肌肉收缩。

3.构成人体必需的酶

铁参与细胞色素酶、过氧化氢酶、过氧化物酶等的合成,并激活琥珀酸脱氢酶、黄嘌呤氧化酶等活性,它是细胞代谢不可缺少的物质。

4.铁参与能量代谢

研究表明,机体内能量的释放与细胞线粒体聚集铁的数量多少有关,线粒体聚集铁越多,释放的能量也就越多。

5.铁与免疫功能

实验表明缺铁将造成机体免疫机制受损、白细胞功能障碍、淋巴细胞功能受损、抗体产生受抑制等,容易导致感染。

(三)铁缺乏与中毒

1.铁缺乏症与缺铁性贫血

缺铁是指机体铁量低于正常。根据缺铁的程度可分三个阶段:第一阶段为铁减少期(iron depletion,ID),属于缺铁的最早期,此期贮存铁减少,血清铁蛋白浓度下降;第二阶段为红细胞生成缺铁期(iron deficiency erythropoiesis,IDE),又称无贫血缺铁期此期除血清铁蛋白下降外,血清铁也下降,总铁结合力增高(运铁蛋白饱和度下降);第三阶段为缺铁性贫血期(iron deficiency anemia,IDA),此期除以上指标异常外,血红蛋白和红细胞比积下降,出现不同程度低色素性贫血。

缺铁性贫血是指体内可用来制造血红蛋白的贮存铁已被用尽,机体铁缺乏,红细胞生成受到障碍时发生的贫血。引起缺铁性贫血的原因:铁的需要量增加而摄入不足,可见于生长快速的婴儿、青少年、月经期、妊娠期和哺乳期的妇女。铁吸收不良,可见胃次全切除术后、长期严重腹泻、胃游离盐酸缺乏等。失血,可见于消化道出血、妇女月经量过多、慢性血管内溶血等。缺铁性贫血,一般最常见的症状有面色苍白、倦怠乏力、心悸和心率加快、眼花耳鸣、体力活动后气促等。应加强妇幼保健,指导婴儿喂养,对较大儿童应纠正偏食,重视月经过多,对早产儿、孪生儿、胃肠切除、妊娠期妇女及反复献血者应预防性口服铁剂。最常用的制剂为硫酸亚铁。

2.铁中毒

铁中毒可分为急性铁中毒和慢性铁中毒:急性铁中毒见于过量误服亚铁盐类,食用铁器煮的食物如山里红,静脉注射铁剂过量等。成人比较少见,常见于儿童;慢性铁中毒也称继发性血色病。可见于长期过量服用或注射铁剂,摄入含铁量高的特殊食品,慢性酒精中毒铁的吸收增加,原发性血色病,小肠吸收过多的铁,肠外输入过多的铁,通常由多次大量输血引起等。急性铁中毒,可出现少尿、肾衰竭、肝脏损害、中枢神经系统和心血管系统中毒等表现;慢性铁中毒,儿童主要见于重型地中海贫血和反复输血引起的含铁血黄素沉着症。慢性铁中毒进展缓慢,多在中年期才出现原发性血色病,其临床表现可有不同程度的各脏器受损的表现,如肝脏肿大、心脏疾病、胰腺病变、垂体功能低下等。预防铁中毒应提高对铁中毒的危害性认识,防止误服外形美观的糖衣或糖浆铁剂,不可认为铁剂是"补药"而超过规定剂量服用。对于因某些疾病需反复大量输血,或肝硬化引起的慢性铁中毒,则应着眼于原发疾病的防治。

二、碘代谢紊乱

(一)碘的代谢

正常人体内含碘(iodine,I)为 20～25 mg。碘主要从食物中摄入,食物中的无机碘溶于水形成碘离子,以消化道吸收为主,经门静脉进入体循环,吸收后的碘有 70%～80% 被摄入甲状腺细胞内贮存、利用,其余分布于血浆、肾上腺、皮肤、肌肉、卵巢和胸腺等处。碘的排泄主要通过肾脏,每天碘的排出量约相当于肠道吸收的量,占总排泄量的 85%,其他由汗腺、乳腺、唾液腺和胃腺分泌等排出。

(二)碘的生物学作用

碘通过甲状腺素促进蛋白质的合成,活化多种酶,调节能量代谢。甲状腺功能亢进时,甲状腺素合成和释放过多,基础代谢率增高,反映了碘的利用增加;而甲状腺功能减退时,甲状腺合成和释放过少,基础代谢率降低。这两种情况都反映了碘及甲状腺代谢紊乱而导致的疾病。甲状腺素能提高中枢神经系统的兴奋性,维持中枢神经系统结构,加速生长发育,保持正常的机体新陈代谢,加速各种物质的氧化过程,促进糖的吸收与利用,对脂肪的分解氧化,胆固醇的转化和排泄都起促进作用。所以碘是通过甲状腺素而发挥其生理作用的,甲状腺素具有的生物学作用都与碘有关。

(三)碘缺乏与中毒

1.碘缺乏与地方病

碘缺乏病是指由于长期碘摄入不足所引起的一类疾病。由于这些病具有地区性特点,故称为地方性甲状腺肿和地方性克汀病。

(1)地方性甲状腺肿:地方性甲状腺肿一般指碘缺乏所致甲状腺肿,是以甲状腺代谢性肿大,不伴有明显甲状腺功能改变为特征,可见于包括新生儿在内的各年龄人群。地方性甲状腺肿的主要原因是缺碘,凡是能坚持碘盐预防的病区,该病基本上能得到控制。轻者为可触及或肉眼可见的颈部甲状腺部位局部稍肿大,质软,边界不是很清楚,多为对称性弥漫性肿大。重者腺体巨大,腺体内常同时存在结节状改变,有些则以结节为主。世界大多数国家包括我国在内,都采取食盐加碘的方法,预防甲状腺肿。对早期患者可采用口服碘剂,对结节性甲状腺肿可采用碘注射液,注射到甲状腺局部。

(2)地方性克汀病:地方性克汀病是全身性疾病,碘缺乏是引起克汀病发病的根本原因,其临床表现是生长发育迟缓、身材矮小、智力低下、聋哑、神经运动障碍及甲状腺功能低下。对地方性克汀病可采用碘盐、口服碘剂及碘化油肌内注射等方法进行防治。

2.碘过量与高碘性甲状腺肿

碘过量通常发生于摄入含碘量高的食物,以及在治疗甲状腺肿等疾病中使用过量的碘剂等情况。常见的有高碘性甲状腺肿,碘性甲状腺功能亢进等。

(1)高碘性甲状腺肿:与碘缺乏病相反,在一些平原地区,由于碘离子富集,出现高碘区,过量无机碘在甲状腺内抑制激素合成,以致引起甲状腺滤泡胶质潴留,引起高碘性甲状腺肿。高碘性甲状腺肿随着摄碘量的增加,甲状腺肿大率上升。两性均可发病,女性多于男性。其预防是除去高碘来源,对饮水型病区可改用含碘正常饮水,对进食高碘海产品过多的地区可发展蔬菜生产,从而减少过量碘的摄入。

(2)碘性甲状腺功能亢进:此病为碘诱发的甲状腺功能亢进,是由于长期大量摄碘所致,可发生在用碘治疗的甲状腺肿大患者中,也可见于高碘性甲状腺患者。临床表现多汗、乏力、手颤抖、性情急躁、心悸、食欲亢进、体重下降、怕热等。一般无明显凸眼。其防治采用减少碘摄入量,可自行缓解。

三、锌代谢紊乱

(一)锌的代谢

正常成年人体内含锌(zinc,Zn)总量为 $2\sim3$ g。锌主要在十二指肠和空肠通过主动运转机制被吸收,锌进入毛细血管后由血浆运输至肝及全身,分布于人体各组织器官内,以视网膜、胰腺及前列腺含锌较高,锌主要由粪便、尿、汗、乳汁及头发排泄。失血也是丢失锌的重要途径。

(二)锌的生物学作用

1.锌可作为多种酶的功能成分或激活剂

锌是机体中 200 多种酶的组成部分,人体内重要的含锌酶有碳酸酐酶、胰羧肽酶、RNA 聚合酶、DNA 聚合酶、醛脱氢酶、苹果酸脱氢酶、胸嘧啶核苷激酶、谷氨酸脱氢酶、乳酸脱氢酶、碱性磷酸酶、亮氨酸氨肽酶及丙酮酸氧化酶等。它们在蛋白质、脂肪、糖和核酸代谢以及组织呼吸中都起重要作用。

2.促进机体生长发育

锌是调节基因表达的必需组成部分,因此,缺锌后创伤的组织愈合困难,性器官发育不全或减退,生长发育不良,儿童将出现缺锌性侏儒症。

3.促进维生素 A 的正常代谢和生理功能

锌参与维生素 A 还原酶和视黄醇结合蛋白的合成,促进视黄醛的合成和变构,维持血浆维生素 A 的正常浓度,促进肝脏中维生素 A 的动员,对维持人体正常适应有重要的作用。

4.参与免疫功能过程

人和动物缺锌时,可显著降低 T 细胞功能,引起细胞介导免疫改变,使免疫力降低。动物缺锌体重减轻,胸腺、脾脏萎缩。

(三)锌缺乏与中毒

1.锌缺乏症

缺锌常见食物含锌量低,吸收障碍,不良的饮食习惯,锌丢失增加(如失血、灼伤),锌需要量增加(如妊娠、哺乳、生长期)等,其临床表现食欲减退、消化功能减退、免疫力降低、厌食、异食癖(嗜土)、生长发育迟缓、性发育障碍、毛发枯黄等。临床可见营养性侏儒症,原发性男性不育症等。

其防治可采用饮食及锌剂治疗,一般来说,动物性食物含锌较丰富,饮食需多吃瘦肉、禽蛋、猪肝、鱼类等。锌剂如硫酸锌、葡萄糖酸锌等。

2.锌中毒

锌中毒可能发生于大量口服、外用锌制剂,长期使用锌剂治疗,以及空气、水源、食品被锌污染等,临床表现腹痛、呕吐、腹泻、厌食、昏睡、倦怠、消化道出血等症状。其防治需定期检查血锌和发锌,采取缺多少补多少的治疗原则,血锌和发锌高时,可用金属络合剂,按疗程适量进行锌治疗。

四、硒代谢紊乱

(一)硒的代谢

人体内硒(selenium,Se)的含量为 14～21 mg。硒主要在十二指肠吸收,吸收入血后硒主要与 α-球蛋白或 β-球蛋白结合,小部分与极低密度脂蛋白结合而运输。硒可以分布到所有的软组织,以肝、胰腺,肾和脾含量较多。硒主要从尿排出,部分经胆汁由粪便排出,少量也可通过汗、肺和乳汁排泄。

(二)硒的生物学作用

1.硒是谷胱甘肽过氧化物酶(GSH-P$_X$)的重要组成成分

每分子该酶可与 4 个硒原子结合,催化的反应为:

$$2GSH+H_2O_2 \xrightarrow{GSH\text{-}P_X} GSSG+2H_2O$$

GSH-P$_X$ 催化 2 分子 GSH 氧化生成 GSSG,利用 H$_2$O$_2$ 使有毒的过氧化物还原成相对无毒的羟化物,从而保护所有的生物膜不被氧化所降解。因此,硒在分解过多的 H$_2$O$_2$,保护细胞膜,减少过氧化物起到重要的作用。

2.参与辅酶 A 和辅酶 Q 的合成

在机体代谢、三羧酸循环及呼吸链电子传递过程中发挥重要作用。

3.保护视器官的健全功能

虹膜及晶状体含硒丰富,含有硒的 GSH-P$_X$ 和维生素 E 可使视网膜上的氧化损伤降低,糖尿病患者的失明可通过补充硒得到改善,亚硒酸钠可使一种神经性的视觉丧失得到改善。

4.硒和金属是体内抵抗有毒物质的保护剂

硒和金属有很强的亲和力,是一种天然的对抗重金属的解毒剂,其机制是无机硒与金属相结合,形成金属-硒-蛋白质复合物从而降低有毒元素的危害,它对汞、镉、铅、砷都有解毒作用。

5.增强机体免疫力

硒能促进淋巴细胞产生抗体,增强机体对疾病的抵抗力。

6.保护心血管和心肌

硒参与保护细胞膜的稳定性及正常通透性,消除自由基的毒害作用,抑制脂质的过氧化反应,从而保护心肌的正常结构和功能,降低心血管病的发病率,防止冠心病及心肌梗死。

7.调节维生素 A、C、E、K 的代谢

硒能调节维生素 A、C、E、K 的吸收与消耗,并能与维生素 E 起协同作用,加强维生素 E 抗氧化作用。

8.对肿瘤的影响

在体外其硒浓度＞1.0 mg/L 时可通过抑制细胞增生、DNA 复制及蛋白质合成而直接影响肿瘤细胞的生长。硒可干扰致癌物的代谢。动物致癌试验中,观察到硒对皮肤癌、乳癌、肺癌、结肠癌、肝癌等有显著的抑制作用。

(三)硒缺乏与中毒

1.硒缺乏

硒缺乏已被证实是发生克山病的重要原因,克山病是一种以心肌坏死为主的地方病,其临床表现为心力衰竭或心源性休克、心律失常、心功能失代偿。克山病发病快,症状重,患者往往因抢救不及时而死亡。口服亚硒酸钠,症状会神奇般地消失,甚至痊愈,可见硒对克山病的发病有明显效果。

此外,缺硒与大骨节病有关。大骨节患者表现为骨关节粗大、身材矮小、劳动力丧失。其防治用硒及维生素 E 治疗有效。

2.硒中毒

硒摄入过多可致中毒。急性硒中毒其临床表现头晕、头痛、无力、恶心、汗液有蒜臭味、脱发和指甲脱落、寒战、高热、手指震颤等。长期接触小剂量硒化物,一般 2～3 年出现为慢性硒中毒。

五、铜代谢紊乱

(一)铜的代谢

正常人体内含铜(cuprum,Cu)为 80～100 mg。铜经消化道吸收,主要吸收部位是十二指肠和小肠上段。铜被吸收进入血液,铜离子与血浆中清蛋白疏松结合,形成铜-氨基酸-清蛋白络合物进入肝脏,该络合物中的部分铜离子与肝脏生成的 α_2-球蛋白结合,形成铜蓝蛋白,铜蓝蛋白再从肝脏进入血液和各处组织,铜蓝蛋白是运输铜的基本载体。人体内以肝、脑、心及肾脏含铜浓度最高。其次为脾、肺和肠。肌肉和骨骼等含铜量较低。铜经胆汁、肠壁、尿液和皮肤排泄。

(二)铜的生物学作用

1.维护正常的造血机能及铁的代谢

铜能促进幼稚红细胞的成熟,使成熟红细胞从骨髓释放进入血液循环,铜蓝蛋白能促进血红素和血红蛋白的合成。铜能促进铁的吸收和运输,铜蓝蛋白可催化二价铁氧化成三价铁,对生成运铁蛋白有重要作用。

2.构成超氧化物歧化酶、赖氨酰氧化酶等多种酶类

铜是 CuZn-SOD(铜锌-超氧化物歧化酶)催化活性所必需的成分,它们催化超氧离子成为氧和过氧化氢,从而保护活细胞免受毒性很强的超氧离子的毒害,是保护需氧生物细胞赖以生存的必需酶。铜参与赖氨酸氧化酶的组成,赖氨酸氧化酶影响胶原组织的正常交联,从而形成弹性蛋白及胶原纤维中共价交联结构,维持组织的弹性和结缔组织的正常功能。另外,铜参与 30 多种酶的组成和活化,构成体内许多含铜的酶如酪氨酸氧化酶,以及含铜的生物活性蛋白如铜蓝蛋白、肝铜蛋白等。

(三)铜缺乏与中毒

1.铜缺乏症

铜缺乏症主要原因:①处于生长阶段,需要量大而供给量相对不足。②长期腹泻和营养不良。③伴有小肠吸收不良的病变。④肾病综合征,尿内蛋白含量增加,铜丢失过多。⑤长期使用螯合剂。

临床表现:①贫血,因为铜影响铁的吸收、运送、利用及细胞色素系与血红蛋白的合成。②骨骼发育障碍,缺铜骨质中胶原纤维合成受损,胶原蛋白及弹力蛋白形成不良。③生长发育停滞。④肝、脾大等。防治可用硫酸铜溶液或葡萄糖酸铜。

2.铜中毒

金属铜属微毒类,铜化合物属低毒和中等毒类。

(1)急性铜中毒:饮用与铜容器或铜管道长时间接触的酸性饮料,误服铜盐等,均可引起急性铜中毒,出现恶心、呕吐、上腹部痛、腹泻、眩晕、金属味等,重者出现高血压、昏迷、心悸,更甚者可

因休克、肝肾损害而致死亡。其防治应脱离接触,用1‰亚铁氰化钾洗胃,后服牛乳、蛋清保护胃黏膜。用盐类泻剂排除肠道内积存的铜化合物。

(2)慢性铜中毒:长期食用铜量超过正常供给量的10倍以上,可能会出现慢性铜中毒,表现胃肠道症状。长期接触铜尘者可有呼吸道及眼结膜刺激,可发生鼻咽膜充血、鼻中隔溃疡、结膜炎和眼睑水肿等,同时有胃肠道症状。铜可致接触性和致敏性皮肤病变,出现皮肤发红、水肿、溃疡和焦痂等。其防治可用络合剂(如依地酸二钠钙)使之解毒排泄。

六、铬代谢紊乱

(一)铬的代谢

人体内含铬(chromium,Cr)量约为60 mg。铬经口、呼吸道、皮肤及肠道吸收,入血后与运铁蛋白结合运至肝脏及全身。铬广泛分布于所有组织,其中以肌肉、肺、肾、肝脏和胰腺的含量较高。组织中铬含量是血铬含量的10~100倍,因此有人认为血铬一般不能作为人体铬营养状态的指标。铬的排泄,主要由尿中排出,少量从胆汁和小肠经粪便排出,微量通过皮肤丢失。

(二)铬的生物学作用

1.促进胰岛素的作用及调节血糖

胰岛素是糖代谢的核心物质。胰岛素发挥调节作用,必须有铬参加,其作用是含铬的葡萄糖耐量因子促进在细胞膜的巯基(—SH)和胰岛素分子A链的两个二硫键(—S—S—)之间形成一个稳定的桥,协助胰岛素发挥作用。血清铬减少时,胰岛素内铬也减少,糖耐量受损,严重时出现尿糖。补充铬可加速血糖的运转,使之转变为糖原或脂肪贮存备用,从而调节血糖。

2.降低血浆胆固醇

铬能增加胆固醇的分解和排泄。缺铬可使脂肪代谢紊乱,出现高胆固醇血症,因而容易诱发动脉硬化和冠心病。

3.促进蛋白质代谢和生长发育

铬与机体中核蛋白、蛋氨酸、丝氨酸等结合,对蛋白质代谢起到重要作用。在DNA和RNA的结合部位发现有大量的铬,说明铬在核酸的代谢或结构中发挥作用。试验证明,缺铬生长发育迟缓。另外铬对血红蛋白的合成及造血过程,具有良好的促进作用。

(三)铬缺乏与中毒

1.铬缺乏症

铬缺乏主要是摄入不足或消耗过多,其临床表现主要是高血糖、高脂血症等与胰岛素缺乏相类似的症状,引起葡萄糖耐量降低,生长停滞,动脉粥样硬化和冠心病等,其防治为适当补充含铬量高的食物,如动物肝脏、粗粮、粗面粉、牛肉等。

2.铬中毒

铬经口、呼吸道及皮肤等吸收后,大部分分布在肝、肺、肾三个脏器,若过量摄入铬,可发生肝、肺、肾功能障碍,出现恶心、呕吐、腹泻、吞咽困难,甚至休克。接触铬化物将有皮肤损害,出现丘疹或湿疹,有瘙痒感,另外铬可引起上呼吸道炎症和黏膜溃疡。其防治为皮肤受到污染时,应及时用清水冲洗。误服者应立即洗胃,用牛奶或蛋清保护食管和胃黏膜等。

七、锰代谢紊乱

(一)锰的代谢

正常成人体内含锰(manganese,Mn)为 12～20 mg。锰主要在小肠吸收,吸收入血的锰与血浆 β-球蛋白结合为转锰素分布到全身,以骨骼、肝、脑、肾、胰、垂体含锰较多,小部分进入红细胞形成锰卟啉,迅速运至富含线粒体的细胞中,约有 2/3 潜留于线粒体内。锰的排泄主要由肠道、胆汁、尿液排泄。

(二)锰的生物学作用

1.锰是多种酶的组成成分及激活剂

锰是脯氨酸酶、精氨酸酶、超氧化物歧化酶、丙酮酸羧化酶等的组成成分,锰参与碱性磷酸酶、脱羧酶、氧化酶、醛缩酶等的激活,它不仅参与脂类和糖的代谢,还与蛋白质的生物合成密切相关。

2.促进生长发育

锰不但参与蛋白质的合成,还参与遗传信息和性腺的分泌,缺锰可发生输精管退行性变、精子减少、性欲减退以致不育,锰是硫酸软骨素合成酶的必需辅助因子,依赖锰的聚合酶和半乳糖转移酶是黏多糖合成时所必需的,缺锰时硫酸软骨素代谢及黏多糖合成将受到影响,软骨生长障碍,出现骨骼畸形,生长发育停滞,智力下降。

此外锰与造血功能密切相关,还发现锰是过氧化物酶的组成成分,因此锰与衰老密切相关。

(三)锰缺乏与中毒

1.锰缺乏病

(1)侏儒症:成人男性身高不满 130 cm,女性不满 110 cm 的可诊断为侏儒症。侏儒症与内分泌功能异常有关,内分泌功能又受多种微量元素的影响,锰是硫酸软骨素合成酶的必需辅助因子,与硫酸软骨素代谢、黏多糖合成、结缔组织韧性、硬度及钙磷代谢密切相关。缺锰软骨生长障碍,生长发育停滞引起侏儒症。

(2)贫血:贫血除与微量元素铁、铜相关外,还与锰的缺乏有关,锰在线粒体内含量较高,而血红素的合成与线粒体有密切的关系。锰有刺激红细胞生成素和促进造血的作用。据报道贫血患者血锰减少,锰与贫血密切相关。另外,锰与肿瘤的发生相关。

2.锰中毒

(1)非职业性中毒:口服高锰酸钾,轻者可引起恶心、呕吐、胃部疼痛、口腔烧灼感。重者可呈现口唇黏膜肿胀糜烂、血便、剧烈腹痛、休克而死亡。

(2)职业性中毒:锰矿的开采和冶炼,生产干电池、油漆、电焊条和陶瓷等,工人均可接触大量的锰烟和锰尘,长期接触,可导致职业性锰中毒。其临床表现为头晕、头痛、恶心、嗜睡、记忆力降低、性功能减退、易兴奋、肌张力增强、四肢僵直、语言含糊不清、震颤、共济失调等,早期以自主神经功能紊乱和神经衰弱综合征为主,继而出现锥体外系神经受损的症状。

八、钴代谢紊乱

(一)钴的代谢

正常成人体内含钴(cobalt,Co)约为 1.5 mg,钴主要由消化道和呼吸道吸收,某些金属离子能影响钴的吸收,如铁在十二指肠的转运过程与钴相似,所以这两种金属存在着吸收竞争。钴通过小肠进入血浆后由三种运钴蛋白(transcobalamin Ⅰ、Ⅱ、Ⅲ)结合后运至肝脏及全身,通常以肝、肾和骨骼中钴的含量较高,钴主要通过尿液排泄,少量通过肠道、汗腺、头等途径排泄。

(二)钴的生物学作用

钴是维生素 B_{12} 的组成成分。维生素 B_{12} 是水溶性维生素,它是一种含钴的配合物,体内的钴主要以维生素 B_{12} 的形式发挥作用。维生素 B_{12} 在人体内参与造血,促进红细胞的正常成熟;参与脱氧胸腺嘧啶核苷酸的合成;参与体内一碳单位的代谢。

(三)钴缺乏与中毒

1.钴缺乏

人体钴缺乏时,将影响维生素 B_{12} 的形成,若维生素 B_{12} 缺乏,可使骨髓细胞的 DNA 合成时间延长,从而引起巨幼红细胞贫血。另外,维生素 B_{12} 缺乏可引起口腔及舌溃疡、炎症、急性白血病、骨髓疾病等。

2.钴中毒

多为治疗贫血时引起钴中毒,其临床表现为食欲缺乏、呕吐、腹泻等,其防治可采用高渗葡萄糖解毒,保肝、利尿。

九、有害微量元素

人类健康问题与有害微量元素之间的关系,随着逐年增加对有害微量元素的利用而受到重视。危害人体健康的有害微量元素多来自食物和饮水,但由于工业界的大量使用或开采金属、合金等而暴露在环境中,也造成不少因职业和环境而引起的疾病。

(一)铅

铅(lead,Pb)是一种具有神经毒性的重金属元素,其理想血浓度为零,主要经呼吸道、消化道和皮肤吸收,入血后随血流分布到全身各器官和组织。铅的排泄大部分经肾脏由尿排出,小部分通过胆汁分泌排入肠腔,然后随大便排出,微量由乳汁、汗、唾液、头发及指甲脱落排出体外。

铅在人体内无任何生理功能,由于全球性工业和交通的迅猛发展,随之带来了铅对环境的污染,危害着人类的健康。空气中的铅污染主要来自两个方面:工业烟尘污染和含铅汽油燃烧后排出的废气。工业烟尘污染因铅尘及烟雾污染空气和水会使许多领域如农业、交通、国防等产生不同程度的铅污染。例如,铅尘污染的水排入农田,由此使铅污染进入了食物链,对人体健康存在着潜在的影响。汽油是以四乙基铅作为稳定剂和助燃剂,经燃烧后在大气中将转变为无机铅化合物,如果是来自汽车尾气,其部分沉降于道路两旁数公里区域的土壤和作物上,部分悬浮在大气中。此外油漆、涂料、报纸、水管、玩具、铅笔、煤、蓄电池等都含有铅,由于空气和水的污染,粮食、水果和蔬菜等都不同程度地被污染,铅每时每刻都威胁着人类健康。

目前认为铅中毒机制中最重要的是卟啉代谢紊乱,使血红蛋白的合成受到障碍。铅还可致血管痉挛,又可直接作用于成熟红细胞,而引起溶血。可使大脑皮层兴奋和抑制的正常功能紊乱,引起一系列的神经系统症状。

由于铅对机体的毒性作用涉及多个系统和器官,且缺乏特异性,所以临床表现复杂如易激惹、惊厥、反复腹痛、反复呕吐、小细胞低色素性贫血、氨基尿、糖尿等,主要累及神经、血液、造血、消化、泌尿和心血管系统。

(二)汞

汞(mercury,Hg)俗称水银,是银白色液态金属。过量的汞和汞化合物摄入体内,都可能对人体造成伤害,因此认为汞是有害微量元素。金属汞及其化合物主要以蒸气和粉尘形式经呼吸道侵入机体,还可经消化道,皮肤侵入。汞以脑、肾含量最高,其次是肺、肝脏、甲状腺、睾丸等。汞的排泄主要经肾脏由尿排出,尿汞的排出量与接触汞的浓度和时间有关。粪便是汞排出的又一重要途径,汞还能由肺呼出,汗液、乳汁、唾液也可排出少量汞,毛发中的汞可以随毛发的脱落而脱离机体。

汞是自然界广泛存在的元素之一,主要以硫化汞的形式存在于岩石中,岩石风化后可氧化为金属汞和离子汞。金属汞在常温下能蒸发,且蒸气可随气流移动,吸附在桌面、地面、工作服等处。如果将含汞工业的废渣、废气随意排放,还会造成大气、土壤和水源的污染。污染环境的汞,特别是在水体中的汞,在厌氧微生物的作用下,形成甲基汞(Met-Hg)。金属汞中毒多见于职业性中毒;有机汞中毒常见于环境污染;而无机汞中毒常因误用和误服所致。

汞对机体的作用,主要是由于汞离子与巯基($-SH$)的结合,汞与酶的巯基结合后,使酶的活性丧失,影响细胞的正常代谢出现中毒症状。

汞中毒临床表现为头晕、头痛、多汗、易兴奋、精神障碍、乏力、口腔炎、牙齿松动等,主要是累及肾脏、心血管和神经系统。

(三)镉

镉(cadmium,Cd)是有毒元素,在自然界中主要存在于锌、铜和铝矿内,其中以锌矿石含量最高,镉的主要吸收途径为呼吸道及消化道,也可经皮肤吸收,分布全身各个器官,主要分布于肾、肝、骨组织中。镉的排泄主要由粪便排出,其次经肾脏由尿排出,少量可随胆汁排出。

镉主要来自被污染的环境,其污染源是植物和土壤,植物的根部对镉有特殊的吸收和富集作用。另外,食品污染和吸烟也会增加人体对镉的吸收。

镉化合物可抑制肝细胞线粒体氧化磷酸化过程,对各种氨基酸脱羧酶、过氧化酶、组氨酸酶、脱氢酶等均有抑制作用,从而使组织代谢发生障碍。镉还可直接损伤组织细胞和血管,引起水肿、炎症和组织损伤。

镉中毒临床表现为口干、口内金属味、咽痛、乏力、呼吸困难、蛋白尿、骨变形、肝坏死等,主要累及肺、肾、嗅觉、骨骼、睾丸、肝脏等。镉的致癌、致畸胎和致突变的作用已被学者关注。"痛痛病"是因摄食被镉污染的水源而引起的一种慢性镉中毒,首先发现于日本,其特点:①肾小管再吸收障碍;②骨软化症;③消化道吸收不良。

(四)铝

铝(aluminium,Al)是一种对人体有害的神经毒微量元素,主要由胃肠道吸收入血后,结合在转铁蛋白上运输,以结缔组织、淋巴结、肾上腺、甲状旁腺中含铝量较高。铝的排泄主要经肾由尿排出,部分可由粪便和胆汁排出。

铝在地壳中含量丰富,用途极广,人们长期与之为友而不知其害。人体摄铝增加主要来自铝餐具、炊具、铝尘、食物、饮料、铝制剂等,铝的毒性可导致机体许多脏器受损,临床主要表现为高铝血症、消化道症状、铝贫血、铝骨病(aluminum related bone disease,ABD)、铝脑病等。

(五)砷

砷(arsenic,As)本身毒性并不大,但其化合物如三氧化二砷(As_2O_3,俗称砒霜)毒性甚大。砷及其化合物经呼吸道、消化道和皮肤吸收,吸收入血后主要与血红蛋白结合,随血液分布到全身组织和器官,主要分布在肾、肝、胃、脾、肌肉等处。砷的排泄主要通过肾脏随尿排出,小部分经毛发、指甲生长、皮肤脱落、排汗、胆汁等途径排泄。

砷广泛分布于环境中,人体吸收的砷可来自饮水、燃煤的污染、饮食海产品、生产环境的空气污染、烟草(烟草生长过程中能富集土壤中砷)、含砷化妆品等。

砷对细胞中的巯基(—SH)有很大的亲和力,入侵到机体的砷可与参与机体代谢的许多含巯基的酶结合,特别易与丙酮酸氧化酶的巯基结合,使酶的活性丧失,丙酮酸不能进一步氧化,影响细胞的正常代谢。

砷中毒临床表现为咳嗽、头晕、头痛、恶心、呕吐、腹泻、肝区痛、皮肤损伤等,砷的毒性可以减弱酶的正常功能,损害细胞染色体,造成神经系统、肝、脾、肾、心肌的脂肪变性和坏死,还可以引起皮肤黑变病、皮肤癌等。

(荆　燕)

第二节　微量元素样品采集与检测方法

微量元素的检测是研究微量元素在疾病的发生、发展过程中与疾病的相互关系。现已证实,许多疾病与各种微量元素的代谢密切相关,如缺铁性贫血、地方性甲状腺肿、肝豆状核变性等。因此准确地检测人体内各种微量元素的水平,对于疾病的诊断、治疗和预防,具有极其重要的意义。微量元素检测的对象是人,但人体中如铁、碘、锌、硒、铜、铬、锰、钴等人体必需微量元素和一些非必需的元素如铅、汞、镉、铝、砷等含量都比较低,而且取样困难、样品量少,实际工作中还要求在短时间内对试样得出准确结果,因此,针对微量元素的检测特点,应是快速、准确、灵敏。此外,测定微量元素时要特别注意样品的采集和保存,避免标本的污染,一旦因操作不慎,将会导致结果出现严重的误差。

一、样品的采集、保存和预处理

人体样品主要包括血液、尿液、毛发、指甲、胃液、唾液、精液、胆汁、汗液、脑脊液、乳汁及肝、肾、肺、脾、肠、脑、心、肌肉等脏器组织,样品的采集一般应遵循三大原则:针对性、适时性、代表性。

(一)血液样品的采集和保存

血样是微量元素检测中最常用的样品,血液样品可以按需要选择全血、血浆、血清、白细胞、血小板、红细胞等。血液样品的采集一般在清晨受检查者空腹,取毛细血管血或静脉血。采血量由检测元素含量及方法而定。盛血样的试管必须用去离子水清洗、干燥处理,严格按要求制备全血、血浆、血清、红细胞、白细胞或血小板等,最好立即检测。若需放置,要在 4 ℃冰箱中冷藏,在 −80～−20 ℃超低温冷冻可保存较长时间。

(二)尿液样品的采集和保存

尿液是肾脏的排泄液,它可以反映体内微量元素的代谢和排泄状况,是临床上除血液外用得较多的样品,正常成年人一天排尿 1 000～1 500 mL,尿液的采集分 24 小时尿和部分尿(如晨尿、白日尿等)。尿放置时,会逐渐产生沉淀和臭味,所以盛尿的容器必须是吸附性能差的密闭容器,而且需放阴凉处,或在尿中加入苯甲酸防腐剂,将尿液加热使沉淀溶解后取样。

(三)发样的采集和保存

头发是由蛋白质聚合而成,头发中微量元素是组织中蓄积或析出机体的微量元素的指示器。

采集发样时,应用不锈钢的剪刀取距头皮 2 mm 以上 1 cm 长的头发作样品,一般取 0.4～1.0 g 为宜,具体采集数量由测量元素和方法而定。由于头发表面往往有灰尘、油脂等影响样品的有效性,所以必须将发样洗净后,置于 60 ℃烘箱中烘干,干燥后保存。注意同一检测中要采用同一洗涤条件和方法,保证结果的可比性。

(四)唾液的采集和保存

唾液是人体的分泌液之一,唾液中的微量元素是摄入机体中的微量元素在吸收后经代谢被排泄的体内微量元素。成人唾液的一天分泌量是 1.0～1.5 L。唾液分混合液和腮腺液。混合唾液采集前,受检者需将口腔洗干净,然后按检测元素及方法的要求,收集所需量的唾液在试管中。腮腺液需用专门器械从人耳下取样,这种唾液无污染,成分稳定,但具有一定的损伤性。一般唾液采样应在受检者身体条件恒定时,早晨空腹进行。

此外,指甲也是微量元素检测常用样品之一,它是组织中蓄积或析出体内的一部分微量元素,通常每周采集 1 次,采集 1 个月收集的混合样品,将污垢洗净,干燥保存。还有脏器样品(如肝、肾、心、肺、眼、脑等),牙齿等都是微量元素检测的样品。

另外,样品的预处理是微量元素分析过程中质量控制的重要环节之一。其目的是为了将试样转化成适于分离和测定的物理状态和化学状态,使样品便于分析,除去对分析有干扰的物质。一般临床样品微量元素的检测中常用的预处理方法有:稀释法、高温灰化法、低温灰化法、高压消化法、常压消化法、燃烧法、水解法及微波消解法等。

二、检测方法

随着对微量元素检测的要求精密度、准确度、灵敏度的不断提高,检测方法越来越多,日趋完善。目前,国内常用的微量元素检测方法有中子活化分析法、原子吸收光谱法、紫外可见吸收光谱法、电感耦合等离子体发射光谱法、离子选择性电极法、伏安法、荧光分析法等。

(一)中子活化分析法

中子活化分析法是放射化学分析法之一,它是利用热中子辐射,使待测元素原子发生核反应,产生放射性核素,检测其放射性强度而进行定量分析的方法,是进行元素含量分析的一种最灵敏的方法,因使用中子作为照射源故称中子活化分析法。该方法试样用量小、干扰小,可对同一样品中多种元素进行测定,但因中子源放射性强,成本高,故不易推广。

(二)原子吸收光谱法

原子吸收光谱法,又称原子吸收分光亮度法,根据样品中待测元素原子化的方法不同,分为火焰原子吸收光谱法、化学原子吸收光谱法和石墨炉原子吸收光谱法。它是基于待测元素,从光源发射的特征辐射,被蒸气中待测元素的基态原子吸收,然后根据待测元素浓度与吸收辐射的原子数成正比的关系,求得样品中被测元素的含量,原子吸收光谱法简便、灵敏、准确,是临床微量元素检测中最常用的方法。

(三)紫外可见吸收光谱法

紫外可见吸收光谱法又称紫外可见分光亮度法。它是基于待测元素与某些试剂在一定条件下形成化合物,该化合物对紫外、可见光具有选择性地吸收而进行定量分析的一种吸收光谱法。该法操作简便,易于推广,它也是临床微量元素检测中常用的方法。

(四)电感耦合等离子体发射光谱法

电感耦合等离子体发射光谱法(ICP-AES),是利用电感耦合等离子作为激发能源,使处于基态的待测元素原子从外界能源获得能量,跃过到激发态,激发态原子将多余能量以光的形式释放出来返回基态,从而产生特征光谱而进行定量分析的一种方法。该法灵敏、准确快速、干扰小,而且可以多种元素同时测定,是临床微量元素检测的常用方法。但由于仪器价格昂贵、结构复杂,所以普及较慢。

此外,还有离子选择电极法、伏安法、荧光分析法等,它们都是临床微量元素检测中常用的方法。

(荆　燕)

第三节　常见微量元素检测

一、血清铁和总铁结合力测定

(一)生理与生物化学

铁是人体必需的微量元素。70 kg 的人体含铁化合物中铁的总量约为 3 270 mg,占体重的 0.047‰。其中 67.58% 分布于血红蛋白中(铁作为血红蛋白分子的辅基与蛋白结合,参与铁的运输),骨髓和肌红蛋白中各存在 2.59% 和 4.15%,贮存铁约占 25.37%。铁在体内分布很广,主要通过肾脏、粪便和汗腺排泄。血清中铁的总量很低,成年男性为 11~30 $\mu mol/L$,成年女性为 9~27 $\mu mol/L$。这些存在于血清中的非血红素铁均以 Fe^{3+} 形式与运铁蛋白结合。所以在测定血清铁含量时,需首先使 Fe^{3+} 与运铁蛋白分离。

(二)亚铁嗪比色法测定血清铁和总铁结合力

血清铁的测定尚缺少权威性方法。原子吸收法仪器设备复杂,费用昂贵,且没有分光亮度法可靠性好,很少被实验室用来做血清铁的常规分析。比色法仍然是测定血清铁的主要方法。

1.原理

血清中的铁与运铁蛋白结合成复合物,在酸性介质中铁从复合物中解离出来,被还原剂还原成二价铁,再与亚铁嗪直接作用生成紫红色复合物,与同样处理的铁标准液比较,即可求得血清铁含量。总铁结合力(total iron-binding capacity,TIBC)是指血清中运铁蛋白能与铁结合的总量。将过量铁标准液加到血清中,使之与未带铁的运铁蛋白结合,多余的铁被轻质碳酸镁粉吸附除去,然后测定血清中总铁含量,即为总铁结合力。

2.参考范围

血清铁:成年男性:11~30 $\mu mol/L$(600~1 700 $\mu g/L$);成年女性:9~27 $\mu mol/L$(500~1 500 $\mu g/L$)。

血清总铁结合力:成年男性:50~77 $\mu mol/L$(2 800~4 300 $\mu g/L$);成年女性:54~77 $\mu mol/L$(3 000~4 300 $\mu g/L$)。

3.评价

线性在 140 $\mu mol/L$ 以下线性良好,符合 Beer 定律。批内精密度(n=20),测定范围 18.45~19.2 $\mu mol/L$,x:17.92 $\mu mol/L$,S:0.31 $\mu mol/L$,CV:3.01%。血清总铁结合力(TIBC),x:61.51 $\mu mol/L$,S:2.15 $\mu mol/L$,CV:3.5%。批间 CV:2.56%。回收试验回收率 98.3%~

100%。干扰试验:Hb>250 mg/L 时结果偏高 1%~5%。胆红素 102.6~171 μmol/L 时结果升高1.9%~2.8%。甘油三酯 5.65 μmol/L 时结果升高 5.6%。铜 31.4 μmol/L 时结果升高 0.33 μmol/L,在生理条件下铜与铜蓝蛋白结合,故对铁的测定基本无干扰。

二、血清锌测定

(一)生理与生物化学

锌是人体主要的微量元素之一,成人体内含锌为 2~3 g。锌是许多金属酶的辅助因子,至少90 多种的金属酶有了锌才能发挥其正常生理功能。锌进入毛细血管后由血浆运输至肝及全身,分布于人体各组织器官内,以视网膜、胰腺及前列腺含锌较高,在头发中锌的含量较稳定,锌主要通过粪便、尿、汗及乳汁等排泄。

(二)吡啶偶氮酚比色法测定血清锌

血清锌的主要测定方法有原子吸收分光亮度法、中子活化法和吡啶偶氮酚比色法。下面介绍吡啶偶氮酚比色法测定血清锌。

1.原理

血清中的高价铁及铜离子被维生素 C 还原成低价,两者均能同氰化物生成复合物而掩蔽。锌也和氰化物结合,但水合氯醛能选择性地释放锌,使锌与 2-[(5-溴-2-吡啶)-偶氮]-5-二乙基氨基苯酚(5-Br-PADAP)反应生成红色复合物,与同样处理的标准品比较,求得血清锌含量。

2.参考范围

成人血清锌:9.0~20.7 μmol/L(590~1350 μg/L)。

3.评价

批内 CV 3.05%~3.08%,批间 CV 2.97%~3.12%。

三、血清铜测定

(一)生理与生物化学

铜是人体的必需微量元素之一,正常人体内含铜为 80~100 mg,其中 95% 铜与肝脏生成的 α_2-球蛋白结合,形成铜蓝蛋白,铜蓝蛋白是运输铜的基本载体。铜蓝蛋白属 α_2-糖蛋白,同时具有氧化酶的活性,成人每天铜摄取量为 2~5 mg,主要吸收部位在十二指肠,随胆汁、尿液和皮肤排泄。

(二)双环己酮草酰二腙比色法测定血清铜

临床血清铜的测定方法主要有原子吸收分光亮度法和比色法。此处仅介绍双环己酮草酰二腙比色法。

1.原理

加稀盐酸于血清中,使血清中与蛋白质结合的铜游离出来,再用三氯醋酸沉淀蛋白质,滤液中的铜离子与双环己酮草酰二腙反应,生成稳定的蓝色化合物,与同样处理的标准液比较,即可求得血清铜含量。

2.参考范围

成年男性:10.99~21.98 μmol/L(700~1 400 μg/L);成年女性:12.56~23.55 μmol/L(800~1 500 μg/L)。

3.评价

本法线性范围可达 62.8 μmol/L。双环己酮草酰二腙与铜反应生成的有色络合物,在水溶液中的摩尔吸光系数为 16 000 L/(mol·cm)。本法显色稳定,显色后在 4～20 ℃ 可稳定 1 小时。特异性高。

四、血清铅测定

(一)测定方法概述

目前用于测定血铅含量的方法主要有石墨炉原子吸收法、等离子发射光谱法、阳极溶出伏安法、火焰原子吸收光谱法等。

1.石墨炉原子吸收法

此法是目前国际公认的检测血铅的标准方法。其相对回收率为 98.8%±1.0%。最低检测限 0.3 μg/L,变异系数 3.7%～5.0%。灵敏度较高。

2.等离子发射光谱法

干扰小,可精确测定血铅含量。但此法成本高,不适合做日常分析。

3.阳极溶出伏安法

美国各类血铅分析仪检测范围为 10～1 000 μg/L,灵敏度较高,线性范围较宽。该方法,对环境要求较低,但受铊的干扰。

4.火焰原子吸收光谱法

检测限一般大于500 μg/L,因样品采集和处理过程中受污染的概率大,低值质控样品缺乏,且血铅浓度高于500 μg/L的很少,所以此方法已基本被石墨炉原子吸收法所取代。

(二)石墨炉原子吸收光谱法测定血清铅

1.原理

血样用 Triton X-100 作基体改进剂,溶血后用硝酸处理,用石墨炉原子吸收光谱法在 283.3 nm 波长下测定铅的含量。

2.参考范围

成人血铅<100 μg/L。

3.评价

最低检测浓度 3 mg/L,回收率 95.1%～103.2%,精密度 CV =3.7%～5.0%。血中三倍治疗量的 EDTA 及三倍于正常值的 NaCl、Ca^{2+}、K$^+$、Mg^{2+} 对测定无影响。在测定过程中,灰化温度、干燥和时间的选择很重要,要防止样品飞溅,因石墨管的阻值不同,更换石墨管需重作校正曲线。

综上所述微量元素系指占人体总重量 1/10 000 以下,每人每天需要量在 100 mg 以下的元素,其在体内含量甚微,但它是构成生命和维持生命的重要物质。微量元素的代谢、生物学作用,相互拮抗,保持着动态平衡。微量元素的缺乏和中毒都可以引起疾病,甚至死亡。因此,微量元素的检测尤为重要,同时要特别注意样品的采集、保存和处理。人体内微量元素的失衡将影响身体健康,检测结果的准确性对于临床诊断和治疗均具有十分重要的意义。

(荆　燕)

第十章 肝功能检验

第一节 血清总胆红素和结合胆红素检验

正常人血液中的胆红素,绝大部分是衰老的红细胞在单核-巨噬细胞系统中受到破坏,产生出来的血红蛋白逐步衍化而成;另外还有 10%～20% 的胆红素是由血红蛋白以外的肌红蛋白、游离血红素等在肝中生成,这种胆红素称为分路胆红素。胆红素每天约生成 250～300 mg,这是一种非极性的游离胆红素(非结合胆红素),在血液中与清蛋白相结合而转运。到达肝脏后,在肝细胞膜上与清蛋白分离后,胆红素被肝细胞摄取又和肝细胞中的 Y、Z 受体蛋白相结合,移至内质网,借助于核糖体中胆红素二磷酸尿苷葡萄糖酸转移酶,使胆红素与葡萄糖醛酸结合,成为水溶性的结合胆红素,排至胆汁中,结合胆红素在小肠下部和结肠中,经肠道菌的作用而脱结合,胆红素经过几个阶段的还原作用成为尿胆原,然后随尿胆原自肠道被吸收进入门静脉,其中大部分被肝细胞摄取再排至肠道中(肝肠循环),一部分从门静脉进入体循环,经肾自尿中排出。

因此,当胆红素生成过多或肝细胞摄取、结合、转运、排泄等过程中发生障碍,均可引起血中结合或非结合胆红素增高,从而发生黄疸。临床中通常将黄疸分为溶血性、肝细胞性和阻塞性黄疸三大类。通过胆红素测定有助于判断黄疸的程度与类型。

一、咖啡因法(改良 Jendrassik-Grof 法)

(一)原理

血清中结合胆红素可直接与重氮试剂反应,产生偶氮胆红素。在同样条件下,游离胆红素须有加速剂使胆红素氢键破坏后与重氮试剂反应。咖啡因、苯甲酸钠为加速剂,醋酸钠维持 pH 同时兼有加速作用。抗坏血酸(或叠氮钠)破坏剩余重氮试剂,中止结合胆红素测定管的偶氮反应。加入碱性酒石酸钠使最大吸光度由 530 nm 转移到 598 nm,非胆红素的黄色色素及其他红色与棕色色素产生的吸光度降至可忽略而不计,使灵敏度和特异性增加。最后形成的绿色是由蓝色的碱性偶氮胆红素和咖啡因与对氨基苯磺酸之间形成的黄色色素混合而成。

(二)正常参考值

血清总胆红素:5.1～19 μmol/L(0.3～1.1 mg/dL)。

血清结合胆红素:1.7～6.8 μmol/L(0.1～0.4 mg/dL)。

二、胆红素氧化酶法测定

应用胆红素氧化酶(BOD)测定血清胆红素是 20 世纪 80 年代中期发展起来的新方法,操作简单,特异性高,又能应用于自动分析仪,国内已有胆红素氧化酶试剂盒供应。

(一)原理

胆红素氧化酶(BOD)催化胆红素氧化,生成胆绿素;后者进一步氧化,生成性质尚未清楚的无色或淡紫色的化合物。胆红素＋$1/2O_2$BOD 胆绿素＋H_2O 胆绿素＋O_2 淡紫色化合物测定 460 nm 下吸光度的下降值反应血清中胆红素含量。

(二)临床应用

1.判断有无黄疸及黄疸的程度

血清总胆红素(seru m total bilirubin,STB)17～34 μmol/L 为隐性黄疸;4～170 μmol/L 为轻度黄疸;170～340 μmol/L 为中度黄疸;＞340 μmol/L 为重度黄疸。

2.判断黄疸的类型

STB 在 340～510 μrhol/L 者为阻塞性(完全梗阻)黄疸;不完全性梗阻为 170～265 μmol/L。肝细胞性黄疸为 17～200 μmol/L;溶血性黄疸很少超过 85 μmol/L。

3.结合血清胆红素分类判断黄疸类型

STB 和非结合胆红素增高为溶血性黄疸;STB 和结合胆红素增高为阻塞性黄疸;STB、结合胆红素及非结合胆红素皆增高为肝细胞性黄疸。

(马　丽)

第二节　血浆氨检验

一、原理

NH_4^+与过量 α-酮戊二酸、NADPH 在谷氨酸脱氢酶作用下,生成谷氨酸和 $NADP^+$,NADPH(在340 nm波长处有最大吸收峰)转变成 $NADP^+$,使 340 nm 吸光度的下降率与反应体系中氨的浓度呈正比关系。通过与同样处理的标准液比较即可计算出样品中氨的浓度。

二、患者准备与标本处理

(1)空腹采血,饭后血氨结果增高。

(2)因红细胞中氨浓度为血浆的 2.8 倍。溶血标本结果增高,故应防止溶血。

(3)血浆氨测定的准确性在很大程度上取决于标本收集是否符合要求。用 EDTA·Na_2 抗凝,静脉采血与抗凝剂充分混匀后立即置冰水中,尽快分离血浆,加塞置 2～4 ℃保存,在 2～3 小时内分析。以防血中脱氨作用而使结果偏高,炎热季节需加冰降温以减慢脱氨作用。

(4)试验用水、玻璃器材必须作无氨处理,并防止环境中氨污染。

(5)氨易逸出,故标本和实验全过程应注意密闭。

(马　丽)

第三节　血清总胆汁酸检验

胆汁酸是胆汁中存在的一类胆烷酸的总称。胆汁酸按其在体内来源的不同分为初级胆汁酸和次级胆汁酸。在肝细胞内以胆固醇为原料经羟化、还原、侧链氧化合成初级胆汁酸(包括胆酸及鹅脱氧胆酸),而后在肠管内经肠菌中酶作用形成次级胆汁酸(包括脱氧胆酸、石胆酸及熊脱氧胆酸等)。胆汁酸主要以结合型形式从肝分泌入胆汁。结合型即胆汁酸与甘氨酸或牛磺酸结合而成的结合胆汁酸。较大量存在的结合胆汁酸有甘氨胆酸,甘氨鹅脱氧胆酸、甘氨脱氧胆酸、牛磺胆酸、牛磺鹅脱氧胆酸及牛磺脱氧胆酸等。无论游离的或结合型胆汁酸,其分子内部都是既含有亲水基团(羟基、羧基、磺酰基),又含有疏水基团(甲基及烃核),故胆汁酸的立体构型具有亲水和疏水两个侧面,因而使胆汁酸表现出很强的界面活性,它能降低脂水两相之间的表面张力,促进脂类形成混合微团,这对脂类物质的消化吸收以维持胆汁中胆固醇的溶解都起重要作用。由于胆汁酸在肝内合成、分泌、摄取、加工转化,所以当肝细胞损伤或胆道阻塞时都会引起胆汁酸代谢障碍,首先表现出的是患者血清胆汁酸增高。测定总胆汁酸方法有气-液色谱法;高效液相色谱法;放免法;酶法。酶法不需特殊仪器,比较简单,易于推广。

一、原理

在 3α-羟类固醇脱氢酶(3α-HSD)作用下,各种胆汁酸 C3 上 α 位的羟基(3α-OH)脱氢形成羰基(3α-O),同时氧化型 MAD+还原成 NADH。随后,NADH 上的氢由黄递酶催化转移给硝基四氮唑蓝(NBT),产生甲月替。用磷酸中止反应。甲月替的产量与总胆汁酸成正比,在 540 nm 波长比色。

二、临床应用

(1)测定血清中胆汁酸可提供肝胆系统是否正常,肝、胆疾病时周围血循环中的胆汁酸水平明显升高。急性肝炎早期和肝外阻塞性黄疸时可增至正常值的 100 倍以上。对肝胆系统疾病的诊断具有特异性。

(2)可敏感地反映肝胆系统疾病的病变过程。肝胆疾病时血清胆汁酸浓度的升高与其他肝功能试验及肝组织学变化极为吻合,在肝细胞仅有轻微坏死时,血清胆汁酸的升高,常比其他检查更为灵敏。据报道,急性肝炎、肝硬化、原发性肝癌、急性肝内胆汁郁滞、原发性胆汁性肝硬化以及肝外阻塞性黄疸,其血清胆汁酸均 100%出现异常。上述疾病时均有血清胆汁酸含量的增高。

(3)应用熊脱氧胆酸(UDCA)负荷试验,即口服 UDCA 后测定负荷前后患者血清总胆汁酸含量,结果发现慢性活动性肝炎、肝硬化及脂肪肝患者在负荷后血清总胆汁酸显著增高,表明此类患者清除胆汁酸的能力显著下降。

(马　丽)

第四节　单胺氧化酶检验

一、苄醛偶氮萘酚法

(一)原理

本法以苄胺偶氮-β-萘酚作为基质,在 O_2 和 H_2O 参与下,经单胺氧化酶(MAO)作用生成氨、过氧化氢及对苄醛偶氮-β-萘酚,后者用环己烷抽提后直接比色测定,提取物与 MAO 活性成正比,与标准液比较求出 MAO 活力单位。

(二)患者准备与标本处理

无特殊要求。

二、醛苯腙法

(一)原理

底物苄胺在 MAO 作用下氧化生成苄醛,苄醛与二硝基苯肼反应生成醛苯腙,在碱性溶液中呈红棕色,在 470 nm 比色测定。

正常参考值:<36 U/mL。

(二)单位定义

在 37 ℃,1 mL 血清中 MAO1 小时催化底物产生 1 nmol 苄醛为 1 单位。

(马　丽)

第五节　血清胆碱酯酶检验

人的胆碱酯酶分两类。一类是分布于红细胞及脑灰质中,专一作用于乙酰胆碱,称为真性乙酰胆碱酯酶(AchE);另一种存在于肝、脑白质及血清等中,除可作用于乙酰胆碱外,还可作用于其他胆碱酯类,对乙酰胆碱水解的特异性要比 AchE 差,称假性或拟胆碱酯酶(PchE)。

一、比色法(参考值 130～310 U)

(一)原理

血清中胆碱酯酶(ChE)催化乙酰胆碱水解成胆碱和乙酸。未被水解的剩余乙酰胆碱与碱性羟胺作用,生成乙酰羟胺。乙酰羟胺在酸性溶液中与高铁离子作用,形成棕色复合物。用比色法测定,计算剩余乙酰胆碱含量,从而推算出胆碱酯酶活力。

(二)患者的准备与标本处理

采血时避免溶血,以免红细胞内的 ChE 逸出影响结果。

(三)试验说明

(1)加入碱性羟胺后需待 1 分钟以上再加盐酸以保证与乙酰胆碱充分作用。

（2）某些患者滤液混浊不清，比色困难，此类现象见于肝脓肿、败血症，可能是由于患者血清粘蛋白含量高，蛋白沉淀不完全所致，在有些方法中加磷酸可克服此缺点。

（3）此法显色不稳定，室温 20 ℃以上时影响明显，比色应在 5～10 分钟内完成。

二、速率法(参考值 5 000～12 000 U/L)

(一)原理

血浆胆碱酯酶又称拟胆碱酯酶(PChE)催化丙酰硫代胆碱水解，生成丙酸与硫代胆碱，后者与无色的 5,5'-二硫代双(2-硝基苯甲酸)反应，形成黄色的 5-硫基-2-硝基苯甲酸(5-MNBA)。在 410 nm 处测吸光度，410 nm/min 与 PChE 活力成正比。

(二)患者的准备与标本处理

采血时避免溶血，以免红细胞内的 ChE 逸出影响结果。

（马　丽）

第六节　血清 5'-核酶检验

血清 5'-核苷酸酶(5'-NT)存在于肝脏和各种组织中。催化 5'-核苷酸水解，5'-NT 是一种对底物特异性要求不高的酶，可作用于多种核苷酸，最常用的底物为-磷酸腺苷(或 5' 磷酸腺苷 AMP)，无疑碱性磷酸酶也能水解上述化合物，因此在 5'-NT 测定时必须考虑如何除去碱性磷酸酶的干扰。

一、原理

5'-核苷酸酶(5'-NT)催化 5'-磷酸腺苷(AMP)水解，生成腺苷和磷酸。测定产物无机磷的含量，代表 5'-NT 的活力。因碱性磷酸酶(ALP)亦催化 AMP 水解，利用 5'-NT 被镍离子(Ni^{2+})抑制，而 ALP 不被 Ni^{2+} 抑制的特点去除 ALP 的干扰。测定管不含 Ni^{2+}，产生的磷由 5'-NT 及 ALP 活力所致；对照管含 Ni^{2+}，产生的磷仅由 ALP 活力所致。测定管与对照管产生磷的差值代表 5'-NT 的活力。锰离子(Mn^{2+})为激活剂，铜离子(Cu^{2+})可促进呈色反应。

正常参考值：2～17 U/L，儿童结果稍低。

二、临床应用

5'-NT 广泛存在于肝脏和各种组织中。血清中此酶活力增高主要见于肝胆系统疾病，如阻塞性黄疸、原发及继发性肝癌等，且通常其活力变化与 ALP 的活力变化相平行。但在骨骼系统的疾病，如肿瘤转移、畸形性骨炎、甲状旁腺功能亢进、佝偻病等，通常 ALP 活力增高，而 5'-NT 正常。所以，对 ALP 活力增高的患者，测定 5'-NT 有助于临床判断 ALP 活力增高是肝胆系统疾病还是骨骼系统疾病所引起。

（马　丽）

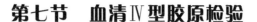

第七节　血清Ⅳ型胶原检验

胶原是一种纤维状糖蛋白,它是由三股螺旋体形成的 α-肽链网状结构。目前已发现胶原达10 种之多,存在于不同组织。Ⅳ型胶原是构成基底膜的重要成分。正常肝内基底膜主要存在于血管、淋巴管、胆管周围,肝窦壁处缺乏。在肝病时随炎症发展,纤维组织增生活跃,纤维组织生成过程中有大量胶原沉积,各种胶原均有所增加,但其中最为重要的就是构成基底膜的Ⅳ型胶原的增加。目前认为,Ⅳ型胶原的测定可作为检查肝纤维化的近代指标。

一、原理

采用竞争性放射免疫分析方法,固相第二抗体做分离剂,测定血清,体液及组织中的Ⅳ含量。
参考值:<140 ng/mL。

二、临床应用

Ⅳ型胶原是主要用于观察肝硬化的指标,其浓度与肝纤维化程度相关,可由血清Ⅳ型胶原浓度推测肝硬化的程度。

(1)急性肝炎时,虽然有大量肝细胞破坏,但因无明显结缔组织增生,故血清Ⅳ型胶原浓度与健康人无显著差异。

(2)慢性肝炎、肝硬化、肝癌患者,血清Ⅳ型胶原均明显增高,其增高程度依此为原发性肝癌、肝硬化、慢性活动性肝炎、慢性迁延肝炎、急性病毒性肝炎。

(马　丽)

第八节　血清Ⅲ型前胶原肽检验

Ⅲ型胶原报道最早,至今被临床广泛应用的Ⅲ型前胶原肽(PⅢP)。它是Ⅲ型前胶原经氨基端内切肽酶作用切下来的多肽。

一、原理

以人 PCⅢ(hpcⅢ)为抗原,免疫家兔得到高特异性、高效价抗体。用 ^{125}I 标记 hpcⅢ;采用双抗体加 PEG 非平衡 RIA 法测定人血清中的 PCⅢ含量。
参考值:0.6 μg/mL。

二、临床应用

1979 年国外已建立测定血清 PⅢP 的放射免疫法(RIA),并证实肝纤维化时血清 PⅢP 含量与肝炎症,坏死和肝纤维化有关,但以肝纤维化相关为主,因此血清PⅢP仍然是肝纤维化的重要标记物。PⅢP对于诊断儿童肝疾病没有意义,它随儿童年龄的增长有所升高。许多学者报道,血清PⅢP是反应成人肝纤维化活动的良好指标,可弥补肝活检不能动态观察等不足。肝硬化患者明显升高,但在肝硬化晚期,因Ⅲ型前胶原肽合成率降低,血清中PⅢP反而低于早期。PⅢP在区别慢性活动性肝炎与慢性迁延性肝炎有良好的帮助,慢性肝PⅢP水平明显升高,而在慢性迁延性肝炎肝其含量与正常人无明显差别。

(马　丽)

第九节　血清层粘连蛋白检验

血清层粘连蛋白又称板层素,其分子量为805kD,由一个400kD的α链和两条200kD左右的β链组成。它是构成细胞间质的一种非胶原糖,在肝内主要由内皮细胞及贮脂细胞合成,与胶原一起构成基底膜的成分。其生物功能是细胞粘着于基质的介质,并与多种基底膜成分结合,调节细胞生长和分化。

一、原理

采用放射免疫分析法、第二抗体做分离剂,测定血清、体液及组织中的LN含量。

参考值:<(115.7±17.3)ng/mL。

二、临床应用

血清LN水平常与Ⅳ型胶原、HA等相平行,在肝纤维化尤其门脉高压诊断方面有重要价值。另外还发现LN与肿瘤浸润转移、糖尿病等有关。慢性肝炎(中度)>140 ng/mL,肝硬化>160 ng/mL。

(马　丽)

第十节　透明质酸检验

透明质酸(HA)是肝脏细胞外基质中蛋白多糖的一个组成成分,它由肝内间质细胞合成,内皮细胞摄取降解少量小分子亦由肾小球滤过,其血清中的含量对判断肝病的严重程度,鉴别有无肝硬化及预测肝病预后均有一定意义。

一、原理

同LN测定。

参考值如下。①青年:(47.6±22.5)ng/mL(放免法)。②中年:(76.1±51.8)ng/mL。③老年:(108.5±74.6)ng/mL。

二、临床应用

(1)肝炎患者随着急性肝炎向慢性迁延性肝炎、慢性活动性肝炎及肝硬化发展时,血清 HA 可逐步升高。其机制可能与肝损害时累及内皮细胞功能,使摄取与分解 HA 的能力下降有关。

(2)早期肝硬化时血清 PⅢP 显著增高,HA 不一定高。其机制可能在早期肝硬化时常伴有活动性纤维化,但肝损害尚不严重。

(3)晚期肝硒化时多属陈旧性肝纤维化,血清 PⅢP 可不高,但肝损害严重,血清 HA 可显著增高。

(马　丽)

第十一章　肾功能检验

第一节　血清尿素检验

血清尿素是人体蛋白质代谢的终末产物。体内氨基酸经脱氨基作用分解成 α-酮酸和 NH_3，NH_3 在肝细胞内进入尿素循环与 CO_2 生成尿素。尿素的生成量取决于饮食蛋白质的摄入量、组织蛋白质的分解代谢和肝功能状况。生成的尿素经血液循环主要由肾脏排出，小部分经皮肤由汗液排出。经唾液、胃液、胆汁及肠液排至消化道内的尿素，绝大部分分解成 NH_3 吸收后又经肝脏合成尿素仍从肾脏排泄。

尿素的分子量小(60)。血浆中的尿素可全部从肾小球滤过，正常情况下 $30\%\sim40\%$ 被肾小管重吸收，肾小管亦可少量排泌尿素。血浆尿素浓度在一定程度上可反映肾小球的滤过功能，但只有当肾小球滤过功能下降到正常的 $1/2$ 以上时，血浆尿素浓度才会升高，故血浆尿素测定不是反映肾小球功能损伤的灵敏指标。此外，肾外因素如组织分解代谢加快、消化道出血、摄食过多蛋白质等都可引起血浆尿素浓度升高，因而血浆尿素测定亦不是肾功能损伤的特异指标。尽管如此，因为尿素是由肾脏排泄的低分子含氮废物的主要成分，血浆尿素浓度对慢性肾脏疾病的病程、病情观察及预后判断均有意义，且血浆尿素测定方法比较成熟、简便，所以血浆尿素测定仍是目前肾脏疾病的主要检查项目之一。

尿素的测定方法主要分为两大类：一类是利用尿素酶(亦称脲酶)水解尿素生成氨和 CO_2 而测定，被认为是间接测定法。另一类是尿素与某些试剂如二乙酰一肟、二苯吡喃醇、邻苯二甲醛等直接反应，测定其产物。

一、二乙酰一肟法

(一)原理

在酸性反应环境中加热，尿素与二乙酰缩合成色素原二嗪化合物，称为 Fearon 反应。因为二乙酰不稳定，故通常由反应系统中二乙酰一肟与强酸作用，产生二乙酰。二乙酰和尿素反应，缩合成红色的二嗪。试剂主要有以下几种。

1.酸性试剂

在三角烧瓶中加蒸馏水约 100 mL,然后加入浓硫酸 44 mL 及 85% 磷酸 66 mL。冷至室温,加入氨基硫脲 50 mg 及硫酸镉(CdSO$_4$·8H$_2$O)2 g,溶解后用蒸馏水稀释至 1 L,置棕色瓶中冰箱保存,可稳定半年。

2.二乙酰一肟溶液

称取二乙酰一肟 20 g,加蒸馏水约 900 mL,溶解后,再用蒸馏水稀释至 1L,置棕色瓶中,贮放冰箱内可保存半年不变。

3.尿素标准贮存液(100 mm/L)

称取干燥纯尿素(MW=60.06)0.6 g,溶解于蒸馏水中,并稀释至 100 mL,加 0.1 g 叠氮钠防腐,置冰箱内可稳定 6 个月。

4.尿素标准应用液(5 mmol/L)

取 5.0 mL 贮存液用无氨蒸馏水稀释至 100 mL。

(二)操作

按表 11-1 进行。

表 11-1　测定尿素操作步骤(mL)

加入物	测定管	标准管	空白管
血清	0.02	—	—
尿素标准应用液	—	0.02	—
蒸馏水	—	—	0.02
二乙酰一肟溶液	0.5	0.5	0.5
酸性试剂	5	5	5

混匀后,置沸水浴中加热 12 分钟,置冷水中冷却 5 分钟后,用分光光度计波长 540 nm,以空白管调零,比色读取标准管及测定管的吸光度。

(三)计算

$$血清尿素(mmol/L)=\frac{测定管吸光度}{标准管吸光度}\times5$$

$$血清尿素氮(mg/L)=尿素(mmol/L)\times28$$

(四)附注

(1)本法线性范围达 14 mmol/L 尿素,如遇高于此浓度的标本,必须用生理盐水做适当的稀释后重测,然后乘以稀释倍数报告之。

(2)试剂中加入硫胺脲和镉离子,增进显色强度和色泽稳定性,但仍有轻度褪色现象(每小时<5%)。加热显色冷却后应及时比色。

(3)吸管必须校正,使用时务必注意清洁干净,加量务必准确。

(4)尿液尿素也可用此法进行测定,由于尿液中尿素含量高,标本需要用蒸馏水做 1:50 稀释,如果显色后吸光度仍超过本法的线性范围,还需要将尿再稀释,重新测定,结果乘以稀释倍数。

二、酶偶联速率法

(一)原理

尿素在脲酶催化下,水解生成氨和二氧化碳,氨在 α-酮戊二酸和还原型辅酶Ⅰ存在下,经谷氨酸脱氢酶(GLDH)催化生成谷氨酸,同时,还原辅酶Ⅰ被氧化成氧化型辅酶Ⅰ。还原型辅酶Ⅰ在 340 nm 波长处有吸收峰其吸光度下降的速度与待测样品中尿素的含量成正比,其反应如下:

$$尿素 + 2H_2O \xrightarrow{尿素酶} 2NH_4^+ + CO_3^{2-} NH_4^+ \ \alpha\text{-}酮戊二酸 + NDAH + H^+ \xrightarrow{GLDH} 谷氨酸 + NAD^+ + H_2O$$

(二)试剂

pH 8.0。尿素酶 8 000 U/L。还原型辅酶Ⅰ(NADH)0.3 mmol/L。ADP 1.5 mmol/L。Tris-琥珀酸缓冲液 150 mmol/L。谷氨酸脱氢酶(GLDH)700 U/L。α-酮戊二酸 15 mmol/L。

以上酶试剂可以自配或购买试剂盒。液体酶试剂在冰箱存放可稳定 10 天,室温(15～25 ℃)只能存放 3 天。

尿素标准应用液同二乙酰一肟法。

(三)操作

1.自动生化分析仪

二点法,温度 37 ℃,波长 340 nm,延迟时间 30 秒,读数时间 60 秒。详细操作程序按照仪器和试剂盒说明书。

2.手工法

取 4 支试管标明测定、标准、空白、质控,按表 11-2 操作。

表 11-2　酶法测定尿素

加入物	测定管	质控管	标准管	空白管
血清(μL)	15	—	—	—
质控血清(μL)	—	15	—	—
尿素标准液(μL)	—	—	15	—
无氨蒸馏水(μL)	—	—	—	15
酶试剂(mL)	1.5	1.5	1.5	1.5

以上各管依次逐管加入酶试剂,混匀后立即在分光光度计上监测其吸光度的变化(△A/min)。

(四)计算

$$尿素(mmol/L) = \frac{测定\triangle A/min - 空白\triangle A/min}{标准\triangle A/min - 空白\triangle A/min} \times 5$$

本法适用于各种类型的自动生化分析仪,其测定程序及其参数可参照原仪器所附的说明。

(五)附注

(1)在测定过程中,各种器材和蒸馏水应无氨离子污染,否则结果偏高。

(2)标本最好用血清。

(3)血氨升高可使尿素测定结果偏高,标本溶血对测定有干扰。

(六)参考值

3.57～14.28 mmol/L。

三、脲酶-波氏比色法

(一)原理

测定分两个步骤,首先用尿素酶水解尿素,产生 2 分子氨和 1 分子二氧化碳。然后,氨在碱性介质中与苯酚及次氯酸反应,生成蓝色的吲哚酚,此过程需用硝普钠催化反应。蓝色吲哚酚的生成量与尿素含量成正比,在 630 nm 波长比色测定。

(二)试剂

1.显色剂

苯酚 10 g,硝普钠(含 2 分子水)0.05 g,溶于 1 000 mL 去氨蒸馏水中,存放冰箱中,可保存 60 天。

2.碱性次氯酸钠溶液

NaOH 5 g 溶于去氨蒸馏水中,加"安替福民"8 mL(相当于次氯酸钠 0.42 g),再加蒸馏水至 1 000 mL,置棕色瓶内冰箱存放,稳定 2 个月。

3.尿素酶贮存液

尿素酶(比活性 3 000～4 000 U/g)0.2 g,悬浮于 20 mL 50%(V/V)甘油中,置冰箱内可保存 6 个月。

4.尿素酶应用液

尿素酶贮存液 1 mL 加 10 g/L EDTA·2Na 溶液(pH6.5)至 100 mL,置冰箱保存可稳定 1 个月。

5.尿素标准应用液

同二乙酰一肟法。

(三)操作

取 16 mm×150 mm 试管,标记测定管、标准管和空白管,按表 11-3 操作混匀,37 ℃水溶 15 分钟,向各管迅速加入酚显色剂 5 mL,混匀,再加入碱性次氯酸钠溶液 5 mL,混匀。各管置 37 ℃水溶 20 分钟,使呈色反应完全。

表 11-3　尿素测定操作步骤

加入物	测定管	标准管	空白管
尿素酶应用液(mL)	1.0	1.0	1.0
血清(μL)	10	—	—
尿素标准应用液(μL)	—	10	—
蒸馏水(μL)	—	—	10

分光光度计波长 560 nm,比色杯光径 1.0 cm,用空白管调零,读取各管吸光度。

(四)计算

$$尿素(mmol/L) = \frac{测定管吸光度}{标准管吸光度} \times 5$$

(五)参考值

2.9～8.2 mmol/L(以尿素计)。

(六)附注

(1)本法亦能测定尿液中的尿素,方法如下:1 mL 尿标本,加入人造沸石(需预处理)0.5 g,加去氨蒸馏水至 25 mL,反复振摇数次,吸附尿中的游离氨盐,静置后吸取稀释尿液 1.0 mL,按上述操作方法进行测定。所测结果乘以稀释倍数 25。

(2)误差原因:空气中氨气对试剂或玻璃器皿的污染或使用铵盐抗凝剂可使结果偏高。高浓度氟化物可抑制尿素酶,引起结果假性偏低。

四、临床意义

(一)血浆尿素浓度的生理变化

男性血浆尿素浓度略高于女性;新生儿稍高于成人,出生 60 天以后与成人无明显差异,60 岁以后多略增高;在剧烈运动和高蛋白饮食后,血浆尿素浓度可增高;妊娠妇女由于血容量增加,尿素浓度可降低。

(二)血浆尿素浓度的病理变化

1.肾脏疾病

如慢性肾炎、肾动脉硬化症、严重肾盂肾炎、肾结核和肾肿瘤的晚期等,肾功能轻度受损时,尿素可无变化。当其高于正常时,说明有效肾单位的 60%～70% 已受到损害。因此血浆尿素测定不能作为肾脏疾病的早期功能测定的指标,但对肾衰竭,尤其是尿毒症的诊断有特殊价值。其增高的程度与病情严重性成正比,故对病情判断和预后的估价有重要意义。如慢性肾衰竭可根据尿素等的测定来决定其程度,可分为:①肾衰竭代偿期,内生肌酐清除率下降。血肌酐不升高(在 179.8 μmol/L 以下),血尿素正常或轻度升高(在 9 mmol/L 以下)。②肾衰竭失代偿期,又称氮质血症期(或尿毒症前期)。此时内生肌酐清除率下降明显,为 50 mL/min 以下,血肌酐超过 176.8 μmol/L,血尿素超过 9 mmol/L。③尿毒症期,此时内生肌酐清除率下降至 20 mL/min 以下,血肌酐超过 445 mmol/L,血尿素超过 20 mmol/L。

2.肾前或肾后因素引起尿量显著减少或尿闭

如脱水、水肿、腹水、循环功能衰竭、尿路结石或前列腺肿大引起的尿路梗阻等。

3.体内蛋白质分解过多

如急性传染病、上消化道出血、大面积烧伤、大手术后和甲状腺功能亢进等。虽然血尿素增高,此时其他肾功能试验结果一般均正常。

(马　丽)

第二节　血清肌酐检验

血清肌酐(Cr)是一种低分子量含氮化合物,分子量为 116。它是肌酸脱水或磷酸肌酸脱磷酸的产物,肌酸是由精氨酸、甘氨酸和蛋氨酸在肝脏和肾脏中合成,经由血液循环,在肌肉组织中以肌酸及肌酸磷酸的形式存在。肌酐是小分子物质,可以顺利通过肾小球滤过。在原尿中肾小管基本上不重吸收,近曲小管尚能分泌,尤其当血浆肌酐浓度升高时,肾小管对肌酐的分泌作用明显增强。因此,血浆肌酐浓度及尿液肌酐排泄量是肾小球滤过功能的有用指标。

肌酐的测定方法有两大类,即化学方法和酶学方法。大多数化学方法是根据1886年Jaffe建立的碱性苦味酸反应,肌酐与苦味酸反应生成橘红色的化合物。由于许多化合物如蛋白质、葡萄糖、维生素C、丙酮、乙酰乙酸等也可生成Jaffe样色原,故Jaffe反应并非仅对肌酐特异,但根据肌酐与非肌酐物质的Jaffe反应动力学特点,利用"窗口期"肌酐动力学反应,可有效地提高测定特异性,操作简便,适用于各种自动分析仪。肌酐的酶学测定方法,主要有三种类型:①肌酐氨基水解酶法(也叫肌酐酶法)。②肌氨酸氧化酶法。③肌酐亚氨基水解酶法(即肌酐脱氨酶)法。酶学方法特异性高,结果准确,适用于各种自动分析仪。

一、肌氨酸氧化酶法

(一)原理
样品中的肌酐在肌酐酶的催化下水解生成肌酸。在肌酸酶的催化下肌酸水解产生肌氨酸和尿素。肌氨酸在肌氨酸氧化酶的催化下氧化成甘氨酸、甲醛和H_2O_2,最后偶联Trinder反应,比色法测定。

(二)试剂
1.试剂1

TAPS缓冲液(pH8.1):30 mmol/L。

肌酸酶(微生物):≥333 μKat/L。

肌氨酸氧化酶(微生物):≥133 μKat/L。

维生素C氧化酶(微生物):≥33 μKat/L。

HTIB:5.9 mmol/L。

2.试剂2

TAPS缓冲液(pH8.0):50 mmol/L。

肌酐酶(微生物):≥500 μKat/L。

过氧化物酶(辣根):≥16.7 μKat/L。

4-氨基安替比林:2.0 mmol/L。

亚铁氰化钾:163 μmol/L。

(三)操作
按照表11-4所示进行操作。

表11-4　血清肌酐酶法测定操作步骤(μL)

加入物	测定管(U)	校准管(s)
样品	6	—
校准液	—	6
试剂1	250	250
混匀,37℃恒温5分钟,主波长546 nm,次波长700 nm,测定各管吸光度A1		
试剂2	125	125

表11-4中各管混匀,37℃孵育5分钟,主波长546 nm,次波长700 nm,再测定各管吸光度A_2。

(四)计算

$$血清肌酐（\mu mol/L）=\frac{A_{U2}-A_{U1}}{A_{S2}-A_{S1}}\times 校准物浓度（\mu mol/L）$$

(五)参考值

1.男性

59～104 $\mu mol/L$。

2.女性

45～84 $\mu mol/L$。

(六)附注

(1)肌酐酶法因特异性好,其参考值略低于苦味速率法。建议各实验室最好建立本地区的参考值。

(2)肌酐的酶法分析是解决肌酐测定中非特异性干扰的根本途径。肌酐酶法分析中以肌酐酶偶联肌氨酸氧化酶法较为常用。

(3)肌酐酶偶联肌氨酸氧化酶法为了消除样品中肌酸的干扰,利用自动分析中双试剂法的特点,在第一试剂中加入了肌酸酶,二步反应可以消除内源性肌酸的干扰。

(4)肌酐酶偶联肌氨酸氧化酶法,以 Trinder 反应为指示系统。不同的色原物质其灵敏度差异很大,各试剂厂商都竞相研究并使用新型灵敏的色原物质。目前常用的色原物质有 3,5-二氯-2-羟基苯磺酸（DHBA）；N-乙基-(2-羟-3-磺丙基)-3,5-二甲氧基-4-氟苯胺（F-DAOS）；N-(2-羟-3-磺丙基)-3,5 二甲氧基苯胺（HDAOS）等。

(5)Trinder 反应受胆红素和维生素 C 的干扰,可在试剂 1 中加入亚铁氰化钾(或者亚硝基铁氰化钾)和维生素 C 氧化酶消除之。

(6)肝素、枸橼酸、EDTA、氟化钠等在常规用量下对本测定无干扰。

(七)临床意义

(1)急性、慢性肾小球肾炎等肾小球滤过功能减退时,由于肾的储备力和代偿力很强,故肾小球受损的早期或轻度损害时,血中浓度可正常,只有当肾小球滤过功能下降到正常人的 1/3 时,血中肌酐才明显上升。因此血中肌酐测定不能代表内生肌酐清除率测定,也不能反映肾早期受损的程度。

(2)肾源性或非肾源性血肌酐增高程度有所不同,如肾衰竭患者是由于肾源性所致,血肌酐常超过 200 $\mu mol/L$。心力衰竭时血流经肾减少属非肾源性的,血肌酐浓度上升不超过 200 $\mu mol/L$。

(3)血肌酐和尿素氮同时测定更有意义,如两者同时增高,表示肾功能已严重受损。如肌酐浓度超过 200 $\mu mol/L$,病情继续恶化,则有发展成尿毒症的危险,超过 400 $\mu mol/L$,预后较差,如仅有尿素升高,而血肌酐在正常范围内,则可能为肾外因素引起,如消化道出血或尿路梗阻等。

二、去蛋白终点法

(一)原理

血清(浆)中的肌酐与碱性苦味酸盐反应,生成黄色的苦味酸肌酐复合物,在 510 nm 波长比色测定。

(二)试剂

1.0.04 mol/L 苦味酸溶液

苦味酸(AR)9.3 g,溶于 500 mL 80 ℃蒸馏水中,冷却至室温。加蒸馏水至 1 L,用 0.1 mol/L 氢氧化钠滴定,以酚酞作指示剂。根据滴定结果,用蒸馏水稀释至 0.04 mol/L,贮存于棕色瓶中。

2.0.75 mol/L 氢氧化钠

氢氧化钠(AR)30 g,加蒸馏水使其溶解,冷却后用蒸馏水稀释至 1 L。

3.35 mmol/L 钨酸溶液

(1)取聚乙烯醇 1 g 溶解于 100 mL 蒸馏水中,加热助溶(不要煮沸),冷却。

(2)取钨酸钠 11.1 g 溶解于 300 mL 蒸馏水中,使完全溶解。

(3)取 300 mL 蒸馏水慢慢加入 2.1 mL 浓硫酸,冷却。将(1)液加入(2)液中于 1 L 容量瓶中,再与(3)液混匀,再加蒸馏水至刻度,置室温中保存,至少稳定一年。

4.10 mmol/L 肌酐标准贮存液

肌酐(MW113.12)113 g 用 0.1 mol/L 盐酸溶解,并移入 100 mL 容量瓶中,再以 0.1 mol/L 盐酸稀释至刻度,保存于冰箱内,稳定 1 年。

5.10 μmol/L 肌酐标准应用液

准确吸取 10 mmol/L 肌酐标准贮存液 1.0 mL,加入 1 000 mL 容量瓶内,以 0.1 mol/L 盐酸稀释至刻度,贮存于冰箱内。

(三)操作

于 16 mm×100 mm 试管中,置血清(或血浆)0.5 mL 加入 35 mmol/L 钨酸溶液 4.5 mL,充分混匀,3 000 r/min,离心 10 分钟,取上清液,按表 11-5 测定(尿液标本用蒸馏水做1∶200 稀释)。

表 11-5　肌酐终点法测定操作步骤

加入物(mL)	测定管	标准管	空白管
血清无蛋白滤液或稀释尿液	3.0	—	—
肌酐标准应用液	—	3.0	—
蒸馏水	—	—	3.0
0.04 mol/L 苦味酸溶液	1.0	1.0	1.0
0.75 mol/L NaOH	1.0	10.0	1.0

混匀后,室温放置 15 分钟,分光光度计 510 nm 波长,比色杯光径 1.0cm,以空白管调零比色,读取各管吸光度。

(四)计算

$$血清(浆)肌酐(mmol/L)=\frac{标准管吸光度}{测定管吸光的}×100$$

$$尿液肌酐(mmol/L)=\frac{标准管吸光度}{测定管吸光的}×100×200×24\ 小时尿量(L)$$

(五)参考值

1.男性

44～133 μmol/L(0.5～1.5 mg/dL)。

2.女性

70～106 μmol/L(0.8～1.2 mg/dL)。

(六)附注

(1)温度升高时,可使碱性苦味酸溶液显色增深,但标准管与测定管的加深程度不成比例。因此,测定时各管温度均须到室温。

(2)血清(血浆)标本如当天不测定,可于冰箱保存 3 天,若要保持较长时间,宜－20 ℃保存,轻微溶血标本对肌酐无影响,但可使肌酸结果偏高。

(3)肌酐测定的回收率受无蛋白滤液的 pH 影响,滤液 pH 在 3～4.5 时,回收率为 85%～90%;pH 在 2 以下时,回收率为 100%。

(七)临床意义

同肌氨酸氧化酶法。

三、速率法

(一)原理

肌酐的化学速率法测定是根据肌酐与苦味酸反应,生成橘红色的苦味酸肌酐复合物的反应速率。该反应拟一级反应动力学。在碱性反应环境中,样品中的肌酐或干扰物质和苦味酸的反应速度不同,选择适宜的速率监测时间,可以提高肌酐测定的特异性。

(二)试剂

(1)0.04 mol/L 苦味酸溶液。

(2)0.32 mol/L 氢氧化钠溶液。

(3)碱性苦味酸溶液:根据工作用量,将 0.04 mol/L 苦味酸和 0.32 mol/L 氢氧化钠等体积混合,可加适量的表面活性剂(如 Triton-X-100),放置 20 分钟以后即可应用。

(4)100 μmol/L 肌酐标准应用液。

(三)操作

按表 11-6 所示进行操作。

表 11-6　肌酐速率法测定操作步骤

加入物	标准管	测定管
肌酐标准应用液(μL)	100	—
样品(μL)	—	100
碱性苦味酸溶液(mL)	1.0	1.0

分析仪波长 510 nm,比色杯光径 1.0 cm,反应温度(37 ℃),样品体积 100 μL,试剂体积 1 000 μL。在试剂与样品(或标准液)混合后准确反应 20 秒,读取吸光度 $A_{1测}$ 和 $A_{1标}$,待反应进行至准确 60 秒,读取吸光度 $A_{2测}$ 和 $A_{2标}$。

(四)计算

$$肌酐(μmol/L)=\frac{A_{2测定}-A_{1测定}}{A_{2测定}-A_{1测定}}\times 100$$

（五）参考值

1.男性

62～115 μmol/L(0.7～1.3 mg/dL)。

2.女性

53～97 μmol/L(0.6～1.1 mg/dL)。

（六）附注

(1)干扰速率法测定的非肌酐色原性物质有二类：一类为快速反应假肌酐物质，在样品与碱性苦味酸混合后 20 秒内迅速出现反应，产生非肌酐的有色化合物。测定时设置 20 秒延迟期，可以排除此类干扰。另一类为慢速反应假肌酐物质，一般在样品和碱性苦味酸混合后 80～100 秒才开始反应。这样在 20～80 秒之间，出现"窗口期"，此时肌酐与苦味酸的呈色反应占主导地位。有研究者发现，"窗口期"的上限为 60 秒。为了提高速率法测定的特异性，速率测定时间选择在 25～60 秒期间。有学者对速率法进行严格评价后指出，速率法仍受到 α-酮酸的正干扰和胆红素的负干扰。

(2)速率法线性范围可达 2 000 μmol/L。血清样本值过高可用盐水稀释；尿液标本用蒸馏水做 20～50 倍稀释。测定结果乘以稀释倍数。

(3)温度对呈色反应速度影响较大，标准管与测定管的温度必须保持一致。

（七）临床意义

同肌氨酸氧化酶法。

四、内生肌酐清除率测定

（一）原理

通过测定血液和尿液中肌酐的含量来计算 24 小时或每分钟血液中肌酐被肾脏清除之量（清除值），与正常人内生肌酐清除值相比较，求得内生肌酐清除率。

（二）操作

(1)受检者应禁食肉类 3 天，不饮咖啡和茶，停用利尿剂，试验前避免剧烈运动。饮足量的水，使尿量不少于 1 mL/min。

(2)准确收集 24 小时尿液，测定尿液肌酐含量（测定方法见血清肌酐测定）。

(3)于收集尿样的同时，抽静脉血 3 mL，测定血清肌酐含量。

（三）计算

$$内生肌酐清除值(L/24\ h)=\frac{尿液肌酐(\mu mol/L)}{血清肌酐(\mu mol/L)}\times 24\ 小时尿量(L)$$

$$校正的内生肌酐清除值(L/24\ h)=内生肌酐清除值\times\frac{1.73}{体表面积(m^2)}$$

［注：以正常人 24 小时内生肌酐清除值 128L（即 24 小时内有 128L 血液中的肌酐通过肾脏清除）作为 100%，则内生肌酐清除率(%)＝校正的内生肌酐清除值×100/200(或 0.78)。］

（四）参考值

男(105±20) mL/min，女(95±20) mL/min。

（五）附注

(1)体表面积计算方法是根据患者的身高(cm)和体重(kg)按图 11-1 和图 11-2 查找。公式中 1.73 是一个标准身高体重人的体表面积（m²）。

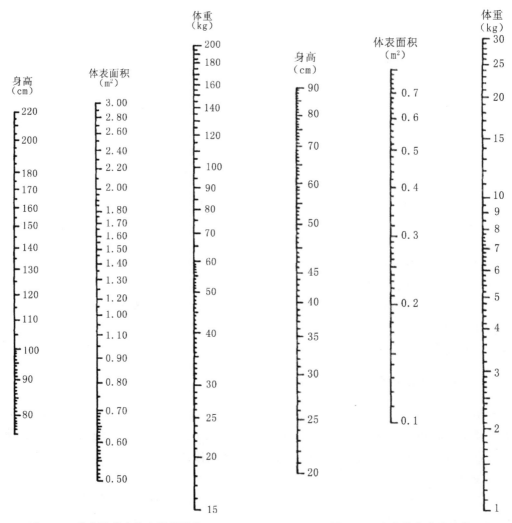

图 11-1　儿童及成人体表面积计算　　　　　　　　图 11-2　小儿体表面积计算

（2）体表面积计算图用法：在图两边纵线中找到患者的身高（左）和体重（右）所在的两点，并将此两点连成直线，与中间纵线相交处的数值即为患者体表面积（m²）。

（3）肌酐清除率随着年龄的增长而下降（表 11-7）。

表 11-7　不同年龄组的肌酐清除值[mL(min·1.73 m²)]

年龄（岁）	男（均值）	女（均值）
20～30	117	107
30～40	110	102
40～50	104	96
50～60	97	90
60～70	90	84
70～80	84	78

（六）临床意义

同肌氨酸氧化酶法。

（马 丽）

第三节 血清尿酸检验

血清尿酸(UA)是核酸(RNA 与 DNA)的分解代谢产物,嘌呤碱经水解、脱氨、氧化等作用生成的最终产物,经肾脏排出。当嘌呤代谢紊乱时,血中尿酸浓度增高,并以钠盐的形式沉着于关节、耳垂、皮肤,可引起结节和关节痛,临床上称为痛风病。正常成年人每天尿液排泄约 210 mg/d 尿量,如含量增高可在泌尿道沉淀而形成结石。

尿酸的测定方法有磷钨酸还原法、尿酸氧化酶法和 HPLC 法。干化学方法也是应用尿酸氧化酶的方法。尿酸氧化酶法分为一步法和偶联法。目前最流行的方法是尿酸氧化酶-过氧化物酶反应体系。该法灵敏且不需要去蛋白,主要干扰物质是维生素 C 和胆红素。在反应体系中加入维生素 C 氧化酶和胆红素氧化酶,可以消除这两种物质的干扰。HPLC 方法利用离子交换树脂柱将尿酸纯化,在 293 nm 检测柱流出液的吸光度,计算尿酸浓度。

一、尿酸氧化酶-过氧化物酶偶联法

（一）原理

尿酸在尿酸氧化酶催化下,氧化生成尿囊素和过氧化氢。过氧化氢与 4-氨基安替比林 (4-AAP)和 3,5-二氯 2-羟苯磺酸(DHBS)在过氧化物酶的作用下,生成有色物质(醌亚胺化合物),其色泽与样品中尿酸浓度成正比。反应式如下:

$$尿酸 + O_2 + H_2O \xrightarrow{尿酸酶} 尿囊素 + CO_2 + H_2O_2$$

$$2H_2O_2 + 4\text{-}AAP + DHBS \xrightarrow{过氧化物酶} 有色物质 + H_2O$$

（二）试剂

(1)酶混合试剂(见表 11-8)。

表 11-8 酶混合试剂成分表

试剂成分	在反应液中的参考浓度
尿酸氧化酶	160 U/L
过氧化物酶	1 500 U/L
4-AAP	0.4 mmol/L
DHBS	2 mmol/L
磷酸盐缓冲液(pH7.7)	100 mmol/L

以上各试剂为混合干粉试剂,在应用前用蒸馏水复溶,加水量根据干粉的分量而决定,复溶后的试剂在室温可稳定 48 小时,在 2~6 ℃可稳定 2 周,若发现干粉受潮结块或有颜色出现以及复溶后与定值质控血清测定值不符,说明试剂已变质,应弃去不用。

(2)300 μmol/L 尿酸标准应用液。

(三)操作

(1)试剂准备:将干粉试剂按规定加入一定量蒸馏水复溶,在实验前半小时准备好。

(2)取 12 mm×100 mm 试管 4 支,标明测定、质控、标准和空白管,然后操作。混合,室温放置 10 分钟,分光光度计波长 520 nm,比色杯光径 1.0cm,以空白管调零,读取各管的吸光度。

(四)计算

血清尿酸(μmol/L)＝测定管吸光度/标准管吸光度×300。

(五)参考值

1.男性

208～428 μmol/L。

2.女性

155～357 μmol/L。

(六)附注

(1)本试剂适用于各种类型生化自动分析仪,测定程序和参数应参阅仪器说明所附的说明书。

(2)酶法测定尿酸特异性高,可分为紫外分光光度法和酶偶联法。二者共同特点是均应用尿酸氧化酶,氧化尿酸生成尿囊素和过氧化氢。然后可用 3 类方法进行测定。①紫外分光光度法测定:尿酸在波长 293 nm 有吸收峰,而尿囊素则没有,因此在 293 nm 波长的吸光度下降值与样品中尿酸含量呈正比。②尿酸氧化酶、过氧化物酶偶联反应法测定。③尿酸氧化酶、过氧化物酶和乙醛脱氢酶三联反应法测定:过氧化氢和乙醇在过氧化氢酶催化下,氧化生成乙醛;乙醛和 NAD^+ 在醛脱氢酶催化下生成乙酸和 NADH;在 340 nm 波长监测样品管和标准管吸光度升高值,计算样品中尿酸的含量。

(3)偶高浓度维生素 C 的标本,可使测定结果偏低,故不少试剂盒中加入维生素 C 氧化酶,防止维生素 C 的干扰。

(七)临床意义

(1)血清尿酸测定对痛风诊断最有帮助,痛风患者血清中尿酸增高,但有时亦会出现正常尿酸值。

(2)在核酸代谢增加时,如白血病、多发性骨髓瘤、真性红细胞增多症等血清尿酸值亦常见增高。

(3)在肾功能减退时,常伴有血清尿酸增高。

(4)在氯仿中毒,四氯化碳中毒及铅中毒、子痫、妊娠反应及食用富含核酸的食物等,均可引起血中尿酸含量增高。

二、磷钨酸还原法

(一)原理

无蛋白血滤液中的尿酸在碱性溶液中被磷钨酸氧化成尿囊素及二氧化碳,磷钨酸在此反应中则被还原成钨蓝。钨蓝的生成量与反应液中尿酸含量呈正比,可进行比色测定。

(二)试剂

1.磷钨酸贮存液

称取钨酸钠 50 g,溶于约 400 mL 蒸馏水中,加浓磷酸 40 mL 及玻璃珠数粒,煮沸回流 2 小时,冷却至室温,用蒸馏水稀释至 1L,贮存在棕色试剂瓶中。

2.磷钨酸应用液

取 10 mL 磷钨酸贮存液,以蒸馏水稀释至 100 mL。

3.0.3 mol/L 钨酸钠溶液

称取钨酸钠($Na_2WO_4 \cdot 2H_2O$,MW329.86)100 g,用蒸馏水溶解后并稀释到 1 L。

4.0.33 mol/L 硫酸

取 18.5 mL 浓硫酸加入 500 mL 蒸馏水中,然后用蒸馏水稀释至 1 L。

5.钨酸试剂

在 800 mL 蒸馏水中,加入 50 mL 0.3 mol/L 钨酸钠溶液、0.05 mL 浓磷酸和 50 mL 0.33 mol/L硫酸,混匀,在室温中可稳定数月。

6.1 mol/L 碳酸钠溶液

称取 106 g 无水碳酸钠,溶解在蒸馏水中,并稀释至 1L,置塑料试剂瓶内,如有浑浊,可过滤后使用。

7.6.0 mmol/L 尿酸标准贮存液

取 60 mg 碳酸锂(AR)溶解在 40 mL 蒸馏水中,加热至 60 ℃,使其完全溶解,精确称取尿酸(MW168.11)100.9 mg,溶解于热碳酸锂溶液中,冷却至室温,移入 100 mL 容量瓶中,用蒸馏水稀释至刻度,贮存在棕色瓶中。

8.300 μmol/L 尿酸标准应用液

在 100 mL 容量瓶中,加尿酸标准贮存液 5 mL,加乙二醇 33 mL,然后以蒸馏水稀释至刻度。

(三)操作

于 3 支 16 mm×100 mm 试管(测定、标准和空白)中各加 4.5 mL 钨酸试剂,分别加入 0.5 mL血清、0.5 mL 标准应用液和 0.5 mL 蒸馏水,混匀后静止数分钟,测定管离心沉淀后按表 11-9 操作。

表 11-9　尿酸测定操作步骤

加入物(mL)	测定管	标准管	空白管
测定管上清液	2.5	—	—
标准管上清液	—	2.5	—
空白管上清液	—	—	2.5
碳酸钠溶液	0.5	0.5	0.5
混匀后放置 10 分钟			
磷钨酸应用液	0.5	0.5	0.5

混匀,室温放置 20 分钟后,用分光光度计在波长 660 nm,比色杯光径 1.0cm,以空白管调零,读取各管吸光度。

(四)计算

血清尿酸(μmol/L)=测定管吸光度/标准管吸光度×300。

（五）参考值

1.男性

262～452 μmol/L(4.4～7.6 mg/dL)。

2.女性

137～393 μmol/L(2.3～6.6 mg/dL)。

（六）附注

(1)红细胞内存在多种非特异性还原物质,因此,用血清或血浆测定比用全血好。

(2)因草酸钾与磷钨酸容易形成不溶性磷钨酸钾,造成显色液浑浊。因此不能用草酸钾做抗凝剂。

(3)血清与尿液标本中的尿酸在室温可稳定 3 天;尿液标本冷藏后,可引起尿酸盐沉淀,此时可调节 pH 至 7.5～8.0,并将标本加热到 50 ℃,待沉淀溶解后再进行测定。

(4)尿酸在水中溶解度极低,但易溶于碱性碳酸盐溶液中,配制标准液时,加碳酸锂并加热助溶。如无碳酸锂,可用碳酸钾或碳酸钠代替。

(5)用钨酸沉淀蛋白时,会引起尿酸与蛋白共沉淀,而且随滤液 pH 不同而变化。如滤液 pH 在 3 以下,尿酸回收明显减低。用 1/2 浓度的沉淀剂,滤液 pH 在 3.0～4.3 之间,回收率为 93%～103%;用全量沉淀剂时,滤液 pH 在 2.4～2.7,回收率为 74%～97%。此外不能用氢氧化锌做蛋白沉淀剂,锌能与尿酸形成不溶性的尿酸锌。

(6)以甲醛为防腐剂的商品尿酸标准液,仅可用于磷钨酸还原法,不能用于尿酸氧化酶法。

（七）临床意义

在肾功能减退时,常伴有血清尿酸的增高。另外,血清尿酸测定对痛风的诊断最有帮助。痛风患者血清中尿酸增高,但有时亦会呈现正常尿酸值。核酸代谢增高时,如白血病、多发性骨髓瘤、真性红细胞增多症等血清尿酸值亦常见增高。氯仿中毒、四氯化碳中毒及铅中毒、妊娠反应及食用富含核酸的食物等,均可引起血中尿酸含量增高。

（马 丽）

第四节　肾小球滤过功能检验

肾小球的主要功能为滤过作用,反映其滤过功能的客观指标主要是肾小球滤过率(GFR)。正常成人每分钟流经肾的血液量为 1200～1400 mL,其中血浆量为 600～800 mL,有 20% 的血浆经肾小球滤过后,产生的滤过液约为 120～160 mL/min。在单位时间内(分钟)经肾小球滤出的血浆液体量,称肾小球滤过率,为测定肾小球滤过率,临床上设计了各种物质的血浆清除率试验。

肾清除率系指肾在单位时间(分钟)内,能将若干毫升血浆中所含的某物质全部加以清除而言,结果以 mL/min 表示,计算公式为:

$$清除率 = \frac{某物质每分钟在尿中排出的总量}{某物质在血浆的浓度} \quad 或 \quad C = \frac{U \times V}{P}$$

式中:C 为清除率(mL/min),U 为尿中某物质的浓度(g/L),V 为每分钟尿量(mL/min),P 为血浆中某物质的浓度(g/L)。利用清除率可分别测定肾小球滤过率、肾血流量、肾小管对各种物质的重吸收和分泌作用。

各种物质经肾排出的方式大致分四种：①全部由肾小球滤出，肾小管不吸收、不分泌，如菊粉，可作为肾小球滤过率测定的理想试剂，能完全反映肾小球滤过率。②全部由肾小球滤过并被肾小管排泌，如尿素、肌酐等，不如菊粉清除率能准确反映肾小球滤过率。③全部由肾小球滤过后又被肾小管全部吸收，如葡萄糖，可作为肾小管最大吸收率测定。④除肾小球滤出外，大部分通过肾小管周围毛细血管向肾小管分泌后排出，如对氨马尿酸、碘锐特可作为肾血流量测定试剂。

一、内生肌酐清除率测定

（一）原理

肌酐是肌酸的代谢产物，在成人体内含肌酐约 100 g，其中 98% 存在于肌肉，每天约更新 2%，肌酸在磷酸肌酸激酶作用下，形成带有高能键的磷酸肌酸，为肌肉收缩时的能量来源和储备形式，磷酸肌酸放出能量经脱水而变为肌酐，由肾排出，人体血液中肌酐的生成可有内、外源性两种，如在严格控制饮食条件和肌肉活动相对稳定的情况，血浆肌酐的生成量和尿的排出量较恒定，其含量的变化主要受内源肌酐的影响，而且肌酐大部分是从肾小球滤过，不被肾小管重吸收，排泌量很少，故肾单位时间内，把若干毫升血浆中的内生肌酐全部清除出去，称为内生肌酐清除率（Ccr）。

（二）方法

（1）患者连续进食低蛋白饮食 3 天，每天蛋白质应少于 40 g，并禁食肉类（无肌酐饮食），试验当日不要饮茶或咖啡，停止用药，避免剧烈运动。

（2）于第 4 天早晨 8:00 时将尿液排净，然后收集 24 小时尿液，并加入甲苯 4～5 mL 以防腐。在 4 天内（任何时候均可），采取抗凝血 2～3 mL，与 24 小时尿同时送检。

（3）测定尿及血浆中肌酐浓度，并测定 24 小时尿量。

（三）计算

应用下列公式计算 24 小时的内生肌酐清除率。

$$24 \text{ 小时内生肌酐清除率（\%）} = \frac{\text{尿肌酐浓度（}\mu mol/L）\times 24 \text{ 小时尿量（L）}}{\text{血浆肌酐浓度（}\mu mol/L）} \times 100\%$$

因在严格控制条件下，24 小时内血浆和尿液肌酐含量较恒定。为了临床应用方便，用4 小时尿及空腹一次性取血进行肌酐测定，先计算每分钟尿量（mL），再按下列公式计算清除率。

$$\text{每分钟肌酐清除率（\%）} = \frac{\text{尿肌酐浓度（}\mu mol/L）\times \text{每分钟尿量（mL）}}{\text{血浆肌酐浓度（}\mu mol/L）} \times 100\%$$

由于每人肾的大小不尽相同，每分钟排尿能力也有所差异，为排除这种个体差异可进行体表面积的校正，因每人的肾大小与其体表面积成正比，可代入以下公式酌情参考应用。

$$\text{矫正清除率（\%）} = \frac{\text{实际清除率} \times \text{标准体表面积（1.73 m}^2）}{\text{受试者的体表面积}} \times 100\%$$

（四）体表面积计算

$A = H^{0.725} \times W^{0.425} \times 71.84$

式中：A 为体表面积（cm²），H 为身高（cm），W 为体重（kg）。

例如，某人身高 150cm，体重 60kg，体表面积计算：①A＝$150^{0.725} \times 60^{0.425} \times 71.84$。②两边取

常用对数求 LogA 的数值后,再求反对数得 A＝1547cm^2。

(五)参考值

男性清除率 105±20 mL/min;女性是 95±20 mL/min。清除率随年龄而减低(表 11-10)。

表 11-10 肌酐清除率 mL/(min·1.73 m^2)

年龄(岁)	男	$\overline{X}$	女	$\overline{X}$
20～30	88～146	117	81～134	107
30～40	82～140	110	75～128	102
40～50	75～133	104	69～122	96
00～60	68～126	97	64～116	90
60～70	61～120	90	58～110	84
70～80	55～113	84	52～105	78

(六)误差分析

(1)最常见误差来源是尿液收集时间记录不准,或部分尿液丢失。

(2)收集尿样期间做剧烈运动。

(3)尿液有膀胱内潴留造成负误差。

(七)临床意义

1.判断肾小球滤过功能的敏感指标

多数急性肾小球肾炎内生肌酐清除率低到正常值的 80％ 以下,但血清尿素氮、肌酐测定仍在正常范围,故是较早的反映肾小球滤过功能。

2.初步估价肾功能的损害程度

轻度损害 Ccr 在 70～51 mL/min;中度损害在 50～31 mL/min;＜3 mL/min 为重度损害,慢性肾衰竭患者若清除率 20～11 mL/min 为早期肾衰竭;10～61 mL/min 为晚期肾衰竭;＜5 mL/min 为终末期肾衰竭。

3.指导治疗

内生肌酐清除率＜30～40 mL/min,应限制蛋白质摄入;＜30 mL/min 噻嗪类利尿剂治疗常无效;＜10 mL/min 应结合临床进行透析治疗,对利尿剂(如呋塞米、利尿酸钠)的反应已极差。此外,肾衰竭时凡由肾代谢或以肾排出的药物也可根据 Ccr 降低的程度来调节用药和决定用药的时间。

4.慢性肾炎临床分型的参考

如慢性肾炎普通型 Ccr 常降低。而肾病型由于肾小管基底膜通透性增加,内生肌酐可从肾小管排泄,其 Ccr 结果相应的偏高。

二、菊粉清除率测定

(一)原理

菊粉是由果糖构成一种多糖体,静脉注射后,不被机体分解、结合、利用和破坏。因其分子量小为 5 000,它可自由地通过肾小球,既不被肾小管排泌,也不被其重吸收,故能准确反映肾小球滤过率。

(二)方法

(1)试验时患者保持空腹和静卧状态。

(2)晨 7：00 时饮 500 mL 温开水,放入留置导尿管,使尿液不断流出。

(3)7：30 取 10 mL 尿液和 4 mL 静脉血作为空白试验用,接着静脉输入溶于 150 mL 生理盐水的菊粉 5 g。溶液需加温到 37 ℃,在 15 分钟内输完,然后再以菊粉 5 g 溶于 400 mL 温生理盐水中进行维持输液,以每分钟 4 mL 的速度输注。

(4)8：30 将导尿管夹住,8：50 取静脉血 4 mL,随后放空膀胱,测定尿量。用 20 mL 温生理盐水冲洗膀胱,并注入 20 mL 空气,使膀胱内的流体排尽,将排出的液体加入尿液标本内。充分混匀后取出10 mL 进行菊粉含量测定。

(5)9：10 第 1 次重复取血和尿标本,9：30 第 2 次重复取血和尿标本,其操作同(4)。

(6)将 4 次血与尿标本测定其菊粉含量。按下列公式进行计算:

$$\frac{尿的菊粉含量}{血浆菊粉含量×稀释倍数×尿量(mL)}×100\%$$

$$稀释倍数=\frac{实际尿量+冲洗液量}{实际尿量}$$

(三)参考值

2.0～2.3 mL/s。

(四)临床意义

急性肾小球肾炎、慢性肾衰竭、心力衰竭时其葡粉清除率显著降低;慢性肾炎、肾动脉硬化、高血压晚期等可有不同程度的降低。由于本法操作步骤较繁杂,既需持续静脉滴注(口服会水解为单糖而被吸收,肌内注射又很难吸收)和多次抽血,又需置导尿管,因而不够方便;菊粉有时可引起发热反应故目前临床上尚不能常规使用,多用于临床实验研究工作。

三、尿素清除试验

(一)原理

尿素是蛋白质代谢产生的氨在肝脏经鸟氨酸循环生成的最终产物,由肾脏排出体外。血液中的尿素通过肾小球滤过而进入肾小管。经过肾小管的尿素大部分被排出,还有一部分被肾小管重吸收而返回血流。所以尿素通过肾小球滤过并未完全被清除,尿素清除率较内生肌酐清除率要小,但仍是临床上简单而实用的肾功能试验之一。

尿素清除率随尿量多少而变。尿量越少,肾小管对尿素回收越多。尿量超过 2 mL/min 时,尿素排泄量和尿素清除率达最大值。

(二)操作

1.标本收集

进行试验前受试患者可正常饮食,但不做剧烈运动,不饮茶或咖啡。采样前嘱患者饮水 300 mL,半小时后令其排空尿液,弃去,记录时间。1 小时后收集第 1 次尿液,令患者务必排尽尿液,记录时间。随即采血数毫升,置抗凝管内。同时嘱患者再饮水 300 mL。在记时起的准 2 小时,再收集第 2 次尿液。

2.测定

准确计量两次尿量,计算每分钟尿量(mL/min)V_1 和 V_2。对两次尿样及血浆做尿素测定

(测定方法见尿素测定),分别为 U_1、U_2 和 P。

(三)计算

(1)若 V_1 和 $V_2 \geqslant 2$ mL/min,则尿素 U 和 P 之比较稳定。且与尿量成比例。

尿素最大清除率：

$$C_m = \frac{U}{P} \times V \times \frac{1.73}{A} (mL/1.73\ m^2)(其中 A 为体表面积)$$

健康人最大清除率均数为 75 mL/(min·1.73 m²),折算为健康人清除百分率：

$$C_m = \frac{U}{P} \times V \times \frac{1.73}{A} \times \frac{100}{75}(\%)$$

(2)若尿量 <2 mL/min,则尿素标准清除率(Cs)：

$$C_s = \frac{U}{P} \sqrt{V \times \frac{1.73}{A}} [mL/(min·1.73\ m^2)]$$

健康人标准清除率均为 54 mL/(min·1.73 m²),折算为健康人清除百分率：

$$C_s = \frac{U}{P} \sqrt{V \times \frac{1.73}{A}} \times \frac{100}{54}(\%)$$

(四)参考值

尿素最大清除率(Cm)为 0.58～0.91 mL/(S·m²)[60～95 mL/(min·1.73 m²)];尿素标准清除率(Cs)为 0.36～0.63 m²/(S·m²)[40～65 mL/(min·1.73 m²)]。尿素清除率为 60%～125%。

(五)附注

(1)若患者之体表面积接近 1.73 m²,可以不作校正,误差不大。

(2)收集尿液标本时,每次都必须要求患者尽力排空尿液,而且计时准确。

(3)将前后两次收集尿液计算的清除率取均数报告结果。若每小时排尿量 <25 mL;两次清除率相差在 30% 以上,说明试验未做好,应重做。

(六)临床意义

(1)病理变化的清除率 60%～40%,肾轻度损害;40%～20%,肾中度损害;20%～5%,肾重度损害;5% 以下,见于尿毒症昏迷时。

(2)其他临床意义参见"内生肌酐清除试验"。

（马　丽）

第十二章 粪便检验

第一节 粪便的理学检验

一、量

正常成人大多每天排便一次,其量为100~300 g,随食物种类、食量及消化器官的功能状态而异。摄取细粮及肉食为主者,粪便细腻而量少;进食粗粮特别是多量蔬菜后,因纤维素多致粪便量增加。当胃、肠、胰腺有炎症或功能紊乱时,因炎性渗出,肠蠕动亢进,消化吸收不良,可使粪便量增加。

二、外观

粪便的外观包括颜色与性状。正常成人的粪便为黄褐色成形便,质软;婴儿粪便可呈黄色或金黄色糊状。久置后,粪便的胆色素被氧化可致颜色加深。病理情况下可见如下改变。

(一)黏液便

正常粪便中的少量黏液,因与粪便均匀混合不易察觉,若有肉眼可见的黏液,说明其量增多。小肠炎时增多的黏液均匀地混于粪便之中;如为大肠炎,由于粪便已逐渐成形,黏液不易与粪便混合;来自直肠的黏液则附着于粪便的表面。单纯黏液便黏液无透明、稍黏稠,脓性黏液则呈黄白色不透明,见于各类肠炎、细菌性痢疾、阿米巴痢疾、急性血吸虫病。

(二)溏便

便呈粥状且内容粗糙,见于消化不良、慢性胃炎、胃窦潴留。

(三)胨状便

肠易激综合征患者常于腹部绞痛后排出黏胨状、膜状或纽带状物,某些慢性菌痢疾病者也可排出类似的粪便。

(四)脓性及脓血便

说明肠道下段有病变。常见于痢疾、溃疡性结肠炎、局限性肠炎、结肠或直肠癌。脓或血多少取决于炎症的类型及其程度,在阿米巴痢疾以血为主,血中带脓,呈暗红色稀果酱样,此时要注意与食入大量咖啡,巧克力后的酱色粪便相鉴别。细菌性痢疾则以黏液及脓为主,脓中带血。

(五)鲜血便

直肠息肉、结肠癌、肛裂及痔疮等均都可见鲜红色血便。痔疮时常在排便之后有鲜血滴落,而其他疾病多见鲜血附着于粪便的表面。过多地食用西瓜、番茄、红辣椒等红色食品,粪便亦可呈鲜血色,但很易与以上鲜血便鉴别。

(六)柏油样黑便

上消化道出血时,红细胞被胃肠液消化破坏,释放血红蛋白并进一步降解为血红素、卟啉和铁等产物,在肠道细菌的作用下铁与肠内产生的硫化物结合成硫化铁,并刺激小肠分泌过多的黏液。上消化道出血为 $50\sim75$ mL 时,可出现柏油样便,粪便呈褐色或黑色,质软,富有光泽,宛如柏油。如见柏油样便,且持续 $2\sim3$ 天,说明出血量至少为 500 mL。当上消化道持续大出血时,排便次数可增多,而且稀薄,因而血量多,血红素不能完全与硫化物结合,加之血液在肠腔内推进快,粪便可由柏油样转为暗红色。服用活性炭、铁剂等之后也可排黑色便。但无光泽且隐血试验阴性。

(七)稀糊状或稀汁样便

稀糊状或稀汁样便常因肠蠕动亢进或分泌物增多所致,见于各种感染或非感染性腹泻,尤其是急性胃肠炎。小儿肠炎时肠蠕动加速,粪便很快通过肠道,以致胆绿素来不及转变为粪便胆素而呈绿色稀糊样便。遇大量黄绿色的稀汁样便并含有膜状物时应考虑到伪膜性肠炎;艾滋病伴发肠道隐孢子虫感染时也可排出大量稀汁样便。副溶血性弧菌食物中毒可排洗肉水样便,出血性小肠炎可见红豆汤样便。

(八)米泔样便

米泔样便呈淘米水样,内含黏液片块,量大,见于重症霍乱、副霍乱患者。

(九)白陶土样便

由于各种原因引起的胆管梗阻,进入肠内的胆汁减少或缺失,以致无粪便胆素产生,使粪便呈灰白色,主要见于梗阻性黄疸。钡餐造影术后可因排出钡剂使粪便呈黄白色。

(十)干结便

常由于习惯性便秘,粪便在结肠内停留过久,水分过度吸收而排出羊粪便样的硬球或粪便球积成的硬条状粪便。于老年排便无力时多见。

(十一)细条状便

排便形状改变,排出细条或扁片状粪便,说明直肠狭窄,常提示有直肠肿物存在。

(十二)乳凝块

婴儿粪便中见有黄白色乳凝块,亦可能见蛋花样便,提示脂肪或酪蛋白消化不完全,常见于消化不良、婴儿腹泻。

三、气味

正常粪便有臭味,主要因细菌作用的产物如吲哚、粪臭素、硫醇、硫化氢等引起的。

肉食者臭味重,素食者臭味轻,粪便恶臭且呈碱性反应时,乃因未消化的蛋白质发生腐败所致;患者患慢性肠炎、胰腺疾病、消化道大出血,结肠或直肠癌溃烂时,粪便亦有腐败恶臭味。阿米巴性肠炎粪便呈鱼腥臭味,如脂肪及糖类消化或吸收不良时,由于脂肪酸分解及糖的发酵而使粪便呈酸臭味。

四、酸碱反应

正常人的粪便为中性、弱酸性或弱碱性。食肉多者呈碱性,高度腐败时为强碱性,食糖类及脂肪多时呈酸性,异常发酵时为强酸性。细菌性痢疾、血吸虫病粪便常呈碱性;阿米巴痢疾粪便常呈酸性。

五、病毒

目前研究最多的是轮状病毒和甲型肝炎病毒的检验。有研究报告指出轮状病毒是我国婴幼儿秋冬季节流行性腹泻的主要致病病原,由于这种腹泻没有特征性的病变指标,从大便中检出轮状病毒就是重要的诊断依据。而粪便中甲肝病毒的检出则是该患者具有传染性的可靠依据。由于病毒体积微小、生命形式不完善,这使得普通显微镜和无生命培养基在病毒检验中无用武之地。可用的检验方法有血清学方法、电镜观察与分离培养(用动物接种、组织培养、细胞培养等)等。临床上往往采用免疫学方法进行快速诊断,且准确性和灵敏度都较高。电子显微镜或分离培养的方法比较费时、费事,往往在研究中采用。

六、寄生虫

在目视检查和显微镜检查中,已经有大部分寄生虫感染能被检出。蛔虫、蛲虫、带绦虫等较大虫体或其片段肉眼即可分辨,钩虫虫体须将粪便冲洗过方可看到。但是,由于虫卵和虫体在粪便中的分布高度不均一,使得目视检查和普通的涂片镜检结果重复性很差。在高度怀疑寄生虫感染的病例,应采用集卵法以及虫卵孵化实验等以提高检出率和重复性。服驱虫剂后应查找有无虫体,驱绦虫后应仔细寻找其头节。

七、结石

粪便中可见到胆石、胰石、粪石等,最重要且最多见的是胆石。常见于应用排石药物或碎石术之后,较大者肉眼可见到,较小者需用铜筛淘洗粪便后仔细查找才能见到。

(刘　宇)

第二节　粪便的化学检验

一、隐血试验

隐血是指消化道出血量很少,肉眼不见血色,而且少量红细胞又被消化分解致显微镜下也无从发现的出血状况而言。隐血试验对胃癌和大肠癌等消化道肿瘤持续的消化道出血可能是其早期出现的唯一特征,且大便隐血检查属无创检查,试验方便、费用低廉,适合进行长期观察,因而大便隐血试验目前仍旧是能使消化道疾病被早期发现的试验。

(一)方法学评价

隐血试验(occult blood test,OBT)目前主要采用化学法。如邻联甲苯胺法、还原酚酞法、联苯胺法、氨基比林法、无色孔雀绿法、愈创木酯法等。其实验设计原理基于血红蛋白中的含铁血红素部分有催化过氧化物分解的作用,能催化试剂中的过氧化氢,分解释放新生态氧,氧化上述色原物质而呈色。呈色的深浅反映了血红蛋白多少,亦即出血量的大小。经上试验方法虽然原理相同,但在实际应用中却由于粪便的成分差别很大,各实验室具体操作细节如粪便取材多少、试剂配方、观察时间等不同,而使结果存在较大差异。多数文献应用稀释度的血红蛋白液对这些方法灵敏度的研究表明,邻联甲苯胺法、还原酚酞法最灵敏,可检测 0.2～1.0 mg/L 的血红蛋白,只要消化道有 1～5 mL 的出血就可检出。还原酚酞法由于试剂极不稳定,放置可自发氧化变红而被摒弃。高度灵敏的邻联甲苯胺法常容易出现假阳性结果,中度灵敏的试验包括联苯胺法、无色孔雀绿法,可检出 1～5 mg/L 的血红蛋白,消化道有 5～10 mL 出血即为阳性。联苯胺法由于有致癌作用而无色孔雀绿法在未加入异喹啉时灵敏度差,需 20 mg/L 血红蛋白,试剂配制和来源均不如拉米洞方法方便。愈创木酯法灵敏度差,需 6～10 mL/L 血红蛋白才能检出,此时消化道出血可达 20 mL 但假阳性很少,如此法为阳性,基本可确诊消化道出血。目前国内外生产应用四甲基联苯胺和愈创木酯为显色基质的隐血试带,使隐血试验更为方便。

以上各种隐血试验化学法虽简单易行,但均基于血红蛋白中的血红素可促使双氧水分解释放新生态氧,使色原物质氧化这一原理,方法上缺乏特异准确性。此外,化学试剂不稳定,久置后可使反应减弱。外源性动物仪器如含有血红蛋白、肌红蛋白,其血红素的作用均可使试验呈阳性,大量生食蔬菜中含有活性的植物过氧化物酶也可催化双氧水分解,出现假阳性反应,所以除愈创木酯法外均要求素食 3 天,为此有人提出将粪便用水做 1∶3 稀释加热煮沸再加冰乙酸和乙醚提取血红蛋白测定可排除干扰。此法虽然可靠,但不适用于常规工作。另外,血液如在肠道停留过久,血红蛋白被细菌降解,血红素不复存在,则会出现与病情不符的阴性结果,患者服用大量维生素 C 或其他具有还原作用的药物,在实验中可使过氧化物还原,不能再氧化色原物质,亦可使隐血试验呈假阴性。除上述干扰隐血试验外亦可由于检验人员取材部位不同,标本反应时间不同,检验员对显色判断不同,故在不同方法的试验中,还可产生误差等,致使目前国内外尚无统一公认的推荐的方法,更谈不到实验的标准化。

为解决传统隐血试验的特异性问题及鉴别消化道出血部位,人们探索了一些新的隐血试验方法,如同位素铬(^{51}Cr)法等同位素法和各种免疫学方法。

1.同位素方法

(1)铬(^{51}Cr)法测定大便隐血量。①原理:^{51}Cr-红细胞经静脉注射后,正常不进入消化道,消化道出血时则进入并不被吸收,随大便排出;将大便中的放射性与每毫升血液中放射性比较计算可求出胃肠道出血量。②方法:静脉注射 ^{51}Cr-RBC 7.4 MBq 后,收集 72 小时大便,称重测放射性,并在开始时和收集大便结束时抽静脉血测每毫升放射性计数。按公式计算结果:72 小时出血量(mL)＝大便总放射性/每毫升血放射性。

(2)锝标记红细胞法定位诊断胃肠道出血。①原理:当胃肠道出血时,锝标记红细胞或胶体随血液进入胃肠道;②方法:静脉注射显像剂后以 2～5 分钟一帧的速度连续显像 0.5～1.0 小时,必要时延迟显像;③临床应用:适应于活动性胃肠道出血的诊断和大致定位。急性活动出血用锝标胶体显像,间歇出血者用锝标 RBC 显像。诊断准确率在 80% 左右,能够探测出血率高于每分钟 0.1 mL 的消化道出血。

尽管同位素方法的灵敏度和特异性无可非议,甚至还可以对出血点进行准确定位,但临床很难接受将一种应用放射性同位素的、操作复杂的、需要特殊仪器的方法普遍用来进行一个没有特异性的指标的检验。

2.免疫学方法

免疫学方法以其特异性和灵敏度而广受临床检验的欢迎,如免疫单扩法、免疫电泳、酶联免疫吸附试验、免疫斑点法、胶乳免疫化学凝聚法,放射免疫扩散法、反向间接血凝法、胶体金标记夹心免疫检验法等。此类试验所用抗体分为两大类,一种为抗人血红蛋白抗体,另一种为抗人红细胞基质抗体。免疫学方法具有很好的灵敏度,一般血红蛋白为 0.2 mg/L、0.03 mg/g 粪便就可得到阳性结果,且有很高的特异性,各种动物血血红蛋白在 500 mg/L 辣根过氧化物酶在 2 000 mg/L时不会出现干扰,因而不需控制饮食。据赫索格和卡梅隆等研究,正常人 24 小时胃肠道生理性失血量为 0.6 mL,若每天多于 2 mL,则属于病理性出血。由于免疫学方法的高度敏感性,又由于有正常的生理性失血,如此高的灵敏度,要在某些正常人特别是服用刺激肠道药物后可造成假阳性。但免疫学法隐血试验主要检测下消化道的优点,目前被认为是对大肠癌普查最适用的试验。免疫学法隐血试验主要检测下消化道出血,有 40%～50%的上消化道出血不能检出。原因:①血红蛋白或红细胞经过消化酶降解或消化殆尽已不具有原来免疫原性;②过量大出血而致反应体系中抗原过剩出现前带现象;③患者血红蛋白的抗原与单克隆抗体不配。因此,有时外观为柏油样便而免疫法检查却呈阴性或弱阳性,此需将原已稀释的粪便再稀释50～100 倍重做或用化学法复检。近年来某些实验室还采用卟啉荧光法血红蛋白定量试验,用紫草酸试剂使血红素变为卟啉进行荧光检测,这样除可测粪便未降解的血红蛋白外,还可测血红素衍化物卟啉,从而克服了化学法和免疫法受血红蛋白降解影响缺点,可对上、下消化道出血同样敏感,但外源性血红素、卟啉类物质具有干扰性,且方法较复杂,故不易推广使用。此外,免疫学的方法也从检测血红蛋白与人红细胞基质扩展到测定粪便中其他随出血而出现的带有良好的抗原性而又不易迅速降解的蛋白质,如清蛋白、转铁蛋白等,灵敏度达 2 mg/L。

为了使免疫学方法在检测粪便潜血时尽可能简便,以适应大规模大肠癌普查的需要和临床快速报告的要求,有的公司已经推出单克隆抗体一步法试验,如美国万华普曼生物工程有限公司。他们所采用的粪便潜血免疫一步法是一种快速简便、无嗅无味的三明治夹心免疫检验法。具有特异性强、高灵敏度(0.03 mgHb/g 粪)、检验快速(1～5 分钟)、操作简单(一步检验)、试剂易保存(室温)和结果简单易读的优点,在诊断和治疗引起肠胃道出血的疾病有重要意义。特别是消化道癌肿患者 87%大便隐血为阳性。

3.其他方法

近年来某些实验室还采用卟啉荧光法血红蛋白定量试验,用紫草酸试剂使血红素变为卟啉进行荧光检测,这样除可测粪便未降解的血红蛋白外,可对上、下消化道出血同样敏感,但外源性血红素、卟啉类物质具有干扰性,且方法较复杂,故不易推广使用。

(二)临床意义

粪便隐血检查对消化道出血的诊断有重要价值。消化性溃疡、药物致胃黏膜损伤(如服用吲哚美辛、糖皮质激素等)、肠结核、克罗恩病、溃疡性结肠炎、结肠息肉、钩虫病及胃癌、结肠癌等消化肿瘤时,粪便隐血试验均常为阳性,故须结合临床其他资料进行鉴别诊断。在消化性溃疡时,阳性率为 40%～70%,呈间断性阳性。消化性溃疡治疗后当粪便外观正常时,隐血试验阳性仍可持续 5～7 天,此后如出血完全停止,隐血试验即可转阴。消化道癌症时,阳性率可达 95%,呈持续性阳性,故粪便隐血试验常作为消化道恶性肿瘤诊断的一个筛选指标。尤其对中老年人早期发现消化道恶性肿瘤有重要价值。此外,在流行性出血热患者的粪便中隐血试验也有84%的阳性率,可作为该病的重要佐证。

二、粪胆色素检查

正常粪便中无胆红素而有粪胆原及粪胆素。粪胆色素检查包括胆红素、粪胆原、粪胆素检查。

(一)粪胆红素检查

婴儿因正常肠道菌群尚未建立或成人因腹泻致肠蠕动加速,使胆红素来不及被肠道菌还原时,粪便可呈金黄色或深黄色,胆红素定性试验为阳性,如部分被氧化成胆绿素。为快速检测粪便中的胆红素可用 Harrison 法,如呈绿蓝色为阳性。

(二)粪胆原定性或定量

粪便中的粪胆原在溶血性黄疸时,由于大量胆红素排入肠道被细菌还原而明显增加;梗阻性黄疸时由于排向肠道的胆汁少而粪便胆原明显减少;肝细胞性黄疸时粪胆原则可增加也可减少,视肝内梗阻情况而定。粪便胆原定性或定量对于黄疸类型的鉴别具有一定价值。无论定性或定量均采用 Ehrlich 方法,生成红色化合物,正常人每 100 g 粪便中胆原量为 75~350 mg。低于或高于参考值可助诊为梗阻性或溶血性黄疸。

(三)粪胆素检查

粪便胆素是由粪便胆原在肠道中停留被进一步氧化而成,粪便由于粪胆素的存在而呈棕黄色,当胆管结石、肿瘤而致完全阻塞时,粪便中因无胆色素而呈白陶土色。可用氯化汞试剂联合检测胆红素及粪便胆素,如粪便悬液呈砖红色表示粪胆素阳性,如显绿色则表示有胆红素被氧化为胆绿素,如不变色,表示无胆汁入肠道。

三、消化吸收功能试验

消化吸收功能试验是一组用以检查消化道功能状态的试验。近年来由于采用了各种放射性核素技术而取得了很大进展,这组试验包括脂肪消化吸收试验,蛋白质消化吸收试验和糖类消化吸收试验等,但操作技术复杂,不便常规使用。因此更要强调在粪便一般镜检中观察脂肪小滴,以此作为胰腺功能不全的一种筛选指标。

此外,还可做脂肪定量测定,即在普通膳食情况下,每人每 24 小时粪便中的总脂肪为 2~5 g(以测定的总脂肪酸计量)或为干粪便的 7.3%~27.6%。粪便脂质主要来源是食物,小部分系来源于胃肠道分泌、细胞脱落和细菌的代谢的产物。在疾病情况下,由于脂肪的消化或吸收能力减退,粪便中的总脂量可以大为增加,若 24 小时粪便中总脂量超过 6 g 时,称为脂肪泻。慢性胰腺炎、胰腺癌、胰腺纤维囊性变等胰腺疾病,梗阻性黄疸,胆汁分泌不足的肝胆疾病,小肠病变如肠性脂质营养不良病,蛋白丧失性肠病时均可引起脂肪泻。

脂肪定量可协助诊断以上疾病。常用的方法有称量法和滴定法。称量法是将粪便标本经盐酸处理后,使结合脂肪酸变为游离的脂肪酸,再用乙醚萃取中性脂肪及游离脂肪酸,经蒸发除去乙醚后在分析天平上精确称其重量。滴定法原理是将粪便中脂肪与氢氧化钾溶液一起煮沸皂化,冷却后加入过量的盐酸使脂皂变为脂酸,再以石英钟油醚提取脂酸,取一份提取液蒸干,其残渣以中性乙醇溶解,以氢氧化钠滴定,计算总脂肪酸含量。

利用脂肪定量也可计算脂肪吸收率,以估计消化吸收功能。具体做法是在测定前 2~3 天给予脂肪含量为 100 g 的标准膳食,自测定日起,仍继续给予标准膳食连续 3 天,每天收集 24 小时晨粪便做总脂测定。

脂肪吸收率(％)＝(膳食总脂量－粪便总脂量)/膳食总脂量×100％。

正常人每天摄入脂肪 100 g，其吸收率在 95％以上，脂肪泻量明显减低。

目前检测有无胰蛋白缺乏的试验有 X 线胶消化法。由于该法准确度和精密性都很差，而很少应用。

（刘　宇）

第三节　粪便的显微镜检验

粪便直接涂片显微镜检查是临床常规检验项目。可以从中发现病理成分，如各种细胞、寄生虫卵、真菌、细菌、原虫等，并可通过观察各种食物残渣以了解消化吸收功能。为此，必须熟悉这些成分的形态。

一般采用生理盐水涂片法，以竹签取含黏液脓血的部分，若为成形便则取自粪便表面，混悬于载有一滴生理盐水的载玻片上，涂成薄片，厚度以能透视纸上字迹为度，加盖玻片，先用低倍镜观察全片有无虫卵、原虫疱囊、寄生虫幼虫及血细胞等，再用高倍镜详细检查病理成分的形态及结构。

一、细胞

(一)白细胞

正常粪便中不见或偶见，多在带黏液的标本中见到，主要是中性分叶核粒细胞。肠炎一般少于15/HP，分散存在。具体数量多少与炎症轻重及部位有关。小肠炎症时白细胞数量不多，均匀混于粪便内，且因细胞部分被消化而不易辨认。结肠炎症如细菌性痢疾时，可见大量白细胞或成堆出现的脓细胞，亦可见到吞有异物的吞噬细胞。在肠易激综合征、肠道寄生虫病(尤其是钩虫病及阿米巴痢疾)时，粪便涂片还可见较多的嗜酸性粒细胞，可伴有夏科-莱登结晶。

(二)红细胞

正常粪便中无红细胞。肠道下段炎症或出血量可出现，如果痢疾、溃疡性结肠炎、结肠癌、直肠息肉、急性吸虫病等。粪便中新鲜红细胞为草黄色、稍有折光性的圆盘状。细菌性痢疾红细胞少于白细胞，多分散存在且形态正常；阿米巴痢疾者红细胞多于白细胞，多成堆存在并有残碎现象。

(三)巨噬细胞(大吞噬细胞)

巨噬细胞为一种吞噬较大异物的单核细胞，在细菌性痢疾和直肠炎症时均可见到。其胞体较中性粒细胞为大，或为其 3 倍或更大，呈圆形、卵圆形或不规则形，胞核为 1～2 个，大小不等，常偏于一侧。无伪足伸出者，内外质界限不清。常含有吞噬的颗粒及细胞碎屑，有时可见含有红细胞、白细胞、细菌等，此类细胞多有不同程度的退化变性现象。若其胞质有缓慢伸缩时，应特别注意与溶组织内阿米巴滋养体区别。

(四)肠黏膜上皮细胞

整个小肠、大肠黏膜的上皮细胞均为柱状上皮，只有直肠齿状线处由复层立方上皮未角化的复层鳞状上皮所被覆。生理情况下,少量脱落的柱状上皮多已被破坏,故正常粪便中见不到。结肠炎症时上皮细胞增多,呈卵圆形或短柱形状,两端钝圆,细胞较厚,结构模糊,夹杂于白细胞之间,伪膜性肠炎的肠黏膜小块中可见到成片存在的上皮细胞,其黏液脓状分泌物中亦可大量存在。

(五)肿瘤细胞

取乙状结肠癌、直肠癌患者的血性粪便及时涂片染色,可能见到成堆的具异形性的癌细胞。

在进行细胞镜检时,至少要观察 10 个高倍镜视野,然后就所见对各类细胞的多少给予描述,报告方式见表 12-1。

表 12-1　粪便涂片镜检时细胞成分的报告方式

10 个高倍视野(HP)中某种细胞所见情况	报告方式(某种细胞数/HP)
10 个高倍视野中只看到 1 个	偶见
10 个高倍视野中有时不见,最多在一个视野见到 2～3 个	0～3
10 个高倍视野中每视野最少见 5 个,多则 10 个	5～10
10 个高倍视野中每视野都在 10 个以上	多数
10 个高倍视野中细胞均匀分布满视野,难以计数	满视野

二、食物残渣

正常粪便中的食物残渣均系已充分消化后的无定形细小颗粒,可偶见淀粉颗粒和脂肪小滴等未经充分消化的食物残渣,常见有以下几种。

(一)淀粉颗粒

一般为具有同心性纹或不规则放射线纹的大小不等的圆形、椭圆形或棱角状颗粒,无色,具有一定折光性。滴加碘液后呈黑蓝色,若部分水解为糊精者则呈棕红色,腹泻者的粪便中常易见到,在慢性胰腺炎、胰腺功能不全、碳水化合物消化不良时可在粪便中大量出现,并常伴有较多的脂肪小滴和肌肉纤维。

(二)脂肪

粪便中的脂肪有中性脂肪、游离脂肪酸和结合脂肪酸三种形式,中性脂肪亦即脂肪小滴,呈大小不一、圆形折光强的小球状。用苏丹Ⅲ染色后呈朱红色或橘色。大量存在时,提示胰腺功能不全,因缺乏脂肪酶而使脂肪水解不全所致见于急、慢性胰腺炎,胰头癌,吸收不良综合征,小儿腹泻等。游离脂肪酸为片状、针束状结晶,加热溶化,片状者苏丹Ⅲ染为橘黄色,而针状者染色,其增多表示脂肪吸收障碍,可见于阻塞性黄疸,肠道中缺乏胆汁时,结合脂肪酸是脂肪酸与钙、镁等结合形成不溶性物质,呈黄色不规则块状或片状,加热不溶解,不被苏丹Ⅲ染色。

正常人食物中的脂肪经胰脂肪酶消化分解后大多被吸收,粪便中很少见到。如镜检脂肪小滴＞6 个/高倍视野,视为脂肪排泄增多,如大量出现称为脂肪泻,常见于腹泻患者。此外,食物中脂肪过多,胆汁分泌失调,胰腺功能障碍也可见到,尤其在慢性胰腺炎患者排出有特征性的粪便:量多,呈泡沫状,灰白色有恶臭,镜检有较多的脂肪小滴。

(三)肌纤维

日常食用的肉类主要是动物的横纹肌,经蛋白酶消化分解后多消失。大量肉食后可见到少量肌纤维,但在一张盖片范围内(18 mm×18 mm)不应超过 10 个,为淡黄色条状、片状、带纤维的横纹,如加入伊红可染红色。在肠蠕动亢进、腹泻或蛋白质消化不良时可增多,当胰腺外分泌功能减退时,不但肌肉纤维增多,且其纵横纹均易见,甚至可见到细胞核,这是胰腺功能严重不全的佐证。

(四)胶原纤维和弹性纤维

胶原纤维和弹性纤维为无色或微黄色束状边缘不清晰的线条状物,正常粪便中很少见到。有胃部疾病而缺乏胃蛋白酶时可较多出现。加入 30％醋酸后,胶原纤维膨胀呈胶状而弹性纤维的丝状形态更为清晰。

(五)植物细胞及植物纤维

正常粪便中仅可见少量的形态多样化。植物细胞可呈圆形、长圆形、多角形、花边形等,无色或淡黄色、双层细胞壁,细胞内有多数叶绿体,须注意与虫卵鉴别。植物纤维为螺旋形或网格状结构。植物毛为细长、有强折光、一端呈尖形的管状物,中心有贯通两端的管腔。肠蠕动亢进、腹泻时此类成分增多,严重者肉眼即可观察到粪便中的若干植物纤维成分。

三、结晶

在正常粪便中,可见到少量磷酸盐、牙齿酸钙、碳酸钙结晶,均无病理意义。夏科-莱登结晶为无色透明的菱形结晶。两端尖长,大小不等,折光性强,常在阿米巴痢疾、钩虫病及过敏性肠炎粪便中出现,同时可见到嗜酸性粒细胞。血晶为棕黄色斜方形结晶,见于胃肠道出血后的粪便内。不溶于氢氧化钾溶液,遇硝酸呈蓝色。

四、细菌

(一)正常菌群与菌群失调

正常菌群与菌群失调粪便中细菌极多,占干重 1/3,多属正常菌群。在健康婴儿粪便中主要有双歧杆菌、拟杆菌、肠杆菌、肠球菌、少量芽孢菌(如梭状菌属)、葡萄球菌等。成人粪便中以大肠埃希菌、厌氧菌和肠球菌为主要菌群,约占 80％;产气杆菌、变形杆菌、铜绿假单胞菌等多为过路菌,不超过 10％。此外,尚可有少量芽孢菌和酵母菌。正常人粪便中菌量和菌谱处于相对稳定状态,保持着细菌与宿主间的生态平衡。若正常菌群突然消化或比例失调,临床上称为肠道菌群失调症。其确证方法需通过培养及有关细菌学鉴定。但亦可作粪便涂片,行革兰染色后油浸镜观察以初步判断。正常粪便中球菌和杆菌的比例大致为 1∶10。长期使用广谱抗生素、免疫抑制剂及慢性消耗性疾病患者,粪便中球/杆菌比值变大,若比值显著增大,革兰阴性杆菌严重减少,甚至消失,而葡萄球菌或真菌等明显增多,常提示有肠道菌群紊乱或发生二重感染,此种类型菌群失调症称伪膜性肠炎,此时粪便多呈稀汁样,量很大,涂片革兰染色常见培养证明为金黄色溶血性葡萄球菌,其次为假丝酵母菌。由厌氧性难辨梭状芽孢杆菌引起的伪膜性肠炎近年来日渐增多,应予以重视。

(二)霍乱弧菌初筛

霍乱在我国《急性传染病管理条例》中列为甲类,其发病急、病程进展快,因此要求快速、准确报告。霍乱弧菌肠毒素具有极强的致病力,作用于小肠黏膜引起的肠液大量分泌,导致严重水、电解质平衡紊乱而死亡。用粪便悬滴检查和涂片染色有助于初筛此菌。取米泔样粪便生理盐水悬滴检查可见呈鱼群穿梭样运动活泼的弧菌,改用霍乱弧菌抗血清悬滴检查,即做制动试验时呈阳性反应弧菌不再运动。粪便黏液部分涂片革兰染色及稀释苯酚品红染色后,油浸镜观察若见到革兰阴性红色鱼群样排列,呈现逗点状或香蕉样形态的弧菌,则需及时报告和进行培养与鉴定。

(三)其他致病菌分离培养

目前已认识到的能从粪便中发现的病原微生物达数十种之多,如沙门氏菌属、志贺氏菌属、酵母菌以及致病性大肠埃希菌和绿脓杆菌等。要从大便标本的大量菌群中分离这几十种致病菌,检验科一般采用选择性培养基如 SS 琼脂、GN 增菌液、麦康凯琼脂等。但是目前没有一种能用于所有致病菌的选择培养基(事实上很难或不可能做到),因此临床上往往采用多种选择性培养基联用以提高检出率。

五、肠道真菌

(一)普通酵母菌

普通酵母菌是一种环境中常见的真菌,可随环境污染而进入肠道,也可见于服用酵母片后。胞体小,常呈椭圆形,两端略尖,微有折光性,不见其核,如繁殖可见侧芽,常见于夏季已发酵的粪便中。其形态有时与微小阿米巴包囊或红细胞相混合但加入稀醋酸后不消失,而红细胞则被溶解。在菌群失调症患者,尚需与白色假丝酵母菌相区别,后者须见到假菌丝与厚膜孢子方可诊断,否则只能报告酵母菌。

(二)人体酵母菌

人体酵母菌为一种寄生于人体中的真菌,亦称人体酵母菌。呈圆形或卵圆形,直径 $5\sim15~\mu m$,大小不一。内含一个大而透明的圆形体,称为液泡。此菌幼稚期液泡很小,分散于胞质之中,成熟时液泡聚合成一个大球体,占细胞的大部分。在液泡周围的狭小的胞质带,内有数颗反光性强的小点。此菌有时易与原虫包囊,特别有人芽囊原虫和白细胞相混淆,可用蒸馏水代替生理盐水进行涂片,此时人体酵母菌迅速破坏消失而原虫包囊及白细胞则不被破坏。水代替生理盐水进行涂片,此时人体酵母菌迅速破坏消失而原虫包囊及白细胞则不被破坏。亦可用碘染色,液泡部分不着色,胞质内可见 $1\sim2$ 核,此菌一般无临床意义。大量出现时可致轻微腹泻。

(三)假丝酵母菌

正常粪便中极少见,如见到首先应排除由容器污染或粪便在室温放置过久引起的污染,病理粪便中出现的假丝酵母菌以白色假丝酵母菌最为多见,常见于长期使用广谱抗生素、激素、免疫抑制剂和放、化疗之后。粪便中可见卵圆形、薄壁、折光性强、可生芽的酵母样菌,革兰染色阳性,可见分支状假菌丝和厚壁孢子。

六、寄生虫卵

从粪便中检查寄生虫卵,是诊断肠道寄生虫感染的最常用的化验指标。粪便中常见的寄生虫的卵有蛔虫卵、钩虫卵、鞭虫卵、蛲虫卵、华支睾吸虫卵、血吸虫卵、姜片虫卵、带绦虫卵等。寄生虫卵的检验一般用生理盐水涂片法,除华支睾吸虫需用高倍镜辨认外,其他均可经低倍镜检出。在识别寄生虫卵时应注意虫卵大小、色泽、形态,卵壳的厚薄、内部结构特点,认真观察予以鉴别,观察 10 个低倍视野,以低倍镜所见虫卵的最低数和最高数报告。为了提高寄生虫卵的检出阳性率,还可采用离心沉淀法,静置沉淀集卵法,通过去除粪渣,洗涤沉淀后涂片镜检,此种集卵法适用于检出各种虫卵,也可采用饱和盐水浮聚法,此法适用于检查钩虫卵、蛔虫卵及鞭虫。

七、肠寄生原虫

肠寄生原虫肠寄生原虫包括阿米巴原虫、隐孢子虫、鞭毛虫、纤毛虫和人芽囊原虫。

(一)肠道阿米巴

肠道阿米巴包括溶组织内阿米巴、脆弱双核阿米巴和结肠内阿米巴等。检查阿米巴时可直接用生理盐水涂片查滋养体,用碘染色法查包囊。溶组织内阿性痢疾病者粪便中可见大滋养体;带虫者和慢性间歇型阿米巴痢疾粪便中常见小滋养体、包囊前期及包囊,应注意与结肠内阿米巴鉴别。脆弱双核阿米巴通常寄生在人体结肠黏膜腺窝里,只有滋养体,尚未发现包囊,具有一定的致病力,可引起腹泻,易与白细胞混淆,应注意鉴别。结肠内阿米巴寄生在大肠腔,为无致病性共生阿米巴,对人感染较溶组织阿米巴普遍,无论滋养或包囊均需与后者区分。

(二)隐孢子虫

属肠道完全寄生性原虫。主要寄生于小肠上皮细胞的微绒毛中。目前至少存在着大型种和小型种两种不同形态的种别,在人体和多种动物体内寄生的均属小型种,即微小隐孢子虫。自1982年为获得性免疫缺陷综合征的重要病原。已列为艾滋病重要检测项目之一。人体感染隐孢子虫其临床表现因机体免疫状况而异,在免疫功能健全的人主要为胃肠炎症状,呕吐、腹痛、腹泻,病程1~2周可自愈;在免疫功能缺陷或 AIDS 患者则有发热、嗳气、呕吐,持续性腹泻,排稀汁样大便,每天多达 70 多次,排水量每天达12~17 L,导致严重脱水、电解质紊乱和营养不良而死亡。隐孢子虫病的诊断主要靠从粪便中查该虫卵囊。由于卵囊直径仅为 4.5~5.5 μm,且透明反光,不易识别,需用比重 1.20 蔗糖水浓集法于 600 倍放大条件下始可看到,换用 1 000~1 500 倍放大,易于看到内部结构(有 4 个弯曲密迭的子孢子及一个圆形的球状残体)。吉姆萨染色卵囊呈淡蓝色,伴有红色颗粒状内含物。用相差显微镜观察时效果更佳。

(三)鞭毛虫和纤毛虫

人体常见的鞭毛虫及纤毛虫有蓝氏贾第鞭毛虫、迈氏唇鞭毛虫、人肠毛滴虫、肠内滴虫、中华内滴虫和结肠小袋纤毛虫等。蓝氏贾第鞭毛虫寄生在小肠内(主要在十二指肠),可引起慢性腹泻;如寄生在胆囊,可致胆囊炎。结肠小袋纤毛虫寄生于结肠内,多呈无症状带虫状态。当滋养体浸入肠壁可引起阿米巴样痢疾。人肠毛滴虫一般认为列致病性,迈氏唇鞭毛虫及中华肠内滴虫较少见,一般不致病,除人肠毛滴虫仅见到滋养体外,其他鞭毛虫、纤毛虫都可见到滋养体与包囊。在粪便直接涂片观察时要注意它们的活动情况,并以鞭毛、波动膜、口隙、细胞核等作为鉴别的依据,必要时可在涂片尚未完全干燥时用瑞特染色或碘液、铁苏木精染色进行形态学鉴别。

(四)人芽囊帮原虫

人芽囊帮原虫于 1912 年由 Brumpt 首先命名,其后分类位置一直很乱。1967 年以前曾被误认为酵母菌、鞭毛虫的包囊等。目前认为人芽囊原虫是寄生在高等灵长类动物和人体消化道内的原虫。可引起腹泻。其形态多样,有空泡型、颗粒型、阿米巴型和复分裂型虫体,只有阿米巴型为致病性虫体。

（刘　宇）

第十三章 尿液检验

第一节 尿液的理学检验

一、尿量

尿量主要取决于肾小球的滤过率、肾小管重吸收和浓缩与稀释功能。此外尿量变化还与外界因素如每天饮水量、食物种类、周围环境(气温、湿度)、排汗量、年龄、精神因素、活动量等相关。正常成人 24 小时内排尿为 $1.0\sim1.5$ L/24 h。

24 小时尿量＞2.5 L 为多尿，可由饮水过多，特别饮用咖啡、茶或者失眠及使用利尿药、静脉输液过多时引起。病理性多尿常因肾小管重吸收和浓缩功能减退如尿崩症、糖尿病、肾功能不全、慢性肾盂肾炎等引起。

24 小时尿量＜0.4 L 为少尿，可因机体缺水或出汗。病理性少尿主要见于脱水、血液浓缩、急性肾小球肾炎、各种慢性肾衰竭、肾移植术后急性排异反应、休克、心功能不全、尿路结石、损伤、肿瘤、尿路先天畸形等。

尿量不增多而仅排尿次数增加为尿频。见于膀胱炎、前列腺炎、尿道炎、肾盂肾炎、体质性神经衰弱、泌尿生殖系统处于激惹状态、磷酸盐尿症、碳酸盐尿症等。

二、外观

尿液外观包括颜色及透明度。正常人新鲜的尿液呈淡黄至橘黄色透明，影响尿液颜色的主要物质为尿色素、尿胆原、尿胆素及卟啉等。此外尿色还受酸碱度、摄入食物或药物的影响。

浑浊度可分为清晰、雾状、云雾状浑浊、明显浑浊几个等级。浑浊的程度根据尿中含混悬物质种类及量而定。正常尿浑浊的主要原因是因含有结晶和上皮细胞所致。病理性浑浊可因尿中含有白细胞、红细胞及细菌所致。放置过久而有轻度浑浊可因尿液酸碱度变化，尿内黏蛋白、核蛋白析出所致。淋巴管破裂产生的乳糜尿也可引起浑浊。在流行性出血热低血压期，尿中可出现蛋白、红细胞、上皮细胞等混合的凝固物，称"膜状物"。常见的外观改变有以下几种。

(一)血尿

尿内含有一定量的红细胞时称为血尿。由于出血量的不同可呈淡红色云雾状、淡洗肉水样或鲜血样,甚至混有凝血块。每升尿内含血量超过 1 mL 可出现淡红色,称为肉眼血尿。主要见于各种原因所致的泌尿系统出血,如肾结石或泌尿系统结石、肾结核、肾肿瘤及某些菌株所致的泌尿系统感染等。洗肉水样外观常见于急性肾小球肾炎。血尿还可由出血性疾病引起,见于血友病和特发性血小板减少性紫癜。镜下血尿指尿液外观变化不明显,而离心沉淀后进行镜检时能看到超过正常数量的红细胞者称镜下血尿。

(二)血红蛋白尿

当发生血管内溶血,血浆中血红蛋白含量增高,超过肝珠蛋白所能结合的量时,未结合的游离血红蛋白便可通过肾小球滤膜而形成血红蛋白尿。在酸性尿中血红蛋白可氧化成为正铁血红蛋白而呈棕色,如含量甚多则呈棕黑色酱油样外观。隐血试验呈强阳性反应,但离心沉淀后上清液颜色不变,镜检时不见红细胞或偶见溶解红细胞之碎屑,可与血尿相区别。卟啉尿症患者,尿液呈红葡萄酒色,碱性尿液中如存在酚红、番茄汁、芦荟等物质,酸性尿液中如存在氨基比林、磺胺等药物也可有不同程度的红色。血红蛋白尿见于蚕豆病、血型不合的输血反应、严重烧伤及阵发性睡眠性血红蛋白尿症等。

(三)胆红素尿

当尿中含有大量的结合胆红素,外观呈深黄色,振荡后泡沫亦呈黄色,若在空气中久置可因胆红素被氧化为胆绿素而使尿液外观呈棕绿色。胆红素见于阻塞性黄疸和肝细胞性黄疸。服用呋喃唑酮、核黄素后尿液亦可呈黄色,但胆红素定性阴性。服用大剂量熊胆粉、牛黄类药物时尿液可呈深黄色。

(四)乳糜尿

外观呈不同程度的乳白色,严重者似乳汁。因淋巴循环受阻,从肠道吸收的乳糜液未能经淋巴管引流入血而逆流进入肾,致使肾盂、输尿管处的淋巴管破裂,淋巴液进入尿液中所致。其主要成分为脂肪微粒及卵磷脂、胆固醇、少许纤维蛋白原和清蛋白等。乳糜尿多见于丝虫病,少数可由结核、肿瘤、腹部创伤或手术引起。乳糜尿离心沉淀后外观不变,沉渣中可见少量红细胞和淋巴细胞,丝虫病者偶可于沉渣中查出微丝蚴。乳糜尿需与脓尿或结晶尿等浑浊尿相鉴别,后二者经离心后上清转为澄清,而镜检可见多数的白细胞或盐类结晶,结晶尿加热加酸后浑浊消失。为确诊乳糜尿还可于尿中加少量乙醚振荡提取,因尿中脂性成分溶于乙醚而使水层浑浊程度比原尿减轻。

(五)脓尿

尿液中含有大量白细胞而使外观呈不同程度的黄色浑浊或含脓丝状悬浮物。见于泌尿系统感染及前列腺炎、精囊炎,脓尿蛋白定性常为阳性,镜检可见大量脓细胞。还可通过尿三杯试验初步了解炎症部位,协助临床鉴别诊断。

(六)盐类结晶尿

外观呈白色或淡粉红色颗粒状浑浊,尤其是在气温寒冷时常很快析出沉淀物。这类浑浊尿可通过在试管中加热、加乙酸进行鉴别。尿酸盐加热后浑浊消失,磷酸盐、碳酸盐则浑浊增加,但加乙酸后二者均变清,碳酸盐尿同时产生气泡。

除肉眼观察颜色与浊度外,还可以通过三杯试验进一步对病理尿的来源进行初步定位。尿三杯试验是在一次排尿中,人为地把尿液分成三段排出,分别盛于 3 个容器内,第 1 杯及第 3 杯每杯约 10 mL,其余大部分排于第 2 杯中。分别观察各杯尿的颜色、浑浊度、并做显微镜检查。多用于男性泌尿生殖系统疾病定位的初步诊断(表 13-1)。

表 13-1　尿三杯试验外观鉴别结果及诊断

第 1 杯	第 2 杯	第 3 杯	初步诊断
有弥散脓液	清晰	清晰	急性尿道炎,且多在前尿道
有脓丝	清晰	清晰	亚急性或慢性尿道炎
有弥散脓液	有弥散脓液	有弥散脓液	尿道以上部位的泌尿系统感染
清晰	清晰	有弥散脓液	前列腺炎、精囊炎、后尿道炎、三角区炎症、膀胱颈部炎症
有脓丝	清晰	有弥散脓液	尿道炎、前列腺炎、精囊炎

尿三杯试验还可鉴别泌尿道出血部位。

1.全程血尿(3 杯尿液均有血液)

血液多来自膀胱颈以上部位。

2.终末血尿(即第 3 杯有血液)

病变多在膀胱三角区、颈部或后尿道(但膀胱肿瘤患者大量出血时,也可见全程血尿)。

3.初期血尿(即第 1 杯有血液)

病变多在尿道或膀胱颈。

三、气味

正常新鲜尿液的气味来自尿内的挥发性酸,尿液久置后,因尿素分解而出现氨臭味。如新排出的尿液即有氨味提示有慢性膀胱炎及慢性尿潴留。糖尿病酮症时,尿液呈烂苹果样气味。此外还有药物和食物,特别是进食蒜、葱、咖喱等,尿液可出现特殊气味。

四、比重

尿比重是指在 4 ℃时尿液与同体积纯水重量之比。尿比重高低随尿中水分、盐类及有机物含量而异,在病理情况下还受尿蛋白、尿糖及细胞成分等影响。如无水代谢失调、尿比重测定可粗略反映肾小管的浓缩稀释功能。

(一)参考值

晨尿或通常饮食条件下:1.015～1.025。

随机尿:1.003～1.035(浮标法)。

(二)临床意义

1.高比重尿

高比重尿可见于高热、脱水、心功能不全、周围循环衰竭等尿少时,也可见于尿中含葡萄糖和碘造影剂时。

2.低比重尿

低比重尿可见于慢性肾小球肾炎、肾功能不全、肾盂肾炎、尿崩症、高血压等。慢性肾功能不全者,由于肾单位数目大量减少,尤其伴有远端肾单位浓缩功能障碍时,经常排出比重近于 1.010 (与肾小球滤液比重接近)的尿称为等渗尿。

五、血清(浆)和尿渗量的测定

渗量代表溶液中一种或多种溶质中具有渗透活性微粒的总数量,而与微粒的大小、种类及性质无关。只要溶液的渗量相同,都具有相同的渗透压。测定尿渗量可了解尿内全部溶质的微粒总数量,可反映尿内溶质和水的相对排泄速度,以判断肾的浓缩稀释功能。

(一)参考值

血清平均为 290 mOsm/kg H_2O,范围为 280~300 mOsm/kg H_2O。成人尿液 24 小时内为 400~1 400 mOsm/kg H_2O,常见数值为 600~1 000 mOsm/kg H_2O。尿/血清比值应大于 3。

(二)临床意义

(1)血清<280 mOsm/kg H_2O 时为低渗性脱水,>300 mOsm/kg H_2O 时为高渗性脱水。

(2)禁饮 12 小时,尿渗量<800 mOsm/kg H_2O 表示肾浓缩功能不全。

(3)急性肾小管功能障碍时,尿渗量降低,尿/血清渗量比值≤1。由于尿渗量仅受溶质微粒数量的影响而改变,很少受蛋白质及葡萄糖等大分子影响。

六、自由水清除率测定

自由水清除率是指单位时间内(每小时或每分钟)尿中排出的游离水量。它可通过血清渗量、尿渗量及单位时间尿量求得。

(一)参考值

−25~−100 mL/h 或−0.4~−1.7 mL/min。

(二)临床意义

(1)自由水清除率为正值代表尿液被稀释,反之为负值时代表尿液被浓缩,其负值越大代表肾浓缩功能越佳。

(2)尿/血清渗量比值常因少尿而影响结果。

(3)急性肾衰竭早期,自由水清除率趋于零值,而且先于临床症状出现之前 2~3 天,常作为判断急性肾衰竭早期诊断指标。在治疗期间,自由水清除率呈现负值,大小还可反映肾功能恢复程度。

(4)可用于观察严重创伤、大手术后低血压、少尿或休克患者髓质功能损害的指标。

(5)肾移植时有助于早期发现急性排异反应,此时可近于零。

(6)用于鉴别非少尿性肾功能不全和肾外性氮质血症,后者往往正常。

(尹成娟)

第二节 尿液的化学检验

一、尿液蛋白质检查

正常人的肾小球滤液中存在小分子量的蛋白质,在通过近曲小管时绝大部分又被重吸收,因此终尿中的蛋白质含量仅为 30~130 mg/24 h。随机 1 次尿中蛋白质为 0~80 mg/L。尿蛋白定性试验为阴性反应。当尿液中蛋白质超过正常范围时称为蛋白尿。含量大于 0.1 g/L 时定性试验可阳性。正常时分子量 7 万以上的蛋白质不能通过肾小球滤过膜,而分子量 1 万至 3 万的低分子蛋白质虽大多可通过滤过膜,但又为近曲小管重吸收。由肾小管细胞分泌的蛋白如Tamm-Horsfall 蛋白(T-H 蛋白)、SIgA 等以及下尿路分泌的黏液蛋白可进入尿中。尿蛋白质2/3 来自血浆蛋白,其中清蛋白约占 40%,其余为小分子量的酶如溶菌酶等、肽类、激素等。可按蛋白质的分子量大小分成 3 组。①高分子量蛋白质:分子量大于 9 万,含量极微,包括由肾髓襻升支及远曲小管上皮细胞分泌的 T-H 糖蛋白及分泌型 IgG 等;②中分子量蛋白质:分子量4 万至 9 万,是以清蛋白为主的血浆蛋白,可占尿蛋白总数的 1/2~2/3;③低分子量蛋白质:分子量小于 4 万,绝大多数已在肾小管重吸收,因此尿中含量极少,如免疫球蛋白 Fc 片段,游离轻链、α_1 微球蛋白、β_2 微球蛋白等。

蛋白尿形成的机制有以下几点。

(一)肾小球性蛋白尿

肾小球因受炎症、毒素等的损害,引起肾小球毛细血管壁通透性增加,滤出较多的血浆蛋白,超过了肾小管重吸收能力所形成的蛋白尿,称为肾小球性蛋白尿。其机制除因肾小球滤过膜的物理性空间构型改变导致"孔径"增大外,还与肾小球滤过膜的各层特别是足突细胞层的唾液酸减少或消失,以致静电屏障作用减弱有关。

(二)肾小管性蛋白尿

由于炎症或中毒引起近曲小管对低分子量蛋白质的重吸收功能减退而出现以低分子量蛋白质为主的蛋白尿,称为肾小管性蛋白尿。尿中以 β_2 微球蛋白、溶菌酶等增多为主,清蛋白正常或轻度增多。单纯性肾小管性蛋白尿,尿蛋白含量较低,一般低于 1 g/24 h。常见于肾盂肾炎、间质性肾炎、肾小管性酸中毒、重金属(汞、镉、铋)中毒,应用庆大霉素、多黏菌素 B 及肾移植术后等。

(三)混合性蛋白尿

肾脏病变如同时累及肾小球及肾小管,产生的蛋白尿称混合性蛋白尿。在尿蛋白电泳的图谱中显示低分子量的 β_2-微球蛋白(β_2-MG)及中分子量的清蛋白同时增多,而大分子量的蛋白质较少。

(四)溢出性蛋白尿

血液循环中出现大量低分子量(分子量小于 4.5 万)的蛋白质如本周蛋白。血浆肌红蛋白(分子量为 1.4 万)增多超过肾小管重吸收的极限于尿中大量出现时称为肌红蛋白尿,也属于溢出性蛋白尿,见于骨骼肌严重创伤及大面积心肌梗死。

(五)偶然性蛋白尿

当尿中混有多量血、脓、黏液等成分而导致蛋白定性试验阳性时称为偶然性蛋白尿。主要见于泌尿道的炎症、药物、出血及在尿中混入阴道分泌物、男性精液等,一般并不伴有肾本身的损害。

(六)生理性蛋白尿或无症状性蛋白尿

由于各种体外环境因素对机体的影响而导致的尿蛋白含量增多,可分为功能性蛋白尿及直立性蛋白尿。

功能性蛋白尿:机体在剧烈运动、发热、低温刺激、精神紧张、交感神经兴奋等所致的暂时性、轻度的蛋白尿。形成机制可能与上述原因造成肾血管痉挛或充血而使肾小球毛细血管壁的通透性增加所致。当诱发因素消失后,尿蛋白也迅速消失。生理性蛋白尿定性一般不超过(+),定量小于 0.5 g/24 h,多见于青少年期。

体位性蛋白尿:又称直立性蛋白尿,由于直立体位或腰部前突时引起的蛋白尿。其特点为卧床时尿蛋白定性为阴性,起床活动若干时间后即可出现蛋白尿,尿蛋白定性可达(++)甚至(+++),而平卧后又转成阴性,常见于青少年,可随年龄增长而消失。其机制可能与直立时前突的脊柱压迫肾静脉,或直立时肾的位置向下移动,使肾静脉扭曲而致肾脏处于淤血状态,与淋巴、血流受阻有关。

1.参考值

尿蛋白定性试验:阴性。尿蛋白定量试验:<0.1 g/L 或≤0.15 g/24 h(考马斯亮蓝法)。

2.临床意义

因器质性变,尿内持续性地出现蛋白,尿蛋白含量的多少,可作为判断病情的参考,但蛋白量的多少不能反映肾脏病变的程度和预后。

(1)急性肾小球肾炎:多数由链球菌感染后引起的免疫反应。持续性蛋白尿为其特征。蛋白定性检查常为(+)～(++)、定量检查大都不超过 3 g/24 h,但也有超过 10 g/24 h 者。一般于病后 2～3 周蛋白定性转为少量或微量,2～3 个月后多消失,也可呈间歇性阳性。成人患者消失较慢,若蛋白长期不消退,应疑及体内有感染灶或转为慢性的趋势。

(2)急进性肾小球肾炎:起病急、进展快。如未能有效控制,大多在半年至 1 年内死于尿毒症,以少尿、甚至无尿、蛋白尿、血尿和管型尿为特征。

(3)隐匿性肾小球肾炎:临床常无明显症状,但有持续性轻度的蛋白尿。蛋白定性检查多为(±)～(+),定量检查常在 0.2 g/24 h 左右,一般不超过 1 g/24 h,可称为"无症状性蛋白尿"。在呼吸系统感染或过劳后,蛋白可有明显增多,过后可恢复到原有水平。

(4)慢性肾小球肾炎:病变累及肾小球和肾小管,多属于混合性蛋白尿。慢性肾炎普通型,尿蛋白定性检查常为(+)～(+++),定量检查多在 3.5 g/24 h 左右;肾病型则以大量蛋白尿为特征,定性检查为(++)～(++++),定量检查为 3.5～5.0 g/24 h 或 5.0 g/24 h 以上,但晚期,由于肾小球大部毁坏,蛋白排出量反而减少。

(5)肾病综合征:是由多种原因引起的一组临床症候群,包括慢性肾炎肾病型、类脂性肾病、膜性肾小球肾炎、狼疮性肾炎肾病型、糖尿病型肾病综合征和一些原因不明确的肾病综合征等。临床表现以水肿、大量蛋白尿、低蛋白血症、高脂血症为特征,尿蛋白含量较高,且易起泡沫,定性试验多为(+++)～(++++),定量试验常为 3.5～10.0 g/24 h,最多达 20 g 者。

(6)肾盂肾炎:为泌尿系统最常见的感染性疾病,临床上分为急性和慢性两期。急性期尿液的改变为脓尿,尿蛋白多为(±)～(++)。每天排出量不超过 1 g。如出现大量蛋白尿应考虑有否肾炎、肾病综合征或肾结核并发感染的可能性。慢性期尿蛋白可呈间歇性阳性,常为(+)～(++),并可见混合细胞群和白细胞管型。

(7)肾内毒性物质引起的损害:由金属盐类如汞、镉、铀、铬、砷和铋等或有机溶剂如甲醇、甲苯、四氯化碳等以及抗菌药类如磺胺、新霉素、卡那霉素、庆大霉素、多黏菌素 B、甲氧苯青霉素等,可引起肾小管上皮细胞肿胀、退行性变和坏死等改变,故又称坏死性肾病。系因肾小管对低分子蛋白质重吸收障碍而形成的轻度或中等量蛋白尿,一般不超过 1.5 g/24 h,并有明显的管型尿。

(8)系统性红斑狼疮的肾脏损害:本病在组织学上显示有肾脏病变者达 90%～100%,但以肾脏病而发病者仅为 3％～5％。其病理改变以肾小球毛细血管丛为主,有免疫复合物沉淀和基底膜增厚。轻度损害型尿蛋白常在(＋)～(＋＋),定量检查为 0.5～1.0 g/24 h。肾病综合征型则尿蛋白大量增多。

(9)肾移植:肾移植后,因缺血而造成的肾小管功能损害,有明显的蛋白尿,可持续数周,当循环改善后尿蛋白减少或消失,如再度出现蛋白尿或尿蛋白含量较前增加,并伴有尿沉渣的改变,常提示有排异反应发生。

(10)妊娠和妊娠中毒症:正常孕妇尿中蛋白可轻微增加,属于生理性蛋白尿。此与肾小球滤过率和有效肾血流量较妊娠前增加 30％～50％以及妊娠所致的直立性蛋白尿(约占 20％)有关。妊娠中毒症则因肾小球的小动脉痉挛,血管腔变窄,肾血流量减少,组织缺氧使其通透性增加,血浆蛋白从肾小球漏出之故。尿蛋白多为(＋)～(＋＋),病情严重时可增至(＋＋＋)～(＋＋＋＋),如定量超过 5 g/24 h,提示为重度妊娠中毒症。

二、本周蛋白尿检查

本周蛋白是免疫球蛋白的轻链单体或二聚体,属于不完全抗体球蛋白,分为 K 型和 Χ 型,其分子量分别为 22 000 和 44 000,蛋白电泳时可在 α_2 至 γ 球蛋白区带间的某个部位出现 M 区带,多位于 γ 区带及 β-γ 区。易从肾脏排出称轻链尿。可通过肾小球滤过膜滤出,若其量超过近曲小管所能吸收的极限,则从尿中排出,在尿中排出率多于清蛋白。肾小管对本周蛋白具有重吸收及异化作用,通过肾排泄时,可抑制肾小管对其他蛋白成分的重吸收,并可损害近曲、远曲小管,因而导致肾功能障碍及形成蛋白尿,同时有清蛋白及其他蛋白成分排出。本周蛋白在加热至40～60 ℃时可发生凝固,温度升至 90～100 ℃时可再溶解,故又称凝溶蛋白。

(一)原理

尿内本周蛋白在加热 40～60 ℃时,出现凝固沉淀,继续加热至 90～100 ℃时又可再溶解,故利用此凝溶特性可将此蛋白与其他蛋白区分。

(二)参考值

尿本周蛋白定性试验:阴性(加热凝固法或甲苯磺酸法)。

(三)临床意义

1.多发性骨髓瘤

多发性骨髓瘤是浆细胞恶性增生所致的肿瘤性疾病,其异常浆细胞(骨髓瘤细胞),在制作免疫球蛋白的过程中,产生过多的轻链且在未与重链装配前即从细胞内分泌排出,经血液循环由肾脏排至尿中,有 35％～65％的病例本周蛋白尿呈阳性反应,但每天排出量有很大差别,可从 1 g 至数十克,最高达 90 g 者,有时定性试验呈间歇阳性,故一次检验阴性不能排除本病。

2.华氏巨球蛋白血症

华氏巨球蛋白血症属浆细胞恶性增殖性疾病,血清内 IgM 显著增高为本病的重要特征,约有 20％的患者尿内可出现本周蛋白。

3.其他疾病

如淀粉样变性、恶性淋巴瘤、慢性淋巴细胞性白血病、转移瘤、慢性肾炎、肾盂肾炎、肾癌等患者尿中也偶见本周蛋白,可能与尿中存在免疫球蛋白碎片有关。

三、尿液血红蛋白、肌红蛋白及其代谢产物的检查

(一)血红蛋白尿的检查

当血管内有大量红细胞破坏,血浆中游离血红蛋白超过 1.5 g/L(正常情况下肝珠蛋白最大结合力为 1.5 g/L 血浆)时,血红蛋白随尿排出,尿中血红蛋白检查阳性,称血红蛋白尿。血红蛋白尿特点,外观呈脓茶色或透明的酱油色,镜检时无红细胞,但隐血呈阳性反应。

1.原理

血红蛋白中的亚铁血红素有类似过氧化物酶活性,能催化过氧化氢放出新生态的氧,氧化受体氨基比林使之呈色,借以识别血红蛋白的存在。

2.参考值

正常人尿中血红蛋白定性试验:阴性(氨基比林法)。

3.临床意义

(1)阳性可见于各种引起血管内溶血的疾病,如葡萄糖-6-磷酸脱氢酶缺乏在食蚕豆或使用药物伯氨喹、磺胺、菲那西丁时引起的溶血。

(2)血型不合输血引起的急性溶血,广泛性烧伤、恶性疟疾、某些传染病(猩红热、伤寒、丹毒)、毒蕈中毒、毒蛇咬伤等大都有变性的血红蛋白出现。

(3)遗传性或继发性溶血性贫血,如阵发性寒冷性血红蛋白尿症、行军性血红蛋白尿症及阵发性睡眠性血红蛋白尿症。

(4)自身免疫性溶血性贫血、系统性红斑狼疮等。

(二)肌红蛋白尿的检查

肌红蛋白是横纹肌、心肌细胞内的一种含亚铁血红素的蛋白质,其结构及特性与血红蛋白相似,但仅有一条肽链,分子量为 1.60 万～1.75 万。当肌肉组织受损伤时,肌红蛋白可大量释放到细胞外入血流,因分子量小,可由肾排出。尿中肌红蛋白检查阳性,称肌红蛋白尿。

1.原理

肌红蛋白和血红蛋白一样,分子中含有血红素基团,具有过氧化物酶活性,能用邻甲苯胺或氨基比林与过氧化氢呈色来鉴定,肌红蛋白在 80% 饱和硫酸铵浓度下溶解,而血红蛋白和其他蛋白质则发生沉淀,可资区别。

2.参考值

肌红蛋白定性反应:阴性(硫酸铵法)。肌红蛋白定量试验:<4 mg/L(酶联免疫吸附法)。

3.临床意义

(1)阵发性肌红蛋白尿:肌肉疼痛性痉挛发作 72 小时后出现肌红蛋白尿。

(2)行军性肌红蛋白尿:非习惯性过度运动。

(3)创伤:挤压综合征、子弹伤、烧伤、电击伤、手术创伤。

(4)原发性肌疾病:肌肉萎缩、皮肌炎及多发性肌炎、肌肉营养不良等。

(5)组织局部缺血性肌红蛋白尿:心肌梗死早期、动脉梗死。

(6)代谢性肌红蛋白尿:乙醇中毒、砷化氢、一氧化碳中毒、巴比妥中毒、肌糖原积累等。

(三)含铁血黄素尿的检查

含铁血黄素尿为尿中含有暗黄色不稳定的铁蛋白聚合体,是含铁的棕色色素。血管内溶血时肾在清除游离血红蛋白过程中,血红蛋白大部分随尿排出,产生血红蛋白尿。其中的一部分血

红蛋白被肾小管上皮细胞重吸收,并在细胞内分解成含铁血黄素,当这些细胞脱落至尿中时,可用铁染色法检出,细胞解体时,则含铁血黄素颗粒释放于尿中,也可用普鲁士蓝反应予以鉴别。

1.原理

含铁血黄素中的高铁离子,在酸性环境下与亚铁氰化物作用,产生蓝色的亚铁氰化铁,又称普鲁士蓝反应。

2.参考值

含铁血黄素定性试验:阴性(普鲁士蓝法)。

3.临床意义

尿内含铁血红素检查,对诊断慢性血管内溶血有一定价值,主要见于阵发性睡眠性血红蛋白尿症、行军性肌红蛋白尿、自身免疫溶血性贫血、严重肌肉疾病等。但急性溶血初期,血红蛋白检查阳性,因血红蛋白尚未被肾上皮细胞摄取,未形成含铁血黄素,本试验可呈阴性。

(四)尿中卟啉及其衍生物检查

卟啉是血红素生物合成的中间体,为构成动物血红蛋白、肌红蛋白、过氧化氢酶、细胞色素等的重要成分。卟啉是由 4 个吡咯环连接而成的环状化合物。血红素的合成过程十分复杂,其基本原料是琥珀酰辅酶 A 和甘氨酸,B 族维生素也参与作用。正常人血和尿中含有少量的卟啉类化合物。卟啉病是一种先天性或获得性卟啉代谢紊乱的疾病,其产物大量由尿和粪便排出,并出现皮肤、内脏、精神和神经症状。

1.卟啉定性检查

(1)原理:尿中卟啉类化合物(金属卟啉、粪卟啉、原卟啉)在酸性条件下用乙酸乙酯提取,经紫外线照射下显红色荧光。

(2)参考值:尿卟啉定性试验阴性(Haining 法)。

2.卟胆原定性检查

(1)原理:尿中卟胆原是血红素合成的前身物质,它与对二甲氨基苯甲醛在酸性溶液中作用,生成红色缩合物。尿胆原及吲哚类化合物亦可与试剂作用,形成红色。但前者可用氯仿将红色提取,后者可用正丁醇将红色抽提除去,残留的尿液如仍呈红色,提示有卟胆原。

(2)参考值:尿卟胆原定性试验阴性(Watson-Schwartz 法)。

(3)临床意义:卟啉病引起卟啉代谢紊乱,导致其合成异常和卟啉及其前身物与氨基-γ-酮戊酸及卟胆原的排泄异常,在这种异常代谢过程中产生的尿卟啉、粪卟啉大量排出。临床应用:①肝性卟啉病呈阳性;②鉴别急性间歇性卟啉病。因患者出现腹疼、胃肠道症状、精神症状等,易与急性阑尾炎、肠梗阻、神经精神疾病混淆,检查卟胆原可作为鉴别诊断参考。

四、尿糖检查

临床上出现在尿液中的糖类,主要是葡萄糖尿,偶见乳糖尿、戊糖尿、半乳糖尿等。正常人尿液中可有微量葡萄糖,每天尿内排出<2.8 mmol/24 h,用定性方法检查为阴性。糖定性试验呈阳性的尿液称为糖尿,尿糖形成的原因如下:当血中葡萄糖浓度大于 8.8 mmol/L 时,肾小球滤过的葡萄糖量超过肾小管重吸收能力("肾糖阈")即可出现糖尿。

尿中出现葡萄糖取决于三个因素:①动脉血中葡萄糖浓度;②每分钟流经肾小球中的血浆量;③近端肾小管上皮细胞重吸收葡萄糖的能力即肾糖阈。肾糖阈可随肾小球滤过率和肾小管葡萄糖重吸收率的变化而改变。当肾小球滤过率减低时可导致"肾糖阈"提高,而肾小管重吸收减少时则可引起肾糖阈降低。葡萄糖尿除因血糖浓度过高引起外,也可因肾小管重吸收能力降低引起,后者血糖可正常。

(一)参考值

尿糖定性试验:阴性(葡萄糖氧化酶试带法)。尿糖定量试验:<2.8 mmol/24 h(<0.5 g/24 h),浓度为 $0.1\sim0.8$ mmol/L。

(二)临床意义

1.血糖增高性糖尿

(1)饮食性糖尿:因短时间摄入大量糖类(大于 200 g)而引起。确诊须检查清晨空腹的尿液。

(2)持续性糖尿:清晨空腹尿中呈持续阳性,常见于因胰岛素绝对或相对不足所致糖尿病,此时空腹血糖水平常已超过肾阈,24 小时尿中排糖近于 100 g 或更多,每天尿糖总量与病情轻重相平行。如并发肾小球动脉硬化症,则肾小球滤过率减少,肾糖阈升高,此时血糖虽已超常,尿糖亦呈阴性,进食后 2 小时由于负载增加则可见血糖升高,尿糖阳性,对于此型糖尿病患者,不仅需要检查空腹血糖及尿糖定量,还需进一步进行糖耐量试验。

(3)其他疾病血糖增高性糖尿见于:①甲状腺功能亢进,由于肠壁的血流加速和糖的吸收增快,因而在饭后血糖增高而出现糖尿;②肢端肥大症,可因生长激素分泌旺盛而致血糖升高,出现糖尿;③嗜铬细胞瘤,可因肾上腺素及去甲肾上腺素大量分泌,致使磷酸化酶活性增强,促使肝糖原降解为葡萄糖,引起血糖升高而出现糖尿;④库欣综合征,因皮质醇分泌增多,使糖原异生旺盛,抑制己糖磷酸激酶和对抗胰岛素作用,因而出现糖尿。

(4)一过性糖尿:又称应激性糖尿,见于颅脑外伤、脑血管意外、情绪激动等情况下,脑血糖中枢受到刺激,导致肾上腺素、胰高血糖素大量释放,因而可出现暂时性高血糖和糖尿。

2.血糖正常性糖尿

肾性糖尿属血糖正常性糖尿,因近曲小管对葡萄糖的重吸收功能低下所致。其中先天性者为家族性肾性糖尿,见于范可尼综合征,患者出现糖尿而空腹血糖、糖耐量试验均正常;新生儿糖尿是因肾小管功能还不完善;后天获得性肾性糖尿可见于慢性肾炎和肾病综合征时。妊娠后期及哺乳期妇女,出现糖尿可能与肾小球滤过率增加有关。

3.尿中其他糖类

尿中除葡萄糖外还可出现乳糖、半乳糖、果糖、戊糖等,除受进食种类不同影响外,可能与遗传代谢紊乱有关。

(1)乳糖尿:有生理性和病理性两种,前者出现在妊娠末期或产后 2～5 天,后者见于消化不良的患儿尿中,当乳糖摄取量在 100 g 以上时因缺乏乳糖酶 1,则发生乳糖尿。

(2)半乳糖尿:先天性半乳糖血症是一种常染色体隐性遗传性疾病。由于缺乏半乳糖-1-磷酸尿苷转化酶或半乳糖激酶,不能将食物内半乳糖转化为葡萄糖所致,患儿可出现肝大、肝功损害、生长发育停滞、智力减退、哺乳后不安、拒食、呕吐、腹泻、肾小管功能障碍等,此外还可查出氨基酸尿(精、丝、甘氨酸等)。由半乳糖激酶缺乏所致白内障患者也可出现半乳糖尿。

(3)果糖尿:正常人尿液中偶见果糖,摄取大量果糖后尿中可出现暂时性果糖阳性。在肝脏功能障碍时,肝脏对果糖的利用下降,导致血中果糖升高而出现果糖尿。

(4)戊糖尿:尿液中出现的主要是 L-阿拉伯糖和 L-木糖。在食用枣、李子、樱桃及其他果汁等含戊糖多的食品后,一过性地出现在尿液中,后天性戊糖增多症,是因为缺乏从 L-木酮糖向木糖醇的转移酶,尿中每天排出木酮糖 4～5 g。

五、尿酮体检查

酮体是乙酰乙酸、β-羟丁酸及丙酮的总称,为体内脂肪酸代谢的中间产物。正常人血中丙酮浓度较低,为 2.0~4.0 mg/L,其中乙酰乙酸、β-羟丁酸、丙酮分别约占 20%、78%、2%。一般检查方法为阴性。在饥饿,各种原因引起糖代谢发生障碍、脂肪分解增加及糖尿病酸中毒时,因产生酮体速度大于组织利用速度,可出现酮血症,继而产生酮尿。

(一)原理

尿中丙酮和乙酰乙酸在碱性溶液中与硝普钠作用产生紫红色化合物。

(二)参考值

尿酮体定性试验:阴性(Rothera 法)。

(三)临床意义

1.糖尿病酮症酸中毒

由于糖利用减少、分解脂肪产生酮体增加而引起酮症,尿内酮体呈强阳性反应。当肾功能严重损伤而肾阈值增高时,尿酮体可减少,甚至完全消失。

2.非糖尿病性酮症者

如感染性疾病发热期、严重腹泻、呕吐、饥饿、禁食过久、全身麻醉后等均可出现酮尿。妊娠妇女常因妊娠反应,呕吐、进食少,以致体脂降解代谢明显增多,发生酮病而致酮尿。

3.中毒

如氯仿、乙醚麻醉后、磷中毒等。

4.服用双胍类降糖药

如苯乙双胍等,由于药物有抑制细胞呼吸的作用,可出现血糖降低,但酮尿阳性的现象。

六、脂肪尿和乳糜尿检查

尿液中混有脂肪小滴时称为脂肪尿。尿中含有淋巴液、外观呈乳糜状称乳糜尿。由呈胶体状的乳糜微粒和蛋白质组成,其形成原因是经肠道吸收的脂肪皂化后成乳糜液,由于种种原因致淋巴引流不畅而未能进入血液循环,以至逆流在泌尿系统淋巴管中时,可致淋巴管内压力升高、曲张破裂、乳糜液流入尿中呈乳汁样。乳糜尿中混有血液,则称乳糜血尿。乳糜尿中主要含卵磷脂、胆固醇、脂酸盐及少量纤维蛋白原、清蛋白等。如合并泌尿道感染,则可出现乳糜脓尿。

(一)原理

乳糜由脂肪微粒组成,较大的脂粒在镜下呈球形,用苏丹Ⅲ染成红色者为乳糜阳性。过小的脂粒,不易在镜下观察,可利用其溶解乙醚的特性,加乙醚后使乳白色浑浊尿变清,即为乳糜阳性。

(二)参考值

乳糜定性试验:阴性。

(三)临床意义

1.淋巴管阻塞

淋巴管阻塞常见于丝虫病,乳糜尿是慢性期丝虫病的主要临床表现之一。这是由丝虫在淋巴系统中,引起炎症反复发作,大量纤维组织增生,使腹部淋巴管或胸导管广泛阻塞所致。

2.过度疲劳、妊娠及分娩后等因素

诱发出现间歇性乳糜尿,偶尔也见少数病例呈持续阳性。

3.其他

先天性淋巴管畸形、腹内结核、肿瘤、胸腹部创伤、手术伤、糖尿病、高脂血症、肾盂肾炎、棘球蚴病、疟疾等也可引起乳糜尿。

七、尿液胆色素检查

尿中胆色素包括胆红素、尿胆原及尿胆素。由于送检多为新鲜尿,尿胆原尚未氧化成尿胆素,故临床多查尿胆红素及尿胆原。

(一)胆红素检查

胆红素是血红蛋白分解代谢的中间产物,是胆汁中的主要成分,可分为未经肝处理的未结合胆红素和经肝与葡萄糖醛酸结合形成的结合胆红素。未结合胆红素不溶于水,在血中与蛋白质结合不能通过肾小球滤膜。结合胆红素分子量小,溶解度高,可通过肾小球滤膜,由尿中排出。由于正常人血中结合胆红素含量很低(小于 $4 \mu mol/L$),滤过量极少,因此尿中检不出胆红素,如血中结合胆红素增加可通过肾小球滤膜使尿中结合胆红素增加,尿胆红素试验阳性反应。

1.原理

尿液中的胆红素与重氮试剂作用,生成红色的偶氮化合物。红色的深浅大体能反应胆红素含量的多少。

2.参考值

胆红素试验:阴性(试带法)。

(二)尿胆原检查

1.原理

尿胆原在酸性溶液中与对二甲氨基苯甲醛作用,生成樱红色化合物。

2.参考值

尿胆原定性试验:正常人为弱阳性,其稀释度在 1：20 以下(改良 Ehrlich 法)。

(三)尿胆素检查

1.原理

在无胆红素的尿液中,加入碘液,使尿中尿胆原氧化成尿胆素,当与试剂中的锌离子作用,形成带绿色荧光的尿胆素-锌复合物。

2.参考值

尿胆素定性试验:阴性(Schilesinger 法)。

3.临床意义

临床上根据黄疸产生的机制可区分为溶血性黄疸、肝细胞性和阻塞性黄疸三型。尿三胆检验在诊断鉴别三型黄疸上有重要意义。

(1)溶血性黄疸:见于体内大量溶血时,如溶血性贫血、疟疾、大面积烧伤等。由于红细胞破坏时未结合胆红素增加,使血中含量增高,未结合胆红素不能通过肾,尿中胆红素检查为阴性。未结合胆红素增加,导致肝细胞代偿性产生更多的结合胆红素。当将其排入肠道后转变为粪胆原的量亦增多,尿胆原的形成也增加,而肝脏重新利用尿胆原的能力有限(肝功能也可能同时受损)所以尿胆原的含量也增加可呈阳性或强阳性。

(2)肝细胞性黄疸:肝细胞损伤时其对胆红素的摄取、结合、排除功能均可能发生障碍。由于肝细胞坏死、肝细胞肿胀、毛细胆管受压,而在肿胀与坏死的肝细胞间弥散经血窦使胆红素进入血液循环,导致血中结合胆红素升高,因其可溶于水并经肾排出,使尿胆红素试验呈阳性。但由于肝细胞处理未结合胆红素及尿胆原的能力下降,故血中未结合胆红素及尿胆原均可增加,此外经肠道吸收的粪胆原也因肝细胞受损不能将其转变为胆红素,而以尿胆原形式由尿中排出,因此在肝细胞黄疸时尿中胆红素与尿胆原均呈明显阳性,而粪便中尿胆原则往往减少。在急性病毒性肝炎时,尿胆红素阳性可早于临床黄疸。其他原因引起的肝细胞黄疸,如药物、毒物引起的中毒性肝炎也出现类似结果。

(3)阻塞性黄疸:胆汁淤积使肝胆管内压增高,导致毛细胆管破裂,结合胆红素不能排入肠道而逆流入血由尿中排出,尿胆红素检查呈阳性。由于胆汁排入肠道受阻,故尿胆原、粪胆原均显著减少。可见于各种原因引起的肝内外完全或不完全梗阻,如胆石症、胆管癌、胰头癌、原发性胆汁性肝硬化等。

八、尿液氨基酸检查

尿中有一种或数种氨基酸增多称为氨基酸尿。随着对遗传病的认识,氨基酸尿的检查已受到重视。由于血浆氨基酸的肾阈较高,正常尿中只能出现少量氨基酸。即使被肾小球滤出,也很易被肾小管重吸收。尿中氨基酸分为游离和结合二型,其中游离型排出量约为 1.1 g/24 h,结合型约为 2 g/24 h。结合型是氨基酸在体内转化的产物如甘氨酸与苯甲酸结合生成马尿酸;N-乙酰谷氨酸与苯甲酸结合生成苯乙酰谷氨酸。正常尿中氨基酸含量与血浆中明显不同,尿中氨基酸以甘氨酸、组氨酸、赖氨酸、丝氨酸及氨基乙磺酸为主。排泄量在年龄组上有较大差异,某些氨基酸儿童的排出量高于成人,可能由于儿童肾小管发育未成熟,重吸收减少之故。但成人的β-氨基异丁酸、甘氨酸、门冬氨酸等又明显高于儿童。尿氨基酸除与年龄有关外,也因饮食、遗传和生理变化而有明显差别,如妊娠期尿中组氨酸、苏氨酸可明显增加。检查尿中氨基酸及其代谢产物,可作为遗传性疾病氨基酸异常的筛选试验。血中氨基酸浓度增加,可溢出在尿中,见于某些先天性疾病。如因肾受毒物或药物的损伤,肾小管重吸收障碍,肾阈值降低,所致肾型氨基酸尿时,患者血中氨基酸浓度则不高。

(一)胱氨酸尿检查

胱氨酸尿是先天性代谢病,主要原因是肾小管对胱氨酸、赖氨酸、精氨酸和鸟氨酸的重吸收障碍导致尿中这些氨基酸排出量增加。由于胱氨酸难溶解,易达到饱和,易析出而形成结晶,反复发生结石,尿路梗阻合并尿路感染;严重者可形成肾盂积水、梗阻性肾病,最后导致肾衰竭。

1.原理

胱氨酸经氰化钠作用后,与亚硝基氰化钠产生紫红色反应。

2.参考值

胱氨酸定性试验:阴性或弱阳性。胱氨酸定量试验:正常尿中胱氨酸、半胱氨酸为 83～830 μmol(10～100 mg)/24 h 尿(硝普钠法)。

3.临床意义

定性如呈明显阳性为病理变化,见于胱氨酸尿症。

(二)酪氨酸尿检查

酪氨酸代谢病是一种罕见的遗传性疾病。由于缺乏对羟基苯丙酮酸氧化酶和酪氨酸转氨酶,尿中对羟基苯丙酮酸和酪氨酸显著增加,临床表现为结节性肝硬化、腹部膨大、脾大、多发性肾小管功能障碍等。

1.原理

酪氨酸与硝酸亚汞和硝酸汞反应生成一种红色沉淀物。

2.参考值

尿酪氨酸定性试验:阴性(亚硝基苯酚法)。

3.临床意义

临床见于急性磷、氯仿或四氯化碳中毒,急性重型肝炎或肝硬化、白血病、糖尿病性昏迷或伤寒等。

(三)苯丙酮尿检查

苯丙酮尿症是由于患者肝脏中缺乏苯丙氨酸羟化酶,使苯丙氨酸不能氧化成酪氨酸,只能变成苯丙酮酸。大量苯丙氨酸和苯丙酮酸累积在血液和脑脊液中,并随尿液排出。

1.原理

尿液中的苯丙酮酸在酸性条件下,与三氯化铁作用,生成蓝绿色。

2.参考值

尿液苯丙酮酸定性试验:阴性(三氯化铁法)。

3.临床意义

苯丙酮酸尿见于先天性苯丙酮酸尿症。大量的苯丙酮酸在体内蓄积,对患者的神经系统造成损害并影响体内色素的代谢。此病多在小儿中发现,患者的智力发育不全,皮肤和毛发颜色较淡。

(四)尿黑酸检查

尿黑酸是一种罕见的常染色体隐性遗传病,本病是由于患者体内缺乏使黑酸转化为乙酰乙酸的尿黑酸氧化酶,而使酪氨酸和苯丙氨酸代谢终止在尿黑酸阶段。尿黑酸由尿排出后,暴露在空气中逐渐氧化成黑色素。其早期临床症状为尿呈黑色,皮肤色素沉着,在儿童期和青年期往往被忽视,但在中老年期常发生脊柱和大关节炎等严重情况。

1.原理

尿液中的尿黑酸与硝酸银作用,遇上氨产生黑色沉淀,借以识别尿黑酸的存在。

2.参考值

尿黑酸定性试验:阴性(硝酸银法)。

3.临床意义

黑酸尿在婴儿期易观察,因其尿布上常有黑色污斑。患者一般无临床症状,至老年时可产生褐黄病(即双颊、鼻、巩膜及耳郭呈灰黑色或褐色),是尿黑酸长期在组织中储积所致。

(五)Hartnup病的检查

Hartnup病是一种先天性常染色体隐性遗传病。由于烟酰胺缺乏,患者常表现为糙皮病性皮疹及小脑共济失调。这是由于肾小管对色氨酸重吸收发生障碍所致。可用薄层法予以确证,在层析图上可见10种以上的氨基酸。

1.原理

2,4二硝基苯肼与尿中存在的 α-酮酸(由异常出现的单氨基单羧基中性氨基酸经代谢所致)作用生成一种白色沉淀物。

2.参考值

Hartnup 病的检查:阴性(2,4-二硝基苯肼法)。

3.临床意义

当发生先天性或获得性代谢缺陷时,尿中一种或数种氨基酸量比正常增多,称为氨基酸尿。

(1)肾性氨基酸尿:这是由于肾小管对某些氨基酸的重吸收发生障碍所致。非特异性:Fanconi 综合征(多发性肾近曲小管功能不全)、胱氨酸病、Wilson 病(进行性肝豆状核变性)、半乳糖血症。特异性:胱氨酸病、甘氨酸尿。

(2)溢出性氨基酸尿:由于氨基酸中间代谢的缺陷,导致血浆中某些氨基酸水平的升高,超过正常肾小管重吸收能力,使氨基酸溢入尿中。非特异性:肝病、早产儿和新生儿、巨幼细胞性贫血、铅中毒、肌肉营养不良、Wilson 病及白血病等。遗传性或先天性:槭糖尿病、Hartnup 病(遗传性烟酰胺缺乏)、苯丙酮尿。

(3)由氨基酸衍生物的异常排泄所致:黑酸尿、草酸盐沉积症、苯丙酮尿及吡哆醇缺乏。

九、尿酸碱度检查

尿液酸碱度即尿的 pH,可反映肾脏调节体液酸碱平衡的能力。尿液 pH 主要由肾小管泌 H^+,分泌可滴定酸、铵的形成、重碳酸盐的重吸收等因素决定,其中最重要的是酸性磷酸盐及碱性磷酸盐的相对含量,如前者多于后者,尿呈酸性反应,反之呈中性或碱性反应。尿 pH 受饮食种类影响很大,如进食蛋白质较多,则由尿排出的磷酸盐及硫酸盐增多,尿 pH 较低;而进食蔬菜多时尿 pH 常大于 6。当每次进食后,由于胃黏膜要分泌多量盐酸以助消化,为保证有足够的 H^+ 和 Cl^- 进入消化液,则尿液泌 H^+ 减少和 Cl^- 的重吸收增加,而使尿 pH 呈一过性增高,称之为碱潮。其他如运动、饥饿、出汗等生理活动,夜间入睡后呼吸变慢,体内酸性代谢产物均可使尿 pH 降低。药物、不同疾病等多种因素也影响尿液 pH。

(一)原理

甲基红和溴麝香草酚蓝指示剂适当配合可反映 pH4.5～9.0 的变异范围。

(二)参考值

尿的 pH:正常人在普通膳食条件下尿液 pH 为 4.6～8.0(平均 6.0)(试带法)。

(三)临床意义

1.尿 pH 降低

酸中毒、慢性肾小球肾炎、痛风、糖尿病等排酸增加;呼吸性酸中毒,因 CO_2 潴留等,尿多呈酸性。

2.尿 pH 升高

频繁呕吐丢失胃酸、服用重碳酸盐、尿路感染、换氧过度及丢失 CO_2 过多的呼吸性碱中毒,尿呈碱性。

3.尿液 pH 一般与细胞外液 pH 变化平行

尿液 pH 一般与细胞外液 pH 变化平行,但应注意:①低钾血症性碱中毒时,由于肾小管分泌 H^+ 增加,尿酸性增强,反之,高钾性酸中毒时,排 K^+ 增加,肾小管分泌 H^+ 减少,可呈碱性尿;②变形杆菌性尿路感染时,由于尿素分解成氨,呈碱性尿;③肾小管性酸中毒时,因肾小管形成 H^+、排出 H^+ 及 H^+-Na^+ 交换能力下降,尽管体内为明显酸中毒,但尿 pH 呈相对偏碱性。

十、尿路感染的过筛检查

尿路感染的频度仅次于呼吸道感染,其中有70%～80%因无症状而忽略不治,成为导致发展成肾病的一个原因。无症状性尿路感染的发生率很高,18%的妇女有潜在性尿路感染。

(一)氯化三苯四氮唑还原试验

此法是利蒙在1962年提出的一种尿路感染诊断试验。当尿中细菌在每毫升10^5个时,本试验为阳性,肾盂肾炎的阳性为68%～94%。

原理:无色的氯化三苯四氮唑,可被大肠埃希菌等代谢产物还原成三苯甲腙,呈桃红色至红色沉淀。

(二)尿内亚硝酸盐试验

本试验又称Griess试验。当尿路感染的细菌有还原硝酸盐为亚硝酸盐的能力时,本试验呈阳性反应。大肠埃希菌属、枸橼酸杆菌属、变形杆菌属、假单胞菌属等皆有还原能力,肾盂肾炎的阳性率可达69%～80%。

原理:大肠埃希菌等革兰阴性杆菌,能还原尿液中的硝酸盐为亚硝酸盐,使试剂中的对氨基苯磺酸重氮化,成为对重氮苯磺酸。对氨基苯磺酸再与α-萘胺结合成N-α-萘胺偶氮苯磺酸,呈现红色。

十一、泌尿系统结石检查

泌尿系统结石是指在泌尿系统内因尿液浓缩沉淀形成颗粒或成块样聚集物,包括肾结石、输尿管结石、膀胱结石和尿路结石,为常见病,好发于青壮年,近年来发病率有上升趋势。尿结石病因较复杂,近年报道的原因:原因不明、机制不清的尿结石称为原发性尿石;微小细菌引起的尿石:近年由芬兰科学家证明形成肾结石的原因是由自身能够形成矿物外壳的微小细菌;代谢性尿石:是由体内或肾内代谢紊乱而引起,如甲状腺功能亢进、特发性尿钙症引起尿钙增高、痛风的尿酸排泄增加、肾小管酸中毒时磷酸盐大量增加等,其形成结石多为尿酸盐、碳酸盐、胱氨酸、黄嘌呤结石;继发性或感染性结石:主要为泌尿系统细菌感染,特别是能分解尿素的细菌如变形杆菌将尿素分解为游离氨使尿液碱化,促使磷酸盐、碳酸盐以菌团或脓块为核心而形成结石。此外,结石的形成与种族、遗传(胱氨酸结石有遗传趋势)、性别、年龄、地理环境、饮食习惯、营养状况以及尿路本身疾病如尿路狭窄、前列腺增生等均有关系。

结石的成分主要有6种,按所占比例高低依次为草酸盐、磷酸盐、尿酸盐、碳酸盐、胱氨酸及黄嘌呤。多数结石混合两种或两种以上成分。因晶体占结石重量常超过60%,因此临床常以晶体成分命名。

(尹成娟)

第三节 尿液的沉渣检验

尿液的沉渣检验是用显微镜对尿沉淀物进行检查,识别尿液中细胞、管型、结晶、细菌、寄生虫等各种病理成分,辅助对泌尿系统疾病做出诊断、定位、鉴别诊断及预后判断的重要试验项目。

一、尿细胞成分检查

(一)红细胞

正常人尿沉渣镜检红细胞为 0～3/HP。若红细胞＞3/HP,尿液外观无血色者,称为镜下血尿,应考虑为异常。

新鲜尿中红细胞形态对鉴别肾小球源性和非肾小球源性血尿有重要价值,因此除注意红细胞数量外还要注意其形态,正常红细胞直径为 7.5 μm。异常红细胞:小红细胞直径＜6 μm;大细胞直径＞9 μm;巨红细胞＞10 μm。用显微镜观察,可将尿中红细胞分成四种。

1.均一形红细胞

红细胞外形及大小正常,以正常红细胞为主,在少数情况下也可见到丢失血红蛋白的影细胞或外形轻微改变的棘细胞,整个尿沉渣中不存在两种以上的类型。一般通称为 O 型细胞。

2.多变形红细胞

红细胞大小不等,外形呈两种以上的多形性变化,常见以下形态:胞质从胞膜向外突出呈相对致密小泡,胞膜破裂,部分胞质丢失;胞质呈颗粒状,沿细胞膜内侧间断沉着;细胞的一侧向外展,类似葫芦状或发芽的酵母状;胞质内有散在的相对致密物,成细颗粒状;胞质向四周集中形似炸面包圈样以及破碎的红细胞等,称为Ⅰ型。

3.变形红细胞

变形红细胞多为皱缩红细胞,主要为膜皱缩、血红蛋白浓缩,呈高色素性,体积变小,胞膜可见棘状突起,棘突之间看不到膜间隔,有时呈桑葚状、星状、多角形,是在皱缩基础上产生的,称为Ⅱ型。

4.小形红细胞

直径在 6 μm 以下,细胞膜完整,血红蛋白浓缩,呈高色素性。体积变小,细胞大小基本一致称为Ⅲ型。

肾小球源性血尿多为Ⅰ、Ⅱ、Ⅲ型红细胞形态,通过显微镜诊断,与肾活检的诊断符合率可达96.7％。非肾小球疾病血尿,则多为均一性血尿,与肾活检诊断符合率达 92.6％。

肾小球性血尿红细胞形态学变化的机制目前认为可能是由于红细胞通过有病理改变的肾小球滤膜时,受到了挤压损伤;以后在通过各段肾小管的过程中又受到不同的 pH 和不断变化着的渗透压的影响;加上介质的张力,各种代谢产物(脂肪酸、溶血、卵磷脂、胆酸等)的作用,造成红细胞的大小、形态和血红蛋白含量等变化。而非肾小球性血尿主要是肾小球以下部位和泌尿通路上毛细血管破裂的出血,不存在通过肾小球滤膜所造成的挤压损伤,因而红细胞形态正常。来自肾小管的红细胞虽可受 pH 及渗透压变化的作用,但因时间短暂,变化轻微,多呈均一性血尿。

临床意义:正常人特别是青少年在剧烈运动、急行军、冷水浴、久站或重体力劳动后可出现暂时性镜下血尿,这种一过性血尿属生理性变化范围。女性患者应注意月经污染问题,需通过动态观察加以区别。引起血尿的疾病很多,可归纳为三类原因。

(1)泌尿系统自身疾病:泌尿系统各部位的炎症、肿瘤、结核、结石、创伤、肾移植排异、先天性畸形等均可引起不同程度的血尿,如急、慢性肾小球肾炎、肾盂肾炎、肾结石等都是引起血尿的常见原因。

(2)全身其他系统疾病:主要见于各种原因引起的出血性疾病,如特发性血小板减少性紫癜、血友病、DIC、再生障碍性贫血和白血病合并有血小板减少时,某些免疫性疾病如系统性红斑狼

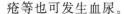

疮等也可发生血尿。

（3）泌尿系统附近器官的疾病：如前列腺炎、精囊炎、盆腔炎等患者尿中也偶尔见到红细胞。

（二）白细胞、脓细胞、闪光细胞

正常人尿沉渣镜检白细胞<5/HP，若白细胞超过5/HP即为增多，称为镜下脓尿。白细胞系指无明显退变的完整细胞，尿中以中性粒细胞较多见，也可见到淋巴细胞及单核细胞。其细胞质清晰整齐，加1%醋酸处理后细胞核可见到。中性粒细胞常分散存在。脓细胞系指在炎症过程中破坏或死亡的中性粒细胞，外形不规则，细胞质内充满颗粒，细胞核不清，易聚集成团，细胞界限不明显，此种细胞称为脓细胞。急性肾小球肾炎时，尿内白细胞可轻度增多。若发现多量白细胞，表示泌尿系统感染如肾盂肾炎、膀胱炎、尿道炎及肾结核等。肾移植手术后1周内尿中可出现较多的中性粒细胞，随后可逐渐减少而恢复正常。成年女性生殖系统有炎症时，常有阴道分泌物混入尿内。除有成团脓细胞外，并伴有多量扁平上皮细胞及一些细长的大肠埃希菌。闪光细胞是一种在炎症感染过程中，发生脂肪变性的多形核白细胞，其胞质中充满了活动的闪光颗粒，这种颗粒用Sternheimer-Malbin法染色时结晶紫不着色而闪闪发光，故称为闪光细胞，有时胞质内可有空泡。

临床意义有以下几点。

（1）泌尿系统有炎症时均可见到尿中白细胞增多，尤其在细菌感染时多见，如急、慢性肾盂肾炎、膀胱炎、尿道炎、前列腺炎、肾结核等。

（2）女性阴道炎或宫颈炎、附件炎时可因分泌物进入尿中，而见白细胞增多，常伴大量扁平上皮细胞。

（3）肾移植后如发生排异反应，尿中可出现大量淋巴及单核细胞。

（4）肾盂肾炎活动期或慢性肾盂肾炎的急性发作期可见闪光细胞，膀胱炎、前列腺炎、阴道炎时也偶尔可见到。

（5）尿液白细胞中单核细胞数增多，可见于药物性急性间质性肾炎及新月形肾小球肾炎，急性肾小管坏死时单核细胞减少或消失。

（6）尿中出现大量嗜酸性粒细胞时称为嗜酸性粒细胞尿，见于某些急性间质性肾炎患者，药物所致变态反应，在尿道炎等泌尿系统其他部位的非特异性炎症时，也可出现嗜酸性粒细胞。

（三）混合细胞群

混合细胞群是一种泌尿系统上尿路感染后多种细胞黏附聚集成团的细胞群体，在上尿路感染过程中特殊条件下多种细胞的组合，多为淋巴细胞、浆细胞、移行上皮细胞及单核细胞紧密黏附聚集在一起，经姬瑞染色各类细胞形态完整。荧光染色各类细胞出现较强的橘黄色荧光，机械振荡不易解离，我们命名为混合细胞群（MCG）。这种混合细胞群多出现在上尿路感染的尿液中，尤其在慢性肾盂肾炎患者的尿中，阳性检出率达99.8%。

（四）巨噬细胞

巨噬细胞比白细胞大，卵圆形、圆形或不规则形，有一个较大不明显的核，核常为卵圆形偏于一侧，胞质内有较多的颗粒和吞噬物，常有空泡。在泌尿道急性炎症时出现，如急性肾盂肾炎、膀胱炎、尿道炎等，并伴有脓细胞，其出现的多少，取决于炎症的程度。

（五）上皮细胞

由于新陈代谢或炎症等原因，泌尿生殖道的上皮细胞脱落后可混入尿中排出，从组织学上讲有来自肾小管的立方上皮，有来自肾、肾盂、输尿管、膀胱和部分尿道的移行上皮，也有来自尿道中段的假复层柱状上皮以及尿道口和阴道的复层鳞状上皮,其形态特点及组织来源如下。

1.小圆上皮细胞

来自肾小管立方上皮或移行上皮深层,在正常尿液中不出现,此类细胞形态特点如下:较白细胞略大,呈圆形或多边形,内含一个大而明显的核,核膜清楚,胞质中可见脂肪滴及小空泡。因来自肾小管,故亦称肾小管上皮细胞或肾细胞。肾小管上皮细胞,分曲管上皮与集合管上皮,二者在形态上有不同,曲管上皮为肾单位中代谢旺盛的细胞,肾小管损伤时,最早出现于尿液中,其特征为曲管上皮胞体(20~60 μm),含大量线粒体,呈现多数粗颗粒,结构疏松如网状,核偏心易识别。集合管上皮胞体小,8~12 μm,核致密呈团块,着色深,单个居中央,界膜清楚。浆内有细颗粒。这种细胞在尿液中出现,常表示肾小管有病变,急性肾小球肾炎时最多见。成堆出现,表示肾小管有坏死性病变。细胞内有时充满脂肪颗粒,此时称为脂肪颗粒细胞或称复粒细胞。当肾脏慢性充血、梗死或血红蛋白沉着时,肾小管细胞内含有棕色颗粒,亦即含铁血黄素颗粒也可称为复粒细胞,此种颗粒呈普鲁士蓝反应阳性。肾移植后1周内,尿中可发现较多的肾小管上皮细胞,随后可逐渐减少而恢复正常。当发生排异反应时,尿液中可再度出现成片的肾上皮细胞,并可见到上皮细胞管型。

2.变性肾上皮细胞

这类细胞常见在肾上皮细胞内充满粗颗粒或脂肪滴的圆形细胞,胞体较大,核清楚称脂肪颗粒变性细胞。苏丹Ⅲ染色后胞质中充满橙红色脂肪晶体和脂肪滴,姬瑞染色后胞质中充满不着色似空泡样脂肪滴。这种细胞多出现于肾病综合征、肾炎型肾病综合征及某些慢性肾脏疾病。

3.尿液肾小管上皮细胞计数

参考值:正常人尿液<0。肾小管轻度损伤曲管上皮细胞>10 个/10HP;肾小管中度损伤曲管上皮细胞>50 个/10HP;肾小管严重损伤曲管上皮细胞>100 个/10HP;肾小管急性坏死曲管上皮细胞>200 个/10HP。

临床意义:正常人尿液一般见不到肾上皮,肾小管上皮的脱落,其数量与肾小管的损伤程度有关。在感染、炎症、肿瘤、肾移植或药物中毒累及肾实质时,都会导致肾小管上皮细胞的脱落。

4.移行上皮细胞

正常时少见,来自肾盂、输尿管、近膀胱段及尿道等处的移行上皮组织脱落而来。此类细胞由于部位的不同和脱落时器官的缩张状态的差异,其大小和形态有很大的差别。

(1)表层移行上皮细胞:在器官充盈时脱落,胞体大,为正常白细胞4~5倍,多呈不规则的圆形,核较小常居中央,有人称此为大圆形上皮细胞。如在器官收缩时脱落,形成细胞体积较小,为正常白细胞的2~3倍,多呈圆形,自膀胱上皮表层及阴道上皮外底层皆为此类形态的细胞。这类细胞可偶见于正常尿液中,膀胱炎时可成片脱落。

(2)中层移行上皮细胞:体积大小不一,呈梨形、纺锤形,又称尾形上皮细胞,核稍大,呈圆形或椭圆形。多来自肾盂,也称肾盂上皮细胞,有时也可来自输尿管及膀胱颈部,此类细胞在正常尿液中不易见到,在肾盂、输尿管及膀胱颈部炎症时,可成片地脱落。

(3)底层移行上皮细胞:体积较小,反光性强,因与肾小管上皮细胞相似,有人称此细胞也为小圆上皮细胞,为输尿管、膀胱、尿道上皮深层的细胞。此细胞核较小,但整个胞体又较肾上皮细胞为大,以此加以区别。

5.复层鳞状上皮

复层鳞状上皮又称扁平上皮细胞,来自尿道口和阴道上皮表层,细胞扁平而大,似鱼鳞样,不规则,细胞核较小呈圆形或卵圆形。成年女性尿液中易见,少量出现无临床意义,尿道炎时可大量出现,常见片状脱落且伴有较多的白细胞。

6.多核巨细胞及人巨细胞病毒包涵体

多核巨细胞为 $20\sim25~\mu m$,呈多角形、椭圆形,有数个椭圆形的核,可见嗜酸性包涵体。一般认为是由尿道而来的移形上皮细胞。多见于麻疹、水痘、腮腺炎、流行性出血热等病毒性感染者的尿中。巨细胞病毒是一种疱疹病毒,含双股 DNA,可通过输血、器官移植等造成感染,婴儿可经胎盘、乳汁等感染,尿中可见含此病毒包涵体的上皮细胞。

二、尿管型检查

管型是蛋白质在肾小管、集合管中凝固而成的圆柱形蛋白聚体。原尿中少量的清蛋白和由肾小管分泌的 Tamm-Horsfall 黏蛋白(TH 黏蛋白)是构成管型的基质。1962 年 Mcqueen 用免疫方法证实透明管型是由 TH 黏蛋白和少量清蛋白为主的血浆蛋白沉淀而构成管型的基质。TH 黏蛋白是在肾单位髓襻的上行支及远端的肾小管所分泌,仅见于尿中。正常人分泌很少(每天 40 mg)。在病理情况下,因肾小球病变,血浆蛋白滤出增多或肾小管重吸收蛋白质的功能减退等原因,使肾小管内的蛋白质增高,肾小管有使尿液浓缩(水分吸收)酸化(酸性物增加)能力及软骨素硫酸酯的存在,蛋白质在肾小管腔内凝聚、沉淀,形成管型。

(一)透明管型

透明管型主要由 TH 蛋白构成,也有清蛋白及氯化钠参与。健康人参考值为 $0\sim1/HP$。为半透明、圆柱形、大小、长短很不一致,通常两端平行、钝圆、平直或略弯曲,甚至扭曲。在弱光下易见。正常人在剧烈运动后或老年人的尿液中可少量出现。发热、麻醉、心功能不全、肾受到刺激后尿中也可出现。一般无临床意义,如持续多量出现于尿液中,同时可见异常粗大的透明管型和红细胞及肾小管上皮细胞有剥落现象,说明肾有严重损害。见于急、慢性肾小球肾炎、肾病、肾盂肾炎、肾淤血、恶性高血压、肾动脉硬化等。此管型在碱性尿液中或稀释时,可溶解消失。

近年来有人将透明管型分单纯性和复合性两种,前者不含颗粒和细胞,后者可含少量颗粒和细胞(如红细胞、白细胞和肾上皮细胞)以及脂肪体等,但其量应低于管型总体的一半。复合性透明管型的临床意义较单纯性透明管型为大。透明红细胞管型是肾出血的主要标志,透明白细胞管型是肾炎症的重要标志,透明脂肪管型是肾病综合征的特有标志。

(二)颗粒管型

管型基质内含有颗粒,其量超过 1/3 面积时称为颗粒管型,是因肾实质性病变之变性细胞的分解产物或由血浆蛋白及其他物质直接聚集于 TH 蛋白管型基质中形成的。可分为粗颗粒管型和细颗粒管型两种。开始是多数颗粒大而粗,由于在肾停留时间较长,粗颗粒碎化为细颗粒。

1.粗颗粒管型

在管型基质中含有多数粗大而浓密的颗粒,外形较宽、易吸收色素呈淡黄褐色。近来也有人认为粗颗粒管型是由白细胞变性而成,因粗颗粒过氧化物酶染色一般为阳性;而细颗粒管型是由上皮细胞衍化而成,因粒细胞脂酶染色阳性而过氧化物酶染色一般为阴性。多见于慢性肾小球肾炎、肾病综合征、肾动脉硬化、药物中毒损伤肾小管及肾移植术发生急性排异反应时。

2.细颗粒管型

在管型基质内含有较多细小而稀疏的颗粒,多见于慢性肾小球肾炎、急性肾小球肾炎后期,偶尔也出现于剧烈运动后,发热及脱水正常人尿液中。如数量增多,提示肾实质损伤及肾单位内淤滞的可能。

(三)细胞管型

管型基质内含有多量细胞,其数量超过管型体积的 1/3 时,称细胞管型。这类管型的出现,常表示肾病变在急性期。

1.红细胞管型

管型基质内含有较多的红细胞,通常细胞多已残损,此种管型是由于肾小球或肾小管出血,或血液流入肾小管所致。常见于急性肾小球肾炎、慢性肾小球肾炎急性发作期、急性肾小管坏死、肾出血、肾移植后急性排异反应、肾梗死、肾静脉血栓形成等。

2.白细胞管型

管型基质内充满白细胞,由退化变性坏死的白细胞聚集而成,过氧化物酶染色呈阳性,此种管型表示肾中有中性粒细胞的渗出和间质性炎症。常见于急性肾盂肾炎、间质性肾炎、多发性动脉炎、红斑狼疮肾炎、急性肾小球肾炎、肾病综合征等。

3.肾上皮细胞管型

管型基质内含有多数肾小管上皮细胞。此细胞大小不一,并呈瓦片状排列。此种管型出现,多为肾小管病变,表示肾小管上皮细胞有脱落性病变。脂酶染色呈阳性,过氧化物酶染色呈阴性。常见于急性肾小管坏死、急性肾小球肾炎、间质性肾炎、肾病综合征、子痫、重金属、化学物质、药物中毒、肾移植后排异反应及肾淀粉样变性等。

4.混合细胞管型

管型基质内含有白细胞、红细胞、肾上皮细胞和颗粒等,称为混合型管型。此管型出现表示肾小球肾炎反复发作,出血和缺血性肾坏死,常见于肾小球肾炎、肾病综合征进行期、结节性动脉周围炎、狼疮性肾炎及恶性高血压,在肾移植后急性排异反应时,可见到肾小管上皮细胞与淋巴细胞的混合管型。

5.血小板管型

管型基质内含有血小板,称为血小板管型。由于在高倍镜下难以鉴别,需用 4.4% 清蛋白液洗渣,以 4.0% 甲醛液固定涂片后瑞-吉姆萨染色液染色。此管型是当弥散性血管内凝血(DIC)发生时,大量血小板在促使管型形成的因素下,组成血小板管型,随尿液排出。对确诊 DIC 有重要临床意义,尤其在早期更有价值。

(四)变形管型

包括脂肪管型、蜡样管型及血红蛋白管型。

1.脂肪管型

管型基质内含有多量脂肪滴称脂肪管型。脂肪滴大小不等,圆形、折光性强,可用脂肪染色鉴别。此脂肪滴为肾上皮细胞脂肪变性的产物。见于类脂性肾病、肾病综合征、慢性肾炎急性发作型、中毒性肾病等。常为病情严重的指征。

2.蜡样管型

蜡样管型常呈浅灰色或淡黄色,折光性强、质地厚、外形宽大,易断裂,边缘常有缺口,有时呈扭曲状。常与肾小管炎症有关,其形成与肾单位慢性损害、阻塞、长期少尿、无尿,透明管型、颗粒管型或细胞管型长期滞留于肾小管中演变而来,是细胞崩解的最后产物;也可由发生淀粉样变性的上皮细胞溶解后形成,见于慢性肾小球肾炎晚期、肾功能不全及肾淀粉样变性时;亦可在肾小管炎症和变性、肾移植慢性排异反应时见到。

3.血红蛋白管型

管型基质中含有破裂的红细胞及血红蛋白,多为褐色呈不整形,常见于急性出血性肾炎、血红蛋白尿、骨折及溶血反应引起的肝胆系统疾病等患者的尿液中,肾出血、肾移植术后产生排异反应时,罕见于血管内溶血患者。

(五)肾功能不全管型

该管型又称宽幅管型或肾衰竭管型。其宽度可为一般管型 2～6 倍,也有较长者,形似蜡样管型但较薄,是由损坏的肾小管上皮细胞碎屑在明显扩大的集合管内凝聚而成,或因尿液长期淤积使肾小管扩张,形成粗大管型,可见于肾功能不全患者尿中。急性肾功能不全者在多尿早期这类管型可大量出现,随着肾功能的改善而逐渐减少消失。在异型输血后由溶血反应导致急性肾衰竭时,尿中可见褐色宽大的血红蛋白管型。挤压伤或大面积烧伤后急性肾功能不全时,尿中可见带色素的肌红蛋白管型。在慢性肾功能不全,此管型出现时,提示预后不良。

(六)微生物管型

常见的包括细菌管型和真菌管型。

1.细菌管型

管型的透明基质中含大量细菌。在普通光镜下呈颗粒管形状,此管型出现提示肾有感染,多见于肾脓毒性疾病。

2.真菌管型

管型的透明基质中含大量真菌孢子及菌丝。需经染色后形态易辨认。此管型可见于累及肾的真菌感染,对早期诊断原发性及播散性真菌感染和抗真菌药物的药效监测有重要意义。

(七)结晶管型

管型透明基质中含尿酸盐或草酸盐等结晶,1930 年 Fuller Albright 首先描述甲状旁腺功能亢进患者的尿中可有结晶管型。常见于代谢性疾病、中毒或药物所致的肾小管内结晶沉淀伴急性肾衰竭,还可见于隐匿性肾小球肾炎、肾病综合征等。

(八)难以分类管型(不规则管型)

外形似长方形透明管型样物体,边缘呈锯齿样凸起,凸起间隔距离规律似木梳,极少数还可见到未衍变完全的细胞及上皮,免疫荧光染色后,形态清晰。多见于尿路感染或肾受到刺激时,有时也可在肾小球肾炎患者的尿液沉渣中发现。

(九)易被认为管型的物质

1.黏液丝

黏液丝形为长线条状,边缘不清,末端尖细卷曲。正常尿中可见,尤其妇女尿中可多量存在,如大量存在时表示尿道受刺激或有炎症反应。

2.类圆柱体

类圆柱体外形似透明管型,尾端尖细,有一条尖细螺旋状尾巴。可能是肾小管分泌的物体,其凝固性发生改变,而未能形成形态完整的管型。常和透明管型同时存在,多见于肾血液循环障碍或肾受到刺激时,偶见于急性肾炎患者尿中。

3.假管型

黏液状纤维状物黏附于非晶形尿酸盐或磷酸盐圆杜形物体上,形态似颗粒管型,但两端不圆、粗细不均、边缘不整齐,若加温或加酸可立即消失。

三、尿结晶检查

尿中出现结晶称晶体尿。尿液中是否析出结晶,取决于这些物质在尿液中的溶解度、浓度、pH、温度及胶体状况等因素。当种种促进与抑制结晶析出的因子和使尿液过饱和状态维持稳定动态平衡的因素失衡时,则可见结晶析出。尿结晶可分成代谢性的盐类结晶,多来自饮食,一般无临床意义。但要经常出现在尿液中伴有较多的新鲜红细胞,应考虑有结石的可能;另一种为病理性的结晶如亮氨酸、酪氨酸、胱氨酸、胆红素和药物结晶等,具有一定的临床意义。

(一)酸性尿液中结晶

1.尿酸结晶

尿酸为机体核蛋白中嘌呤代谢的终末产物,常以尿酸、尿酸钙、尿酸铵、尿酸钠的盐类形式随尿排出体外。其形态光镜下可见呈黄色或暗棕红色的菱形、三棱形、长方形、斜方形、蔷薇花瓣形的结晶体,可溶于氢氧化钠溶液。正常情况下如多食含高嘌呤的动物内脏可使尿中尿酸增加。在急性痛风症、小儿急性发热、慢性间质性肾炎、白血病时,因细胞核大量分解,也可排出大量尿酸盐。如伴有红细胞出现时,提示有膀胱或肾结石的可能,或肾小管对尿酸的重吸收发生障碍等。

2.草酸钙结晶

草酸是植物性食物中的有害成分,正常情况下与钙结合,形成草酸钙经尿液排出体外。其形态为哑铃形、无色方形、闪烁发光的八面体,有两条对角线互相交叉等。可溶于盐酸但不溶于乙酸内,属正常代谢成分,如草酸盐排出增多,患者有尿路刺激症状或有肾绞痛合并血尿,应考虑尿路结石症的可能性。

3.硫酸钙结晶

形状为无色针状或晶体状结晶,呈放射状排列,无临床意义。

4.马尿酸结晶

形状为无色针状、斜方柱状或三棱状,在尿沉渣中常有色泽。为人类和草食动物尿液中的正常成分,是由苯甲酸与甘氨酸结合而成,一般无临床意义。

5.亮氨酸和酪氨酸结晶

尿中出现亮氨酸和酪氨酸结晶为蛋白分解产物,亮氨酸结晶为淡黄色小球形油滴状,折光性强,并有辐射及同心纹,溶于乙酸不溶于盐酸。酪氨酸结晶为略带黑色的细针状结晶,常成束成团,可溶于氢氧化铵而不溶于乙酸。正常尿液中很少出现这两种结晶。可见于急性磷、氯仿、四氯化碳中毒、急性重型肝炎、肝硬化、糖尿病性昏迷、白血病或伤寒的尿液中。

6.胱氨酸结晶

形状无色六角形片状结晶,折光性很强,系蛋白质分解产物。可溶于盐酸不溶于乙酸,迅速溶解于氨水中。正常尿中少见,在先天性氨基酸代谢异常,如胱氨酸病时,可大量出现有形成结石的可能性。

7.胆红素结晶

形态为黄红色成束的小针状或小片状结晶,可溶于氢氧化钠溶液中,遇硝酸可显绿色,见于阻塞性黄疸、急性重型肝炎、肝硬化、肝癌、急性磷中毒等。有时在白细胞及上皮细胞内可见到此种结晶。

8.胆固醇结晶

形状为无色缺角的方形薄片状结晶,大小不一,单个或叠层,浮于尿液表面,可溶于乙醚、氯仿及酒精。见于乳糜尿内、肾淀粉样变、肾盂肾炎、膀胱炎、脓尿等。

（二）碱性尿液中结晶

1.磷酸盐类结晶

磷酸盐类一部分来自食物一部分来自含磷的有机化合物（磷蛋白类、核蛋白类），在组织分解时生成，属正常代谢产物。包括无定形磷酸盐、磷酸镁铵、磷酸钙等。其形状为无色透明闪光，呈屋顶形或棱柱形，有时呈羊齿草叶形，可溶于乙酸。如长期在尿液中见到大量磷酸钙结晶，则应与临床资料结合考虑甲状旁腺功能亢进、肾小管性酸中毒，或因长期卧床骨质脱钙等。如患者长期出现磷酸盐结晶，应考虑有磷酸盐结石的可能。有些草酸钙与磷酸钙的混合结石，与碱性尿易析出磷酸盐结晶及尿中黏蛋白变化因素有关。感染引起结石，尿中常出现磷酸镁铵结晶。

2.碳酸钙结晶

形态为无色哑铃状或小针状结晶，也可呈无晶形颗粒状沉淀。正常尿内少见，可溶于乙酸并产生气泡，无临床意义。

3.尿酸铵结晶

形状为黄褐色不透明，常呈刺球形或树根形，是尿酸和游离铵结合的产物，又称重尿酸铵结晶。见于腐败分解的尿中，无临床意义。若在新鲜尿液中出现此种结晶，表示膀胱有细菌感染。

4.尿酸钙结晶

形状为球形，周围附有突起或呈菱形。可溶于乙酸及盐酸，多见于新生儿尿液或碱性尿液中，无临床意义。

（三）药物结晶

随着化学治疗的发展，尿中可见药物结晶日益增多。

1.放射造影剂

使用放射造影剂患者如合并静脉损伤时，可在尿中发现束状、球状、多形性结晶。可溶于氢氧化钠，不溶于乙醚、氯仿。尿的比重可明显升高（>1.050）。

2.磺胺类药物结晶

磺胺类药物的溶解度小，在体内乙酰化率较高，服用后可在泌尿道内以结晶形式排出。如在新鲜尿内出现大量结晶体伴有红细胞时，有发生泌尿道结石和导致尿闭的可能。应即时停药予以积极处理。在出现结晶体的同时除伴有红细胞外可见到管型，表示有肾损害，应立即停药，大量饮水，服用碱性药物使尿液碱化。现仅将2000年中国药典记载的允许使用的几种磺胺药物的结晶形态介绍如下。

（1）磺胺嘧啶（SD）：其结晶形状为棕黄不对称的麦秆束状或球状，内部结构呈紧密的辐射状，可溶于丙酮。

（2）磺胺甲基异噁唑：结晶形状为无色透明、长方形的六面体结晶，似厚玻璃块，边缘有折光阴影，散在或集束成"＋""X"形排列，可溶于丙酮。

（3）磺胺多辛：因在体内乙酰化率较低，不易在酸性尿中析出结晶。

3.解热镇痛药

退热药如阿司匹林、磺基水杨酸也可在尿中出现双折射性斜方形或放射状结晶。由于新药日益增多，也有一些可能在尿中出现结晶如诺氟沙星等，应识别其性质及来源。

四、其他有机沉淀物

（一）寄生虫

尿液检查可发现丝虫微丝蚴、血吸虫卵、刚地弓形虫滋养体、溶组织阿米巴滋养体、并殖吸虫幼虫、蛔虫(成虫、幼虫)、棘颚口线虫幼虫、蛲虫(成虫、幼虫)、肾膨结线虫(卵、成虫)、裂头蚴、棘头蚴、某蝇类幼虫及螨。常在妇女尿中见到阴道毛滴虫,有时男性尿中也可见到。

(二)细菌

在新鲜尿液中发现多量细菌,表示泌尿道有感染。在陈旧性尿液中出现细菌或真菌时应考虑容器不洁及尿排出时间过久又未加防腐剂,致细菌大量繁殖所致,无临床意义。

(三)脂肪细胞

尿液中混有脂肪小滴时称为脂肪尿,脂肪小滴在显微镜下可见大小不一圆形小油滴,用苏丹Ⅲ染成橙红色者为脂肪细胞。用瑞吉染色脂肪不着色呈空泡样。脂肪细胞出现常见于糖尿病高脂血症、类脂性肾病综合征、脂蛋白肾病、肾盂肾炎、腹内结核、肿瘤、棘球蚴病、疟疾、长骨骨折骨髓脂肪栓塞及先天性淋巴管畸形等。

五、尿液沉渣计数

尿液沉渣计数是尿液中有机有形沉淀物计数,计算在一定时间内尿液各种有机有形成分的数量,借以了解肾损伤情况。正常人尿液也含有少数的透明管型、红细胞及白细胞等有形成分。在肾疾病时,其数量可有不同程度的增加,增加的幅度与肾损伤程度相关,因此,通过定量计数尿中的有机有形成分,为肾疾病的诊断提供依据。

(一)12小时尿沉渣计数(Addis计数)

Addis计数是测定夜间12小时浓缩尿液中的红细胞、白细胞及管型的数量。为防止沉淀物的变性需加入一定量防腐剂,患者在晚8时,排尿弃去,取以后12小时内全部尿液,特别是至次晨8时,必须将尿液全部排空。

1.参考值

红细胞:<500 000/12小时;白细胞及肾上皮细胞:<1 000 000/12小时;透明管型:<5 000/12小时。

2.临床意义

(1)肾炎患者可轻度增加或显著增加。

(2)肾盂肾炎患者尿液中的白细胞显著增高,尿路感染和前列腺炎等患者的尿中白细胞也明显增高。

(二)1小时细胞排泄率检查

准确留取3小时全部尿液,将沉渣中红细胞、白细胞分别计数,再换算成1小时的排泄率。检查时患者可照常生活,不限制饮食,但不给利尿药及过量饮水。

1.参考值

男性:红细胞<30 000/h;白细胞<70 000/h。女性:红细胞<40 000/h;白细胞<140 000/h。

2.临床意义

(1)肾炎患者红细胞排泄率明显增高。

(2)肾盂肾炎患者白细胞排泄率增高,可达40万/小时。

(尹成娟)

第十四章　分泌物与体液检验

第一节　痰液检验

一、量测定

(一)适应证

用于呼吸系统疾病的辅助诊断和监测。

(二)参考区间

无痰或仅有少量泡沫痰。

(三)临床意义

当呼吸道有病变时痰量增多,见于慢性支气管炎、支气管扩张、肺脓肿、肺结核等。在疾病过程中如痰量逐渐减少,表示病情好转;反之,则表示病情有所发展。痰量突然增加并呈脓性,见于肺脓肿或脓胸破入支气管腔。

二、颜色检查

(一)适应证

用于呼吸系统疾病的辅助诊断和监测。

(二)参考区间

无色或灰白色。

(三)临床意义

病理情况下痰色改变如下。

1.红色或棕红色

系痰液中含有血液或血红蛋白。血性痰见于肺癌、肺结核、支气管扩张等;粉红色泡沫样痰见于急性肺水肿;铁锈色痰是由于血红蛋白变性所致,见于大叶性肺炎、肺梗死等。

2.黄色或黄绿色

黄痰见于呼吸道化脓性感染,如化脓性支气管炎、金黄色葡萄球菌肺炎、支气管扩张、肺脓肿及肺结核等。黄绿色见于铜绿假单胞菌感染或干酪性肺炎时。

3.棕褐色

见于阿米巴肺脓肿及慢性充血性心力衰竭肺淤血时。

4.灰色、黑色

见于矿工及长期吸烟者。

三、黏稠度检查

(一)适应证

用于呼吸系统疾病的辅助诊断和监测。

(二)参考区间

无色或灰白色黏液痰。

(三)临床意义

1.黏液性痰

黏稠外观呈灰白色,见于支气管炎、支气管哮喘和早期肺炎等。

2.浆液性痰

稀薄而有泡沫,是肺水肿的特征,或因血浆由毛细血管渗入肺泡内致痰液略带淡红色,见于肺淤血。

3.脓性痰

将痰液静置,分为三层,上层为泡沫和黏液,中层为浆液,下层为脓细胞及坏死组织。见于呼吸系统化脓性感染,如支气管扩张、肺脓肿及脓胸向肺组织溃破等。

4.血性痰

痰中混有血丝或血块。如咳出纯粹的血液或血块称为咯血,外观多为鲜红色泡沫状,陈旧性痰呈暗红色凝块。血性痰常提示肺组织有破坏或肺内血管高度充血,见于肺结核、支气管扩张、肺癌、肺吸虫病等。

四、气味检查

(一)适应证

用于呼吸系统疾病的辅助诊断和监测。

(二)参考区间

无特殊气味。

(三)临床意义

血性痰可带有血腥气味,见于各种原因所致的呼吸道出血。肺脓肿、支气管扩张合并厌氧菌感染时痰液有恶臭,晚期肺癌的痰液有特殊臭味。

五、异物检查

(一)适应证

用于呼吸系统疾病的辅助诊断和监测。

(二)参考区间

异物检查无参考区间。

(三)临床意义

痰中可见的异物主要如下所示。

(1)支气管管型：见于支气管炎、纤维蛋白性支气管炎、大叶性肺炎等。

(2)干酪样小块：见于肺结核、肺坏疽等。

(3)硫磺样颗粒：见于放线菌感染。

(4)虫卵或滋养体：可见相应的寄生虫感染。

六、结石检查

(一)适应证

用于呼吸系统疾病的辅助诊断和监测。

(二)参考区间

结石检查正常人为阴性。

(三)临床意义

阳性：见于肺石。肺石为淡黄色或白色的碳酸钙或磷酸钙结石小块，表面不规则，呈丘状突起。可能为肺结核干酪样物质的钙化产生，亦可由侵入肺内的异物钙化而成。

七、白细胞检查

(一)适应证

用于呼吸系统疾病的辅助诊断和监测。

(二)参考区间

白细胞检查正常值为 $0\sim5/HP$。

(三)临床意义

(1)中性粒细胞增多：见于呼吸系统有细菌感染时，常成堆存在。

(2)淋巴细胞增多：见于肺结核时。

(3)嗜酸粒细胞增多：见于支气管哮喘、过敏性支气管炎、肺吸虫病时。

八、红细胞检查

(一)适应证

用于呼吸系统疾病的辅助诊断和监测。

(二)参考区间

红细胞检查无参考区间。

(三)临床意义

红细胞增多：见于支气管扩张、肺癌及肺结核时。

九、上皮细胞检查

(一)适应证

用于呼吸系统疾病的辅助诊断和监测。

(二)参考区间

偶见。

（三）临床意义

急性喉炎、咽炎和支气管黏膜发炎时可有大量上皮细胞混入痰液;当肺组织遭到严重破坏时还可出现肺泡上皮细胞。

十、肿瘤细胞检查

（一）适应证

用于呼吸系统恶性肿瘤的诊断、鉴别诊断和监测。

（二）参考区间

肿瘤细胞检查无参考区间。

（三）临床意义

肺癌及其他肺部转移性肿瘤时可检出肿瘤细胞。

十一、吞噬细胞检查

（一）适应证

用于呼吸系统疾病的辅助诊断和监测。

（二）参考区间

吞噬细胞检查无参考区间。

（三）临床意义

吞噬细胞增多可见于肺炎、肺梗死及肺出血等。

十二、结晶检查

（一）适应证

用于呼吸系统疾病的辅助诊断和监测。

（二）参考区间

结晶检查无参考区间。

（三）临床意义

1.夏科-雷登结晶

见于支气管哮喘、肺吸虫病时。

2.胆固醇结晶

见于肺结核、肺脓肿、肺部肿瘤时。

十三、病原体检查

（一）适应证

用于呼吸系统感染性疾病的辅助诊断和监测。

（二）参考区间

病原体检查无参考区间。

（三）临床意义

相应病原体感染时,可在显微镜下观察到相应病原体,如金黄色葡萄球菌、链球菌、放线菌、结核分枝杆菌、寄生虫等。

（马　丽）

第二节　胃液检验

一、量测定

(一)适应证
用于胃、十二指肠等疾病的辅助诊断、鉴别诊断和监测。

(二)参考区间
正常空腹12小时后胃液残余量约为50 mL。

(三)临床意义
1.增多

胃液大于100 mL,多见于十二指肠溃疡、卓-艾综合征、胃蠕动功能减退及幽门梗阻。

2.减少

胃液量少于10 mL,主要见于胃蠕动功能亢进、萎缩性胃炎等。

二、颜色检查

(一)适应证
用于胃、十二指肠等疾病的辅助诊断、鉴别诊断和监测。

(二)参考区间
无色透明液体。

(三)临床意义
胃液如有大量黏液,则呈混浊灰白色。如有鲜红血丝,多系抽胃液时伤及胃黏液所致。病理性出血时,血液与胃液均匀混合,且多因胃酸作用及出血量多少而呈深浅不同的棕褐色,可见于胃炎、溃疡、胃癌等。咖啡残渣样外观提示胃内有大量陈旧性出血,常见于胃癌,可用隐血试验证实。插管时引起恶心呕吐、幽门闭锁不全、十二指肠狭窄等均可引起胆汁逆流。胃液混有新鲜胆汁呈现黄色,放置后则变为绿色。

三、黏液检查

(一)适应证
用于胃、十二指肠等疾病的辅助诊断、鉴别诊断和监测。

(二)参考区间
正常胃液含有少量分布均匀的黏液。

(三)临床意义
黏液增多提示胃可能有炎症。

四、食物残渣检查

(一)适应证
用于胃、十二指肠等疾病的辅助诊断、鉴别诊断和监测。

(二)参考区间

无食物残渣及微粒。

(三)临床意义

空腹胃液中出现食物残渣及微粒,提示胃蠕动功能不足,如胃下垂、幽门梗阻、胃扩张等。

五、酸碱度测定

(一)适应证

用于胃、十二指肠等疾病的辅助诊断、鉴别诊断和监测。

(二)参考区间

pH 为 0.9～1.8。

(三)临床意义

胃液 pH3.5～7.0 时,见于萎缩性胃炎、胃癌、继发性缺铁性贫血、胃扩张、甲状腺功能亢进等。pH 大于 7 时,见于十二指肠壶腹部溃疡、胃泌素瘤、幽门梗阻、慢性胆囊炎、十二指肠液反流等。

六、组织碎片检查

(一)适应证

用于胃、十二指肠等疾病的辅助诊断、鉴别诊断和监测。

(二)参考区间

组织碎片检查正常人为阴性。

(三)临床意义

胃癌、胃溃疡患者胃液中可见多少不等的组织碎片。

七、胃酸分泌量测定

(一)适应证

用于胃、十二指肠等疾病的辅助诊断、鉴别诊断和监测。

(二)参考区间

(1)基础胃酸排泌量(BAO):(3.9±2.0)mmol/h,很少超过 5 mmol/h。

(2)最大胃酸分泌量(MAO):3～23 mmol/L,女性略低。

(3)高峰胃酸分泌量(PAO):(20.6±8.4)mmol/h。

(4)BAO/MAO 比值:0.2。

(三)临床意义

1.胃酸分泌增加

见于十二指肠溃疡。高酸是十二指肠溃疡的临床特征,其 BAO 与 MAO 多明显增高。BAO 超过 40 mmol/h 时对十二指肠溃疡有诊断意义。胃泌素瘤或称卓-艾综合征以 BAO 升高为特征,可以高达10～100 mmol/h 或更高,MAO 一般比 BAO 高出 40%～60%。胃已经接近于最大的被刺激状态。BAO/MAO 比值大于 0.6 是胃泌素瘤病理表现之一。此外在诊断胃泌素瘤时还应测定血中胃泌素浓度。

2.胃酸分泌减少

与胃黏膜受损害的程度及范围有关。胃炎时 MAO 轻度降低,萎缩性胃炎时可明显下降,严重者可无酸,部分胃溃疡患者胃酸分泌也可降低。胃癌时胃酸分泌减少或缺如,但胃酸测定对鉴别良性溃疡或胃癌意义不大。胃酸减少还可见于恶性贫血。

八、乳酸测定

(一)适应证

用于胃、十二指肠等疾病的辅助诊断、鉴别诊断和监测。

(二)参考区间

乳酸测定参考区间为<5 g/L。

(三)临床意义

增高见于胃癌、幽门梗阻、萎缩性胃炎、慢性胃炎、慢性胃扩张等。

九、隐血试验

(一)适应证

用于胃、十二指肠等疾病的辅助诊断、鉴别诊断和监测。

(二)参考区间

隐血试验参考区间为阴性。

(三)临床意义

胃炎、胃溃疡、胃癌时可因不同程度的出血而使隐血试验呈阳性。

十、胆汁检查

(一)适应证

用于胃、十二指肠等疾病的辅助诊断、鉴别诊断和监测。

(二)参考区间

胆汁检查参考区间为阴性。

(三)临床意义

阳性:见于幽门闭锁不全、十二指肠乳头以下梗阻等。

十一、尿素检查

(一)适应证

用于胃幽门螺杆菌感染的辅助诊断、鉴别诊断和监测。

(二)参考区间

尿素检查参考区间为>1 mmol/L。

(三)临床意义

幽门螺杆菌是人胃内唯一产生大量尿素酶的细菌。利用尿素酶可以分解尿素的原理,测定胃液中尿素浓度可以判断是否感染幽门螺杆菌。感染幽门螺杆菌的患者胃液中尿素浓度明显降低。如胃液中尿素浓度低于 1 mmol/L 提示有感染,尿素浓度为"0"时可以确诊。

十二、红细胞检查

(一)适应证

用于胃、十二指肠等疾病的辅助诊断、鉴别诊断和监测。

(二)参考区间

红细胞检查参考区间为阴性。

(三)临床意义

出现大量红细胞时,提示胃部可能有溃疡、恶性肿瘤等。

十三、白细胞检查

(一)适应证

用于胃、十二指肠等疾病的辅助诊断、鉴别诊断和监测。

(二)参考区间

少量(100～1 000 个/μL),多属中性粒细胞。

(三)临床意义

胃液白细胞增加＞1 000 个/μL 时多属病理现象,见于胃黏膜各种炎症时。鼻咽部分泌物和痰液混入时可见成堆白细胞,同时还可见柱状上皮细胞,无临床意义。胃酸高时细胞质被消化只剩裸核,低酸或无酸时其白细胞形态完整。

十四、上皮细胞检查

(一)适应证

用于胃、十二指肠等疾病的辅助诊断、鉴别诊断和监测。

(二)参考区间

可见少量鳞状上皮细胞,不见或偶见柱状上皮细胞。

(三)临床意义

胃中鳞状上皮细胞来自口腔、咽喉、食管黏膜,无临床意义。柱状上皮细胞来自胃黏膜,胃炎时增多。胃酸高时上皮细胞仅见裸核。

十五、肿瘤细胞检查

(一)适应证

用于胃恶性肿瘤的诊断、鉴别诊断和监测。

(二)参考区间

肿瘤细胞检查参考区间为阴性。

(三)临床意义

镜检时如发现有成堆的大小不均、形态不规则、核大、多核的细胞时,应该高度怀疑是癌细胞,需做染色等进一步检查。

十六、细菌检查

(一)适应证
用于胃、十二指肠等疾病的辅助诊断、鉴别诊断和监测。

(二)参考区间
细菌检查参考区间为阴性。

(三)临床意义
胃液有高酸性不利于细菌生长,正常胃液中检不出确定的菌群。胃液中能培养出的细菌,通常反映是吞咽的唾液或鼻咽分泌物中的细菌,无临床意义。在低酸、有食物滞留时可出现一些有意义的细菌,如八叠球菌可见于消化性溃疡及幽门梗阻时;博-奥杆菌可见于胃酸缺乏合并幽门梗阻时,对胃癌的诊断的一定的参考价值;抗酸杆菌多见于肺结核患者;化脓性球菌培养阳性,若同时伴有胃黏膜柱状上皮细胞增多时,提示胃黏膜有化脓性感染;若伴有胆道上皮细胞则可能有胆道炎症。

(马　丽)

第十五章　细菌学检验

第一节　肠杆菌科检验

一、概述和通性

肠杆菌科是由多个菌属组成,其生物学性状相似,均为革兰阴性杆菌。这些细菌常寄居在人和动物的消化道并随粪便等排泄物排出体外,广泛分布于水和土壤中。大多数肠道杆菌属于正常菌群。当机体免疫力降低或侵入肠道外组织时成为条件致病菌而引起疾病。其中包括常引起腹泻和肠道感染的细菌(埃希菌属、志贺菌属、沙门菌属、耶尔森菌属)和常导致院内感染的细菌(枸橼酸杆菌属、克雷伯菌属、肠杆菌属、多源菌属、沙雷菌属、变形杆菌属、普罗威登菌属和摩根菌属),以及一些在一定条件下偶可引起临床感染的细菌。

(一)分类

肠杆菌科细菌的种类繁多。主要根据细菌的形态、生化反应、抗原性质以及核酸相关性进行分类。根据《伯杰系统细菌学手册》(1984 年)将肠杆菌科的细菌分为 20 个属即埃希菌属、志贺菌属、沙门菌属、枸橼酸杆菌属、克雷伯菌属、肠杆菌属、沙雷菌属、哈夫尼亚菌属、爱德华菌属、普罗威登斯菌属、变形杆菌属、摩根菌属、耶尔森菌属等。

(二)生物学特性

1.形态与染色

肠杆菌科的细菌均为革兰阴性杆菌,其菌体大小为$(1.0\sim6.0)\mu m\times(0.3\sim1.0)\mu m$。多数有周鞭毛,能运动,少数菌属如志贺菌属和克雷伯菌属无鞭毛,无运动能力。均不形成芽孢,少数菌属细菌可形成荚膜。

2.培养和生化反应

需氧或兼性厌氧,营养要求不高,在普通琼脂培养基和麦康凯培养基上均能生长并形成中等大小的菌落,表面光滑,液体培养基中呈浑浊生长。发酵葡萄糖产酸、产气,触酶阳性,除少数菌外,氧化酶阴性。硝酸盐还原为亚硝酸盐,但欧文菌属和耶尔森菌属的某些菌株例外。

3.抗原构造

肠杆菌科细菌的抗原构造复杂。包括菌体(O)抗原,鞭毛(H)抗原和表面抗原(如 Vi 抗原、K 抗原)3 种。O 抗原和 H 抗原是肠杆菌科血清学分群和分型的依据。表面抗原为包绕在 O 抗原外的不耐热的多糖抗原,可阻断 O 抗原与相应抗体之间的反应,加热处理能破坏其阻断作用。

4.变异

包括菌落 S~R 变异和鞭毛 H~O 变异。肠道杆菌易出现变异菌株。表现为耐药性或生化反应性质的改变。肠道杆菌易变异在细菌学诊断、治疗方面具有重要意义。

5.抵抗力不强

加热 60 ℃,30 分钟即被杀死。不耐干燥,对一般化学消毒剂敏感。对低温有耐受力,能耐胆盐。

6.肠杆菌科的初步分类

可根据苯丙氨酸脱氨酶试验和葡萄糖酸盐试验(也可用 V-P 试验)将肠肝菌科初步分为三大类(表 15-1)。

表 15-1 肠杆菌的初步分类

菌属名	苯丙氨酸	葡萄糖酸盐
变形杆菌属	+	−
普罗维登斯菌属	+	−
摩根菌属	+	−
克雷伯菌属	−	+
肠杆菌属	−	+
沙雷菌属	−	+
哈夫尼亚菌属	−	+
埃希菌属	−	−
志贺菌属	−	−
沙门菌属	−	−
枸橼酸菌属	−	−
爱德华菌属	−	−
耶尔森菌属	−	−

(三)致病性

肠杆菌科细菌种类多,可引起多种疾病。

1.伤寒和副伤寒

伤寒和副伤寒由伤寒沙门菌和副伤寒沙门菌引起。

2.食物中毒

食物中毒由部分沙门菌(如丙型副伤寒沙门菌、鼠伤寒沙门菌)或变形杆菌引起。

3.细菌性痢疾

细菌性痢疾由志贺菌引起。

4.其他感染

由大肠埃希菌、变形杆菌及克雷伯菌等条件致病菌可引起泌尿生殖道、伤口等部位的感染。

(四)微生物学检验

1.分离培养

将粪便或肛拭标本立即接种在肠道菌选择培养基上或先增菌后再分离；血、尿或脓汁等其他标本原则上不使用选择培养基。分离纯菌后，根据菌落特点，结合革兰染色及氧化酶反应结果做进一步鉴定。

2.鉴定

(1)初步鉴定。原则：①确定肠杆菌科的细菌，应采用葡萄糖氧化-发酵试验及氧化酶试验与弧菌科和非发酵菌加以鉴别；②肠杆菌科细菌的分群，多采用苯丙氨酸脱氨酶和葡萄糖酸盐试验，将肠杆菌科的细菌分为苯丙氨酸脱氨酶阳性、葡萄糖酸盐利用试验阳性和两者均为阴性反应三个类群；③选择生化反应进行属种鉴别。

有很多临床实验室习惯将选择培养基或鉴别培养基上的可疑菌落分别接种克氏双糖铁琼脂(KIA)和尿素-靛基质-动力(MIU)复合培养基管中，并根据其六项反应结果，将细菌初步定属。

(2)最后鉴定。肠杆菌科各属细菌的最后鉴定是根据生化反应的结果定属、种，或再用诊断血清做凝集反应才能做出最后判断。

二、埃希菌属

埃希菌属包括5个种，即大肠埃希菌、蟑螂埃希菌、弗格森埃希菌、赫尔曼埃希菌和伤口埃希菌。临床最常见的是大肠埃希菌。

大肠埃希菌俗称大肠埃希菌，是人类和动物肠道正常菌群。

(一)所致疾病

1.肠道外感染

肠道外感染以泌尿系统感染常见，高位严重尿道感染与特殊血清型大肠埃希菌有关。还有菌血症、胆囊炎、腹腔脓肿。

2.肠道感染

引起肠道感染的大肠埃希菌有下列五个病原群。

(1)肠产毒性大肠埃希菌(ETEC)：引起霍乱样肠毒素腹泻(水泻)。

(2)肠致病性大肠埃希菌(EPEC)：主要引起婴儿腹泻。

(3)肠侵袭性大肠埃希菌(EIEC)：可侵入结肠黏膜上皮，引起志贺样腹泻(黏液脓血便)。

(4)肠出血性大肠埃希菌(EHEC)：又称产志贺样毒素(VT)大肠埃希氏菌(SLTEC或UTEC)，其中O157：H7可引起出血性大肠炎和溶血性尿毒综合征(HUS)。临床特征为严重的腹痛、痉挛，反复出血性腹泻，伴发热、呕吐等。严重者可发展为急性肾衰竭。

(5)肠黏附性大肠埃希菌(EAggEC)：也是新近报道的一种能引起腹泻的大肠埃希菌。

3.CDC将大肠埃希氏菌O157：H7列为常规检测项目

EHEC的血清型＞50种，最具代表性的是O157：H7。在北美许多地区，O157：H7占肠道分离病原菌的第二或第三位，是从血便中分离到的最常见的病原菌，分离率占血便的40%，6月、7月、8月三个月O157：H7感染的发生率最高。且O157是4岁以下儿童急性肾衰竭的主要病原菌，所以CDC提出应将大肠埃希氏菌O157：H7列为常规检测项目。

(二)微生物学检验

1.标本采集

肠道感染可采集粪便;肠道外感染可根据临床感染情况采集中段尿液、血液、脓汁、胆汁、脑脊液、痰、分泌液等。

2.检验方法及鉴定

(1)涂片与镜检:脓汁及增菌培养物发现单一革兰阴性杆菌,可初步报告染色、形态、性状供临床用药参考。

(2)分离培养:粪便标本可用弱选择鉴别培养基进行分离,脓汁等可用血平板分离,取可疑菌落进行形态观察及生化反应。

(3)鉴定。①初步鉴定:根据菌落特征,涂片染色的菌形及染色反应,取纯培养物进行生化反应,凡符合 KIA:A/A 或 K/A、产气或不产气、H_2S-,MIU:动力＋或－、吲哚＋、脲酶－、甲基红＋、硝酸盐还原＋、VP－、氧化酶－、枸橼酸盐－,可鉴定为大肠埃希菌。②最后鉴定:一般常规检验做到上述初步鉴定即可,必要时可做系列生化反应最后鉴定,其中主要的鉴定试验为:氧化酶阴性、发酵葡萄糖产酸产气或只产酸、发酵乳糖产酸产气或迟缓发酵产酸、不发酵肌醇、IMViC 反应为＋＋－－(占 94.6％)、脲酶阴性、H_2S 阴性、苯丙氨酸脱氨酶阴性、硝酸盐还原阳性、动力多数阳性。③某些大肠埃希菌,尤其是无动力的不发酵乳糖株,应与志贺菌相鉴别,两者的主要鉴别试验可用醋酸钠和葡萄糖铵利用试验及黏质酸盐产酸三种试验,大肠埃希菌均为阳性,而志贺菌均为阴性;肠道内感染还需做血清分型、毒素测定或毒力试验;食物、饮料、水等卫生细菌学检查,主要进行大肠菌群指数检测。④血清学鉴定。

三、志贺菌属

志贺菌属是人类细菌性痢疾最常见的病原菌,通称痢疾杆菌。根据生化反应与血清学试验该属细菌分为痢疾、福氏、鲍氏和宋内志贺菌四群,CDC 分类系统(1989)将生化性状相近的 A、B、C 群归为一群,统称为 A、B、C 血清群,将鸟氨酸脱羧酶和 β-半乳糖苷酶均阳性的宋内志贺菌单列出来。我国以福氏和宋内志贺菌引起的菌痢最为常见。

(一)所致疾病

急性菌痢;中毒性菌痢;慢性菌痢。

(二)微生物学检验

1.标本采集

尽可能在发病早期及治疗前采集新鲜粪便,选择脓血便或黏液便,必要时可用肛拭子采集。

2.检验方法及鉴定

(1)分离培养:取粪便(黏液或脓血部分)或肛拭标本接种 GN 肉汤增菌及再进行分离培养。一般同时接种强弱选择性不同的两个平板。强选择鉴别培养基可用沙门菌、志贺菌选择培养基(SS);弱选择培养基可用麦康凯或中国蓝培养基。培养 18～24 小时后选取可疑菌落进行下列鉴定。

(2)鉴定。①初步鉴定:挑选可疑菌落 3～4 个先用志贺菌属多价诊断血清做试探性玻片凝集试验。将试探性凝集试验阳性的菌落至少接种 2～3 支 KIA 和 MIU,经 35 ℃培养 18～24 小时,凡符合 KIA:K/A、产气/＋、H_2S-、MIU:动力－、吲哚＋/－、脲酶－、氧化酶－,并结合试探性玻片凝集试验阳性结果可鉴定为志贺菌属;②最后鉴定:增加甘露醇(＋/－)、蔗糖

（一／＋）（宋内志贺菌迟缓阳性）、柠檬酸盐（一）、苯丙氨酸脱氨酶（一）、ONPG 及鸟氨酸脱羧酶（一）（宋内志贺菌为阳性）；用志贺菌属的诊断血清做群型鉴定。A 群痢疾志贺菌,甘露醇阴性,10 个血清型。B 群福氏志贺菌,有 6 个血清型和 X、Y2 各变型。C 群鲍特志贺菌,15 个血清型。D 群宋内志贺菌,仅有一个血清型,有光滑型(S)和粗糙型(R)两种菌落。

3.与大肠埃希菌的鉴别

(1)无动力,不发酵乳糖,靛基质阴性,赖氨酸阴性。

(2)发酵糖产酸不产气(福氏志贺菌 6 型、鲍氏志贺菌 13 和 14 型、痢疾志贺菌 3 型除外)。

(3)分解黏液酸,在醋酸盐和枸橼酸盐琼脂上产碱。

4.与类志贺邻单胞菌和伤寒沙门菌的鉴别

可用动力和氧化酶试验加以鉴别,志贺菌均为阴性,而类志贺邻单胞菌为阳性。伤寒沙门菌硫化氢和动力阳性,能与沙门菌属因子血清(O 多价 A-F 群或 Vi)凝集而不与志贺菌属因子血清凝集。

(三)临床意义

致病因素为侵袭力、内毒素及外毒素(志贺菌 A 群/Ⅰ型和Ⅱ型产生志贺毒素,其有细胞毒、肠毒素、神经毒)。可引起人类细菌性痢疾,其中可分急性、慢性两种,小儿易引起急性中毒性痢疾。慢性菌痢可人与人传播,污染水和食物可引起暴发流行。

(四)防治原则

预防的主要措施是防止进食被污染的食品、饮料及水,及早发现及早积极治疗携带者。临床治疗要根据体外药敏试验结果选用抗生素及其他抗痢疾药物,保持水和电解质平衡。对于中毒性菌痢患者应采取综合性治疗措施,如升压、抗休克、抗呼吸衰竭等。

四、沙门菌属

(一)致病性

致病因素有侵袭力、内毒素和肠毒素 3 种。临床上可引起胃肠炎、肠热症、菌血症或败血症等。其中肠热症属法定传染病。

(二)微生物学检查

1.标本采集

根据不同疾病采取不同的标本进行分离与培养。肠热症的第一、二周采血液,第二、三周采粪便与尿液。整个病程中骨髓分离细菌阳性率较高。食物中毒采集食物与粪便。

2.检查方法及鉴定

(1)分离培养。①粪便:一般将粪便或肛拭直接接种于 SS 和麦康凯平板上,用两种培养基的目的是为提高标本的阳性检出率;②血液和骨髓:抽取患者血液 5 mL 或骨髓 0.5 mL,立即接种于含 0.5％胆盐肉汤或葡萄糖肉汤5 mL试管中进行增菌,48 小时将培养物移种到血平板和肠道鉴别培养基上,若有细菌生长取菌涂片革兰染色并报告结果,对增菌培养物连续培养 7 天,仍无细菌生长时,则报告阴性;③尿液:取尿液 2~3 mL 经四硫黄酸盐肉汤增菌后,再接种于肠道菌选择培养基或血平板上进行分离培养,亦可将尿液离心沉淀物分离培养。

(2)鉴定:沙门菌属的鉴定与志贺菌属相同,须根据生化反应和血清学鉴定两方面进行。①初步鉴定:如为革兰阴性杆菌时做氧化酶试验,阴性时,挑取可疑菌落分别移种于 KIA 和 MIU 上,并做生化反应。以沙门菌多价诊断血清做玻片凝集试验。凡符合 KIA:K/A、产气＋／－、H₂S＋／－,MIU:动力＋、吲哚－、脲酶＋,氧化酶－,触酶＋,硝酸盐还原＋,以沙门菌多价血清作玻片凝集试验阳性,鉴定为沙门菌属。②最后鉴定:沙门菌血清学鉴定主要借助于沙门菌 O 抗原多价血清与 O、H、Vi 抗原的单价因子血清。

(3)血清学诊断。肥达试验:用已知的伤寒沙门菌 O、H 抗原,副伤寒甲、乙 H 抗原稀释后与被检血清做定量凝集试验,以检测患者血清中抗体的含量,来判断机体是否受沙门菌感染而导致肠热症并判别沙门菌的种类。

(三)防治原则

加强饮食卫生,防止污染食品及水源经口感染,携带者的积极治疗,皮下注射死菌苗或口服减毒活菌苗是预防沙门菌属细菌传染的几个主要措施。

五、变形杆菌属、普罗威登斯菌属及摩根菌属

变形杆菌属包括四个种,即普通变形杆菌、奇异变形杆菌和产黏变形杆菌和潘氏变形杆菌。普罗威登斯菌属有四个种:产碱普罗威登斯菌、斯氏普罗威登斯菌、雷极普罗威登斯菌和潘氏普罗威登斯菌。摩根菌属只有一个种,即摩根菌。

这三个属的细菌为肠道寄居的正常菌群,在一定条件下能引起各种感染,也是医源性感染的重要条件致病菌。

(一)致病性

1.变形杆菌属

普通变形杆菌和奇异变形杆菌引起尿道、创伤、烧伤的感染。普通变形杆菌还可引起多种感染及食物中毒;奇异变形杆菌还可引起婴幼儿肠炎。产黏变形杆菌尚无引起人类感染的报道。本菌属细菌具 O 抗原及 H 抗原,普通变形杆菌 OX19、OX2、OXk 的菌体抗原与某些立克次体有共同抗原,这就是外-斐(Weil-Felix)反应,是用以诊断某些立克次体病的依据。

2.普罗威登斯菌属

本属菌可引起烧伤、创伤与尿道感染。

3.摩根菌属

本属细菌为医源性感染的重要病原菌之一。

(二)微生物学检验

1.标本采集

根据病情采集尿液、脓汁、伤口分泌物及婴儿粪便等。

2.检验方法及鉴定

(1)直接涂片:尿液、脑脊液、胸腹水等离心沉淀后,取沉淀物涂片;脓液和分泌液可直接涂片,行革兰染色后,观察形态及染色性。

(2)分离培养:将各类标本分别接种于血琼脂平板和麦康凯或伊红亚甲蓝(EMB)琼脂平板,孵育 35 ℃ 18～24 小时后挑选菌落。为了抑制变形杆菌属菌的迁徙生长,可于血琼脂中加入苯酚或苯乙醇,使其最终浓度为 1 g/L 和 0.25％,这并不影响其他细菌的分离。变形杆菌属在血琼脂上呈迁徙生长,在肠道菌选择培养基上形成不发酵乳糖菌落,在 SS 琼脂上常为有黑色中心的菌落。

(3)鉴定:接种前述生化培养基,并做氧化酶试验,进行此三个属和属、种鉴定。

六、肠杆菌科的其他菌属

除上述主要对人致病的菌属外,肠杆菌科还包括枸橼酸杆菌属、克雷伯菌属、肠杆菌属、沙雷菌属、哈夫尼亚菌属、爱德华菌属和欧文菌属。前四属在临床感染标本中具有较高的分离率。大多属于条件致病菌。

(一)枸橼酸杆菌属

枸橼酸杆菌属包括弗劳地枸橼酸杆菌、异型枸橼酸杆菌和无丙二酸盐枸橼酸杆菌三个种,这些细菌广泛分布在自然界,属正常菌群成员,凡粪便污染的物品,均可检出枸橼酸杆菌。

1.致病性

本菌为条件致病菌,常在一些慢性疾病如白血病、自身免疫性疾病或医疗插管术后的泌尿道、呼吸道中检出,可引起败血症、脑膜炎、骨髓炎、中耳炎和心内膜炎等。

2.微生物学检验

(1)标本采集:根据病情可取尿液、痰、血液或脓汁等。

(2)检验方法及鉴定:各类标本在血平板分离培养后根据菌落特征,结合涂片染色结果及氧化酶、发酵型证实为肠杆菌科的细菌,再相继做属、种鉴定。

属的鉴定:由于在 KIA 的反应结果与沙门菌属、爱德华菌属相似,故应予以进一步鉴别。β-半乳糖苷酶、赖氨酸脱羧酶和枸橼酸盐利用三个试验枸橼酸杆菌属为＋－＋,沙门菌属为－/＋＋＋,爱德华菌属为－＋－。

种的鉴别:根据产生靛基质、硫化氢、丙二酸盐利用。

(二)克雷伯菌属

本属细菌引起的感染日见增多,其中以肺炎克雷伯菌最为多见。肺炎克雷伯菌分为肺炎克雷伯肺炎亚种、肺炎克雷伯菌臭鼻亚种和肺炎克雷伯菌鼻硬节亚种。

1.致病性

肺炎克雷伯菌肺炎亚种引起婴儿肠炎、肺炎、脑膜炎、腹膜炎、外伤感染、败血症和成人医源性尿道感染。

臭鼻亚种引起臭鼻症,鼻硬节亚种引起鼻腔、咽喉和其他呼吸道的硬节病,催娩克雷伯菌可引起呼吸道和泌尿道感染、创伤感染与败血症等。

2.微生物学检验

(1)标本的采集:肠炎患者采集粪便,败血症者采集血液,其他根据病症分别采集尿液、脓汁、痰、脑脊液、胸腔积液及腹水等。

(2)检验方法及鉴定。①涂片染色:有些标本可直接涂片染色镜检,镜下出现带有荚膜的革兰阴性杆菌。②分离培养:将粪便标本接种于肠道选择鉴别培养基,血液标本先经增菌后接种血平板,经37℃培养16~24小时,取肠道选择鉴别培养基上乳糖发酵的黏性菌落或血琼脂上灰白色大而黏的菌落进行涂片,染色镜检;如有荚膜的革兰阴性菌,氧化酶阴性反应,则移种 KIA、MIU、葡萄糖蛋白胨水和枸橼酸盐培养基初步鉴定。③鉴定:初步鉴定,根据 KIA、MIU,结合甲基红试验、V-P 试验、枸橼酸盐利用及氧化酶结果进行初步鉴定;最后鉴定,属的鉴定:关键是克雷伯菌属动力和鸟氨酸脱羧酶均为阴性反应,种的鉴定:肺炎克雷伯菌吲哚阴性和不能在 10 ℃生长,而催娩克雷伯菌吲哚阳性,能在10 ℃生长,不能在 25 ℃生长。④亚种鉴别:肺炎克雷伯菌三个亚种的鉴别关键是 IMViC 试验;肺炎亚种的结果为－－＋＋;臭鼻亚种为－＋－;鼻硬节亚种为－＋－－；臭鼻和鼻硬节克雷伯菌亚种也可用丙二酸盐利用加以区分,前者阴性,后者阳性。

(三)肠杆菌属

肠杆菌属包括阴沟肠杆菌、产气肠杆菌、聚团肠杆菌、日勾维肠杆菌、坂崎肠杆菌、中间型肠杆菌及河生肠杆菌七个种。

1.致病性

本菌属广泛分布于自然界,在土壤、水和日常食品中常见。阴沟、产气、聚团、日勾维等肠杆菌常导致条件致病,引起呼吸道、泌尿生殖道感染,亦可引起菌血症,引起新生儿脑膜炎。

2.微生物学检验

(1)标本采集:根据临床病症可采集血液、尿液、脓汁、脑脊液及其他材料。

(2)检验方法及鉴定。①与大肠埃希菌的鉴别和肠杆菌的属、种鉴定:主要根据 IMViC 反应结果,肠杆菌属多为－－＋＋,而大肠埃希菌是＋＋－－;肠杆菌属的属、种鉴定参照前述生化反应。②与肺炎克雷伯菌的鉴别:产气肠杆菌、阴沟肠杆菌和肺炎克雷伯菌的 IMViC 结果均为－－＋＋,区别是前两者动力阳性,后者动力阴性。

(四)沙雷菌属

沙雷菌属包括黏质沙雷菌、液化沙雷菌、深红沙雷菌、普城沙雷菌、臭味沙雷菌及无花果沙雷菌。本属菌广泛分布于自然界,是水和土壤中常居菌群,也是重要的条件致病菌。

1.致病性

黏质沙雷菌可导致呼吸道与泌尿道感染。液化沙雷菌存在于植物和啮齿类动物的消化道中,是人的条件致病菌,主要引起呼吸道感染。

2.微生物学检验

血液、尿液、痰、脓液等标本的检验程序和方法可参照克雷伯菌。沙雷菌与其他菌属细菌的根本区别是沙雷菌具 DNA 酶和葡萄糖酸盐阳性。

(五)哈夫尼亚菌属、爱德华菌属及少见的肠杆菌科菌属

1.哈夫尼亚菌属

(1)致病性:蜂房哈夫尼亚菌存在于人和动物粪便中,河水和土壤亦有分布,是人类的条件致病菌,偶可致泌尿道、呼吸道感染、小儿化脓性脑膜炎与败血症。

(2)微生物检验:应注意与肠杆菌属及沙雷菌属的区别。哈夫尼亚菌不利用枸橼酸盐,不水解明胶,无 DNA 酶,并能够被哈夫尼亚噬菌体裂解,赖氨酸脱羧酶阳性。

2.爱德华菌属

致病性:多数菌种存在于自然环境中,淡水亦有分布,是鱼类的致病菌,也是人类的一种罕见的条件致病菌。迟缓爱德华菌可导致肠道外感染,作为腹泻病原菌尚未确定。

（王　慧）

第二节　分枝杆菌检验

分枝杆菌是一类细长或略带弯曲、为数众多(包括 54 个种)呈分枝状生长的需氧杆菌。因其繁殖时呈分枝状生长故称分枝杆菌。本属细菌的主要特点是细胞壁含有大量脂类,可占其干重的 60%，这与其染色性、抵抗力、致病性等密切相关。耐受酸和抗乙醇，一般不易着色，若经加温或延长染色时间而着色后，能抵抗 3%盐酸乙醇的脱色作用，故又称抗酸杆菌。需氧生长，无鞭毛，无芽孢和荚膜。引起的疾病均为慢性，有肉芽肿病变的炎症特点。

分枝杆菌的种类较多，包括结核分枝杆菌、非结核分枝杆菌和麻风分枝杆菌。结核分枝杆菌是一大群分枝杆菌的总称，与人类有关的结核分枝杆菌主要有堪萨斯分枝杆菌、海分枝杆菌、瘰疬分枝杆菌、戈分枝杆菌、鸟分枝杆菌、蟾分枝杆菌、龟分枝杆菌、偶发分枝杆菌和耻垢分枝杆菌等。本属细菌无内外毒素，其致病性与菌体某些成分如索状因子、蜡质 D 及分枝菌酸有关。

一、结核分枝杆菌

结核分枝杆菌简称结核杆菌，是引起人和动物结核病的病原菌。目前已知在我国引起人类结核病的主要有人型和牛型结核分枝杆菌。

(一)临床意义

1.致病性

结核分枝杆菌主要通过呼吸道、消化道和受损伤的皮肤侵入易感机体，引起多种组织器官的结核病，其中以通过呼吸道引起的肺结核最多见。肺外感染可发生在脑、肾、肠及腹膜等处。该菌不产生内毒素和外毒素，也无荚膜和侵袭性酶。

2.科赫现象

结核的特异性免疫是通过结核分枝杆菌感染后所产生，试验证明，将有毒结核分枝杆菌纯培养物初次接种于健康豚鼠，不产生速发型变态反应，而经 10～14 天，局部逐渐形成肿块，继而坏死，溃疡，直至动物死亡。若在 8～12 周之前给动物接种减毒或小量结核分枝杆菌，第二次接种时则局部反应提前，于 2～3 天内发生红肿硬结，后有溃疡但很快趋于痊愈。此现象为科赫在1891 年观察到的，故称为科赫现象。

3.结核菌素试验

利用Ⅳ型变态反应的原理，检测机体是否感染过结核杆菌。

(二)微生物学检验

1.标本采集

根据感染部位的不同，可采集不同标本。结核患者各感染部位的标本中大多都混有其他细菌，为此应采取能抑制污染菌的方法。若做分离培养，必须使用灭菌容器，患者应停药 1～2 天后再采集标本。可采集痰、尿、粪便、胃液、胸腔积液、腹水、脑脊液、关节液、脓液等。

2.检验方法

(1)涂片检查。

直接涂片。①薄涂片：挑取痰或其他处理过的标本约 0.01 mL，涂抹于载玻片上，用姜-尼(热染法)或冷染法抗酸染色。镜检，报告方法：－，全视野(或 100 个视野)未找到抗酸菌；＋，全视野发现3～9 个；＋＋，全视野发现 10～99 个；＋＋＋，每视野发现 1～9 个；＋＋＋＋，每视野发现10 个以上(全视野发现 1～2 个时报告抗酸菌的个数)。②厚涂片，取标本0.1 mL，涂片，抗酸染色、镜检，报告方法同上。

集菌涂片：主要方法有沉淀集菌法和漂浮集菌法。

荧光显微镜检查法：制片同前。用金胺"O"染色，在荧光显微镜下分枝杆菌可发出荧光。

(2)分离培养：结核分枝杆菌的分离培养对于结核病的诊断、疗效观察及抗结核药物的研究均具有重要意义。培养前针对标本应做适当的前处理,如痰可做 $4\%H_2SO_4$ 或 $4\%NaOH$ 处理 $20\sim30$ 分钟,除去杂菌再接种于罗氏培养基,37 ℃培养,定时观察,至 $4\sim8$ 周。此方法可准确诊断结核杆菌。

(3)基因快速诊断:简便快速、灵敏度高、特异性强。但需注意实验器材的污染问题,以免出现假阳性。

(4)噬菌体法。

(三)治疗原则

利福平、异烟肼、乙胺丁醇、链霉素为第一线药物。利福平与异烟肼合用可以减少耐药的产生。对于严重感染,可用吡嗪酰胺与利福平及异烟肼联合使用。

二、非结核分枝杆菌

分枝杆菌属中除结核杆菌和麻风杆菌以外,均称为非结核分枝杆菌。因其染色性同样具有抗酸性亦称非结核抗酸菌,其中有 $14\sim17$ 个非典菌种能使人致病,可侵犯全身脏器和组织,以肺最常见,其临床症状、X 线所见很难与肺结核病区别,而大多数非典菌对主要抗结核药耐药,故该菌的感染和发病已成为流行病学和临床上的主要课题,与发达国家一样,我国近年来发现率也有增高趋势。以第Ⅲ群鸟-胞内分枝杆菌复合群和第Ⅳ群偶发分枝杆菌及龟分枝杆菌为多。

三、麻风分枝杆菌

麻风分枝杆菌简称麻风杆菌,是麻风病的病原菌。首先于 1937 年从麻风患者组织中发现。麻风分枝杆菌亦为抗酸杆菌,但较结核杆菌短而粗。抗酸染色着色均匀,呈束状或团状排列。为典型的胞内寄生菌,该菌所在的细胞胞质呈泡沫状称麻风细胞。用药后细菌可断裂为颗粒状、链状等,着色不均匀,叫不完整染色菌。革兰阳性无动力、无荚膜和芽孢。

麻风分枝杆菌是麻风的病原菌,麻风是一种慢性传染病,早期主要损害皮肤、黏膜和神经末梢,晚期可侵犯深部组织和器官,此菌尚未人工培养成功,已用犰狳建立良好的动物模型。人类是麻风分枝杆菌的唯一宿主,也是唯一传染源。本病在世界各地均有流行,尤以第三世界较为广泛。

麻风病根据机体的免疫、病理变化和临床表现可将多数患者分为瘤型和结核型两型,另外还有界限类和未定类两类。治疗原则:早发现,早治疗。治疗药物主要有砜类、利福平、氯法齐明及丙硫异烟胺。一般采用二或三种药物联合治疗。

(王 慧)

第三节 非发酵革兰阴性杆菌检验

非发酵革兰阴性杆菌是一群不发酵葡萄糖或仅以氧化形式利用葡萄糖的需氧或兼性厌氧、无芽孢的革兰阴性杆菌;在分类学上分别属于不同的科、属和种,但具有类似的表型特征,如多为需氧菌,菌体直而细长,大小为 $(1\sim5)\mu m\times(0.5\sim1)\mu m$,绝大多数动力阳性,最适生长温度一般为30~37 ℃,多为条件致病菌。近年来由该类细菌引起感染的报告日益增多,尤其在院内感染中铜绿假单胞菌、不动杆菌等占有重要地位,同时由于非发酵菌对抗生素的耐药率日渐增高,已引起临床医学及检验医学的重视。

非发酵革兰阴性杆菌包括的菌种较多,主要有下列菌属:假单胞菌属、不动杆菌属、窄食单胞菌属、伯克霍尔德菌属、产碱杆菌属、无色杆菌属、莫拉菌属、金氏杆菌属、金色杆菌属、艾肯菌属、土壤杆菌属、黄单胞菌属、丛毛单胞菌属、食酸菌属等。

一、假单胞菌属

(一)概述

假单胞菌属属于假单胞菌目的假单胞菌科,本菌属分布很广,水、土壤和植物中均有存在,多数为腐生菌,少数为动物寄生菌,对人类都为条件致病菌。本菌属目前共有153种细菌,临床最常见的是铜绿假单胞菌,其他尚有荧光假单胞菌、恶臭假单胞菌、斯氏假单胞菌等,但较少见。

1.生物学特性

假单胞菌属是一类无芽孢、散在排列的革兰阴性杆菌,菌体直或微弯、有单鞭毛或丛鞭毛,运动活泼。

本属细菌专性需氧,生长温度范围广,最适生长温度35 ℃,少数细菌可在4 ℃或42 ℃生长,如铜绿假单胞菌和许多非荧光假单胞菌在42 ℃生长,而恶臭假单胞菌和几乎所有的荧光假单胞菌在42 ℃不生长。假单胞菌属中,铜绿假单胞菌、荧光假单胞菌、恶臭假单胞菌、韦龙氏假单胞菌和蒙氏假单胞菌组成已知的荧光组假单胞菌,这些细菌经培养可产生水溶性黄绿色或黄褐色的青脓素,这种色素在短波长的紫外光下可发出荧光;而斯氏假单胞菌、曼多辛假单胞菌、产碱假单胞菌、假产碱假单胞菌、浅黄假单胞菌和稻皮假单胞菌组成非荧光组假单胞菌。本属细菌可以生存的pH范围是5.0～9.0,最适pH为7.0;营养要求不高,在实验室常用培养基(如普通琼脂平板、血平板、巧克力平板、麦康凯平板等)上均可生长。

2.致病物质与所致疾病

本菌属有多种毒力因子,包括菌毛、内毒素、外毒素和侵袭性酶。

本菌属一般不是人类的正常菌群,来源于环境,通常是水、潮湿的土壤,污染的医疗器械、输液或注射等,可引起医院感染。人类非发酵菌感染中,假单胞菌占70%～80%,主要为铜绿假单胞菌。临床常见假单胞菌的致病物质及所致疾病谱见表15-2。

表15-2　临床常见假单胞菌的致病物质及所致疾病

菌种	毒力因子	所致病菌
铜绿假单胞菌	外毒素A、内毒素、蛋白水解酶、藻朊酸盐、菌毛、对很多抗生素固有耐药	条件致病可引起社区或医院获得性感染、肺囊性纤维化患者的呼吸系统感染
荧光假单胞菌 恶臭假单胞菌 斯氏假单胞菌	未知,发生感染的患者常处在疾病状态且暴露于污染的医疗器械或溶液	较少引起感染,可引起菌血症、尿路感染、伤口感染和呼吸道感染
曼多辛假单胞菌 产碱假单胞菌 假产碱假单胞菌	未知	尚未发现引起人类疾病

3.微生物学检验

(1)标本采集:假单胞菌属感染的常见标本有血液、脑脊液、胸腔积液、脓液、分泌液、痰液、尿液等。因该属细菌生长条件要求不高,其标本的采集与运送无特别的要求。

(2)直接显微镜检查:标本直接涂片做革兰染色检查。本菌属为革兰阴性杆菌,中等大小,菌体直或微弯,散在排列,无芽孢。

(3)分离培养:血液、脑脊液等无杂菌污染的标本,可经增菌后或直接接种于血平板及麦康凯平板,粪便等杂菌多的标本接种于强选择性培养基进行分离培养。

(4)鉴定假单胞菌属的主要特征:革兰阴性杆菌,动力阳性;专性需氧,营养要求不高,普通培养基、麦康凯培养基上生长良好,某些菌株具有明显的菌落形态或色素。氧化酶阳性,葡萄糖氧化发酵试验(O/F 试验)通常为氧化型;可将硝酸盐转化为亚硝酸盐或氮气。但浅黄假单胞菌和稻皮假单胞菌氧化酶阴性,常不能在麦康凯培养基上生长。

在临床实际工作中,假单胞菌属细菌的鉴定常采用商品化的试剂盒或全自动或半自动的细菌鉴定系统,临床常见的假单胞菌一般都能获得满意的鉴定结果。本属细菌的诊断一般不需要采用血清学诊断技术。

4.药物敏感性试验

由于假单胞菌属的一些细菌对很多抗生素天然耐药,本属细菌抗感染药物的选择一般由临床微生物技术人员、感染科医师和药剂师等共同协商作出决定。临床治疗假单胞菌感染的抗菌药物主要有三类:β-内酰胺类、氨基糖苷类和喹诺酮类。按美国临床实验室标准化研究所(Clinical and Laboratory Standards Institute,CLSI)推荐,非发酵革兰阴性细菌除铜绿假单胞菌、不动杆菌属细菌、洋葱伯克霍尔德菌和嗜麦芽窄食单胞菌外,药敏试验不选用 Kirby-Bauer 法,应选用肉汤或琼脂稀释法或 E-test 法。

(二)铜绿假单胞菌

铜绿假单胞菌是假单胞菌属的代表菌种,广泛分布于自然界、家庭和医院中,其在外界存活的重要条件是潮湿环境,在人类的皮肤和黏膜表面罕见。在临床,该菌是肠杆菌科以外的革兰阴性杆菌中最常见的细菌。

1.生物学特性

铜绿假单胞菌为革兰阴性杆菌,菌体呈细杆状,长短不一,散在排列;无芽孢,一端有单鞭毛,运动活泼,临床分离株常有菌毛。

本菌为专性需氧菌,部分菌株能在兼性厌氧环境中生长,营养要求不高,在普通培养基上生长良好,培养温度常选择 35 ℃,4 ℃不生长而 42 ℃生长是该菌的鉴别点之一。

在血平板、麦康凯平板上形成的菌落表现为扁平湿润,锯齿状边缘,常呈融合性生长,表面常可见金属光泽;产蓝绿色、红色或褐色色素,可溶于水,有类似葡萄或煎玉米卷气味;在血平板上常呈 β-溶血,来自肺囊性纤维化患者的菌株常表现为黏液型菌落。从临床标本分离的铜绿假单胞菌有 80%～90%产生色素。

铜绿假单胞菌有菌体(O)抗原、鞭毛(H)抗原、黏液(S)抗原和菌毛抗原。O 抗原有两种成分:一种是外膜蛋白,为保护性抗原,免疫性强,具有属特异性;另一种为脂多糖(LPS),具有型特异性,可用于细菌分型。

铜绿假单胞菌对外界因素的抵抗力比其他无芽孢菌强,在潮湿的环境中能长期生存。对干燥、紫外线有抵抗力。但对热抵抗力不强,56 ℃、30 分钟可被杀死。对某些消毒剂敏感,1%苯酚处理 5 分钟即被杀死。临床分离菌株对多种抗生素不敏感。

2.致病物质与所致疾病

铜绿假单胞菌的致病作用与多种毒力因子有关,主要有以下几种:外毒素 A,通过抑制蛋白质合成杀死宿主细胞;数种蛋白溶解酶,能溶解弹性蛋白、明胶及纤维蛋白等,与铜绿假单胞菌引起的角膜溃疡、小肠和结肠的炎性病变有关;溶血素,可破坏红细胞,导致出血病变,还能破坏覆盖于肺泡表面的卵磷脂,进而减低肺泡表面张力,导致肺不张,使肺炎病变加重;铜绿假单胞菌的菌毛可使细菌黏附到宿主细胞上。某些菌株产生藻朊酸盐和脂多糖聚合体,可抑制吞噬细胞的吞噬作用而导致肺囊性纤维化患者的潜在感染。

完整的皮肤黏膜是天然的屏障,故铜绿假单胞菌很少成为健康人的原发病原菌,但改变或损伤宿主正常的防御机制,如烧伤导致皮肤黏膜破坏、留置导尿管、气管切开插管,或免疫机制缺损如粒细胞缺乏、低蛋白血症、各种肿瘤患者,应用激素和广谱抗生素的患者,常可导致皮肤、尿路、呼吸道等感染。烧伤焦痂、婴儿或儿童的皮肤、脐带和肠道、老年人的尿道则是较常见的原发病灶或入侵门户。如果人体抵抗力降低或细菌毒力强,数量多,就可在血中生长繁殖,发生败血症。如因污染的镜片导致眼外伤,也可引起眼部感染。

铜绿假单胞菌对外界因素的较强抵抗力及对多种抗生素固有耐药,有助于该菌在医院环境中存活而引起医院感染。铜绿假单胞菌是呼吸道、尿道、伤口、血液甚至中枢神经系统医院感染的常见病原菌,肺囊性纤维化患者的呼吸道感染、皮肤坏死出血性丘疹与糖尿病患者恶性外耳炎多由感染铜绿假单胞菌所致。

3.微生物学检验

(1)标本采集:按疾病和检查目的分别采取不同的临床标本,如痰、伤口分泌物、尿液、脓液及穿刺液、血液、脑脊液、胸腔积液和腹水、关节液等。

(2)直接显微镜检查:脑脊液、胸腔积液和腹水离心后取沉淀物涂片,脓汁、分泌物直接涂片革兰染色镜检。为革兰阴性杆菌,菌体长短不一,有些菌体周围可见有荚膜。

(3)分离培养:血液和无菌体液标本可先增菌后再转种血平板和麦康凯平板,痰、脓液、分泌物、中段尿等可直接接种上述培养基。

(4)鉴定:根据培养物的菌落特征、产生水溶性蓝绿色、红色或褐色色素、特殊的气味、氧化酶试验阳性、氧化发酵试验为氧化分解葡萄糖等即可作出初步鉴定。但对色素产生不典型的铜绿假单胞菌还需要做其他生化反应(如明胶液化、精氨酸双水解试验、42 ℃生长试验等,乙酰胺酶检测试验也有一定的价值)与其他假单胞菌鉴别。铜绿假单胞菌主要生化反应结果如下:氧化酶阳性,在氧化发酵培养基上,能氧化利用葡萄糖、木糖产酸,不能发酵乳糖。精氨酸双水解酶阳性,乙酰胺酶多阳性,利用枸橼酸盐,还原硝酸盐并产生氮气。吲哚阴性,赖氨酸脱羧酶阴性(表 15-3)。

表 15-3　临床常见假单胞菌的鉴定特征

菌种	42 生长℃	硝酸盐还原	还原硝酸盐产气	明胶液化	精氨酸双水解硝酸盐酶	赖氨酸脱羟酶	尿素水解	氧化葡萄糖	氧化乳糖	氧化甘露醇	氧化木糖
铜绿假单胞菌	+	+	+	V	+	−	V	+	−	V	+
荧光假单胞菌	−	−	−	+	+	−	V	+	V	V	+
曼多辛假单胞菌	+	+	+	−	+	−	V	+	−	−	+

续表

菌种	42 ℃生长	硝酸盐还原	还原硝酸盐产气	明胶液化	精氨酸双水解硝酸盐酶	赖氨酸脱羟酶	尿素水解	氧化葡萄糖	氧化乳糖	氧化甘露醇	氧化木糖
恶臭假单胞菌	−	−	−	−	＋	−	V	＋	V	V	＋
斯氏假单胞菌	V	＋	＋	−	−	−	V	＋	−	＋	＋
蒙龙氏假单胞菌	−	−	−	−	−	−	V	＋	−	−	−
韦龙氏假单胞菌	−	＋	＋	V	＋	ND	V	＋	ND	＋	＋

注:ND,无数据;V,不定的;＋,＞90％菌株阳性;−,＞90％菌株阴性。

4.药物敏感性试验

铜绿假单胞菌呈现明显的固有耐药性,对多数抗生素不敏感,对原为敏感的抗生素也可以产生耐药,因此,初代敏感的菌株在治疗 3～4 天后,测试重复分离株的抗生素敏感性是必要的。目前,对假单胞菌感染多采用联合治疗,如选用一种 β-内酰胺类抗生素与一种氨基糖苷类或一种喹诺酮类抗菌药物联合治疗。严重的铜绿假单胞菌感染,如败血症、骨髓炎及囊性纤维化患者应延长疗程。

标本经涂片革兰染色和分离培养后,如为革兰阴性杆菌,菌落产生典型色素,具有特殊的气味、氧化酶阳性,即可初步报告"检出铜绿假单胞菌"。色素产生不典型者,经生化鉴定,如符合鉴定依据中的各条标准,才可提出报告。

对于临床标本中分离出铜绿假单胞菌的意义,必须结合患者的临床表现与标本来源进行分析。一般来说,以纯培养方式从正常无菌标本中分离出铜绿假单胞菌,要进行细菌鉴定和抗生素敏感试验,而从非无菌标本如无临床体征或无肺炎症状的患者气管内标本分离到铜绿假单胞菌,即使是优势生长,也没有必要进一步鉴定,因为使用多种抗生素治疗的患者常出现铜绿假单胞菌定植。

(三)荧光假单胞菌

1.生物学特性

荧光假单胞菌为革兰阴性杆菌,散在排列,一端丛毛菌,运动活泼,偶见无鞭毛无动力的菌株。专性需氧,营养要求不高,在普通培养基上可生长,在麦康凯平板上亦可生长,培养温度常选择 35 ℃,大多数菌株在 4 ℃生长,42 ℃不生长。约 94％的菌株产生水溶性荧光素,在紫外线(360 nm)照射下呈黄绿色荧光,有些菌株产生蓝色色素,不扩散。

2.致病物质与所致疾病

荧光假单胞菌存在于土壤和水等环境中,常与食物(鸡蛋、血、牛乳等)腐败有关,是人类少见的条件致病菌,可引起医院感染。由于具有嗜冷性,可在冰箱储存血液中繁殖,若输入含有此菌的血库血液,可导致患者不可逆性的休克而死亡。所以,血库血液的采集和保存,应防止荧光假单胞菌的污染。

3.微生物学检验

尿、分泌物等临床标本可直接接种在血平板上,血液标本可先增菌后再接种于血平板分离。本菌鞭毛 3 根以上,42 ℃不能生长,可与铜绿假单胞菌相区别。本菌的最低鉴定特征有:单端鞭毛 3 根以上,动力阳性;氧化分解葡萄糖,不分解麦芽糖,氧化酶阳性,精氨酸水解阳性,明胶液化阳性;可产生荧光素,4 ℃生长,42 ℃不生长。本菌对卡那霉素敏感。

(四)恶臭假单胞菌

1.生物学特性

恶臭假单胞菌为革兰阴性杆菌,有些菌株为卵圆形,单端丛毛菌,运动活泼。专性需氧,培养温度常选择 35 ℃,42 ℃不生长,4 ℃生长不定,菌落与铜绿假单胞菌相似,但只产生荧光素(青脓素),不产生绿脓素,借此可与铜绿假单胞菌相区别,其陈旧培养物有腥臭味。

2.致病物质与所致疾病

恶臭假单胞菌为鱼的一种致病菌,常从腐败的鱼中检出,是人类少见的条件致病菌,常引起医院感染。偶从人类尿道感染、皮肤感染和骨髓炎标本中分离出,分泌物有腥臭味。

3.微生物学检验

鉴定中注意与其他假单胞菌相区别,只产生荧光素不产生绿脓素,42 ℃不生长可与铜绿假单胞菌区别;不液化明胶,不产生卵磷脂酶,陈旧培养物上有腥臭味,有别于荧光假单胞菌。

(五)斯氏假单胞菌

1.生物学特性

斯氏假单胞菌为革兰阴性杆菌,一端单鞭毛,运动活泼;常选择 35 ℃进行培养,4 ℃不生长,大部分菌株在 42 ℃生长;营养要求不高,普通平板可生长,新分离菌株在培养基上可形成特征性干燥、皱缩样菌落,黏附于琼脂表面难以移动,可产生黄色色素,不产生荧光素。

2.致病物质与所致疾病

斯氏假单胞菌存在于土壤和水中,在医院设备及各种临床标本中亦有发现,本菌引起的感染并不多见,偶可引起抵抗力低下患者伤口、泌尿道、肺部感染等。

3.微生物学检验

注意与曼多辛假单胞菌相鉴别,其特征性菌落、精氨酸双水解试验阴性、氧化分解甘露醇,有别于曼多辛假单胞菌。

二、不动杆菌属

不动杆菌属归于假单胞菌目的莫拉菌科,根据 DNA-DNA 杂交将不动杆菌属分成25个DNA 同源组,或称基因种,至少有 19 种不动杆菌的生化反应和生长试验已被公布,但只有 16 种不动杆菌被命名。由于大部分不动杆菌不能依靠表型实验将其同其他不动杆菌区分开来,目前将不动杆菌分成两组,分解糖(氧化分解葡萄糖)的不动杆菌和不分解糖(不氧化分解葡萄糖)的不动杆菌。

(一)生物学特性

不动杆菌属为一群不发酵糖类、氧化酶阴性、硝酸盐还原阴性、不能运动的革兰阴性杆菌。菌体多为球杆状,常成双排列,看似双球菌,有时不易脱色,可单个存在,无芽孢、无鞭毛。细菌培养温度常选择 35 ℃,该属细菌接种在血平板和巧克力平板后,在二氧化碳或空气环境中孵育,生长良好,培养 24 小时后,血平板上表现为光滑、不透明、有些菌种呈 β-溶血菌落;可在麦康凯培养基上生长(但需在空气环境中孵育),细菌生长较血平板慢,不发酵乳糖,菌落呈无色或淡紫红色。

(二)致病物质与所致疾病

不动杆菌广泛分布于自然界和医院环境中,是长期住院患者呼吸道和皮肤菌群的一部分。在临床标本中,最常见的是鲍曼不动杆菌,它是仅次于铜绿假单胞菌而居临床分离阳性率第二位的非发酵革兰阴性杆菌,为条件致病菌。其致病物质目前尚不清楚,主要引起呼吸道、泌尿生殖道和血液的医院感染。该属微生物常感染较衰弱的患者,如应用医疗设备或接受多种抗生素治疗的烧伤或 ICU 患者,所致的疾病包括呼吸道感染、泌尿生殖道感染、伤口感染、软组织感染和菌血症等。

(三)微生物学检验

1.标本采集

根据临床疾病的不同采集不同的标本,常见为痰液、尿液、血液和分泌物。

2.直接显微镜检查

采集分泌物、痰液、脓液、脑脊液、尿液等标本后先做涂片,革兰染色后镜检,为革兰阴性球杆菌,有抵抗酒精脱色的倾向,细菌较粗壮,常成双排列,在吞噬细胞内也有存在,易误认为奈瑟菌属细菌。

3.分离培养

在血平板和麦康凯平板上经 35 ℃培养 24 小时后,可形成光滑、不透明、奶油色、凸起的菌落,菌落大小较肠杆菌科细菌小;洛菲不动杆菌菌落较小,直径为 1.0~1.5 mm;溶血不动杆菌在血平板上可产生 β 溶血;有些菌株苛养,在血平板上呈针尖样菌落,在营养肉汤中不生长;某些氧化葡萄糖的不动杆菌可使血平板呈独特的棕色。在麦康凯平板上形成乳糖不发酵菌落,但因菌落略带紫色而常被误认为乳糖发酵菌落,需注意。

4.鉴定

商品化的鉴定系统(如法国生物梅里埃 API 20 NE)可很好地鉴定不动杆菌。一些培养物经涂片、染色,如为革兰阴性成双排列的球杆菌,形态似奈瑟菌;KIA 底层及斜面均不变色、无动力;氧化酶阴性,硝酸盐还原试验阴性,可初步确定为不动杆菌属的细菌。氧化酶阴性、硝酸盐还原试验阴性、无动力的革兰阴性杆菌极为罕见。本菌属内种的鉴定参见表 15-4。

表 15-4　不动杆菌和嗜麦芽窄食单胞菌的主要鉴定特征

菌种	麦康凯生长	动力	氧化葡萄糖	氧化麦芽糖	七叶苷水解	赖氨酸脱羟酶	硝酸盐还原
分解糖不动杆菌	+	−	+	−	−	−	−
不分解糖不动杆菌	+	−	−	V	−	−	−
嗜麦芽窄食单胞菌	+	+	+	+	V	+	V

注:V,不定的;+,>90%菌株阳性;−,>90%菌株阴性。

(四)药物敏感性试验

不动杆菌均对青霉素、氨苄西林和头孢拉定耐药,大多数菌株对氯霉素耐药,对氨基糖苷类抗生素耐药的菌株也逐渐增多,不同菌株对二代和三代头孢菌素的耐药性不同,所以每个分离菌株均应进行药敏试验。不动杆菌可采用纸片扩散法、肉汤和琼脂稀释法进行药敏试验,抗生素敏感试验结果对指导临床用药非常重要,药物的选择:A 组药物包括头孢他啶、亚胺培南和美洛培南;B 组药物包括美洛西林、替卡西林、哌拉西林、氨苄西林舒巴坦、哌拉西林/他唑巴坦、替卡西林/克拉维酸、头孢吡肟、头孢噻肟、头孢曲松、庆大霉素、阿米卡星、妥布霉素、四环素、多西环素、米诺环素、环丙沙星、加替沙星和左氧氟沙星;C 组药物主要是甲氧苄啶/磺胺甲噁唑。

不动杆菌对很多抗生素显示耐药,因此在临床上选择最佳的抗生素进行抗感染治疗较困难。不动杆菌引起的单纯尿路感染,选择单个药物进行治疗往往是有效的,但对于严重的感染如肺炎或菌血症,就需要采用 β-内酰胺类联合氨基糖苷类抗生素进行治疗。

三、窄食单胞菌属

窄食单胞菌属属于黄单胞菌目的黄单胞菌科,目前共有 5 个种,分别是嗜麦芽窄食单胞菌、非洲窄食单胞菌、微嗜酸窄食单胞菌、好氧反硝化窄食单胞菌和嗜根窄食单胞菌,后三种菌均是在 2002 年命名。在 1997 年以前,本属仅有一种细菌,即嗜麦芽窄食单胞菌,该菌在 1961 年根据其鞭毛特征命名为嗜麦芽假单胞菌,1983 年根据核酸同源性和细胞脂肪酸组成等归入黄单胞菌属,命名为嗜麦芽黄单胞菌。但由于其无黄单胞菌素,无植物病原性,能在 37 ℃生长等,与其他黄单胞不同,1993 年有学者提议将此菌命名为嗜麦芽窄食单胞菌,该菌也是本属中临床最常见的条件致病菌。

(一)生物学特性

窄食单胞菌属细菌为革兰阴性杆菌,菌体直、较短或中等大小,单个或成对排列,一端丛毛菌,有动力。常选择的培养温度为 35 ℃,4 ℃不生长,近半数菌株 42 ℃生长。在空气环境中生长良好,营养要求不高,在血平板上生长良好,麦康凯平板可生长,形成乳糖不发酵菌落。在血平板上培养 24 小时后,菌落较大,表面光滑、有光泽,边缘不规则,有色素产生,使菌落呈淡紫绿色到亮紫色,菌落下部常呈绿色变色,有氨水气味。

(二)致病物质与所致疾病

本菌为条件致病菌,其致病的毒力因子尚不清楚。该菌广泛存在于自然界,包括潮湿的医院环境中,能变成长期住院患者呼吸道菌群的一部分,可因患者使用医疗器械,如静脉导管和导尿管等,导致该菌进入机体无菌部位引起感染。最常见的是医院感染,包括导管相关性感染、菌血症、伤口感染、肺炎、尿路感染和机体其他部位的各种感染等。在非发酵菌引起的感染中,仅次于铜绿假单胞菌和不动杆菌而居临床分离阳性率的第三位。

(三)微生物学检验

1.标本采集

根据临床疾病的不同采集不同的标本,血液标本先肉汤增菌,其他标本直接接种于血平板和麦康凯平板。

2.直接显微镜检查

标本涂片,革兰染色后镜检,为革兰阴性杆菌,菌体直、较短或中等大小,单个或成对排列。

3.分离培养

标本接种于血平板和麦康凯平板,35 ℃、空气环境中孵育 24 小时后在血平板和麦康凯平板上的菌落特征见上述生物学特性。

4.鉴定

嗜麦芽窄食单胞菌在一些商业化的鉴定系统(如法国生物梅里埃 API 20 E)中可得到很好的鉴定。嗜麦芽窄食单胞菌的主要生化反应特征有:氧化酶阴性,DNA 酶(这是将本菌与其他氧化分解葡萄糖革兰阴性杆菌相区别的关键因素)和赖氨酸脱羧酶阳性,葡萄糖氧化分解缓慢,可快速氧化分解麦芽糖,明胶水解试验阳性,部分菌株(约占 39％)硝酸盐还原试验阳性;分解硝酸盐产氮气阴性,精氨酸双水解酶阴性,鸟氨酸脱羧酶阴性,吲哚生成阴性,一般不分解尿素。

下列特征可用来推测性地鉴定嗜麦芽窄食单胞菌:在血平板或麦康凯平板上生长良好;动力阳性(一般鞭毛数大于 2 个);氧化酶阴性;氧化麦芽糖产酸,但氧化葡萄糖较缓慢可产弱酸性反应;赖氨酸脱羧酶阳性、DNA 酶阳性;一些菌株产生黄色色素;对碳青霉烯类抗生素天然耐药。

(四)药物敏感性试验

本菌对大多数临床常用的抗生素如氨基糖苷类和很多 β-内酰胺类(包括对铜绿假单胞菌很有效的抗生素,如碳青霉烯类)天然耐药,主要与该菌存在一种锌离子依赖金属 β-内酰胺酶有关,但对甲氧苄啶-磺胺甲噁唑一般均敏感。可采用纸片扩散法、肉汤或琼脂稀释法及 E-test 法检测其抗生素敏感性,抗生素敏感试验可选择的药物非常有限,主要有 A 组的甲氧苄啶-磺胺甲噁唑,B 组的米诺环素和左氧氟沙星。

四、产碱杆菌属

产碱杆菌属属于伯克霍尔德菌目的产碱杆菌科,在伯杰系统细菌手册原核生物分类概要中被分为 16 个种,临床常见的产碱杆菌主要有粪产碱杆菌、木糖氧化产碱杆菌、脱硝产碱杆菌,现又命名为脱硝无色杆菌和皮氏产碱杆菌。

(一)生物学特性

本菌为革兰阴性短杆菌,常成单、双或成链状排列,具有周鞭毛,无芽孢,多数菌株无荚膜。专性需氧,培养温度常选择 35％,在血平板、巧克力和麦康凯平板上生长良好,在血培养系统肉汤、普通营养肉汤(如脑-心浸液)中也生长良好。在麦康凯平板上均形成不发酵乳糖菌落,粪产碱杆菌在血平板的菌落多呈羽毛状边缘,周围有绿色变色区域环绕,菌落产生特征性的、类似苹果或草莓水果样气味;皮氏产碱杆菌在血平板上不产生色素,凸起、有光泽的菌落周围由绿褐色变色区域环绕。

(二)致病物质与所致疾病

本属中临床分离最常见的是粪产碱杆菌,主要存在于土壤和水中,包括潮湿的医院环境,在很多哺乳类动物上呼吸道中也可分离出此菌。大部分感染是条件致病,主要引起医院感染,细菌主要来自污染的医疗设备或溶液,如雾化器、呼吸机和灌洗液等。其致病物质尚不清楚,血、痰、尿、脑脊液等是常见的发现该菌部位。

(三)微生物学检验

1.标本采集

根据临床疾病不同采集不同标本,如血、尿、痰、脓汁、脑脊液等。

2.直接显微镜检查

脑脊液、尿液离心取沉淀涂片,脓液和痰液可直接涂片革兰染色镜检,本菌为革兰阴性短杆菌。

3.分离培养

血液、脑脊液标本需肉汤增菌后再转种同体培养基,脓液、分泌物、尿液可直接接种于血平板和麦康凯平板。经 35 ℃空气环境培养 24 小时后,在血平板上可形成大小不等、灰白色、扁平、边缘稍薄的的湿润菌落,粪产碱杆菌有水果香味;在麦康凯上形成不发酵乳糖菌落;在液体培养基中呈均匀浑浊生长,表面形成菌膜,管底有黏性沉淀。

4.鉴定

产碱杆菌属细菌的主要生化特征是:氧化酶阳性,不分解任何糖类,葡萄糖氧化发酵培养基中产碱;本属细菌除能利用柠檬酸盐和部分菌株能还原硝酸盐外,多数生化反应为阴性。

商品化鉴定系统对本属细菌的鉴定能力有限或不确定。本属细菌与产碱假单胞菌极为相似,二者主要区别在于前者为周毛菌而后者为极端单鞭毛菌。木糖氧化产碱杆菌通过氧化葡萄糖和氧化木糖产酸而很容易和其他产碱杆菌区别。粪产碱杆菌在含碳水化合物培养基上呈强烈的产碱反应,大部分菌株形成细小、边缘不规则的菌落,同时产生特征性的水果味并使血平板呈绿色,本菌的一个重要生化特征是能还原亚硝酸盐产气而不能还原硝酸盐。依据能还原硝酸盐和能在 6.5% NaCl 中生长可将皮氏产碱杆菌与其他产碱杆菌区别;脱硝产碱杆菌较少从临床分离到,仅该菌能还原硝酸盐为亚硝酸盐并产气。临床常见产碱杆菌的主要鉴定特征见表 15-5。

表 15-5　有医学意义的 4 种产碱杆菌的主要鉴定特征

特征	脱硝产碱杆菌(n=4)	皮氏产碱杆菌(n=5)	粪产碱杆菌(n=49)	木糖氧化产碱杆菌(n=135)
动力和周鞭毛	+	+	+	+
氧化葡萄糖产酸	−	−	−	V
氧化木糖产酸	−	−	−	+
触酶	+	+	+	+
生长:				
麦康凯琼脂	+	+	+	+
SS 琼脂	+	+	+	+
西蒙枸橼酸盐	+	+	+	+
尿素	−	−	−	−
硝酸盐还原	+	+	−	+
硝酸盐产气	+	−	−	V
亚硝酸盐还原	ND	−	+	ND
明胶水解 *	−	−	V	−
色素:				
不溶性	−	−	−	−
可溶性	V,黄色	−	V,黄色	−,棕色
生长:				
25 ℃	+	+	+	+
35 ℃	+	+	+	+
42 ℃				
精氨酸双水解 * *	−	−	−	V
0% NaCl 营养肉汤	+	+	+	+
6% NaCl 营养肉汤	V	+++	+	V

注:n 为菌株数;表中结果为孵育 2 天的结果;+,>90%菌株阳性;−,>90%菌株阴性;V,11%～89%的菌株阳性;*,明胶水解试验指的是孵育 14 天后的结果;ND,不确定或无数据获得;* *,孵育 48 小时轻微生长,7 天明显生长。

(四)药物敏感性试验

目前尚无有效的药物敏感性试验用于本属细菌抗生素敏感性检验,临床治疗这类细菌感染也无限定性的指导。

(王　慧)

第四节　厌氧性细菌检验

一、概述

厌氧性细菌是一大群专性厌氧,必须在无氧环境中才能生长的细菌。主要可分为两大类,一类是革兰染色阳性有芽孢的厌氧芽孢梭菌,另一类是无芽孢的革兰阳性及革兰阴性球菌与杆菌。前一类因有芽孢,抵抗力强,在自然界(水、土等)、动物及人体肠道中广泛存在,并且能长期耐受恶劣的环境条件。一旦在适宜条件下即可出芽繁殖,产生多种外毒素,引起严重疾病。后一类则是人体的正常菌群,可与需氧菌、兼性厌氧菌共同存在于口腔、肠道、上呼吸道、泌尿生殖道等。这类无芽孢厌氧菌的致病性属条件致病性的内源性感染,在长期使用抗生素、激素、免疫抑制剂等发生菌群失调或机体免疫力衰退,或细菌进入非正常寄居部位才可致病。两类细菌都必须作厌氧培养以分离细菌,但细菌学诊断的价值却有所不同。主要厌氧菌归类如下:革兰阳性有芽孢杆菌、革兰阳性无芽孢杆菌、革兰阴性无芽孢杆菌、革兰阳性厌氧球菌、革兰阴性厌氧球菌。

厌氧菌的分类:厌氧性细菌是指在有氧条件下不能生长,在无氧条件下才能生长的一大群细菌。目前已知,与医学有关的无芽孢厌氧菌有 40 多个菌属,300 多个菌种和亚种;而有芽孢的厌氧菌只有梭菌属,包括 83 个种。

(一)生物学分类

据厌氧菌的生物学性状及代谢产物分析,将主要厌氧菌归类。

(二)据耐氧性分类

(1)专性厌氧菌:是指在降低氧分压的条件下才能生长的细菌,又分为极度厌氧菌(氧分压<0.5%,空气中暴露 10 分钟致死,如丁酸弧菌)和中度厌氧菌(氧分压为 2%～8%,空气中暴露 60～90 分钟能生存,如大多数人类致病厌氧菌)。

(2)微需氧菌:能在含 5%～10%CO_2 空气中的固体培养基表面生长的细菌,如弯曲菌属。

(3)耐氧菌:其耐氧程度刚好能在新鲜配制的固体培养基表面生长。一旦生长,暴露数小时仍不死亡,如第三梭菌、溶组织梭菌。

主要厌氧菌的分类见表 15-6。

表 15-6　主要厌氧菌的生物学分类

	种和亚种类	主要常见菌种
革兰阳性有芽孢杆菌梭菌属	83	破伤风梭菌、肉毒梭菌、艰难梭菌、溶组织梭菌、产气荚膜梭菌等
革兰阳性无芽孢杆菌		
丙酸杆菌属	8	痤疮丙酸杆菌、颗粒丙酸杆菌、贪婪丙酸杆菌、嗜淋巴丙酸杆菌
优杆菌属	34	不解乳优杆菌、迟缓优杆菌、黏性优杆菌、短优杆菌等
乳酸杆菌属	51	本菌属与致病关系不大
放线菌属	12	衣氏放线菌、奈氏放线菌、溶齿放线菌、化脓放线菌等
蛛网菌属	1	丙酸蛛网菌

续表

	种和亚种类	主要常见菌种
双歧杆菌属	24	两歧双歧杆菌、青春双歧杆菌、婴儿双歧杆菌、短双歧杆菌、长双歧杆菌等
革兰阴性无芽孢杆菌		
类杆菌属	18	脆弱类杆菌、多形性杆菌、普通类杆菌
普雷沃菌属	20	产黑色素普雷沃菌、中间普雷沃菌等
紫单胞菌属	12	不解糖紫单胞菌、牙髓紫单胞菌
梭杆菌属	10	具核梭杆菌、坏死梭杆菌、变形梭杆菌、死亡梭杆菌等
纤毛菌属	1	口腔纤毛菌属
沃廉菌属	2	产琥珀酸沃廉菌(来自牛瘤胃)和直线沃廉菌(来自人牙龈沟)
月形单胞菌属		生痰月形单胞菌(来自人牙龈沟)和反刍月形单胞菌(来自反刍动物瘤胃)
革兰阳性厌氧球菌		
消化球菌属	1	黑色消化球菌
消化链球菌	9	厌氧消化链球菌、不解糖消化链球菌、吲哚消化链球菌、大消化链球菌、天芥菜春还原消化链球菌、四联消化链球菌
厌氧性链球菌或微需氧链球菌	4	麻疹链球菌、汉孙链球菌、短小链球菌;另外,还有已属于口腔链球菌的中间型链球菌和星群链球菌
瘤胃球菌属	8	
粪球菌属	3	
八叠球菌属	2	
革兰阴性厌氧球菌		
韦荣菌属	7	小韦荣菌属、产碱韦荣菌
氨基酸球菌属	1	发酵氨基酸球菌
巨球菌属	1	埃氏巨球菌

　　厌氧菌是人体正常菌群的组成部分,在人体内主要聚居于肠道,其数量比需氧菌还多,每克粪中高达 10^{12} 个,其中最多的是类杆菌。

二、厌氧菌感染

(一)厌氧菌在正常人体的分布及感染类型

1.厌氧菌在正常人体的分布

　　厌氧菌分布广泛,土壤、沼泽、湖泊、海洋、污水、食物以及人和动物体都有它的存在。正常人的肠道、口腔、阴道等处均有大量的厌氧菌寄居,其中肠道中的厌氧菌数量是大肠埃希菌的1 000～10 000倍。此外,人体皮肤、呼吸道、泌尿道也有厌氧菌分布。正常情况下,寄居于人体的正常菌群与人体保持一种平衡状态,不致病。一旦环境或机体的改变导致了这种平衡的改变,导致厌氧菌的感染。重要的厌氧菌种类及其在正常人体的分布见表15-7。

表 15-7 重要的厌氧菌种类及其在正常人体内的分布

厌氧菌	皮肤	上呼吸道	口腔	肠道	尿道	阴道
芽孢菌						
革兰阳性杆菌						
梭状芽孢杆菌属	0	0	±	++	±	±
无芽孢菌						
革兰阳性杆菌						
乳杆菌属	0	0	+	++	±	++
双歧杆菌属	0	0	+	++	0	±
优杆菌属	±	±	+	++	0	±
丙酸杆菌属	++	+	±	±	±	±
放线菌属	0	±	++	+	0	0
革兰阴性杆菌						
类杆菌属	0	+	+	+	+	+
梭杆菌属	0	+	++	+	+	+
普雷沃菌属	0	+	++	++	+	+
紫单胞菌属	0	+	++	+	+	+
革兰阳性球菌						
消化球菌属	+	+	++	++	±	++
消化链球菌属	+	+	++	++	±	++
革兰阴性球菌						
韦荣菌属	0	+	+	+	±	+

2.外源性感染

梭状芽孢杆菌属引起的感染,其细菌及芽孢来源于土壤、粪便和其他外界环境。

3.内源性感染

无芽孢厌氧菌大多数是人体正常菌群,属于条件致病菌,在一定条件下可引起感染,一般不在人群中传播。

(二)临床意义

由厌氧菌引起的人类感染在所有的感染性疾病中占有相当大的比例,有些部位的感染如脑脓肿、牙周脓肿和盆腔脓肿等80%以上是由厌氧菌引起的。其中部分是厌氧菌单独感染,大部分系与需氧菌混合感染。

1.厌氧菌感染的危险因素

(1)组织缺氧或氧化还原电势降低,如组织供血障碍、大面积外伤、刺伤。

(2)机体免疫功能下降,如接受免疫抑制剂治疗、抗代谢药物治疗、放射治疗、化学药物治疗的患者以及糖尿病患者、慢性肝炎患者、老年人、早产儿等均易并发厌氧菌感染。

(3)某些手术及创伤,如开放性骨折、胃肠道手术、生殖道手术以及深部刺伤等易发生厌氧菌感染。

(4)长期应用某些抗菌药物,如氨基糖苷类、头孢菌素类、四环素类等,可诱发厌氧菌感染。

（5）深部需氧菌感染，需氧菌生长可消耗环境中的氧气，为厌氧菌生长提供条件，从而导致厌氧菌合并感染。

2.厌氧菌感染的临床及细胞学指征

（1）感染组织局部产生大量气体，造成组织肿胀和坏死，皮下有捻发感，是产气荚膜梭菌所引起感染的特征。

（2）发生在口腔、肠道、鼻咽腔、阴道等处的感染，易发生厌氧感染。

（3）深部外伤如枪伤后，以及动物咬伤后的继发感染，均可能是厌氧菌感染。

（4）分泌物有恶臭或呈暗血红色，并在紫外光下发出红色荧光，均可能是厌氧菌感染。分泌物或脓肿有硫磺样颗粒，为放线菌感染。

（5）分泌物涂片经革兰染色，镜检发现有细菌，而培养阴性者，或在液体及半固体培养基深部生长的细菌，均可能为厌氧菌感染。

（6）长期应用氨基糖苷类抗生素无效的病例，可能是厌氧菌感染。

（7）胃肠道手术后发生的感染。

三、厌氧菌标本的采集与送检

标本采集与送检必须注意两点：标本绝对不能被正常菌群所污染；应尽量避免接触空气。

（一）采集

用于厌氧菌培养的标本不同于一般的细菌培养，多采用特殊的采集方法，如针筒抽取等，应严格无菌操作，严禁接触空气。不同部位标本采集方法也各有不同特点，具体方法见表 15-8。

表 15-8　不同部位标本采集法

标本来源	收集方法
封闭性脓肿	针管抽取
妇女生殖道	后穹隆穿刺抽取
下呼吸道分泌物	肺穿刺术
胸腔	胸腔穿刺术
窦道、子宫腔、深部创伤	用静脉注射的塑料导管穿入感染部位抽吸
组织	无菌外科切开
尿道	膀胱穿刺术

（二）送检方法与处理

采集标本须注意：不被正常菌群污染，并尽量避免接触空气。采集深部组织标本时，需用碘酒消毒皮肤用注射器抽取，穿刺针头应准确插入病变部位深部，抽取数毫升即可，抽出后可排出一滴标本于乙醇棉球上。若病灶处标本量较少，则可先用注射器吸取 1 mL 还原性溶液或还原性肉汤，然后再抽取标本。

在紧急情况下，可用棉拭子取材，并用适合的培养基转送。厌氧培养最理想的检查材料是组织标本，因厌氧菌在组织中比在渗出物中更易生长。

标本送到实验室后，应在 20~30 分钟处理完毕，至迟不超过 2 小时，以防止标本中兼性厌氧菌过度繁殖而抑制厌氧菌的生长。如不能及时接种，可将标本置室温保存（一般认为，冷藏对某些厌氧菌有害，而且在低温时氧的溶解度较高）。

1.针筒运送

一般用无菌针筒抽取标本后,排尽空气,针头插入无菌橡皮塞,以隔绝空气,立即送检。这种方法多用于液体标本的运送,如血液、脓液、胸腔积液、腹水、关节液等。

2.无菌小瓶运送

一般采用无菌的青霉素小瓶,瓶内加一定量的培养基和少量氧化还原指示剂,用橡皮盖加铝盖固定密封,排除瓶内空气,充以 CO_2 气体。同时先观察瓶内氧化还原指示剂的颜色,以判断瓶内是否为无氧环境,如合格将用无菌注射器将液体标本注入瓶中即可。

3.棉拭子运送

一般不采用棉拭子运送,如果使用该方法,一定使用特制运送培养基,确保无氧环境,确保不被污染,确保快速送检。

4.厌氧罐或厌氧袋运送

将厌氧罐或厌氧袋内装入可有效消耗氧气的物质,确保无氧环境。该方法一般用于运送较大的组织块或床边接种的培养皿等。

四、厌氧菌的分离与鉴定

(一)直接镜检(见表 15-9)

根据形态和染色性,结合标本性状与气味,初步对标本中可能有的细菌做出估计。

表 15-9　厌氧菌直接镜检初步鉴别

菌名	革兰染色	形态及其他特征
脆弱类杆菌	G⁻b	两端钝圆,着色深,中间色浅且不均匀,且有气泡,长短不一
产黑素普雷沃菌	G⁻b	多形性,长短不一,有浓染和空泡,无鞭毛和芽孢。标本有恶臭,琥珀味,紫外线照射发红色荧光
具核梭杆菌	G⁻b	菌体细长,两头尖,紫色颗粒,菌体长轴成双排列,标本有丁酸味
坏死梭杆菌	G⁻b	高度多形性,长短不一,菌体中部膨胀成圆球形
韦容球菌	G⁻c	极小的革兰阴性球菌
消化链球菌	G⁺c	革兰阳性成链状的小球菌
乳酸杆菌	G⁺b	细长,有时多形性,呈单、双、短链或栅状分布
痤疮丙酸杆菌	G⁺b	排列特殊呈 X、Y、V 或栅状,标本有丙酸气味
双歧杆菌	G⁺b	多形性,有分支呈 Y、V 形或栅状,标本中有醋酸气味
放线菌	G⁺b	分支呈棒状、X、Y、V 或栅状,浓汁中的黄色颗粒,有琥珀酸的气味
破伤风梭菌	G⁺b	细长,梭形或鼓槌状,有芽孢,有周鞭毛
产气荚膜梭菌	G⁺b	粗大杆菌,呈单或双排列,有芽孢,有荚膜
艰难梭菌	G⁺b	粗长杆菌,有芽孢,有鞭毛,近来发现有荚膜

(二)分离培养

主要分初代培养和次代培养两个阶段,其中初代培养相对比较困难,关键的问题就是厌氧环境和培养基的选择。初代培养的一般原则:①先将标本涂片染色直接镜检,指导培养基的选择;②尽量选用在厌氧菌中覆盖面宽的非选择性培养基;③最好多选1~2种覆盖面不同的选择性培养基;④尽量保证培养基新鲜;⑤要考虑到微需氧菌存在的可能。

1.选用适当的培养基接种

应接种固体和液体两种培养基。

(1)培养基的使用：应注意下列各点。①尽量使用新鲜培养基,2~4 小时内用完；②应使用预还原培养基,预还原 24~48 小时更好；③可采用预还原灭菌法制作的培养基(用前于培养基中加入还原剂,如 L-半胱氨酸、硫乙醇酸钠、维生素 C 及葡萄糖等,尽可能使预还原剂处于还原状态)；④液体培养基应煮沸 10 分钟,以驱除溶解氧,并迅速冷却,立即接种；⑤培养厌氧菌的培养基均应营养丰富,并加有还原剂与生长刺激因子(血清、维生素 K、氯化血红素、聚山梨酯-80等)。

(2)培养基的选择：初次培养一般都使用选择培养基和非选择培养基。①非选择培养基：本培养基使分离的厌氧菌不被抑制,几乎能培养出所有的厌氧菌,常使用心脑浸液琼脂(BHI)、布氏琼脂(BR)、胰豆胨肝粉琼脂(GAM)、胰胨酵母琼脂(EG)、CDC 厌氧血琼脂等；②选择培养基：为有目的选择常见厌氧菌株,以便尽快确定厌氧的种类,常用的有 KVIB 血平板(即上述非选择培养基中加卡那霉素和万古霉素)、KVLB 冻溶血平板(置−20 ℃,5~10 分钟,以利产黑素类杆菌早期产生黑色素)、七叶苷胆汁平板(BBE,用于脆弱类杆菌)、FS 培养基(梭杆菌选择培养基)、ES 培养基(优杆菌选择培养基)、BS 培养基(双歧杆菌选择培养基)、卵黄(EYA)及兔血平板(RBA,用于产气荚膜梭菌)、VS 培养基(用于韦荣球菌)、CCFA 培养基(艰难梭菌选择培养基)等。

2.接种

每份标本至少接种 3 个血平板,分别置于有氧、无氧及 5%~10%CO_2 环境中培养,以便正确地培养出病原菌,从而判断其为需氧菌、兼性厌氧菌、微需氧菌或厌氧菌中的哪一类。

3.厌氧培养法

(1)厌氧罐培养法：在严密封闭的罐子内,应用物理或化学的方法造成无氧环境进行厌氧培养。常用冷触媒法、抽气换气法、钢末法和黄磷燃烧法。

(2)气袋法：利用气体发生器产生二氧化碳和氢气,后者在触媒的作用下与罐内的氧气结合成水,从而造成无氧环境。

(3)气体喷射法：又称转管法。本法系从培养基的制备到标本的接种直至进行培养的全过程,均在二氧化碳的不断喷射下进行。本法的关键是必须有无氧 CO_2。

(4)厌氧手套箱培养法：是迄今厌氧菌培养的最佳仪器之一,该箱由手套操作箱与传递箱两部分组成,前者还附有恒温培养箱,通过厌氧手套箱可进行标本接种、培养和鉴定等全过程。

(5)其他培养法：平板焦性没食子酸法、生物耗氧法、高层琼脂培养法。

4.厌氧状态的指示

亚甲蓝和刃天青。无氧时均呈白色,有氧时亚甲蓝呈蓝色,刃天青呈粉红色。

5.分离培养厌氧菌失败的原因

培养前未直接涂片和染色镜检；标本在空气中放置太久或接种的操作时间过长；未用新鲜配制的培养基；未用选择培养基；培养基未加必要的补充物质；初代培养应用了硫乙醇酸钠；无合适的厌氧罐或厌氧装置漏气；催化剂失活；培养时间不足；厌氧菌的鉴定材料有问题。

6.鉴定试验

可根据厌氧菌的菌体形态、染色反应、菌落性状以及对某些抗生素的敏感性做出初步鉴定。最终鉴定则要进行生化反应及终末代谢产物等项检查。

(1)形态与染色：可为厌氧菌的鉴定提供参考依据。

（2）菌落性状：不同的厌氧菌其菌落形态和性质不同。梭菌的菌落特点是形状不规则的，而无芽孢厌氧菌多呈单个的圆形小菌落。色素、溶血特点以及在紫外线下产生荧光的情况也可以作为厌氧菌鉴定的参考依据。

（3）抗生素敏感性鉴定试验：常用的抗生素有卡那霉素及甲硝唑。卡那霉素可用于梭杆菌属与类杆菌属的区分，甲硝唑用于厌氧菌与非厌氧菌的区分。

（4）生化特性：主要包括多种糖发酵试验、吲哚试验、硝酸盐还原试验、触酶试验、卵磷脂酶试验、脂肪酸酶试验、蛋白溶解试验、明胶液化试验、胆汁肉汤生长试验以及硫化氢试验等。目前有多种商品化的鉴定系统可以使用。

（5）气液相色谱：可以利用该技术来分析厌氧菌的终末代谢产物，已成为鉴定厌氧菌及其分类的比较可靠的方法。

五、常见厌氧菌

（一）破伤风杆菌

1.微生物学检查

破伤风的临床表现典型，根据临床症状即可做出诊断，所以一般不做细菌学检查。①特殊需要时，可从病灶处取标本涂片，革兰染色镜检；②需要培养时，将标本接种疱肉培养基培养；③也可进行动物试验。

2.临床意义

本菌可引起人类破伤风，对人的致病因素主要是它产生的外毒素。细菌不入血，但在感染组织内繁殖并产生毒素，其毒素入血引起相应的临床表现，本菌产生的毒素对中枢神经系统有特殊的亲和力，主要症状为骨骼肌痉挛。

（二）产气荚膜梭菌

1.微生物学检查

（1）直接涂片镜检：在创口深部取材涂片，革兰染色镜检，这是极有价值的快速诊断方法。

（2）分离培养及鉴定：可取坏死组织制成悬液，接种血平板或疱肉培养基中，厌氧培养，取培养物涂片镜检，利用生化反应进行鉴定。

2.临床意义

本菌可产生外毒素及多种侵袭酶类，外毒素以 α 毒素为主，本质为卵磷脂酶；还可产生透明质酸酶、DNA 酶等。本菌主要可引起气性坏疽及食物中毒等，气性坏疽多见于战伤，也可见于工伤造成的大面积开放性骨折及软组织损伤等。患者表现为局部组织剧烈胀痛，局部严重水肿，水汽夹杂，触摸有捻发感，并产生恶臭。病变蔓延迅速，可引起毒血症、休克甚至死亡。某些 A 型菌株产生的肠毒素，可引起食物中毒，患者表现为腹痛、腹泻，1～2 天可自愈。

（三）肉毒梭菌

1.微生物学检查

（1）分离培养与鉴定：在怀疑为婴儿肉毒病的粪便中检出本菌，并证实其是否产生毒素，诊断意义较大。

（2）毒素检测：可取培养滤液或悬液上清注射小鼠腹腔，观察动物出现的中毒症状。

2.临床意义

本菌主要可引起食物中毒，属单纯性毒性中毒，并非细菌感染。临床表现与其他食物中毒不同,胃肠症状很少见,主要表现为某些部位的肌肉麻痹,重者可死于呼吸困难与衰竭。本菌还可以引起婴儿肉毒病,一岁以下婴儿肠道内缺乏拮抗肉毒梭菌的正常菌群,可因食用被肉毒梭菌芽孢污染的食品后,芽孢在盲肠部位定居,繁殖后产生毒素,引起中毒。

(四)艰难梭菌

1.微生物学检查

由于本菌的分离培养困难,所以在临床上一般不采用分离培养病原菌的方法,可通过临床表现及毒素检测来进行诊断。

2.临床意义

本菌可产生 A、B 两种毒素,毒素 A 为肠毒素,可使肠壁出现炎症,细胞浸润,肠壁通透性增加,出血及坏死。毒素 B 为细胞毒素,损害细胞骨架,致细胞固缩坏死,直接损伤肠壁细胞,因而导致腹泻及假膜形成。本菌感染与大量使用抗生素有关,如阿莫西林、头孢菌素和克林霉素等,其中以克林霉素尤为常见。艰难梭菌所致假膜性肠炎,患者表现为发热、粪便呈水样,其中可出现大量白细胞,重症患者的水样便中可出现地图样或斑片状假膜。这些症状一般可在使用有关抗生素一周后突然出现。

六、无芽孢厌氧菌

(一)主要种类及生物学性状

无芽孢厌氧菌共有 23 个属,与人类疾病相关的主要有 10 个属。见表 15-10。

表 15-10　与人类相关的主要无芽孢厌氧菌

革兰阴性		革兰阳性	
杆菌	球菌	杆菌	球菌
类杆菌属	韦荣菌属	丙酸杆菌属	消化链球菌属
普雷沃菌属		双歧杆菌属	
卟啉单胞菌属		真杆菌属	
梭杆菌属		放线菌属	

(1)革兰阴性厌氧杆菌有 8 个属,类杆菌属中的脆弱类杆菌最为重要。形态呈多形性,有荚膜。除类杆菌在培养基上生长迅速外,其余均生长缓慢。

(2)革兰阴性厌氧菌球菌有 3 个属,其中以韦荣菌属最重要。为咽喉部主要厌氧菌,但在临床厌氧菌分离标本中,分离率小于 1‰,且为混合感染菌之一。其他革兰阴性球菌极少分离到。

(3)革兰阳性厌氧球菌有 5 个属,其中有临床意义的是消化链球菌属,主要寄居在阴道。本菌属细菌生长缓慢,培养需 5~7 天。

(4)革兰阳性厌氧杆菌有 7 个属,其中以下列 3 个属为主。①丙酸杆菌属:小杆菌,无鞭毛,能在普通培养基上生长,需要 2~5 天,与人类有关的有 3 个种,以痤疮丙酸杆菌最为常见。②双歧杆菌属:呈多形性,有分支,无动力,严格厌氧,耐酸;29 个种中有 10 个种与人类有关,其中只有齿双歧杆菌与龋齿和牙周炎有关;其他种极少从临床标本中分离到。③真杆菌属:单一形态或多形态,动力不定,严格厌氧,生化反应活泼,生长缓慢,常需培养 7 天,最常见的是迟钝真杆菌。

(二)微生物学检查

从感染灶深部采取标本最好是切取感染灶组织或活检标本,立即送检。

1.直接涂片镜检

将采集的标本直接涂片染色镜检,观察细菌形态、染色及菌量,为进一步培养及初步诊断提供依据。

2.分离培养与鉴定

分离培养是鉴定无芽孢厌氧菌感染的关键步骤。标本应立即接种相应的培养基,最常用的培养基是以牛心脑浸液为基础的血平板。置 37 ℃厌氧培养 2～3 天,如无菌生长,继续培养 1 周。如有菌生长则进一步利用有氧和无氧环境分别传代培养,证实为专性厌氧菌后,再经生化反应进行鉴定。

(三)临床意义

无芽孢厌氧菌是一大类寄生于人体的正常菌群,引起的感染均为内源性感染,在一定的致病条件下,可引起多种人类感染。所致疾病如下。

1.败血症

败血症主要由脆弱类杆菌引起,其次为革兰阳性厌氧球菌。

2.中枢神经系统感染

中枢神经系统感染主要由革兰阴性厌氧杆菌引起,常可引起脑脓肿。

3.口腔与牙齿感染

口腔与牙齿感染主要由消化链球菌、产黑素类杆菌等引起。

4.呼吸道感染

呼吸道感染主要由普雷沃菌属、坏死梭杆菌、核梭杆菌、消化链球菌和脆弱类杆菌引起。

5.腹部和会阴部感染

腹部和会阴部感染主要由脆弱类杆菌引起。

6.女性生殖道感染

女性生殖道感染主要由消化链球菌属、普雷沃菌属和卟啉单胞菌等引起。

7.其他

无芽孢厌氧菌尚可引起皮肤和软组织感染、心内膜炎等。

（王　慧）

第五节　需氧革兰阳性菌检验

需氧革兰阳性菌种类繁多,广泛分布于自然界的水和土壤中,多数为人和动物的正常菌群,少数细菌具有高度致病性。本节主要叙述与临床有关的较常见的芽孢杆菌属、李斯特菌属、丹毒丝菌属、加特纳菌属、棒状杆菌属和需氧放线菌。

一、芽孢杆菌属

芽孢杆菌属隶属于芽孢杆菌科,为一群革兰阳性杆菌,有氧条件下形成芽孢为其主要特征。包括 70 多个菌种,比较常见的有炭疽芽孢杆菌、蜡样芽孢杆菌、巨大芽孢杆菌、苏云金芽孢杆菌、蕈状芽孢杆菌、枯草芽孢杆菌、嗜热芽孢杆菌等。其中大部分细菌为腐生菌,广泛分布于自然环境中,一般不致病,炭疽芽孢杆菌和蜡样芽孢杆菌对人和动物具有致病性,以下主要叙述这两个菌种。

(一)炭疽芽孢杆菌

炭疽芽孢杆菌简称炭疽杆菌,是最早发现的病原菌,也是芽孢杆菌属中致病力最强的一种,引起人、兽共患的烈性传染病——炭疽。

1.生物学特性

本菌为目前发现的致病菌中最大的革兰阳性杆菌,大小为$(5\sim10)\mu m\times(1\sim3)\mu m$,菌体两端平齐,无鞭毛。新鲜标本直接涂片常见单个或短链状排列,经培养后形成长链,类似竹节状。芽孢多在有氧条件下形成,位于中央,小于菌体。有毒菌株具有明显的荚膜。

本菌需氧或兼性厌氧,生长条件要求不严格。普通平板上形成灰白色、扁平、干燥、粗糙型菌落,边缘不整呈卷发状,在低倍镜下观察更为明显。在血平板上15小时内无明显溶血,24小时后轻度溶血,而其他需氧芽孢杆菌多数溶血明显而快速。有毒株在$NaHCO_3$血平板上,经5%CO_2条件下培养$18\sim24$小时可产生荚膜,变为黏液型(M)菌落,用接种针挑取菌落可见拉丝现象,无毒株为粗糙型(R)菌落。在肉汤培养基中由于形成长链而呈絮状沉淀生长,在明胶培养基中可使表面液化成漏斗状,细菌沿穿刺线扩散生长,形成倒伞状生长区。

炭疽芽孢杆菌的抗原包括细菌性抗原和炭疽毒素两部分。细菌性抗原主要有以下几种。①菌体多糖抗原:与毒力无关,由D-葡萄糖胺、D-半乳糖及乙酸组成;耐热耐腐败,在患病动物腐败脏器或毛皮中,长时间煮沸而不被破坏,仍能与相应抗血清发生环状沉淀反应,即Ascoli热沉淀试验,但该抗原特异性不高,与其他需氧芽孢杆菌、人A型血型抗原及14型肺炎链球菌的多糖抗原有交叉,故应用Ascoli试验时,应结合其他鉴定试验综合分析。②荚膜多肽抗原:由质粒pXO2编码,为D-谷氨酸γ多肽,是该菌毒力因子和特异性抗原,以抗荚膜多肽血清作荚膜肿胀试验,对本菌有鉴定意义。③芽孢抗原:为特异抗原,具有免疫原性和血清学诊断价值。炭疽毒素由质粒pXO1编码,为外毒素复合物,由保护性抗原(protectiveantigen,PA)、致死因子(lethal factor,LF)和水肿因子(edema factor,EF)三种蛋白质组成,其中PA为结合片段,能与靶组织结合固定,LF和EF为毒素效应部分,只有三种成分结合成复合物才能发挥毒素作用,引起典型的中毒症状。

本菌芽孢的抵抗力很强,干热140℃3小时或高压蒸汽121.3℃15分钟才能杀灭。芽孢在干燥土壤或动物皮毛中可存活60年以上,一旦污染,可维持长时间的传染性。芽孢对化学消毒剂中的碘和氧化剂较敏感。

2.致病物质与所致疾病

炭疽是一种人畜共患病,四季均可发病,以羊、牛等食草动物发病多见。人感染主要是接触感染动物的皮毛、组织器官、排泄物等,也可以通过吸入气溶胶或食病畜肉而被感染,引起皮肤炭疽、肺炭疽和肠炭疽,以皮肤炭疽多见(约占90%),肺炭疽较少见(5%),但致死率高达85%以上,这三型炭疽均可引起败血症,并发脑膜炎。由于该菌感染方式多样,芽孢抵抗力强,致死率高,常被恐怖分子用作生物武器威胁人类。我国于2005年颁布了"全国炭疽监测方案",对生物恐怖制定了预防和应对措施。

炭疽芽孢杆菌的主要致病物质是荚膜和炭疽毒素。炭疽毒素中的EF使毛细血管通透性增加引起水肿,LF引起巨噬细胞释放TNF-α、IL-1β等炎症性细胞因子。炭疽毒素引起的肺部DIC、纵隔肿胀、气道阻塞,是造成感染者死亡的主要原因。炭疽病愈后可获得持久免疫力。

3.微生物学检验

检验时必须严格按烈性传染病检验守则操作,检验材料应无害化处理。对检验人员加强预防措施,如戴防毒面具、防疫口罩,穿防生化衣,或给从业人员接种疫苗,谨防实验室感染。

标本采集:皮肤炭疽患者采取病灶深部组织或分泌物;肺炭疽患者采取痰或血液;肠炭疽患者取呕吐物或粪便;炭疽性脑膜炎取脑脊液或血液。死畜严禁宰杀、解剖,可切割耳、舌尖采集少量血液,局限病灶可采取病变组织或附近淋巴结。可疑污染物如皮革、兽毛、谷物等,固体标本取10~20 g,液体取50~100 mL。

直接显微镜检查:直接涂片或组织压片进行革兰染色,可同时做荚膜染色、荚膜肿胀试验。镜下见到革兰阳性杆菌,菌体两端平截,类似竹节状,结合临床可作初步报告。

分离培养:临床标本一般接种血平板,污染标本接种于含有喷他脒多黏菌素 B 的选择性平板。标本用 2%兔血清肉汤增菌后再进行分离培养可提高检出率。

炭疽芽孢杆菌的主要特征:革兰阳性杆菌,菌体两端平齐,常链状排列;芽孢位于中央,小于菌体;菌落灰白色、干燥、粗糙,边缘不整齐;分解葡萄糖、麦芽糖、蔗糖、蕈糖,不发酵乳糖等其他糖类;能分解淀粉和乳蛋白,在牛乳中生长 2~4 天后使牛乳凝固,然后缓慢融化;触酶阳性。临床常见芽孢杆菌的主要鉴定特征见表 15-11。

表 15-11　临床常见芽孢杆菌的主要鉴定特征

特性	炭疽芽孢杆菌	蜡样芽孢杆菌	枯草芽孢杆菌	苏云金芽孢杆菌	蕈状芽孢杆菌	巨大芽孢杆菌
荚膜	+	−	−	−	−	−
动力	−	+	+	+	−	+
厌氧生长	+	+	−	+	+	−
卵磷脂酶	+	+	−	+	+	−
V-P	+	+	+	+	+	−
甘露醇	−	−	−	−	−	+
青霉素抑制剂	+	−	−	−	−	−
噬菌体裂解	+	−	−	−	−	−
串珠试验	+	−	−	−	−	−

(1)串珠试验:将待检菌接种于含 0.05~0.50 U/mL 青霉素的培养基中 35 ℃培养 6 小时后,炭疽杆菌形态发生变化,菌体成为大而均匀的圆球状成串排列,为炭疽芽孢杆菌特有的现象。

(2)青霉素抑制试验:炭疽杆菌在 5 U/mL 的青霉素平板上可生长,在含≥10 U/mL 的青霉素平板上受到抑制不生长。

(3)重碳酸盐毒力试验:将待检菌接种于含 0.5% NaHCO$_3$ 和 10%马血清的平板上,置 10% CO$_2$ 环境中 35 ℃培养 24 小时,有毒株产生荚膜,形成 M 型菌落,无毒株形成 R 型菌落。

(4)植物凝集素试验:根据炭疽杆菌菌体多糖是某些植物凝集素受体的原理,可用凝集素试验检测炭疽杆菌。常用方法有荧光标记试验、酶联免疫吸附试验。

(5)噬菌体裂解试验:取待检菌新鲜肉汤培养物涂布于普通营养平板,将 AP631 噬菌体液滴加于平板,培养 12~18 小时后,出现噬菌斑为试验阳性。炭疽芽孢杆菌为阳性结果,其他芽孢杆菌为阴性。该试验已作为国家进出口商品检验局发布的"出口畜产品中炭疽杆菌检测方法"的行业标准。

(6)核酸检测:从质粒 pXO1 中提取编码 PA 的 DNA 片段,经 PCR 扩增,制备^{32}P 标记的核酸探针,用原位杂交技术检测标本中相应基因片段,该技术特异性强,重复性好。

4.药物敏感性试验

本菌对青霉素类、磺胺类、氨基糖苷类、四环素类、环丙沙星类抗生素均敏感,大多能抑制繁殖体和芽孢。

如果菌落、细菌形态符合炭疽芽孢杆菌特点;牛乳凝固试验、青霉素抑制、噬菌体裂解试验、串珠试验均为阳性,可报告"经检验发现炭疽芽孢杆菌"。有条件时可应用 DNA 探针,其敏感性、特异性强,其他鉴定试验作为参考指标。

(二)蜡状芽孢杆菌

蜡状芽孢杆菌广泛分布于自然界的土壤、水和尘埃中,易污染米饭、淀粉、乳及乳制品、果汁等,引起食物中毒,并可导致败血症。

1.生物学特性

本菌为革兰阳性杆菌,为(1.0～1.2)μm×(3～5)μm 大小,菌体两端钝圆,多数呈短链状排列。生长 6 小时后即可形成芽孢,位于菌体中心,不膨出。无荚膜。引起食物中毒的菌株多数有周鞭毛,根据鞭毛抗原可进行细菌分型。

本菌需氧或兼性厌氧,营养要求不高,在普通平板上形成的菌落较大、灰白色、不透明、表面粗糙似熔蜡状,故名蜡状芽孢杆菌。在肉汤培养基中呈均匀浑浊生长,形成菌膜。在血平板上形成 β 溶血。

2.致病物质与所致疾病

蜡状芽孢杆菌主要的致病物质是肠毒素,引起的食物中毒有两种类型

(1)呕吐型:由耐热的肠毒素(分子量小于 5 kD,110 ℃、10 分钟灭活)引起,进食 1～6 小时后出现恶心、呕吐,腹泻少见,病程 10 小时左右。

(2)腹泻型:由不耐热肠毒素(分子量 55～60 kD,55 ℃、5 分钟灭活)引起,进食8～16 小时后发生急性胃肠炎症状,以腹痛腹泻为主,病程为 24 小时左右。

本菌引起的食物中毒以夏秋季多见,被污染食品大多无腐败变质现象。此菌在米饭中极易繁殖,国内由此引起的食物中毒报道较多。

3.微生物学检验

(1)标本采集:可疑食物、患者粪便及呕吐物。

(2)直接显微镜检查:将采集的标本用无菌盐水制成悬液直接涂片染色镜检,观察细菌形态特征。

(3)分离培养:可用血平板、普通平板进行分离培养,根据菌落特征进一步鉴定。

(4)鉴定。蜡状芽孢杆菌的主要特征:革兰阳性杆菌,芽孢位于菌体中心,不膨出。菌落较大、灰白色、不透明、表面粗糙似熔蜡状;分解葡萄糖、麦芽糖、蔗糖、果糖、水杨苷,产酸不产气、V-P 试验和卵磷脂酶阳性;液化明胶,缓慢液化牛乳,多数菌株能利用枸橼酸盐。如动力阳性可排除炭疽芽孢杆菌和蕈状芽孢杆菌,卵磷脂酶阳性可与巨大芽孢杆菌鉴别。

利用 H 抗原分型血清进行分型,我国、欧美及日本等国各自研制出分型血清,尚无统一的分型标准。我国的分型血清包括 11 个型,检出的食物中毒蜡状芽孢杆菌主要为 5 型、3 型和 1 型。

4.药物敏感性试验

本菌对氯霉素、红霉素、庆大霉素敏感,对青霉素、磺胺类、呋喃类耐药。

暴露于空气中的食品一定程度上都受本菌污染,而且必须有大量细菌繁殖产生足够的毒素才能引起食物中毒,因此不能分离出蜡样芽孢杆菌就认为是食物中毒的病原菌。采集的标本除分离培养外还需要做活菌计数,一般认为活菌计数$>10^5$ CFU/g 或$>10^5$ CFU/mL 时有引起食物中毒的可能。

二、李斯特菌属

李斯特菌属主要包括产单核细胞李斯特菌、伊氏李斯特菌、格氏李斯特菌、斯氏李斯特菌、威氏李斯特菌等,广泛分布于水、土壤以及人和动物粪便中。对人和动物有致病性的主要是产单核细胞李斯特菌。

(一)生物学特性

产单核细胞李斯特菌为革兰阳性,短小,常呈 V 字形排列,很少有长链状,但 42.8 ℃培养下多形成长链;有鞭毛,在 25 ℃运动活泼,35 ℃动力缓慢;无芽孢;一般不形成荚膜,在血清葡萄糖蛋白胨水中可形成多糖荚膜。

兼性厌氧,营养要求不高,普通培基上即可生长。在血平板上形成圆形、光滑的灰白色菌落,有狭窄β溶血环。在肉汤培养基中浑浊生长,表面形成菌膜。在半固体培养基中沿穿刺线向四周蔓延生长,形成倒伞状。能在 4 ℃条件下生长,可进行冷增菌。

根据菌体和鞭毛抗原不同,分为 4 个血清型和多个亚型,抗原结构与毒力无关。1 型以感染噬齿动物为主,4 型以感染反刍动物为主,各型均可感染人类,以 1a、2b、4b 亚型最为多见,4b 亚型致病力最强。本菌与葡萄球菌、链球菌和大肠埃希菌等均有共同抗原,血清学诊断缺乏特异性。

本菌耐盐(200 g/L NaCl 溶液中长期存活)、耐碱(25 g/L NaOH 溶液存活 20 分钟),对酸、热及常用消毒剂敏感,60～70 ℃加热 5～20 分钟或 70%的乙醇 5 分钟都可杀灭本菌。

(二)致病物质与所致疾病

产单核细胞李斯特菌为细胞内寄生菌,常伴随 EB 病毒感染引起传染性单核细胞增多症,也可引起脑膜炎、败血症及流产,易感者为新生儿、孕妇及免疫缺陷和免疫力低下者。传染源为健康带菌者,有报道健康人粪便中该菌携带率为 0.6%～16.0%,主要以粪-口途径传播,也可经胎盘、产道垂直感染,对胎儿和新生儿有一定致死率或者神经生理上造成永久性缺陷。若污染奶、肉类等食品可引起食物中毒。与病畜接触可致眼、皮肤局部感染。本菌还可引起鱼类、鸟类、哺乳动物疾病,如牛、绵羊的脑膜炎、家畜流产。致病物质主要为溶血素 O(listeriolysin O,LLO)和菌体表面成分如表面蛋白 P104、胞外蛋白 P60 等。细菌借助 P104、P60 黏附于宿主细胞上,LLO 与细菌进入单核巨噬细胞内繁殖有关。

(三)微生物学检验

1.标本采集

全身感染及脑膜炎患者采取血液、脑脊液标本,局部病灶取脓性分泌物或咽拭子,新生儿可取脐带残端、羊水、外耳道分泌物、粪便、尿液等。

2.直接显微镜检查

本菌在陈旧培养物可由革兰阳性转为革兰阴性,且两端着色深容易误认为双球菌。

3.分离培养

本菌在血平板上形成狭窄 β 溶血环;在半固体培养基中 25 ℃运动活泼,形成倒立伞状生长区,35 ℃;利用其在 4 ℃下可生长的特性,将标本先置 4 ℃冷增菌后再分离培养可提高阳性率。

4.鉴定

本菌 35 ℃培养 24 小时内可发酵多种糖类,如葡萄糖、麦芽糖、果糖、蕈糖、水杨苷,产酸不产气,3～10 天分解乳糖产酸;MR、V-P、触酶、七叶苷试验阳性;硝酸盐还原、吲哚、明胶液化、脲酶阴性。产单核细胞李斯特菌主要鉴定特性见表 15-12。

表 15-12　产单核细胞李斯特菌与其他相似细菌鉴别特性

菌种	触酶	动力	胆汁七叶苷	葡萄糖	TSI 琼脂产 H_2S	溶血	硝酸盐	脲酶
产单核细胞李斯特菌	+	+	+	+	−	β	−	−
棒状杆菌属	+	−	V	V	−	V	V	V
红斑丹毒丝菌	−	−	−	−	无/α	+	−	−

注:"V"为 11%～89%的菌株阳性。

(四)药物敏感性试验

本菌对氨苄西林、链霉素、四环素、氯霉素和红霉素等多种抗生素敏感;对磺胺类、杆菌肽、羧苄西林、多黏菌素 B 耐药,首选药物为氨苄西林。

三、丹毒丝菌属

丹毒丝菌属包括红斑丹毒丝菌、产单核细胞丹毒丝菌和扁桃体丹毒丝菌,可从土壤、水和食物中分离到。代表菌种为红斑丹毒丝菌,也是本属目前发现的可感染人的致病菌。

(一)生物学特性

红斑丹毒丝菌为革兰阳性杆菌,单个或短链状排列,R 型菌落涂片染色镜下可见菌体呈长丝状或分枝状及出现断裂,与放线菌形态相似,无芽孢、无鞭毛也无荚膜。

本菌初次分离在含血清或葡萄糖的培养基上及 5% CO_2 环境中生长旺盛。在血琼脂平板上因菌株毒力不同可形成 S、R 两种菌落,S 菌落小、突起有光泽,R 菌落大、表面呈颗粒状。在亚碲酸钾血平板可形成黑色菌落。在液体培养基可呈微浑浊生长,底层有少量沉淀。

对湿热和常用消毒剂敏感。但对石炭酸抵抗力较强,在 5 g/L 的石炭酸中可存活 90 多天,分离本菌时可利用石炭酸处理污染标本。

(二)致病物质与所致疾病

本菌引起的疾病为一种急性传染病,主要发生于多种家畜、家禽和鱼类中,猪感染后称猪丹毒。人类多因接触患病动物及其皮革制品经皮肤伤口而被感染,发生局部红肿、疼痛,称为类丹毒,可发展为急性淋巴管炎,也可引起败血症、关节炎及心内膜炎,多发于屠宰及鱼、肉加工人员。本菌若污染奶及奶制品也可引起食物中毒。

主要致病物质为内毒素和一些酶类,如透明质酸酶使血管通透性增高,神经氨酸酶可促使 DIC 形成,导致微循环障碍,发生酸中毒、出血和休克。

(三)微生物学检验

1.标本采集

可以采取患者血液、皮疹渗出液或脓液标本进行检验。动物标本可取心血、内脏、局部组织或渗出液等。

2.直接显微镜检查

革兰染色时易被脱色而呈革兰阴性。血液或渗出液标本涂片染色镜检可见细菌多散在于血细胞之间,也有的被白细胞吞噬。

3.分离培养

用血平板进行分离培养,初次分离最好在 5% CO_2 环境中培养。血液标本采用含有葡萄糖或血清的肉汤进行增菌。

4.鉴定

红斑丹毒丝菌触酶、氧化酶、MR、V-P 反应均为阴性。48 小时内发酵葡萄糖、乳糖,6~7 天发酵麦芽糖,可液化明胶,多数菌株硫化氢阳性。主要鉴定特性及与相似细菌产单核细胞李斯特菌的鉴别。

(四)药物敏感性试验

本菌对青霉素、头孢菌素、红霉素、四环素等均敏感。

四、加特纳菌属

加特纳菌属目前只包括一个菌种,即阴道加特纳菌,为阴道正常菌群,可由于菌群失调引起细菌性阴道病。

(一)生物学特性

阴道加特纳菌为小杆菌,但具有多形态性,大小为 0.5 μm×(1.0~2.5)μm,单个或成双排列,无特殊结构。革兰染色与菌株和培养条件有关,临床新鲜标本分离株或高浓度血清中生长的菌株呈革兰阳性,实验室保存菌株为革兰阴性。

多数菌株为兼性厌氧,营养要求较高,普通培养基上不生长。常用血平板在 5% CO_2 环境中培养,形成针尖状、圆形、光滑、不透明的菌落,在人和兔血平板上出现 β 溶血环,羊血平板上不溶血。

(二)致病物质与所致疾病

阴道乳酸杆菌大量减少,阴道加特纳菌和厌氧菌过度增殖,造成阴道正常菌群微生态平衡失调,引起非特异细菌性阴道病(bacterial vaginosis,BV),为性传播疾病之一。BV 还可导致妇产科多种严重并发症如子宫术后感染、产后子宫内膜炎等,还可引起新生儿败血症。健康妇女雌激素对阴道上皮细胞糖原含量及由糖原产生的乳酸的影响是控制阴道微生态的主要因素。

(三)微生物学检验

1.标本采集

根据临床及感染部位不同采集不同标本。疑为 BV 患者主要采集阴道分泌物,疑为子宫内膜感染者刮宫取内膜细胞培养,胎内感染无菌采集羊水。

2.直接显微镜检查

阴道分泌物直接涂片,革兰染色可见上皮细胞(细胞质呈红色,细胞核为蓝紫色)被大量革兰阳性或染色不定小杆菌覆盖,导致细胞边缘不清,称为线索细胞。若涂片中以革兰阳性杆菌(乳酸杆菌)为主,只有少量短小杆菌则提示可能为非 BV 患者。

3.分离培养

用含 5% 人血的平板置 5% CO_2 环境中培养 48 小时后进一步鉴定,如不能及时鉴定,可将分离菌株混悬于兔血清中低温冻存。

4.鉴定

主要生化反应为水解马尿酸、淀粉，发酵葡萄糖、麦芽糖、蔗糖等，其他生化反应不活泼。

以革兰染色找到线索细胞、阴道分泌物 pH 测定及胺试验为主要鉴定依据，一般情况下不做加特纳菌的分离培养和生化反应。

(1)pH 测定：测定阴道分泌物 pH，大于 4.5 为可疑 BV。

(2)胺试验：阴道分泌物滴加 10% KOH，若发出腐败鱼腥样胺臭味即为阳性。

5.药物敏感性试验

所有菌株对青霉素类、万古霉素和甲硝唑敏感；对磺胺类、萘啶酸、新霉素、多黏菌素耐药。

BV 为细菌混合感染，因阴道加特纳菌为正常菌群，因此定性检出不一定就证明感染。必要时做细菌定量计数，若每毫升阴道分泌物该菌计数呈 100～1 000 倍增加，则提示可能为感染的病原菌。

五、棒状杆菌属

棒状杆菌属归属放线菌科，是一群菌体呈棒状的革兰阳性杆菌，包括的细菌种类繁多，主要有白喉棒状杆菌、假白喉棒状杆菌、干燥棒状杆菌、假结核棒状杆菌、溶血棒状杆菌、化脓棒状杆菌等。引起人类疾病的主要是白喉棒状杆菌，其他的多数为条件致病菌，形态与白喉棒状杆菌相似，统称类白喉棒状杆菌。

(一)生物学特性

白喉棒状杆菌简称白喉杆菌，为革兰阳性细长微弯的杆菌，一端或两端膨大呈棒状，无特殊结构。细菌排列不规则，多呈 X、L、V 等形，是由于繁殖时菌体分裂方式不同所致。用亚甲蓝、Albert 法、Neisser 法等染色可显示菌体内有浓染的异染颗粒，排列成念珠状或位于菌体两端，也称为极体，为本菌的形态鉴别特征。

需氧或兼性厌氧，营养要求高，在含有血液、血清、鸡蛋的培养基上生长。在血平板上 35 ℃培养 24 小时后形成灰白色、不透明的 S 型菌落，有狭窄的 β 溶血环。在吕氏血清斜面上生长较快，10～12 小时即形成灰白色、有光泽的菌苔，镜下形态典型，异染颗粒明显。亚碲酸钾能抑制杂菌生长，因此亚碲酸钾血平板通常用于白喉棒状杆菌的初次分离培养，亚碲酸盐离子能透过细胞膜进入白喉棒状杆菌细胞质中，还原为金属碲而沉淀，使菌落呈黑色。白喉棒状杆菌根据在亚碲酸钾血平板上生长的菌落特点分为三型：重型、轻型、中间型。该型别分类与疾病轻重无明显关系，也无特殊意义。

细菌表面具有 K 抗原，为不耐热、不耐碱的蛋白质，可激发宿主产生抗菌免疫和超敏反应。细胞壁具有耐热抗原，为阿拉伯半乳糖，是寄生于人和动物的棒状杆菌的共同抗原，与分枝杆菌和诺卡菌属有交叉。

本菌对干燥、寒冷、日光等因素较其他无芽孢菌强，对湿热和常用消毒剂敏感。

(二)致病物质与所致疾病

白喉棒状杆菌所致的疾病白喉为急性呼吸道传染病，传染源为患者和带菌者，通过飞沫或污染的物品传播。在患者咽喉部及鼻腔黏膜该菌几乎呈纯培养状态。细菌在黏膜局部定殖并产生外毒素，引起局部炎症和毒血症，黏膜上皮细胞渗出的纤维蛋白和局部细胞、炎症细胞、坏死组织凝结在一起形成灰白色膜，称为假膜，不易拭去。若假膜延伸并脱落于气管，可致患者窒息，成为早期致死的主要原因。此外，在阴道、眼结膜、表浅创伤部位也可见到假膜。

主要致病物质是由白喉棒状杆菌产生的外毒素——白喉毒素,但是并非所有的菌株都能产生,只有携带有产毒素基因(tox+)β-棒状噬菌体(Corynephage β)的溶源性菌株才能产生该毒素。白喉毒素是由二硫键连接的单条多肽链,为无活性的酶原,经酶蛋白降解为 A、B 两个多肽片段后发挥生物活性,A 片段不能单独侵入细胞但有酶活性,B 片段可与易感细胞膜受体结合,携带 A 片段转运入胞质内。白喉毒素常见的易感细胞有心肌、外周神经、肝、肾、肾上腺等组织,使细胞蛋白质合成障碍,因此临床常有心肌炎和软腭麻痹症状及肝、肾等严重病变。

类白喉杆菌通常分布于人和动物鼻腔、咽喉、外耳道、外阴和皮肤,一般无致病性或与其他细菌一起引起混合感染。近年来,由于大量使用免疫抑制剂和不适当使用抗生素,尤其介入性诊疗手段的广泛应用,这些条件致病菌导致的医院内感染病例增多,如菌血症、心内膜炎、骨髓炎等。

(三)微生物学检验

1.标本采集

从疑似假膜的边缘采集分泌物,未见假膜者采集鼻咽部或扁桃体黏膜分泌物。

2.直接显微镜检查

将标本直接涂片,分别做革兰染色和异染颗粒染色,镜检发现革兰阳性棒状杆菌,形态典型且有明显异染颗粒,可作初步报告,为临床早期诊断提供依据。

3.分离培养

标本分离可用亚碲酸钾血平板,纯培养用吕氏血清斜面。

4.鉴定

白喉棒状杆菌触酶阳性;分解葡萄糖、麦芽糖、半乳糖、糊精,不分解乳糖、甘露醇,重型迟缓分解蔗糖,还原硝酸盐,不液化明胶,吲哚和脲酶试验阴性。已有商品化的试剂盒用于棒状杆菌属的鉴定如 API 快速棒状杆菌试剂条、Minitek 系统等。

白喉棒状杆菌包括无毒株和有毒株,需要通过毒力试验鉴定白喉杆菌的致病菌株,应用白喉抗毒素检测白喉杆菌毒素,确定产毒株,常用方法有 ELISA 法和 Elek 平板毒力试验。

(四)药物敏感性试验

本菌对青霉素、红霉素、氯霉素等广谱抗生素敏感,但对磺胺类耐药。

经革兰染色和异染颗粒染色,形态典型有明显异染颗粒者可作出"检出形似白喉棒状杆菌"的初步报告。经亚碲酸钾血平板分离到黑色菌落,毒力试验阳性者,可报告"检出白喉棒状杆菌产毒菌株"。

六、需氧放线菌

放线菌是一类原核细胞型微生物,以分裂方式繁殖,常形成分枝状无隔营养菌丝。与医学有关的放线菌可按照细胞壁中是否含有分枝菌酸分为两类:不含分枝菌酸的主要包括放线菌属、链霉菌属和红球菌属;含有分枝菌酸的主要包括诺卡菌属、分枝杆菌属、棒状杆菌属。链霉菌属和红球菌属较少引起人类感染,放线菌属为厌氧菌,分枝杆菌属、棒状杆菌属见相关章节,以下主要介绍需氧性放线菌——诺卡菌属。

诺卡菌属目前包括 11 个种,广泛分布于土壤中,多数为腐生微生物,分解有机植物,有些可产生利福霉素、蚁毒素等,与人和动物致病性有关的主要是星状诺卡菌和巴西诺卡菌。

(一)生物学特性

诺卡菌为革兰阳性杆菌,有细长的分枝菌丝。形态基本与放线菌属相似,但菌丝末端不膨大。抗酸染色弱阳性,若延长脱色时间则失去抗酸性,可与结核分枝杆菌相区别。在培养早期分枝状菌丝较少,多为球状或杆状菌体;如培养时间较长可见有丰富的菌丝形成,丝体呈粗细不等的串珠状。在患者痰、脓汁、脑脊液等直接涂片中多见纤细的分枝状菌丝。

诺卡菌为专性需氧菌,营养要求不高但繁殖速度较慢,在普通平板或 L-J、沙氏平板上 35 ℃下培养 5～7 天才可见到菌落,菌落表面干燥、有皱褶或呈颗粒状,可产生橙红、黄色、绿色等不同色素。在液体培养基中,由于需氧可在表面生成菌膜,下部液体澄清。

(二)致病物质与所致疾病

诺卡菌属的细菌多引起外源性感染,有毒株为兼性胞内寄生菌,可抑制吞噬体和溶酶体融合,抗吞噬细胞的有氧杀菌机制。星状诺卡菌主要通过呼吸道引起人的原发性、化脓性肺部感染,症状类似肺结核,也可经肺部转移到皮下组织,产生脓肿及多发性瘘管,或扩散到其他脏器,如引起脑脓肿、腹膜炎等。在感染的组织及脓汁内有淡黄色、红色或黑色的色素颗粒。巴西诺卡菌可因外伤侵入皮下组织,引起慢性化脓性肉芽肿,表现为脓肿及多发性瘘管,好发于足、腿部,称为足分枝菌病,本病也可以由某些真菌及马杜拉放线菌引起。

(三)微生物学检验

1.标本采集

采集组织渗出液、痰、脓液等,注意观察有无色素颗粒。

2.直接显微镜检查

如标本中有色素颗粒,取其置玻片上压碎进行革兰染色和抗酸染色,镜检可见革兰阳性(有时染色性不定)纤细的菌丝体和长杆菌,抗酸染色弱抗酸性,可初步确定为诺卡菌。但在脑脊液或痰中发现抗酸性的长杆菌,注意与结核分枝杆菌相鉴别。

3.分离培养

标本可接种于沙氏平板和血平板,35 ℃培养 2～4 天后可见有黄、橙或红色的菌落。星状诺卡菌最高生长温度可达 45 ℃,可用于鉴别本菌。

4.鉴定

除菌落、菌体形态鉴定外,星状诺卡菌和巴西诺卡菌主要鉴别特性见表 15-13。

表 15-13 两种诺卡菌主要鉴别特性

菌种	液化明胶	分解酪氨酸	脓化牛乳	45 ℃生长
星状诺卡菌	－	－	－	＋
巴西诺卡菌	＋	＋	＋	－

(四)药物敏感性试验

本菌属细菌对磺胺类药物敏感,对青霉素耐药。

(王　慧)

第十六章 真菌学检验

第一节 酵母样真菌检验

一、念珠菌属

(一)分类

念珠菌属于半知菌亚门、芽孢菌纲、隐球酵母目、隐球酵母科。本菌属有81个种,其中11种对人致病,如白念珠菌、热带念珠菌、克柔念珠菌、光滑念珠菌、近平滑念珠菌、葡萄牙念珠菌、都柏林念珠菌等。

(二)生物学特性

白念珠菌呈圆形或卵圆形,直径为 $3\sim6~\mu m$,革兰染色阳性,但着色不均匀。以出芽方式繁殖,形成的芽生孢子可伸长成芽管,不与母细胞脱离而发育成假菌丝。在病灶中常见长短不一、不分枝的假菌丝。白念珠菌在普通琼脂、血琼脂和沙保弱(sabouraud agar,SDA)培养基生长均良好。需氧,29 ℃或35 ℃培养 $2\sim3$ 天即可形成表面光滑、灰白色或奶油色的典型酵母样菌落。在玉米-吐温80培养基上可形成假菌丝和厚膜孢子。白念珠菌在含有0.05%氯化三苯基四氮唑(triphenyltetra zolium chloride,TZC)的培养基上,29 ℃培养48小时,培养基不变色,而其他念珠菌可使培养基变为红色,热带念珠菌最为明显,呈深红色或紫色。将白念珠菌置于动物或人血清中,37 ℃孵育 $1\sim3$ 小时,白念珠菌可由孢子长出短小的芽管。因其他念珠菌一般不形成芽管,故常以此试验与之鉴别。热带念珠菌菌体卵圆形,可见芽生孢子及假菌丝,菌丝上芽生孢子可产生分支或呈短链状。在SDA培养基上形成米色或灰色的酵母样菌落,有时表面有皱褶。克柔念珠菌在SDA培养基上生长 $48\sim72$ 小时后呈柔软、灰黄色,在CHROMagar显色培养基上菌落呈粉红色或淡紫色。光滑念珠菌在SDA培养基上培养 $48\sim72$ 小时形成奶油色乳酪样菌落,在CHROMagar显色培养基上形成较大、紫红色菌落形态。

(三)致病性

念珠菌几乎可以引起人体任何器官或系统感染,分为浅部和深部感染。白念珠菌是临床常见的致病念珠菌,但是近几年非白念珠菌如近平滑念珠菌、热带念珠菌、光滑念珠菌等引起的感染逐渐增多。

白念珠菌最重要的毒力因素就是对机体上皮细胞的黏附和随后形成的假菌丝,以及产生的胞外蛋白酶。可侵犯人体许多部位如皮肤、黏膜、肠道、肺、肾、脑等,严重时可引起全身感染。常见白念珠菌感染:①皮肤念珠菌病,好发于皮肤潮湿、皱褶处;②黏膜念珠菌病,以鹅口疮、口角炎、外阴及阴道炎最多见;③内脏念珠菌病,热带念珠菌可引起皮肤、黏膜和内脏念珠菌病。近平滑念珠菌容易在静脉插管、肠外营养液等中定植,引起导管相关性感染、全身性感染等。

(四)实验室检查

1.标本采集

采集分泌物、尿液、血液或脑脊液等标本。

2.显微镜检查

取标本直接涂片、革兰染色,镜下可见革兰染色阳性、着色不均匀的圆形或卵圆形体以及芽生孢子和假菌丝,是念珠菌感染诊断的重要证据。

3.分离培养

将标本接种在 SDA 上,29 ℃或 35 ℃培养 1～4 天后,培养基表面可出现酵母样菌落。

4.鉴定

念珠菌的共同特征:芽生孢子、假菌丝和酵母样菌落。鉴定白念珠菌除必须具备以上特征外,还应有以下特征:体外血清中形成芽管,玉米培养中产生厚膜孢子,在含 TZC 的培养基中生长不使培养基变色。另外,根据念珠菌对糖类的发酵和同化能力的不同可以进行种间鉴别。目前临床用商品化的显色培养基,如科玛嘉念珠菌显色培养基,可快速鉴定白念珠菌和其他念珠菌。将念珠菌接种于显色培养基上,30 ℃培养 48～72 小时后根据菌落颜色即可鉴别。

5.血清学检测

用特异性抗体血清或单克隆抗体进行玻片凝集试验可以鉴别念珠菌。目前已有成品试剂盒,如白念珠菌 IgM、IgG 抗体检测试剂盒(ELISA 法)。

6.核酸检测

通过 PCR 扩增念珠菌特异性 DNA 片段后以分子探针检测,具有良好的敏感性和特异性。

7.生化反应鉴定

目前有试剂盒如 API 20C 可以通过生化反应进行酵母菌的鉴定,能够鉴定常见的酵母菌。另外,目前有自动化鉴定卡 Vitek YST 可以鉴定临床常见致病菌。

8.药敏试验

目前在临床上常选择的药敏试验方法包括 ATB Fungus 3 等。

(五)检验结果解释和应用

念珠菌几乎可以引起人体任何器官或系统感染,念珠菌病可发生于表皮和局部,也可以发生于深层和具有播散性。白念珠菌是临床常见的致病性念珠菌,广泛分布于自然界,是正常体表、上呼吸道、胃肠道及阴道的定植菌之一,机体免疫力下降时可引起皮肤、黏膜、内脏及中枢感染等。无菌部位分离的念珠菌有较明确的意义。留置静脉插管是引起念珠菌血流感染的常见原因,若累及多个器官则引起播散性感染。痰液中分离的念珠菌多数为定植菌,不能单凭痰念珠菌培养阳性作为抗真菌治疗的指征,因此对于痰培养阳性的患者,应评估危险因素,结合有无临床表现,决定是否抗真菌治疗。念珠菌肺炎的诊断需依据组织学的检查。念珠菌尿与患严重基础疾病、患泌尿系统疾病、使用尿道插管、女性、入住 ICU 病房等相关,以白念珠菌为主,临床上发现念珠菌菌尿后是否治疗、何时治疗及疗程仍不明确,经典诊断依赖于脓尿和尿中念珠菌的高计数,若无症状常不需治疗。白念珠菌是引起免疫低下患者鹅口疮的病原体,有肉眼可见的白膜即可诊断。念珠菌是引起女性阴道炎最常见的病原体之一,若排除其他病原体感染,分泌物增多伴典型的豆腐渣样白色小块,即可诊断念珠菌性阴道炎。粪便中培养出念珠菌一般认为是定植菌。

1.耐药性

不同的念珠菌对不同药物的敏感性存在较大差异。白念珠菌、近平滑念珠菌和热带念珠菌对伏立康唑和氟康唑较敏感,而光滑念珠菌对氟康唑耐药率较高。克柔念珠菌对氟康唑天然耐药,对两性霉素 B 敏感度降低。皱褶念珠菌普遍对多烯类耐药,但对新的三唑类抗真菌药物和卡泊芬净敏感。伏立康唑和棘白菌素类对侵袭性念珠菌分离株的体外抗菌活性仍然很好。白念珠菌、热带念珠菌、光滑念珠菌、克柔念珠菌和乳酒念珠菌对所有棘白菌素类药物敏感性高,而近平滑念珠菌、季也蒙念珠菌、葡萄牙念珠菌和无名念珠菌对棘白菌素类药物敏感性减低。热带念珠菌对唑类的交叉耐药性较其他几种念珠菌要高。葡萄牙念珠菌通常对两性霉素 B 耐药。

2.常用药物

(1)治疗轻至中度念珠菌血流感染时,首选氟康唑或卡泊芬净或米卡芬净,次选两性霉素 B或伏立康唑。

(2)治疗中度至重度血流感染时,首选卡泊芬净或米卡芬净,次选两性霉素 B、脂质体两性霉素 B、两性霉素 B脂质复合物或伏立康唑。

(3)治疗念珠菌食管炎时,首选卡泊芬净或米卡芬净,次选伊曲康唑或伏立康唑。

(4)治疗外阴阴道炎时,首选制霉菌素(局部用药)或氟康唑(全身用药),次选伊曲康唑或酮康唑。

(5)治疗泌尿系统感染时,有症状者首选氟康唑,次选两性霉素 B±氟胞嘧啶。

(6)治疗眼内炎时,首选两性霉素 B±氟胞嘧啶或氟康唑,次选两性霉素B脂质体、两性霉素 B脂质复合物或伏立康唑。

(7)治疗感染性心内膜炎时,首选卡泊芬净、两性霉素 B±氟胞嘧啶,次选米卡芬净。

(8)治疗腹膜炎时,首选氟康唑、卡泊芬净或米卡芬净,次选两性霉素 B。

(9)治疗脑膜炎时,首选两性霉素 B脂质体+氟胞嘧啶,次选氟康唑。

二、隐球菌属

(一)分类

隐球菌属致病菌属包括 17 个种和 8 个变种,其中对人致病的主要是新型隐球菌。根据新型隐球菌多糖成分和生化方面的差异,将新型隐球菌分为 3 个变种,新型隐球菌新生变种,格特变种和格鲁比变种。已报道可引起人类疾病的还有浅黄隐球菌、浅白隐球菌和罗伦隐球菌等。

(二)生物学特性

新型隐球菌在组织中呈圆形或卵圆形,直径一般为 $4\sim6~\mu m$,菌体外有宽厚荚膜,荚膜比菌体大 $1\sim3$ 倍,折光性强,一般染色法不易着色而难以发现故得名。新型隐球菌在室温或 37 ℃时易在各种培养基上生长,在 SDA 上数天内即可长出菌落,呈乳白色,日久呈黏液状。新型隐球菌按血清学分类可分为 A、B、C、D 及 AD,共五型,此外尚有少量为未确定型。

(三)致病性

新型隐球菌广泛分布于世界各地,且几乎所有的艾滋病患者并发的隐球菌感染都是由该变种引起。格特变种主要分布于热带、亚热带地区,尽管该地区艾滋病发病率非常高,但很少见艾滋病伴发的隐球菌病是由该变种引起。我国有 A、B、D 及 AD 型存在,以 A 型最多见。鸽粪被认为是最重要的传染源,还有马、奶牛、狗、猫、山羚羊、猪等也被报道曾分离出本菌。本菌属外源性感染,经呼吸道侵入人体,由肺经血行播散时可侵犯所有的脏器组织,主要侵犯肺、脑及脑膜,也可侵犯皮肤、骨和关节,但以侵犯中枢神经系统最常见,约占隐球菌感染的 80%。健康人对该菌具有有效的免疫能力。新型隐球菌病好发于细胞免疫功能低下者,如获得性免疫缺陷综合征、恶性肿瘤、糖尿病、器官移植及大剂量使用糖皮质激素者。因此,临床上隐球菌性脑膜炎常发生在系统性红斑狼疮、白血病、淋巴瘤等患者。近 20 年来,隐球菌的发病率不断升高。

(四)实验室检查

1.标本采集

临床常采集的标本为脑脊液、痰液、骨髓等。

2.显微镜检查

用患者脑脊液做墨汁负染色检查,可见透亮菌体,内有一个较大的反光颗粒和数个小的反光颗粒及出芽现象,菌体外有透亮的宽厚荚膜。若脑脊液直接制片未发现菌体,可离心沉淀后重复检查。该方法是诊断隐球菌脑膜炎最简单和快速的方法。常规染色可发现隐球菌,PAS 染色后新型隐球菌呈红色。用氢氧化钾涂片可看见发芽的菌体,不能看见荚膜,需与淋巴细胞、脓细胞等鉴别。支气管肺泡灌洗液墨汁染色偶能发现隐球菌。

3.分离培养

脑脊液标本、外周血等无菌体液标本建议接种添加 10% 羊血的脑心浸液;呼吸道标本、便标本等建议接种 SDA。置 25 ℃和 37 ℃培养,病原性隐球菌均可生长,而非病原性隐球菌在 37 ℃时不生长。培养 2～5 天后形成酵母型菌落。

4.鉴定

新型隐球菌主要特征为初代培养菌落墨汁负染色可见到荚膜,比标本直接镜检荚膜窄,经多次传代后荚膜可消失。37 ℃培养生长良好,呈酵母型菌落,脲酶试验阳性,能同化葡萄糖和麦芽糖但不能发酵,同化肌酐。

酚氧化酶试验:酚氧化酶是含铜的末端氧化酶,能催化单酚羟化为二酚,进一步将其氧化成醌,而醌在非酶促条件下自氧化生成黑色素。酚氧化酶是新型隐球菌所特有的酶。依据酚氧化酶试验可将新型隐球菌区别于其他隐球菌。

将新型隐球菌接种于 L-多巴枸橼酸铁和咖啡酸培养基中,经培养 2～5 天后新型隐球菌形成棕黑色菌落,但目前实验室使用较少。

5.血清学检测

利用单克隆抗体,直接或通过乳胶凝集试验、ELISA 等免疫学方法检测新型隐球菌荚膜多糖特异性抗原,已成为临床的常规诊断方法,其中以乳胶凝集试验最为常用。隐球菌抗原检测具有辅助诊断和判断预后的价值。该方法检测隐球菌感染的特异性和敏感性能够达到 90% 以上。巴西副球孢子菌的抗原浓度＞0.1 mg/mL 时存在交叉反应,会造成假阳性。也有文献报道毛孢子菌和结核分枝杆菌感染患者可出现假阳性。乳胶凝集法隐球菌抗原高浓度会出现前带效应,造成弱阳性或假阴性结果。根据临床症状高度怀疑隐球菌病,可以将标本稀释后进行检测。乳胶凝集法血清或脑脊液滴度为 1∶2 或 1∶4 的阳性反应结果,怀疑隐球菌感染;滴度≥1∶8 则认为患有隐球菌病。

6.核酸检测

核酸检测为诊断隐球菌提供了新的有效方法。临床标本可用痰液、支气管吸出物等,核酸检测方法有探针杂交法、PCR扩增法。

7.手工或自动化鉴定

如 API 20C、Vitek YST 卡、质谱技术等。

8.药敏试验

临床上多采用 ATB Fungus 3、Etest 条进行新型隐球菌药物敏感性的测定。

(五)检验结果解释和应用

新型隐球菌广泛分布于自然界,在鸽粪中大量存在,也可以存在于人体表、口腔或肠道中。对人类而言,通常是条件致病菌,对于临床上出现中枢感染的症状、体征、脑脊液压力明显升高及糖含量明显下降的患者,应高度怀疑隐球菌脑膜炎的可能,尤其对具有免疫功能低下者、有养鸽或鸽粪接触史者等。2/3 以上的隐球菌病病例存在中枢神经系统感染,如隐球菌性脑膜炎、脑膜脑炎、脑脓肿或脑和脊髓的肉芽肿,以脑膜炎最为多见,本病起病常隐匿,表现为慢性或亚急性过程,起病前可有上呼吸道感染或肺部感染史。实验室检查具有重要意义,包括涂片镜检、培养、隐球菌抗原和病理检测等。脑脊液新型隐球菌抗原阳性、墨汁镜检看到荚膜菌体或培养分离出菌体,均为中枢神经系统隐球菌感染的确诊证据。血清新型隐球菌抗原阳性要高度怀疑呼吸系统、中枢神经系统感染可能;肿瘤、系统性红斑狼疮、结节病、风湿因子阳性可导致假阳性,但需排除感染后方考虑假阳性可能。呼吸道分泌物培养阳性,要仔细对呼吸系统状态进行评估,只有充分证据显示没有感染,才能视作定植。

隐球菌对棘白菌素类药物天然耐药。目前,被临床公认的、可用于治疗隐球菌病的药物为两性霉素 B、5-氟胞嘧啶和氟康唑。

1.免疫健全宿主

(1)轻症局限性肺隐球菌:治疗药物首选氟康唑,疗程为 8 周至 6 个月;次选伊曲康唑,疗程 6 个月。

(2)中枢神经系统或播散性隐球菌病:治疗药物首选两性霉素 B±氟胞嘧啶,2 周后改为氟康唑或伊曲康唑,疗程 10 周;次选两性霉素 B±氟胞嘧啶,疗程为 6~10 周。

2.免疫抑制宿主

(1)培养阳性、无/轻度症状肺隐球菌病:治疗药物选择氟康唑或伊曲康唑,疗程 6~12 个月,随后转为二级预防。

(2)中枢神经系统或播散性隐球菌病:治疗药物首选两性霉素 B±氟胞嘧啶,2 周后改为氟康唑或伊曲康唑,疗程为 8 周,随后维持;次选两性霉素 B±氟胞嘧啶,疗程为 6~8 周,随后维持;或两性霉素 B 脂质剂型,疗程 6~10 周,随后维持。

(3)中枢神经系统或播散性隐球菌病维持治疗:治疗药物首选氟康唑,次选伊曲康唑。

三、毛孢子菌属

(一)分类

毛孢子菌属分为阿萨希毛孢子菌、白吉利毛孢子菌、皮肤毛孢子菌、倒卵状毛孢了菌、皮瘤毛孢子菌等。

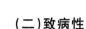

(二)致病性

常见的是侵犯毛发和须部的毛结节菌病,由白吉利毛孢子菌引起。华生等人是首例播散性毛孢子菌感染的报道者,该例患者患有支气管肿瘤且伴有脑转移。此后又有数十例报道,这些病例均系在原发病基础上的继发感染,且绝大多数被感染致死。近来发现大多是由阿萨希毛孢子菌感染引起。可有皮肤感染、肺部感染和播散性感染。

毛孢子菌属可引起毛发、指甲、皮肤以及系统感染,统称毛孢子菌病。临床较常见的有白毛结节和系统性毛孢子菌病。近来发现阿萨希毛孢子菌是皮肤、呼吸道和胃肠道的免疫受损患者和新生儿的条件致病菌。播散性感染和系统性念珠菌病有着同样的传播途径,且病死率高。它可以被常规培养出来,但应与其他的酵母菌相鉴别。

1.毛结节菌病

毛结节菌病多发生于毛发,毛干上附有白色或灰白色针尖大小至小米粒大的结节,中等硬度,易于从毛干上刮下,镜下检查为真菌菌丝和孢子。此外,胡须、腋毛、阴毛等处也可发生结节。

2.系统性毛孢子菌病

系统性毛孢子菌病多发生于原有基础疾病,如恶性肿瘤尤其是血液病、各种原因导致的白细胞减少症等。有时虽无免疫缺陷,但手术后可发病,如心瓣膜置换术、静脉导管、内镜等。可有持续发热,侵犯最多的部位是血液循环和肾,其次是肺、胃肠道、皮肤、肝脾等,导致相关器官的损害。皮损好发于头面部、躯干部、前臂等,常对称分布,多为紫癜性丘疹、结节,中心发生坏死、溃疡、结痂。皮损真菌培养90%为阳性。在中性粒细胞减少的患者,可从皮肤和血液中分离到毛孢子菌。

(三)实验室检查

1.标本采集

临床常采集的标本为血液、脑脊液、骨髓、瓣膜组织、皮肤软组织等。

2.直接显微镜检查

镜下可见关节孢子、真假菌丝、芽生孢子。

3.分离培养

标本接种于 SDA,27 ℃培养后菌落呈奶油色,湿润或干燥,有时呈脑回状,表面附有粉末状物。

4.鉴定

糖发酵阴性,重氮蓝 B 阳性,水解尿素。毛孢子菌有芽孢,地霉没有芽生孢子;两者都有关节孢子及有隔菌丝,地霉从关节角部发芽;毛孢子菌属尿素阳性,而地霉菌属尿素阴性。属内鉴别需用 API 20C 进行。

(1)阿萨希毛孢子菌:此菌新近从白吉利毛孢子菌分出来,新版 API 20C 可鉴定出此菌。①菌落特征:中等速度扩展生长,干燥,有时脓液样,表面呈粉状,边缘有宽而深的裂隙;②显微镜检查:出芽细胞,无侧生分生孢子,关节孢子呈桶状,无附着孢。

(2)皮肤毛孢子菌:①菌落特征,SDA 上中等速度扩展生长,培养 10 天后菌落呈奶酪样、圆形、脑回状、闪光,表面无粉状物,老后边缘有裂隙;②显微镜检查,芽生细胞很多,反复接种菌丝增多,关节孢子柱状至椭圆形。

(3)倒卵状毛孢子菌:①菌落特征,菌落限制性生长,白色,有粉状物,中央有皱褶,边缘平坦;②显微镜检查,芽生细胞,无侧生分生孢子,玻片培养可见附着孢。

(4)皮瘤毛孢子菌:①菌落特征,SDA上室温培养10天后菌落呈奶白色、圆形,脑回状较小;②显微镜检查,芽孢、关节孢子及真假菌丝;③核酸检测,rRNA基因测序发现腐质隐球菌,在CMA上生长长关节孢子,经过分子生物学鉴定是两个毛孢子菌菌种,一个是真皮毛孢子菌,一个是T.debeurmannianum。

(四)检验结果解释和应用

毛孢子菌广泛分布于世界各地,也是皮肤正常菌丛之一。毛孢子菌属可引起毛发、指甲、皮肤以及系统感染,统称为毛孢子菌病。毛孢子菌感染多见于白血病患者;亦可见于免疫功能低下的多发性骨髓瘤、再生障碍性贫血、淋巴瘤、器官移植及获得性免疫缺陷综合征患者;它还可见于非免疫功能低下的白内障摘除术者、人工心脏瓣膜、静脉药瘾、长期腹膜透析及外用激素治疗的患者。

对于毛孢子菌临床实验室一般不需要进行药敏试验,确证为毛孢子菌感染可选择伏立康唑、多烯类抗真菌药物进行治疗,棘白菌素类对其无活性。

四、红酵母属

(一)分类

红酵母属属于撕裂孢子真菌,隐球酵母科,在生理学和形态学上与隐球菌属有许多相似点。广泛存在于自然界中,常见的种为黏红酵母、小红酵母和深红酵母。

(二)致病性

该属细菌通常可从土壤、空气、水中分离到,是潮湿皮肤上的正常定植菌,因此可以从浴室的窗帘、浴缸、牙刷等潮湿的环境中分离到。有时能从阴道脓肿、皮肤及粪便中分离获得。

由红酵母属导致的人类感染非常罕见,虽然也有关于其他种导致人类感染的报道,但只有深红酵母被肯定地认为能感染人类。有报道显示能引起红酵母脓毒症、心内膜炎、脑膜炎和脑室炎、腹膜透析性腹膜炎、中心静脉插管引发的脓毒症、系统性感染。当医院的仪器,如用来清洗支气管镜的毛刷被污染时,可能在院内引起小的暴发流行。红酵母脓毒症是最常见的感染,它主要见于患有癌症、细菌性心内膜炎或其他消耗性疾病,且这些患者正在接受癌症化疗或通过导管留置控制感染症状,其最主要来源是导管污染或静脉高营养。最常见的临床症状是发热,但有些患者可表现为中毒性休克,这些患者的血培养往往呈阳性,一旦感染源(例如滞留的导管)去除,症状应会消失且血培养转阴。

(三)实验室检查

1.标本采集

根据患者临床表现、感染部位,采集标本。标本应于采集后2小时内送达实验室,若不能在2小时内送达,应于4℃保存。

2.直接镜检

由于红酵母常为污染菌,偶见少数芽生孢子,不好判定,除非有大量酵母菌芽生孢子,结合培养,才能判定。黏红酵母细胞与胶红酵母的主要区别为前者硝酸盐阴性,后者阳性。

3.分离培养

在SDA培养基上中等速度生长,菌落呈红色或粉红色,黏红酵母菌落呈珊瑚红到粉红色或橙红色,表面亮而光滑,但有时表面呈网状,多皱褶或呈波状,质地软,不发酵但能同化某些糖类,如葡萄糖、麦芽糖、蔗糖、木糖和棉籽糖等。

(四)检验结果解释和应用

红酵母属属于较湿润部位皮肤的正常定植菌,广泛分布于空气、土壤和海水中,能从人皮肤、肺、尿液和粪便等标本中分离出。较少引起人类感染,可引起脓毒症、脑膜炎、与腹膜透析相关的腹膜炎、与导管相关的脓毒症等。临床分离出该菌株需结合临床症状具体分析。

治疗方面的经验较少,有报道显示对于红酵母属真菌感染可用两性霉素 B±氟胞嘧啶或唑类治疗。

(荆 燕)

第二节 皮肤癣菌检验

一、分类

皮肤癣菌是一类嗜角质的丝状真菌,具有无性期和有性期两种形态。大多数从环境和人体分离到的菌株处于无性期。按菌落特征及大分生孢子的形态将皮肤癣菌分为 3 个属,即毛癣菌属、小孢子菌属及表皮癣菌属。有性期属于裸囊菌科、节皮菌属。

(一)毛癣菌属

毛癣菌属有 20 余种,其中约 8 个种存在有性期,约 14 个种能感染人和动物。常侵犯皮肤、毛发和甲板。该属大分生孢子狭长,呈棍棒状或腊肠状,壁光滑,分隔多,头较钝。

(二)小孢子菌属

小孢子菌属约有 18 个种,其中 9 个种存在有性期,约 13 个种可感染人或动物。可侵犯皮肤和毛发,一般不侵犯甲板,侵犯毛发主要引起发外感染,在发外产生大量孢子,呈镶嵌状或链状排列。该属大分生孢子较多,呈纺锤形或梭形,壁粗糙,壁厚,分隔多。

(三)表皮癣菌属

絮状表皮癣菌是主要的致病种。主要侵犯人的皮肤和甲板,不侵犯毛发。大分生孢子呈杵状或梨形,芭蕉样群生、末端钝圆、分隔少,有厚壁孢子,无小分生孢子。

二、致病性

从生态学角度根据其来源及寄生宿主的不同,皮肤癣菌可分为亲人性、亲动物性和亲土性三类。人类皮肤癣菌病主要由亲人性皮肤癣菌引起,后两类偶可感染人类。

亲土性和亲动物性皮肤癣菌感染可以产生炎症性皮损,进展迅速,伴有疼痛和瘙痒。人群之间也可以相互传播。在临床上一般根据感染部位来命名皮肤癣菌病,如头癣、甲癣、手足癣等。通常,小孢子菌不侵犯甲板,表皮癣菌不侵犯毛发。

皮肤癣菌通常引起毛发、皮肤和甲板的感染,临床称为皮肤癣菌病或癣。临床疾病一般按照皮肤癣菌侵犯身体的不同部位而命名,如皮肤癣菌感染头皮及毛发称头癣;感染面部胡须区皮肤、须毛或儿童的眉毛称须癣;感染平滑皮肤称体癣;股癣是发生于腹股沟、会阴部和肛门周围的皮肤癣菌感染,是体癣的特殊类型;发生在手掌和指间的感染称手癣;发生在足跖部及趾间的感染称足癣;由皮肤癣菌引起的甲板和甲床感染称甲癣。

三、标本采集

(一)甲标本

采集标本前常规消毒病甲,以减少培养时的细菌污染,提高阳性率。采用钝刀从甲的变色、萎缩或变脆部位、健甲与病甲的交界处取材,取材标本量要足且有一定深度。建议取材后立刻进行真菌镜检及培养,应尽量剪碎后接种。对于甲沟炎患者,应用75%乙醇清洁局部后采用棉拭子蘸取损害分泌物,每位患者至少应取两个拭子,放入无菌试管中以备镜检和培养。

(二)皮屑标本

采集标本前常规消毒取材区域。钝刀从损害边缘向外刮取或用剪刀剪去疱顶。如果鳞屑量较少或婴幼儿患者,可采用粘着透明胶带或粘着皮肤采样送检,将透明胶带粘着面紧压于损害之上,然后剥下,将粘着面向下贴在透明载玻片上送检。皮屑标本建议取材后立刻进行真菌镜检及培养。

(三)毛发标本

选择适当的毛发,应检测那些无光泽毛发或断发以及在毛囊口附近折断的毛发。用灭菌镊子将毛发从头皮拔除,不应去掉毛根部。如果怀疑头皮隐性感染,可用塑料梳子刷头皮后将其压在琼脂表面进行培养。毛发标本建议取材后立刻进行真菌镜检及培养。

四、实验室检查

(一)染色镜检

皮屑标本用10%KOH液、甲屑用20%KOH液处理后制成涂片;病发置载玻片上,加10%KOH微加温使角质溶解。直接镜检或棉蓝染色后镜检。检查时应遮去强光,先在低倍镜下检查有无菌丝和孢子,然后用高倍镜观察孢子和菌丝的形态、特征、位置、大小和排列等。

皮肤癣菌感染在皮屑、甲屑镜检时可见有隔菌丝或成串孢子,病发可见发内孢子或发外孢子。

(二)分离培养

皮肤癣菌呈丝状型菌落,呈绒毛状、棉毛状、粉末状等,表面光滑、折叠、沟回状;颜色为白、淡黄、棕黄、红色或紫色。在光镜下可见有隔、分支、无色的菌丝,菌丝旁有小分生孢子侧生,多散在,呈半球形、梨形或棒状;不同属大分生孢子有特征,是鉴定的重要依据。菌落观察在25 ℃ SDA培养基上描述其生长速度,即在25 ℃培养7天测量菌落直径。①非常快速生长:直径≥9 cm;②快速生长:直径为3~9 cm;③中等速度:直径为1~3 cm;④缓慢速度:直径为0.5~1.0 cm;⑤非常慢速度:直径≤0.5 cm。

毛癣菌属生长速度属于慢到中等,质地光滑到毛状,表面呈白色、黄色、米黄色或红紫色,背面呈苍白色、黄色、褐色或红褐色。镜下见菌丝分隔、透明,分生孢子梗与营养菌丝无区别,小分生孢子呈单细胞、圆形、梨形或棒形,孤立或像葡萄状群生。大分生孢子呈多细胞、圆柱状、棒状或香烟形,壁光滑。有时存在关节型孢子和厚膜孢子。

小孢子菌属生长速度属于慢到快,质地光滑、毛状或羊毛状。表面颜色呈白色、米黄色、黄棕色、黄色或锈色,背面呈苍白色、黄色、红色、褐色或红褐色。镜下可见分隔菌丝,分生孢子梗几乎没有或与营养菌丝无法区别。小分生孢子单细胞,卵圆形到棒形,孤立。大分生孢子梭形,壁薄或厚,有棘状突起,孤立,含2~25个细胞。

表皮癣菌生长缓慢,质地膜状变成毡状到粉状,表面呈黄色到土黄色,背面呈羚羊皮色到褐色,中心有不规则皱襞或脑回状沟。转种后容易发生绒毛状变异。镜下见大分生孢子丰富,呈棒形、顶端钝圆、壁薄、光滑、孤立或成群,形成在菌丝侧壁或顶端,2～3个一组。无小分生孢子。在成熟菌落中形成大量厚壁孢子。

(三)微生物鉴定

将病变处标本接种于沙氏琼脂培养基上,25～30 ℃培养,选取生长7～14天的菌落,按照流程进行鉴定。

皮肤癣菌的鉴定主要根据菌落的形态及镜下结构,尤其是大分生孢子的特征,必要时辅以相应的鉴定试验。但皮肤癣菌在接种传代和保藏过程中极易发生变异,其至有些初代培养的菌株就已发生了变异。另外,有时虽然为同一个种,但不同菌落的形态相差较大。这样给临床菌株的鉴定带来很大影响。

传统的皮肤癣菌鉴定方法:DTM选择性培养基,用于皮肤癣菌筛选,绝大多数皮肤癣菌能使DTM培养基1周内由黄变红,与其他真菌相反;根据大分生孢子的特征将皮肤癣菌的三个属分开;根据菌落的大体特征及镜下特征进一步区分到种。另外还有一些补充试验,如米饭培养基试验、毛发穿孔试验、尿素酶试验、玉米吐温琼脂培养基试验、毛癣菌琼脂1～7号、BCP-MSG培养基生长情况及有性型检测的交配试验等。Wood灯(ultraviolet light,UV光)对于皮肤癣菌病的鉴别诊断是有益的。皮肤癣菌感染的毛发在UV光下可产生荧光,其可用来选择病发镜检或培养。对于临床可疑皮肤癣菌感染的标本,可以接种在含有或不含有放线菌酮(0.5 g/L)的培养基上。在确认阴性结果之前,培养应连续进行3周。

(四)药敏试验

CLSI的M38-A3丝状菌药物敏感性检测方案中专门规定了对皮肤癣菌的药物敏感性检测要求,可以作为临床药敏试验的检测方法。但其折点仍未确定。由于皮肤癣菌发生获得性耐药的报道还十分有限,因此临床实验室并不常规推荐对其进行药物敏感性检测,只是当疗效欠佳时才考虑实施。

五、检验结果的解释和应用

临床标本分离到皮肤癣菌一般认为是致病性的,但极少数情况下也存在定植情况,如头癣患者的密切接触者中可以出现头皮及毛发皮肤癣菌分离阳性,但不出现任何临床症状,这种情况应考虑存在潜伏感染,予以治疗。

皮肤癣菌一般不引起血源性感染,但在免疫受损患者可以侵犯真皮和皮下组织,引起肉芽肿性损害,此时深部组织中可以分离出皮肤癣菌。

皮肤癣菌对外用抗真菌药物均敏感,包括咪唑类药物如克霉唑、咪康唑、酮康唑、益康唑、联苯苄唑、异康唑、舍他康唑、卢力康唑;丙烯胺类药物如萘替芬、特比萘芬和布替萘芬;硫代氨基甲酸酯类药物如利拉萘酯;吗啉类药物如阿莫罗芬;其他如环吡酮胺。皮肤癣菌对系统抗真菌药物如氟康唑、伊曲康唑、特比萘芬均敏感。

(荆　燕)

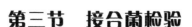

第三节　接合菌检验

一、分类

接合菌种类复杂,其分类及命名也在不断变化。接合菌属于接合菌门、接合菌纲,其下分为毛霉目和虫霉目。近年来,接合菌的命名和分类有了新的进展。在毛霉目已知的 16 科中,有 8 科的 12 属中的 24 种具有致病性;虫霉目分为 2 科 2 属,其中新月霉科耳霉属包括冠状耳霉,蛙粪霉科蛙粪霉属包括林蛙粪霉。

二、致病性

(一)分布与定植

大部分接合菌为世界性分布,可以利用多种物质作为营养源。致病性接合菌均可以在 37 ℃生长,有些接合菌的最高生长温度可以达到 50 ℃。在自然界中可从腐败的水果、蔬菜、食物、土壤和动物的粪便中分离到毛霉目的许多菌种。其中最常见的是根霉属真菌,其孢子囊在空气中广泛分布,可以释放大量孢子,是临床上最常见的病原性接合菌。人类感染主要是通过吸入接合菌孢子所致,鼻窦和肺部是最常受累的部位。空气中大量的孢子也很容易造成环境的污染。空调系统的污染可以造成鼻窦和肺部接合菌病的发生。此外,静脉输液受到污染可以导致播散性感染,纱布和静脉插管的污染可以导致皮肤感染。接合菌不会在人-人之间传播。毛霉目真菌大多数为腐生菌,广泛分布于土壤、动物粪便及其他腐败的有机物上,少数寄生于其他真菌上,极少数寄生于高等植物上,引起植物病害,也能引起人类的接合菌病。虫霉目致病菌在热带及亚热带分布较广,因而其感染在非洲、中南美、印度、东南亚等地的发病率相对较高。

(二)致病性

毛霉病通常由吸入孢子而发病,可导致变态反应,或引起肺部或鼻窦的感染。如果因创伤而接种真菌,可导致角膜、耳、皮肤或皮下组织的感染。若食用被真菌污染的食物,可导致胃肠道的感染。当真菌进入血管,可致管腔闭塞。原发感染可经血行或神经干播散至其他器官,尤其中枢神经系统。免疫功能低下者易感染毛霉病,如糖尿病、HIV 感染、应用大剂量糖皮质激素、血白细胞减少、白血病、营养不良的患者。此外,静脉药物滥用、医用外科材料受污染等也可引起。蛙粪霉病主要好发于儿童和青春期,据报告,半数以上的病例发生于 10 岁以下的儿童,成人病例少见。耳霉病主要见于成年男性,女性及儿童少见。推测虫霉病的传播途径可能是通过微小外伤和昆虫叮咬。

三、实验室检查

(一)标本采集

毛霉目真菌病通常进展快、诊断困难,及时获得临床标本并检测,对于毛霉目真菌病的检测至关重要。从可能感染部位取材,分泌物或者支气管冲洗物离心后沉渣直接采用 10％KOH 溶液涂片并进行真菌培养。组织病理标本或无菌部位获得的标本更有意义。获取标本后及时送真菌实验室,标本不能冷冻。毛霉病患者一般不会出现血培养阳性,血培养阳性无明确临床意义。

(二)染色镜检

显微镜下可以见到菌丝粗大(7~15 μm)、透明,无分隔或者分隔少,壁薄易折叠,分支呈直角。有时看到菌丝的横断面,表现为圆形肿胀细胞样。镜检阳性有诊断意义,镜检阴性,不能除外诊断。

(三)分离培养

1.毛霉目

菌落可在许多真菌培养基上快速生长,PDA 及改良的 SDA 培养基是适合的培养基(放线菌酮可抑制其生长,故其培养基不加放线菌酮),25~30 ℃培养 2~4 天后可见典型的絮状而致密的菌落,迅速铺满整个培养皿或试管,形成丰富的气生菌丝体。根据菌种、生长时间不同菌落颜色可呈白色、黄色、灰色外观。显微镜下可有假根、囊托及匍匐菌丝,菌丝粗大、无隔,孢子梗发自菌丝或假根结节,孢子梗顶端可有孢子囊(直径为 50~300 μm)。

2.虫霉目

菌落通常呈波浪状或粉末状,呈放射状条纹,菌落颜色由奶油色变成灰色。其特征是存在初生孢子和次生孢子,在成熟期喷射状释放。

耳霉的菌落透明,呈放射状条纹,最初为波浪样外观,后逐渐变成粉末状,培养皿盖上常覆盖有由无性孢子释放的次级分生孢子,老的培养基可见到绒毛状分生孢子。初生孢子为圆形(40 μm),有明显的乳突。

蛙粪霉在 25~37 ℃生长迅速,培养 2~3 天开始生长,初为白色蜡样菌落,呈放射状条纹,颜色逐渐加深,2~3 周后可形成灰黄色甚至灰黑色,表面可有一层绒毛样菌丝。培养 7~10 天显微镜下可见宽大的无隔菌丝可裂解形成多个独立的单核菌丝体。有性型通过配囊结合形成接合孢子。接合孢子呈厚壁状,遗留鸟嘴样附属物(来自配囊配子)。初生孢子呈圆形,由原始分生孢子肿胀顶端处释放。次生孢子呈梨形,由孢子梗直接释放产生。

(四)微生物鉴定

KOH 制片直接镜检可见直角分支的宽大(6~25 μm)、透明、无分隔或极少分隔的菌丝。

对毛霉目真菌进行鉴定需要根据:①菌落形态;②最高生长温度;③显微镜下观察有无囊托、假根、匍匐菌丝;④孢子囊、孢囊孢子的形态等。常需要分子生物学进一步鉴定至种的水平。

1.毛霉目

(1)毛霉属:菌落生长迅速,颜色由白色变黄色,最终可发灰色。最高生长温度为 32~42 ℃。显微镜下孢子梗发自气生菌丝,分支较少,呈透明状;无假根及匍匐菌丝;孢子囊呈球形,黄色至棕色;囊轴呈圆形,扁平或椭圆形;无囊托;孢囊孢子呈扁球形稍长,壁光滑。

(2)根霉属:50~55 ℃可生长;30 ℃可迅速生长,初为白色,后渐变成棕色或灰色。背面呈白色,菌落黏性。显微镜下孢子梗发自假根,单个或成簇,未分支,呈深棕色;有假根及匍匐菌丝;孢子囊球形,呈灰黑色;囊轴扁球形稍长,呈棕色;有囊托但短;孢囊孢子呈扁球形,伴棱角。

(3)根毛霉属:耐热,50~55 ℃可生长。显微镜下孢子梗壁光滑发自匍匐菌丝,散在或成群分支,呈棕色;有假根及匍匐菌丝,假根壁薄;孢子囊圆形,呈灰棕色至棕黑色;囊轴圆形至梨形,呈灰棕色;无囊托;孢囊孢子呈球形,透明。

(4)囊托霉属:菌落生长迅速,由白色变成灰色外观,42 ℃生长良好。显微镜下孢子梗不分支,孢子囊呈梨形,囊托花瓶状或钟状,囊轴半圆形,孢囊孢子光滑呈圆柱形。

(5)横梗霉属:菌落呈白色、羊毛状,逐渐变成灰色,最高生长温度为 46~52 ℃。显微镜下孢

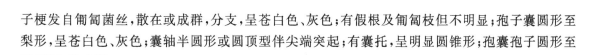

子梗发自匍匐菌丝,散在或成群,分支,呈苍白色、灰色;有假根及匍匐枝但不明显;孢子囊圆形至梨形,呈苍白色、灰色;囊轴半圆形或圆顶型伴尖端突起;有囊托,呈明显圆锥形;孢囊孢子圆形至椭圆形,壁光滑。

(6)克银汉霉属:菌落由白色变成深灰色,最适生长温度为 45 ℃。显微镜下孢子梗顶端发出分支,末端膨大成顶囊,其上有许多小梗,单孢子的小型孢子囊即形成在小梗上。

2.虫霉目

主要有以下两个致病菌种。

(1)冠状耳霉:在 PDA 培养基上培养,菌落呈扩散性生长,很快可以见到放射性射出的次级菌落。显微镜下观察可见菌丝直径为 6~15 μm。分生孢子梗高为 60~90 μm,顶端轻微变细。初级孢子直径大约为 40 μm,有明显乳头状基底,培养时间延长会出现茸毛样附属物(绒毛孢子)。孢子可以喷射释放,在初级菌落周围形成次级菌落。

(2)蛙粪霉:在 PDA 培养基上培养,菌落呈蜡样,无气生菌丝。菌落中心呈脑回样,周边有放射性深在裂隙。

显微镜下观察可见初级分生孢子梗短,末端肿胀。初级孢子球形,喷射释放形成乳头状结构。次级孢子梨形。孢子可见球形的突出物。

(五)药敏试验

可采用 CLSI 的 M38-A3 丝状菌药物敏感性检测方案,检测产孢接合菌的体外药物敏感性。绝大多数毛霉菌对抗真菌药物不够敏感,而且其折点也未确定。大多数抗真菌药物对毛霉目真菌的敏感性较一致,但是存在一定的种属差异性。

四、检验结果的解释和应用

(一)真菌培养结果解释和应用

接合菌为条件致病菌,自然界分布广泛,某些菌可以是实验室污染菌。因此对接合菌分离结果需要慎重解释。一般认为从血液、穿刺液、脓液和肺组织中分离出的接合菌是感染菌,而从痰液中分离出的接合菌则应结合直接镜检进行考虑,涂片细胞学检查为合格的痰标本,且在初始分离培养基上呈优势生长,可认为是有意义的感染菌。

(二)药敏试验结果解释和应用

两性霉素 B 是治疗毛霉目真菌最有效的抗真菌药物,但体外药敏试验及动物实验提示小克银汉霉对两性霉素 B 的敏感性较差。

同一类药物对接合菌的 MIC 也存在多样性。新一代唑类药物中,伏立康唑对毛霉目真菌活性差。毛霉病暴发感染可能与其应用伏立康唑有关。泊沙康唑对毛霉目真菌有抗菌活性。多项体外药敏研究和动物模型均显示泊沙康唑对大多数毛霉目真菌有较低的 MIC 值。

棘白菌素类药物体外药敏显示对毛霉目真菌的抗菌能力差,且体内试验亦表明当其单独用药时抗菌活性不明显。但最近有研究证明与两性霉素 B 联合时有潜在的临床应用价值。

目前关于虫霉目真菌体外药敏的资料比较匮乏。虽然碘化钾体外药敏对这些真菌显示无活性,但体内却显示有一定的作用。两性霉素 B 对虫霉目真菌 MIC 值较高。伊曲康唑和酮康唑具有较好的体外抗菌活性。除此之外,蛙粪霉较之耳霉对各种抗真菌药更为敏感。

(荆 燕)

第四节 曲霉检验

一、分类

曲霉是一类丝状真菌,自然界中广泛存在。常可以在泥土、植物腐物、空气中等处分离到。曲霉属的有性阶段属于子囊菌门、不整子囊菌纲、散囊菌目、散囊菌科、散囊菌属、裸孢壳属和萨托菌属;其有性期仅发现于部分曲霉。无性阶段属丝孢纲、丝孢目、从梗孢科。目前已知的曲霉属包括 185 个种。有 20 余种可引起人类机会性感染,其中烟曲霉是最常见的致病曲霉,其次是黄曲霉和黑曲霉。棒曲霉、灰绿曲霉、构巢曲霉、米曲霉、土曲霉、焦曲霉、杂色曲霉虽然也有报道引起人类致病,但发生率低。

国际曲霉分类专家在对烟曲霉及相关菌种的种系发生研究中更新了其分类和鉴定,并增加了一些新的菌种。为了应对临床实验室鉴定的局限性,提出了"烟曲霉复合体""黄曲霉复合体"和"土曲霉复合体"的概念。

二、致病性

曲霉在自然环境中分布广泛,呈世界范围的分布。在土壤、水、食物和其他自然环境中均能分离到曲霉,而且干燥的曲霉孢子很容易通过空气、昆虫或者鸟类播散。部分曲霉能够产生真菌毒素,人和动物食入后对身体有害。

曲霉引起的人类疾病可分为机会性感染、变态反应性曲霉病及曲霉毒素中毒。免疫受损是曲霉机会性感染的最常见原因。感染可以表现为局限性的曲霉球到严重的侵袭性感染。后者的发生主要与曲霉和宿主之间存在的免疫反应状态相关,与侵袭性曲霉病发病相关的主要危险因素有:中性粒细胞及巨噬细胞数量减少(>3 周)或功能异常(慢性肉芽肿病);骨髓造血干细胞及实体器官移植、肿瘤放化疗、慢性阻塞性肺病、ICU 机械通气以及长期使用糖皮质激素、细胞毒药物等免疫功能受损的患者。随着对烟曲霉等致病性曲霉基因组学和蛋白质组学研究的进展,对曲霉致病和耐药相关的一些基因有了进一步了解。同时从宿主角度对于曲霉感染免疫的研究也使其发病机制更加明了。

三、实验室检查

(一)标本采集

采取痰液、支气管灌洗液和其他下呼吸道标本进行真菌镜检和培养,单纯培养阳性也有可能属于定植微生物或者污染。无菌组织中培养阳性是最可靠的曲霉病确诊证据,如手术或活检获得的肺组织。鼻窦组织、其他组织活检标本、皮肤活检标本、心脏瓣膜以及合适的眼部标本都能培养出曲霉。尽管有些患者会罹患曲霉心内膜炎,但是曲霉感染的血培养通常是阴性的。

(二)染色镜检

KOH 制片能够快速地观察到菌丝成分以及曲霉丝形态学特征。还可通过荧光染色进行观察。典型的曲霉丝是透明 45°分支分隔的菌丝,直径为 3~6 μm,有平行光滑的细胞壁,有时能见到分隔。侵袭性曲霉病中菌丝在组织中增殖明显,通常呈放射性或平行生长。在肺部空洞定植的曲霉丝呈紊乱团块状排列。在慢性感染中,菌丝呈非典型样,明显增粗,直径约为12 μm,有时见不到清晰的隔膜。在肺部或者耳道中镜检看到分生孢子头或子囊对于诊断很有意义。

(三)分离培养

在沙氏培养基中,曲霉主要产生无性形态。在标准的察氏培养基、高糖察氏培养基(含20%~30%葡萄糖)或2%麦芽浸膏培养基上都能够进行菌落和显微特征的观察。一般标准的观察时间为培养7天后,如果是观察有性期,则需要更长的时间。有的菌株是嗜高渗的,因此在低浓度的含糖培养基中不易生长。在25 ℃和37 ℃培养7天后,观察菌落的直径、培养基背面的颜色、质地、光泽度、液滴的渗出和色素的扩散。

(四)微生物鉴定

曲霉生长速度、菌落形态和温度耐受实验等在鉴定菌种方面有重要意义。常用的培养基为察氏琼脂或麦芽浸汁琼脂;耐高渗透压的菌种可用含20%或40%蔗糖的培养基。一般培养温度为(27±1) ℃,耐高温的菌种可37 ℃或45 ℃。培养时间为7~14天,部分可延长,肉眼及在低倍镜下观察菌落。曲霉的鉴定主要是依靠形态学特征,通常以菌落形态和分生孢子头的颜色进行群的划分,然后以分生孢子的形态和颜色、产孢结构的数目、顶囊形态以及有性孢子的形态进行种的鉴定。

1.曲霉的菌落形态

(1)除构巢曲霉和灰绿曲霉外,曲霉属其他种生长速度较快,在察氏琼脂培养基上25 ℃培养7天后,构巢曲霉和灰绿曲霉的直径为0.5~1.0 cm,而其他曲霉直径能达到1~9 cm。

(2)曲霉落呈绒毛状或粉状,不同菌种表面颜色不同,大多数曲霉的培养基背面无色或淡黄色,但构巢曲霉培养基背面可以呈紫红色、橄榄色,杂色曲霉背面则可呈橘黄色、紫红色。

(3)烟曲霉耐高温,40 ℃的温度中生长良好,曲霉属只有烟曲霉有此特性,烟曲霉在20~50 ℃均可生长,鉴于目前烟曲霉分子分类正在变化中,临床实验室对于分离到的形态学特征与烟曲霉相近似的菌株建议统一报告为"烟曲霉复合体",具体菌种应通过温度试验、药物敏感性试验及基因测序结果来进一步鉴定。

2.曲霉的显微镜下特征:曲霉属的每个种有共同的形态特征,每个菌种又有其特殊形态特征。

(1)曲霉的基本形态特征:菌丝透明有分隔;曲霉无性期的产孢结构由分生孢子梗、顶囊、瓶梗等组成;分生孢子梗从足细胞产生,分生孢子梗的顶端是顶囊,顶囊是曲霉属特征性的结构;分生孢子梗的形态和颜色因菌种不同而不同,顶囊的上面呈放射状覆盖着一层花瓶样的柱形细胞,称瓶梗,瓶梗上面产生分生孢子链;有些曲霉的顶囊上覆盖有两层瓶梗细胞,其中直接覆盖在顶囊上的瓶梗细胞称梗基,梗基上面的瓶梗细胞产生分生孢子。

(2)曲霉的特殊结构:主要包括闭囊壳、壳细胞、粉孢子、菌核,这些特征对于鉴定某些曲霉很有意义;闭囊壳破裂后,子囊释放出来,闭囊壳在某些曲霉的有性期产生;壳细胞是一种大的无增殖能力的细胞,与某些曲霉有性期有关;粉孢子是通过裂解其支持细胞产生的一类孢子,其基底常缩短并带有残余的溶解细胞,这些残余物在基底形成环形结构。

(五)药敏试验

曲霉属于产孢丝状真菌,其体外药敏试验方法比较成熟,可采用CLSI的M38-A3丝状菌药物敏感性检测方案或E试验。与所有丝状真菌相似,曲霉对抗真菌药物的折点尚未确定。但至少不同种的曲霉对不同抗真菌药物敏感性存在差异。

四、检验结果的解释和应用

(一)真菌培养结果解释和应用

曲霉为条件致病菌,自然界分布广泛,某些菌可以是实验室污染菌。因此曲霉分离结果需要慎重解释。结合镜检结果判断培养得到的曲霉是否具有临床意义,一般来说以下几种形式认为具有临床意义:无菌部位或下呼吸道临床标本中发现菌丝;单一标本中为优势菌或者多次标本分离得到同一菌株;组织中发现菌丝。当怀疑肺部真菌感染的时候,最好连续培养三次痰标本。对于从血液中分离出的曲霉,一般认为是污染菌,而从痰液中分离出的曲霉则应结合直接镜检结果进行考虑,涂片细胞学检查为合格的痰标本,且在初始分离培养基上呈优势生长,可以作为临床诊断的依据。

(二)药敏试验结果解释和应用

曲霉对两性霉素 B、伊曲康唑、伏立康唑、泊沙康唑、特比萘芬、棘白菌素类药物(包括卡泊芬净、米卡芬净及阿尼芬净)敏感。美国感染病学会制定的曲霉病治疗指南中,伏立康唑为首选药物,棘白菌素类药物也可以用于侵袭性曲霉病的治疗。两性霉素 B 和卡泊芬净或伏立康唑和卡泊芬净有联合抗曲霉及其生物膜的作用。近年来有烟曲霉对唑类药物耐药乃至交叉耐药的报道,如耐伊曲康唑的烟曲霉报道增多,而且出现多药物耐药的烟曲霉临床分离株。提示有必要对长期用药者进行药物敏感性的监测。对两性霉素 B 耐药的黄曲霉临床分离株也有报道。土曲霉对两性霉素 B 天然耐药。构巢曲霉对两性霉素 B 也常常耐药。

(荆　燕)

第五节　暗色真菌检验

一、分类

暗色真菌是指一组菌丝和/或孢子的壁具有黑色素样颜色的真菌。这类真菌种类众多,形态学变化大,归属于子囊菌门,真子囊菌纲,分为 6 个目 6 个科 14 个属。暗色真菌常见的致病菌集中于刺盾炱目的蔓毛壳科,包括枝孢瓶霉属的卡氏枝孢瓶霉、着色霉属的裴氏着色霉和 F.monophora、瓶霉属的疣状瓶霉、外瓶霉属的皮炎外瓶霉、棘状外瓶霉等。另一类暗色真菌属于格孢腔菌目,主要包括链格孢属、离蠕孢属、弯孢霉属、凸脐孢属等条件暗色丝状真菌,其中以离蠕孢属的穗状离蠕孢致病多见。目前临床已报道百余种暗色真菌。

二、致病性

暗色真菌在自然界广泛分布,其致病菌多为土壤腐生菌,已从土壤、朽木、腐败植物等处分离出多种致病性着色真菌,病原菌多通过外伤接种进入皮肤引起感染。

暗色真菌在人类可致浅表型真菌感染及甲真菌病、足菌肿等,更常见的是引起着色芽生菌病和暗色丝孢霉病。有时甚至发生系统性感染而危及生命。暗色真菌感染的发生可能与外伤有关。最近的研究表明天然免疫缺陷、免疫功能异常患者对暗色真菌的易感性明显提高。

三、实验室检查

(一)标本采集

采取患者的脓液、分泌物、痂皮或活检组织等标本,对其进行显微镜检查和真菌培养等检查。

(二)镜检

取痂屑、渗出物、脓液或活检标本进行 KOH 涂片镜检可以发现单个或成对成簇的棕色厚垣多分隔的硬壳小体,直径为 4～12 μm。硬壳小体对诊断着色芽生菌病有重要意义。暗色丝孢霉病在损害的分泌物或脓液及活检标本中可见暗色规则或串珠状菌丝、发芽或不发芽的酵母细胞。

(三)分离培养

将分泌物、脓液、活组织标本接种于沙氏琼脂斜面上在 25～30 ℃温度下培养 4 周,大多数致病性暗色真菌在 1～2 周内均可形成绒毛样菌落(个别菌种初代培养呈酵母样),呈灰色、暗绿色、暗棕色或黑色,在马铃薯琼脂或玉米琼脂培养基上生长良好,产孢丰富。根据其产孢结构特点可对其进行鉴定。

(四)微生物鉴定

暗色真菌的鉴定主要包括形态学鉴定(基于孢子发生方式)、生理生化鉴定(温度、碳源和氮源同化)、血清学鉴定(外抗原试验)、分子生物学鉴定(核酸杂交、ITS 测序、RAPD、RFLP)。在组织病理中,某些暗色真菌黑色素量较低,常规染色不易看到真菌成分,可以采用 Fontana-Masson 染色,它可以将黑色素染色,因而被推荐作为和曲霉等造成的透明丝孢霉病的常规鉴别方法。

形态学鉴定依然是暗色真菌鉴定的重要手段,应用马铃薯琼脂或玉米琼脂培养基进行小培养是观察分生孢子的发生方式的理想手段。近年来,分子鉴定发展迅速,18S rRNA 因其保守性而被广泛应用,大部分暗色真菌可以由 ITS 测序进行菌种鉴定,但应用此方法作为鉴定金标准仍然存在争议。如链格孢霉属等一些种属,不同种间形态学存在差异,然而 ITS 区域可能相同,因此对于这些种属而言,ITS 是否没有足够的多态性、亦或是否我们定义了过多的种等问题仍然存在争议。对于某些少见菌种与美国国家生物技术信息中心比对时应注意,因为大约 10% 的序列可能存在出入,菌种鉴定不能全部依赖于测序,应当结合形态学鉴定及命名法。常见病原性暗色真菌鉴定特征介绍如下。

1.卡氏枝孢瓶霉

在 SDA 上 27 ℃培养 14 天后,菌落直径可达 2 cm;菌落紧密,橄榄绿至黑色,有较清楚的暗色边界,表面可见棕绿色短的气生菌丝。显微镜下可见分生孢子呈单细胞性、褐色、表面光滑,椭圆形,底部有一暗色的脐,孢子大小为(1.5～3.0) μm×(3～10) μm,产孢方式主要为支孢型,以向顶性方式排列为多分支的分生孢子链。在某些菌株上可以观察到有清楚领状结构的瓶梗。本菌的最高生长温度为 37 ℃,不能液化明胶。

2.裴氏着色霉

在 SDA 上,27 ℃培养 14 天后菌落直径可达 2.5 cm;表面平坦或高起有皱褶,表面绒毛状或絮状,橄榄绿至黑色,可见灰色短而密集的气生菌丝。显微镜下可见多形性产孢,主要可见喙支孢型、叉孢型产生的分生孢子,偶可见瓶型产孢。分生孢子单细胞性,呈椭圆形或圆筒形、长椭圆形,菌落大小为(1.5～3.0) μm×(3～6) μm。

3.F.monophora

F.monophora 是 2004 年根据 ITS 区序列分析从裴氏着色霉中分出的一个新种,主要分布在南美及非洲,在中国则主要集中在南方,引起的疾病谱较 F.pedrosoi 广,感染不仅仅限于皮肤和皮下组织,还可以引起脑部系统性感染。

4.疣状瓶霉

在 SDA 上,27 ℃培养 14 天后菌落直径达 2 cm,褐色至黑色,表面密生灰色短的气生菌丝。显微镜下可见瓶梗呈安瓿瓶形或葫芦形,产孢方式为瓶型产孢,顶端可见清楚的领口状结构。分生孢子在瓶梗的开口处依次产生,半内生性,由黏液包绕后聚集在瓶口顶端,分生孢子为单细胞性,呈近球形,无色至褐色,菌落大小为$(1\sim2)$ μm×$(3\sim4)$ μm。

5.皮炎外瓶霉

皮炎外瓶霉又名皮炎王氏霉。初代培养菌落呈黑色糊状,继代培育可产生气中菌丝。糊状菌落显微镜下可见酵母样芽生孢子,产菌丝菌落中可见圆筒形或瓶形的分生孢子梗即环痕梗,在菌丝末端或侧支产生,周围聚集多个分生孢子。分生孢子呈圆至卵圆形,大小为$(1\sim3)$ μm×$(1.5\sim4.0)$ μm。另有一种颗粒型菌落,显微镜下可见暗色的厚垣孢子样细胞团块或孢子链,有时这种细胞内部可纵横分隔。该菌可在 42 ℃生长,不能利用硝酸钾,可与其他的外瓶霉相区别。

6.棘状外瓶霉

菌落潮湿发亮,呈黑色酵母样,主要由酵母细胞组成。继代培养逐渐产生短的绒毛状菌丝。显微镜下可见菌丝分支分隔,分生孢子梗即环痕梗从菌丝末端或侧面产生,颜色较深,直立、与菌丝呈直角分支,其顶端有一较长的鼻状突起即环痕产孢处,该突起为外瓶霉中最长的,环痕数目在外瓶霉中最多,可达 30 段以上。环痕孢子为单细胞,呈透明或半透明,亚球形至椭圆形,光滑,大小为 2.5 μm×3.5 μm。本菌可在 38~39 ℃生长,可利用硝酸盐。

7.穗状离蠕孢

菌落平坦扩展,呈絮状至毛状,灰黄至橄榄色。菌丝棕色,分支分隔。显微镜下可见分生孢子梗在菌丝末端或侧面产生,顶部产孢,呈膝状弯曲,孢子脱落后留下瘢痕。分生孢子以合轴方式产生,短柱状或卵圆形,两端钝圆,底部与分生孢子梗相连接部位有一痕。分生孢子两极均可发芽。

(五)药敏试验

可采用 CLSI 的 M38-A3 丝状菌药物敏感性检测方案,检测产孢暗色真菌的体外药物敏感性。暗色真菌的体外抗菌药物敏感性报道日渐增多,然而判读折点还没有确切的标准,临床相关性数据也不足。

四、检验结果的解释和应用

(一)真菌培养结果解释和应用

暗色真菌在自然界分布广泛,某些菌可以是实验室污染菌。因此对暗色真菌分离结果需要慎重解释。一般认为,从血液、穿刺液、脓液和肺组织中分离出的暗色真菌是感染菌,而从有菌开放部位中分离出的暗色真菌则应结合直接镜检结果进行考虑。

(二)药敏试验结果解释和应用

总体而言,唑类药物抗暗色真菌药物敏感性数据较一致,其中以伊曲康唑有较好的活性,但是也有长期应用伊曲康唑治疗的裴氏着色霉感染患者对唑类药物耐药。新型三唑类药物泊沙康唑、伏立康唑对于暗色真菌也有广谱抗菌活性,而且泊沙康唑对于链格孢属、外瓶霉属的抗菌活性高于伏立康唑。

两性霉素 B 对于临床比较常见的暗色真菌如外瓶霉属、链格孢属体外抗菌活性较好,弯孢霉属、外瓶霉属、喙枝孢属偶尔会出现耐药。一些研究认为氟胞嘧啶对于不同暗色真菌导致的着色芽生菌病和暗色丝孢霉病有一定的抗菌活性,也有一些研究认为无抗菌活性。特比萘芬对于丝状真菌有着明确的抗菌活性,有报道认为特比萘芬对于链格孢属、弯孢霉属、离蠕孢属有着广谱的抗菌活性。棘白菌素类药物对于暗色真菌的药物敏感性不尽相同,有菌种特异性。

(荆　燕)

第六节　双相型真菌检验

一、分类

双相型真菌是指一类具有温度依赖性形态转换能力的病原真菌。它们在组织内和在特殊培养基上 37 ℃培养时呈酵母相,而在普通培养基上室温培养时则呈菌丝相。目前国际公认的致病性双相真菌有6种,包括马尔尼菲青霉、孢子丝菌属、组织胞浆菌属、球孢子菌属、副球孢子菌属和芽生菌属。双相真菌有性期大多属于子囊菌门,具体分类将在每个菌种中分别介绍。

二、致病性

孢子丝菌属为自然界腐物寄生菌,广泛存在于柴草、芦苇、粮秸、花卉、苔藓、草炭、朽木、土壤、沼泽泥水等。孢子丝菌属在世界广泛分布,尤其在热带和亚热带区域。

马尔尼菲青霉在竹鼠体内共生,已从东南亚的四种竹鼠中分离出该菌,但至今尚未确定其自然生活环境,土壤可能是它的主要存在地,本菌极易在甘蔗和竹笋中生长。

荚膜组织胞浆菌为世界性分布,但在北美中部、中美和南美更为多见,在我国南方地区有散在发病,其自然栖息地为富含鸟和蝙蝠粪的土壤中,美国报道多次组织胞浆菌病暴发流行在蝙蝠栖息的地方(如洞穴),尤其在热带地区。

粗球孢子菌在土壤中栖居,一般局限于美国加利福尼亚的圣华金谷地区。雨季的气候有利于土壤中真菌菌丝的增殖,真菌产生大量的关节孢子,随空气中的灰尘传播。

巴西副球孢子菌在酸性土壤中可长期存活,从犰狳中可分离到此菌。多发生于中美洲和南美洲,尤其以巴西常见。

皮炎芽生菌最适于在含有机废物的潮湿土壤或在烂木中生长,但很少能成功地分离到该菌。从北美的中西部到东南部均有病例报道。

双相真菌大多数为自然界腐生菌,是原发性真菌病病原菌。除孢子丝菌病多为皮肤外伤后感染外,其他主要是呼吸道感染,但绝大多数感染无症状,为自限性疾病,少数患者可发展为严重的系统性损害,为原发真菌感染。

(一)孢子丝菌病

孢子丝菌病多在外伤后接触土壤等后,将申克孢子丝菌带入皮内而引起感染,在地方流行区,可因吸入真菌孢子而发生肺部感染。

(二)马尔尼菲青霉病

人和竹鼠可能从一共同环境来源而感染,一般认为通过吸入空气中马尔尼菲青霉孢子而致病,并经血行播散至全身内脏器官。

(三)组织胞浆菌病

许多正常人在吸入少量的荚膜组织胞浆菌孢子后不引起任何症状,仅胸片显示肺部有不活动小病灶或钙质沉积。当吸入大量孢子、免疫受损或患其他疾病时,则产生不同程度的肺部或播散性感染。特别在幼儿中常产生急性暴发性播散性感染,并常迅速导致死亡。

(四)球孢子菌病

粗球孢子菌的关节孢子经呼吸道进入人体后,多数人仅引起短暂而轻度的肺部感染。在免疫抑制或易感人群中,可引起慢性的肺部感染或播散性感染。少数因外伤后接触本菌污染物而发病。

(五)副球孢子菌病

一般是在吸入播散在空气中的孢子后发病,肺部最常受累,随后病原菌随淋巴管扩散到局部的淋巴结。

(六)皮炎芽生菌病

感染发生于吸入散布在空气中的孢子后,肺常为原发感染部位,一些患者感染不累及其他器官而消退,而另一些患者感染可侵及皮肤、骨、前列腺和其他器官。

三、实验室检查

(一)标本采集

采集痰、支气管肺泡灌洗液、气管抽吸物或肺活检材料,肺外感染采集体液(如血、尿、滑液)及组织标本(如皮肤、肝、骨)。组织标本应分成 2 份,分别行真菌学和组织学检查。

(二)染色镜检

用湿片或组织印片检查(KOH 或荧光如钙荧光白染色)。瑞氏、吉姆萨或 PAS 染色检查在单核细胞或巨噬细胞内的马尔尼菲青霉、荚膜组织胞浆菌。骨髓液及组织切片用 HE、PAS、GMS、瑞氏、吉姆萨染色。间接荧光抗体染色为快速、敏感和特异的诊断法。

(三)分离培养

用血琼脂、BHI 琼脂、抑制性真菌琼脂、沙保琼脂或肉汤等培养基,在 30 ℃孵育 4～8 周或更久。对怀疑的菌落可转种后置 37 ℃孵育 7～14 天,使菌丝相变为酵母相。

(四)微生物鉴定

1.孢子丝菌属

长期以来一直认为孢子丝菌病仅由申克孢子丝菌感染所致。近年来,随着分子生物学鉴定方法的发展,发现申克孢子丝菌其实是由一组不同种系构成的复合体,即申克孢子丝菌复合体。目前国内临床分离的孢子丝菌经 DNA 测序证实均为球形孢子丝菌。

(1)直接镜检:常规方法不易发现真菌成分。可疑标本涂片后做革兰染色或 PAS 染色,油镜下可见在多核粒细胞内或大单核细胞内外有革兰阳性的长圆形雪茄烟样或梭形小体,大小为(1～2) $\mu m \times$ (3～7) μm,只有少数患者可查到菌体。

(2)菌落形态:在 SDA 上 25 ℃培养 3～5 天后可见菌落生长。初为乳白色湿润、光滑、膜样菌落,逐渐变成深褐色至黑色,中央凹陷,周边隆起,有放射状皱褶的绒毛样菌落。多次转种后,菌落颜色可以变淡,甚至白色,但常有一小部分仍保持褐色,表面光滑,气生菌丝少见。在脑心浸液琼脂(BHI)上 37 ℃培养,可见白色或灰白色酵母样菌落。

(3)镜下结构:菌丝相可见细长分支、分隔菌丝,直径 1~2 μm。分生孢子梗由菌丝两侧呈锐角长出,纤细而长,顶端变尖。分生孢子为单细胞性,有两种类型:一种呈无色,球形或梨形,大小为(2~3) μm×(3~5) μm,3~5 个簇集排列在分生孢子梗顶端如花朵样;另一种呈黑色,球形或圆锥形,较大,合轴排列于菌丝四周,称为套袖状分生孢子。酵母相可见大小不等的球形或卵圆形酵母细胞,以出芽方式繁殖,细长厚壁的芽孢呈梭形或雪茄烟样,附着在较大的球形或卵圆形酵母细胞上。

(1)S.brasiliensis 在 PDA 上 35 ℃培养 21 天后菌落直径≤30 mm,有黑色素分生孢子,合轴分生孢子长 2~6 μm。

(2)S.luriei 在 PDA 上 35 ℃培养 21 天后菌落直径超过 30 mm,缺乏黑色素分生孢子,合轴分生孢子长 4~10 μm。

(3)S.globosa 最高生长温度为 35 ℃,着色分生孢子呈球形,不能同化棉籽糖。

(4)申克孢子丝菌最高生长温度为 37 ℃,能同化棉籽糖。

2.马尔尼菲青霉

(1)直接镜检:可疑标本涂片吉姆萨或瑞氏染色,于单核细胞内见到圆形、椭圆形细胞,可见有明显的横隔。

(2)菌落形态:在 SDA 上 25 ℃培养 3~4 天开始生长。菌落有两种形态:一种菌落为淡灰色至红色膜样,周围基质出现红色环,2 周后成熟菌落呈玫瑰红色蜡样,有脑回样皱纹及放射状沟纹,产生白色或灰褐色绒样气中菌丝,背面红色;另一种菌落为白色、淡黄色绒样菌落,产生红色色素渗入基质中,2 周后成熟菌落呈黄间白或黄间红色,或黄绿色绒样,周围基质及背面红色。在 BHI 上 37 ℃培养为酵母相,无色素产生。

(3)镜下结构:菌丝相可见无色透明、分隔菌丝,分生孢子梗光滑而无顶囊,帚状枝双轮生,散在,稍不对称,有 2~7 个散开,不平行的梗基,其上有 2~6 个瓶梗,顶端狭窄,可见单瓶梗,其顶端有单链分生孢子,散乱。分生孢子初为椭圆形,后呈圆形,光滑,可见孢间联体。酵母相可见表面光滑、圆形、椭圆形、长形酵母细胞,裂殖而非芽生,也可见多数短的菌丝成分。

3.荚膜组织胞浆菌

(1)直接镜检:可疑标本 KOH 涂片的结果常为阴性,皆应涂片染色后检查,常用瑞氏、吉姆萨或 PAS 染色后在油镜下检查,菌体常位于巨噬细胞内,直径为 2~4 μm,常呈卵圆形,在较小一端有出芽,细胞周围有一圈未被染色的空晕,提示是本菌的细胞壁。菌体内有一个大的空泡,在大的一端有一弯月形红染的原浆块,芽很细,染色时可以脱落。菌体有时在组织细胞外,多聚集成群。如果 KOH 涂片中见到直径为 12~15 μm 的厚壁、圆形、芽生孢子,细胞内可见脂肪小滴,少数可见宽基底出芽,应考虑杜波变种。

(2)菌落形态:在 SDA 上 25 ℃培养生长缓慢,2~3 周可见菌落生长。形成白色棉絮状菌落,然后变黄转至褐色,背面呈黄色或橙黄色。在 BHI 上 37 ℃培养呈酵母相。两个变种菌丝相不易区分。

(3)镜下结构:菌丝相可见透明、分支、分隔菌丝。分生孢子梗呈直角从菌丝长出,大分生孢子呈齿轮状,直径为 8~14 μm,圆形、壁厚、表面有指状突起,齿轮状大分生孢子是最具有诊断意义的特征性结构。可见少数直径为 $2\sim3$ μm 的圆形或梨形小分生孢子。酵母相可见卵圆形孢子,有荚膜及芽基较窄的芽生细胞。染色后很像洋葱的横切面,分层清楚。两个变种酵母相可以鉴别,荚膜变种的酵母细胞小,直径为 $2\sim4$ μm,杜波变种的酵母细胞较大,直径为 $12\sim15$ μm。

此外荚膜变种可分解尿素,但不能液化明胶;而杜波变种在 $24\sim96$ 小时内即可液化明胶,但尿素试验阴性。

4.球孢子菌

(1)直接镜检:可疑标本 KOH 制片可见典型的圆形、厚壁(2 μm)的球形体,直径为 $30\sim60$ μm,不出芽,内含内孢子,直径为 $2\sim5$ μm。内孢子可以充满小球形体或内生孢子排列在小球形体内壁,中央为一空泡。球形体破裂,内孢子外释。每个内孢子可延长为关节菌丝,关节菌丝断裂为关节孢子,后者发展为小球形体。在肺空洞病例,痰液标本可见到菌丝及小球形体。

(2)菌落形态:在 SDA 上 25 ℃培养,生长快,$2\sim7$ 天后可见菌落生长。很快由白色菌落转变为黄色棉絮状菌落,表面通常为白色,背面可呈黑褐色至灰色。在 $35\sim37$ ℃培养亦呈菌丝相,但生长缓慢稀疏。在采用特殊的液体转换培养基上,$37\sim40$ ℃和 $20\%CO_2$ 条件下培养,可以产生球形体和内生孢子。

(3)镜下结构:菌落应用 1% 甲醛处理,数小时后再作镜检,以防吸入。菌丝相可见关节菌丝,圆柱状;关节孢子呈柱状,厚壁,大小为 $(2\sim4)$ $\mu m\times(3\sim6)$ μm,呈互生状生长;在关节孢子之间有一空细胞,彼此分开,具有特征性。酵母相的结构同直接镜检。

粗球孢子菌和 C.posadasii 两个种形态学一致,只能通过基因分析和在高盐浓度存在时生长率不同(C.posadasii 生长更慢)来区别。

5.巴西副球孢子菌

(1)直接镜检:可疑标本 KOH 涂片,可见一个或多个芽生孢子以细颈与圆形母细胞相连,呈典型的驾驶轮形,大小不等,直径为 $10\sim30$ μm,有时可达 60 μm,从母细胞上脱落的芽细胞直径为 $2\sim10$ μm。

(2)菌落形态:在 SDA 上(培养基内不宜加氯霉素或放线菌酮)25 ℃培养,生长缓慢。菌落小,一般直径为 1 cm,为白色或带棕色绒毛样生长,边缘整齐,背面棕黑色菌落不下沉,但表面可以开裂。在 BHI 上 37 ℃培养,为生长缓慢的酵母菌落,表面光滑或有皱褶。

(3)镜下结构:菌丝相除细长分隔菌丝外,有 $3\sim6$ μm 小分生孢子,陈旧菌落可见厚壁孢子。酵母相的结构同直接镜检。

6.皮炎芽生菌

(1)直接镜检:可疑标本 KOH 涂片可见圆形、厚壁、直径 $8\sim18$ μm 的单芽孢子,芽颈较粗,孢子呈圆形。

(2)菌落形态:在 SDA 上 25 ℃培养,初为酵母样薄膜生长,后为乳白色菌丝覆盖,背面淡棕色。在 BHI 上 37 ℃培养,可长成奶油色或棕色酵母样菌落,表面有皱褶。

(3)镜下结构:菌丝相可见许多圆形和梨形直径为 $4\sim5$ μm 的小分生孢子,直接从菌丝或分生孢子柄上长出,陈旧培养可见间生厚壁孢子。酵母相与直接镜检相同,但可见短菌丝或芽管。

(五)药敏试验

可采用 CLSI 的 M38-A3 丝状菌药物敏感性检测方案,来检测双相真菌菌丝相的体外药物敏感性。绝大多数双相真菌的药敏试验折点尚未确定。

四、检验结果的解释和应用

(一)真菌培养结果解释和应用

由于双相真菌很少在人体定植,一般分离自人体标本的双相真菌均有临床意义。特别是从血液、骨髓、穿刺液、脓液和肺组织中分离出的双相真菌一般认为是感染菌,涂片细胞学检查为合格的痰标本,且在初始分离培养基上呈优势生长,可认为是有意义的感染菌。

(二)药敏试验结果解释和应用

1.孢子丝菌

伊曲康唑、泊沙康唑、特比萘芬和两性霉素 B 对孢子丝菌的菌丝相和酵母相均有抗菌活性。特比萘芬对孢子丝菌的菌丝相和酵母相药敏试验的结果一致。伊曲康唑、伏立康唑和两性霉素 B 对孢子丝菌的菌丝相 MIC 值明显高于酵母相,尤其伊曲康唑差别最大,提示对伊曲康唑、伏立康唑及两性霉素 B 最好选择酵母相来进行体外药敏试验,所得结果可能与临床疗效一致性较好。此外,伊曲康唑与米卡芬净、伊曲康唑与特比萘芬的体外联合药敏试验显示具有良好的协同作用。

2.马尔尼菲青霉

马尔尼菲青霉对两性霉素 B、伊曲康唑及伏立康唑高度敏感,对氟康唑敏感性较低。米卡芬净对马尔尼菲青霉的菌丝相抑菌活性强,但对孢子相则较弱。

3.组织胞浆菌

组织胞浆菌对两性霉素 B、伊曲康唑、氟康唑、伏立康唑、泊沙康唑敏感,米卡芬净对组织胞浆菌的菌丝相抑菌活性强,但对孢子相则较弱。

4.球孢子菌

球孢子菌对两性霉素 B、伊曲康唑、氟康唑、伏立康唑、泊沙康唑敏感,米卡芬净对粗球孢子菌的菌丝相抑菌活性强,但对孢子相则较弱。

5.副球孢子菌

副球孢子菌对两性霉素 B、伊曲康唑、氟康唑、伏立康唑、泊沙康唑敏感。

6.皮炎芽生菌

皮炎芽生菌对两性霉素 B、伊曲康唑、氟康唑、伏立康唑、泊沙康唑敏感,米卡芬净对皮炎芽生菌的菌丝相抑菌活性强,但对孢子相则较弱。

(荆　燕)

第十七章 病毒学检验

第一节 流行性感冒病毒检验

一、病原学

流行性感冒病毒(influenza virus,IFV)简称流感病毒,属正黏病毒科流感病毒属,单股负链RNA病毒。根据其核蛋白(nucleoprotein,N)及基质蛋白(matrix protein,M1)的不同分为甲、乙、丙型。甲乙丙三型流感病毒均可使人致病,但甲型流感的致病力最强且容易引起大流行。甲型流感病毒呈多形性,其中球形直径80～120 nm,丝状,可长达400 nm,被分为8个不同分子量的节段。禽流感病毒(avian influenza virus,AIV)属于甲型。根据甲型病毒表面的血凝素(haemagglutinin,HA,16个亚型)和神经氨酸酶(neuraminidase,NA,9个亚型)蛋白的不同可将甲型流感病毒分为144种亚型。所有的甲型流感病毒均对禽致病,如高致病禽流感H5N1、H7N7及H7N9等。感染人的甲型流感病毒主要亚型的有H1N1、H3N2、H1N2、人感染禽流感H5N1、人感染禽流感H7N9等。

流感病毒在加热56 ℃ 30分钟或煮沸数分钟后即可灭活。病毒对脂溶剂敏感,并可被紫外线、甲醛、氧化剂(如过氧乙酸)、卤素化合物(如漂白粉及碘剂)等灭活。

流感病毒基因组共编码至少10种蛋白(PA、PB1、PB2、H、N、M1、M2、NS1和NS2等)。RNA1～3分别编码PB2、PB1和PA 3种RNA聚合酶,3个P基因都与表型变异有关。与DNA聚合酶相比,RNA聚合酶缺乏校正和修复功能,每个核苷酸在每个复制周期中的突变率较高。另外,流感病毒宿主种类繁多,而且分段的基因组复制周期短,感染频率高,因此在感染和复制过程中极易发生变异,产生新毒株或新亚型(变种),这在甲型流感病毒中表现得最为突出。这种快速而持续的变异,使得机体免疫系统不能对流感病毒产生长期的免疫力,从而导致流感的反复流行。

关于流感病毒感染生物,原则上不同物种之间因病毒受体不同而不交叉感染。有些物种如猪,其体内存在禽和人两种流感病毒受体,AIV与人流感病毒均可感染猪,而猪可作为AIV感染人的中间宿主。低致病力毒株有可能重排成高致病力毒株。研究显示,1957年(H2N2)和

1968 年(H3N2)引起人类流行的流感病毒均是通过人和禽流感病毒重排而形成的新亚型。而引起人 H5N1 的禽流感 AIV 与引起 1918 年流感的高致病性病毒相似,是一种完全适应人类的禽流感病毒,并未发现其在中间宿主与感染人类的过程中发生流感病毒的基因重排,由此说明 AIV 不经重排可以直接感染人类。

二、致病性

1933 年等首次从人分离到甲型流感病毒,乙型和丙型流感病毒分别于 1940 年和 1947 年被发现。甲型流感病毒的宿主范围广泛,除可感染人引发世界性流感大流行外,还可感染其他种属的动物,如禽类、马、猪和海豹等,在动物中广泛存在而导致动物流感流行并可造成大量动物死亡,危害程度最大。其中猪的感染在流行病学传播中最有价值。乙型和丙型则主要感染人,一般呈小型流行或散发,危害程度较小。

流行性感冒病毒引起的流行性感冒(简称流感)为急性呼吸道传染病,具有突然暴发、迅速蔓延、波及面广的特点。传染源为流感患者和隐性感染者。人类流感的传播方式包括吸入传染性飞沫、直接接触或有可能通过(污染物)间接接触,将病毒自我接种到上呼吸道或结膜的黏膜上。由于流感病毒抗原性变异较快,所以人类无法获得持久的免疫力,人群普遍易感,多发于青少年。病毒侵入呼吸道上皮细胞,几小时内开始复制,产生大量病毒。病毒复制通常局限于呼吸道上皮细胞,一般不发生病毒血症。成人从症状出现前 24 小时到 7 天具有传染性。儿童携带病毒时间更长,传染期>10 天,严重免疫缺陷者可携带病毒几周甚至几个月。发病 2 周后血中出现 H 和 N 抗体,包括 IgM、IgA 和 IgG,4~7 周滴度达到高峰后缓慢下降,几年后仍可检测到。流感一般预后良好,常于短期内自愈。个别患者可并发副鼻窦炎、中耳炎、喉炎、支气管炎、肺炎等。死者大多为婴幼儿、老年人和合并有慢性基础疾病者。

本病除散发外,易发生暴发、流行、大流行甚至世界性大流行。流感流行具有一定季节性。我国北方每年流感活动高峰一般均发生在当年 11 月底至次年的 2 月底,而南方除冬季活动高峰外,还有一个活动高峰(5~8 月份)。然而,流感大流行可发生在任何季节,传播迅速,流行范围大,患病率高,病死率高,无显著年龄差别。

流感在人类历史上已存在很长时间,早在 1580 年就有了全球性流感流行的记录。在 20 世纪共有 4 次流感暴发,即 1918—1920 年的西班牙流感(H1N1)、1957 年的亚洲流感(H2N2)、1968 年的我国香港地区流感(H3N2)和 1977 年的俄罗斯流感(H1N1 再次暴发)。

三、实验室检查

流行病学资料是诊断流感的主要依据之一,并结合典型临床表现可做出临床诊断。但在流行初期、散发或轻型的病例诊断比较困难,确诊需依据实验室检查。

(一)标本采集

标本的采集时间非常重要,发病 4 天内采集的呼吸道标本阳性率最高。对儿童发病 5 天采集的标本进行检测仍然有效。可采集各种类型呼吸道标本,包括鼻拭子、鼻咽拭子、鼻咽抽提物、鼻洗液和口腔含漱液等。鼻洗液和鼻咽抽提物比鼻、咽拭子更敏感。气管插入患者可采集气管吸出物和支气管灌洗液。标本放入无菌容器内,即刻密闭送检,要防止干燥和降解。同时采集间隔 2~3 周的急性期和恢复期双份血液标本用于血清学检测。

（二）病毒分离及鉴定

病毒培养不仅可用于病毒鉴定，还可进一步用于抗原和基因特性、药物敏感性试验和疫苗制备。MDCK 细胞是流感病毒培养常用细胞。为了避免病毒失活，需要将标本快速送至实验室。病毒感染导致的细胞病变效应是非特异性的。IFV 的确认试验可以在细胞培养 12～24 小时后，利用免疫荧光（immunofluorescence，IF）进行特异性单克隆抗体检测。血凝素（HA）试验和细胞培养上清液血凝素抑制（HI）试验或 RT-PCR 进行抗原分析确认 IFV 亚型。传统的培养方法费时，一般需要 2～10 天，常规流感诊断一般不使用此方法。

病毒分离是人流感确诊的金标准。但是病毒分离的实验条件要求较高，加之其有高致病性的危险，对毒株的检测及管理上要严格考虑生物安全措施。IFV 分离最好在生物安全 3 级或 3 级以上的国家指定实验室进行。

（三）病毒特异性抗原检测

采用 IF 或酶免疫法（EIA）直接检测 IFV 特异性抗原，这些试验可检测 IFVA 和 B 或可区分类型（流感 A 或 B），而不能区分人甲型 IFV 亚型或禽流感亚型。IF 通过直接结合荧光染料的特异性抗体（直接免疫荧光法）或通过连接荧光染料的抗抗体（间接免疫荧光法）进行检测，可观察到特异性细胞内荧光。直接 IF 检测速度快，但不如间接 IF 敏感。试验中确保足够的呼吸道上皮细胞量非常重要，最好在发病早期采集标本。

（四）流感快速诊断试验

大多数为抗原检测，可在 30 分钟内获得结果，操作简便，不需专业人员，可在床旁进行，但成本昂贵。其敏感性低于直接 IF、病毒分离和 RT-PCR。实验特异性高，有假阴性可能，只能作为辅助检测，不能作为确诊或排除的依据。

（五）病毒核酸检测

RT-PCR 不仅具有很高敏感性，而且可用于区分亚型。根据已知甲型 IFV 亚型 H 和 N 序列设计引物，特异性扩增某一种亚型 RNA。如需要了解基因突变情况，可对 DNA 产物进行序列分析。分子生物学检测在人员、设施、试剂等技术上要求较高，一般认为同一患者采取不同部位标本（例如呼吸道及粪便）、同一患者不同时间的两份标本或同一份标本在两个不同实验室检测（最好其中之一为参考实验室）结果一致，临床结果才更为可靠。阳性结果可认为有确诊价值。为防止标本中 RNA 降解，采集标本后应尽快送检。RT-PCR 只能在有专业设备和专业人员的实验室进行，检测速度快，可同时检测大量标本。

（六）抗体检测

检测血清（或其他体液）中 IFV 特异性抗体，既可检测总抗体，也可检测特异性 IgG、IgA 或 IgM 抗体。HI 和补体结合（CF）耗时费力，难以标准化，但试剂价廉，可广泛应用。HI 比 CF 敏感，而且对于区分 HA 亚型更特异。EIA 比 HI 或 CF 敏感，其中 IgG 和 IgA 检测比 IgM 敏感，但不能显示近期感染。

四、结果解释及应用

病毒性疾病实验室的主要检测技术可分为以下两个方面：一方面直接检测病毒，如病毒分离及鉴定、病毒特异性抗原和病毒核酸检测；另一方面间接检测病毒诱导的机体免疫应答，目前主要是特异性抗体检测，尚无特异的细胞免疫反应检测方法。直接检测病毒是活动性感染的直接依据，定量检测参数有助于评价感染和疾病过程以及疗效。而抗体检测不太适合于急性感染早期以及病程和疗效的随访。

如果考虑早期采取抗病毒药物的治疗措施,可采用快速诊断实验。在医院感染控制中,流感早期诊断也可减少患者之间或健康工作人员与高危患者之间的感染传播等。

血清学检查对急性感染诊断价值较小,一般只能在发病2～3周后甚至更长时间才会有抗体出现,可用于近期感染患者诊断或者检测流感疫苗反应,抗体检测对于未曾患过流感的儿科患者价值更大。疾病急性期(发病后7天内采集)和恢复期(间隔2～3周采集)双份血清标本,后者抗体滴度与前者相比有4倍或以上升高,有助于确诊和回顾性诊断。仅有单次血清结果、从无到有的转变或2次同一水平抗体出现,只能证明感染,不能证明发病过程的存在。

要综合考虑敏感性、特异性、周转时间、重复性、易于操作和成本等方面的因素,从而决定选择何种试验进行检测。一般来说,直接检测技术如RT-PCR或免疫荧光法(IF)能够快速进行检测,比血清学和病毒分离敏感。血清学比RT-PCR成本低,但需要急性期和恢复期血清标本。感染的早期特异性诊断最好通过直接检测病毒获得,特别是呼吸道疾病。直接取患者呼吸道标本或肺标本,或者是将采集的标本接种到MDCK细胞培养过夜增殖后进行检测。和直接检测标本相比,病毒培养放大了病毒量,提高了敏感性。IFV检测可以多种方法联合使用,提高了敏感性和特异性。

(荆 燕)

第二节 腺病毒检验

一、病原学

腺病毒(adenoviruses,ADV)是1953年由罗等人最先发现的,随后希勒曼和沃纳等从患者呼吸道分泌液中分离到同样的病毒。1956年,国际病毒命名委员会根据恩德斯等人的建议将这类病毒命名为ADV。

腺病毒呈无囊膜的球形结构,其病毒粒子在感染的细胞核内常呈晶格状排列,每个病毒颗粒包含一个36 kb的线性双链DNA,两端各有一个100～600 bp的反向末端重复序列(inverted terminal repeat,ITR)。ITR的内侧为病毒包装信号,是病毒包装所需要的顺式作用元件。基因组包含早期表达的与ADV复制相关的$E1～E4$基因和晚期表达的与ADV颗粒组装相关的$L1～L5$基因。

线状双股DNA与核心蛋白形成直径为60～65 nm的髓芯,被包裹于衣壳内。衣壳呈二十面体对称,由252个直径为8～10 nm的壳粒组成,壳粒排列在三角形的面上,每边6个,其中240个为六邻体(非顶点壳粒),另12个为五邻体基底(顶点壳粒)。六邻体上的表位是诊断不同血清型的标准,它包括哺乳动物ADV属的抗原成分,是病毒体对免疫选择压力最敏感的部位。

ADV是无包膜病毒,在低pH环境下可稳定存在,有很强的耐物理和化学试剂的能力。ADV可耐受胃肠分泌物及胆汁,因此ADV可在胃肠内复制,并导致相应的临床症状。

二、致病性

ADV可通过人、水、媒介物和器械传播。室温条件下,ADV在污物中存在周期可达3周。

ADV 在儿童和军营人员中易发生感染和大规模流行,大多数婴幼儿在出生后的 5 年内至少感染过 1 种 ADV 毒株。在过去的几年中,ADV 作为主要的病原体在免疫功能低下的宿主如艾滋病患者、免疫遗传缺陷的患者、实体器官和造血干细胞移植受者中,引起高发病率和病死率,其感染的主要流行株为 ADV-7 型。ADV 感染无明显的季节性,但冬春季相对较多。在这些患者体内常会出现细菌、真菌等微生物共感染的情况。艾滋病患者感染 ADV 会产生肺炎、肝炎、脑膜软化、肾炎、胃肠炎等并发症。

5%～10% 的儿童和 1%～7% 成人呼吸道感染是 ADV 感染,主要症状有发热、咽喉炎、扁桃体炎、咳嗽、咽痛,大多病例还会伴随胃肠道症状。免疫功能正常的患者,ADV 感染为自限性,2 周内症状缓解或消失,且会诱导机体产生特异性免疫。

ADV 感染可致胃肠道症状(尤其是婴幼儿),在病毒性胃肠炎中 ADV 检出率为 0.8%～14.0%。70% ADV 性胃肠炎由 ADV-40 和 41 型引起,其他血清型如 ADV-1、2、3 型等亦可引起腹泻。ADV 胃肠炎广泛分布于世界各地,小儿发病情况仅次于轮状病毒,发病年龄以 0～2 岁为多,全年散发,夏季及冬末略多,潜伏期为 10 天左右。

ADV 感染也可引起尿路感染,尤其是接受造血干细胞移植和实质器官移植的患者。典型症状包括排尿困难、血尿、出血性膀胱炎和肾移植后功能不全。

在 ADV 持续感染过程中,其通过感染树突状细胞(dendritic cells,DC)产生早期和晚期抗原来改变细胞表面标志,同时可通过感染单核细胞来抑制其分化为 DC,从而逃避 T 细胞的识别。在急性 ADV 感染恢复过程中,T 细胞介导的细胞免疫是很重要的,T 细胞功能低下的患者感染 ADV 的概率非常高。研究显示,TNF-α、IL-6、IFN-γ 在致命的 ADV 感染的儿童血清中含量高,而在轻度 ADV 感染者体内存在水平很低。体液免疫在 ADV 感染的免疫应答中亦起重要作用,有 ADV 血症的 HSCT(造血干细胞移植)接受者在免疫应答清除病毒的过程中会产生高水平的血清特异性抗体。

ADV 主要通过破坏细胞骨架中的中间丝结构释放其子代病毒颗粒,在病毒感染的末期,病毒水解细胞骨架蛋白 K18,使之不能聚合并形成中间丝结构,由此导致被感染细胞裂解,释放病毒。

由于 ADV 的变异,2006 年和 2007 年分别在北京和美国的 14 个州暴发了小范围的 ADV 流行,其中北京分离株 3、7 和 11 型 ADV 与 GenBank 中其他序列比较虽然有着较高的同源性,但是都有一定的核苷酸和氨基酸的变异,变异多发生在抗原决定簇密集的 HVR_1 区和 HVR_7 区。

三、实验室检查

(一)标本采集与处理

在患者发病 1～2 天的急性期采集标本,根据症状可采集鼻咽洗液、鼻咽拭子、眼结膜拭子、粪便、肛拭子、尿道或宫颈拭子、脱落细胞刮片、脑积液和血清等标本。由于病毒对热不稳定,收集的标本通常应放在低温环境以防病毒失活。盛放标本的容器及保护剂应当是灭菌且无核酸的,以防止污染。标本在 4 ℃条件下进行运送,实验室收到标本后应立即处理,暂时无法处理的标本,应将初步处理后放 −20 ℃或 −70 ℃冰箱贮藏。

(二)病毒分离与培养

常用 A549、Hep-2 和 Hela 细胞来培养临床标本中的 ADV。除血清型 40 和 41 外,其他 ADV 血清型在人上皮细胞系上生长良好,细胞感染后会出现细胞圆缩和核内包涵体聚集成串等病变现象,其病变在 2～7 天可见,并可持续到 28 天。尽管细胞培养仍然是金标准,但对临床标本仍是不敏感,且比较慢,易受细菌和真菌的污染。

(三)电子显微镜

电子显微镜鉴别主要在科研机构使用,可依据粪便中存在的病毒颗粒(10^6～10^8/mL)诊断急性胃肠炎。

(四)组织病理学

依据肺的组织病理学特征可对 ADV 引起的肺炎加以鉴别。肺的组织病理学特征包括弥散性肺炎、支气管上皮细胞的坏死、单核细胞浸润的毛细支气管炎和透明膜的形成等,通过原位杂交、免疫组化和 PCR 可进一步进行病原学鉴定。

(五)抗原检测

常用来直接检测 ADV 在呼吸道和胃肠道的感染,较快速且灵敏度较高。常用免疫荧光和酶免疫分析,与细胞培养相比,免疫荧光所测 ADV 的灵敏性能提高 40%～60%。其他直接测定抗原的方法包括免疫层析法和乳胶凝集法。研究证实,与细胞培养检测方法相比,使用免疫层析试剂盒所测定的灵敏度可达 90%。

(六)分子生物学

分子生物学技术用来检测 ADV 基因组,方法敏感,当患者体内病毒载量较低或需要快速的检验结果时更为适用。最近几年分子生物学的方法在临床运用越来越多,常选择与六邻体基因、纤突基因或病毒相关的 RNA Ⅰ 和 Ⅱ 作为 PCR 引物,PCR 方法包括常规的 PCR、real time-PCR。常规的 PCR 是一种定性分析的方法,需要 1～2 天的时间,而 real time-PCR 可以在数小时内定量分析出结果。扩增后也可以进行序列测定。德国的 Madischiw 等结合了普通 PCR 或者定量 PCR 与测序技术,发明了一种两步诊断法。测序是对核酸序列最全面、直观的反映。

四、结果解释及应用

细胞培养和电子显微镜分析由于费时费力,实验条件要求高,故较少在临床应用,而病理分析由于敏感性较低和对患者损伤较大临床也较少采用。抗原检测和病毒核酸检测一般用于急性期的感染诊断,这时病毒暴发式增长,检测抗原有助于临床确诊。

分子检测多用于疾病早期或 ADV 的分型诊断,在疾病早期由于病毒载量较低,尚未引起免疫系统产生特异性抗体,血清学诊断意义不大,而分子检测可以针对非血标本,有效检出早期感染并对病毒进行明确分型,为临床治疗提供明确依据。

(荆　燕)

第三节　轮状病毒检验

一、病原学

轮状病毒(human rotavirus,IIRV)属于呼肠孤病毒科轮状病毒属,呈球形,双链 RNA 病毒,约 18 kb,由 11 个节段组成,外有双层衣壳,每层衣壳呈二十面体对称。内层壳粒呈放射状排列,与薄而光滑的外层衣壳形成轮状,故名轮状病毒。完整病毒大小为 70～75 nm,无外衣壳的粗糙型颗粒为 50～60 nm。具双层衣壳的病毒有传染性。每个节段含有一个开放读码框(ORF),分别编码 6 个结构蛋白(VP1～VP4、VP6、VP7)和 5 个非结构蛋白(NSP1～NSP5)。根据 VP6 组特异性,将 RV 分为 A～G 共 7 个组,根据 VP6 亚组特异性,又将 A 组分为 Ⅰ、Ⅱ、(Ⅰ+Ⅱ)、(非Ⅰ非Ⅱ)等 4 个亚组。A 组最常见,是引起婴幼儿腹泻的最主要原因,轮状病毒疫苗也是根据 A 组设计。以 VP4 的抗原性将 A 组 RV 分为 21 个 P 血清型(P1～P21,常见的有 P1A、P1B、P2、P3、P4 等)。VP7 为糖蛋白,是中和抗原,具特异性,以其抗原性将 A 组分为 14 个 G 血清型(G1～G14)。

目前把具有共同群抗原的轮状病毒归为 A 组轮状病毒,而其他不具有这种群抗原的轮状病毒称为非 A 组轮状病毒。我国发现的成人腹泻轮状病毒属 B 组,但是 1988－1989 年从腹泻患者中又发现 C 组轮状病毒,该组病毒仅在少数国家发生过几例。目前引起世界流行的轮状病毒主要是 A 组轮状病毒,B 组仅在我国有报道。

轮状病毒对理化因子的作用有较强的抵抗力。病毒经乙醚、氯仿、反复冻融、超声、37 ℃ 1 小时或室温(25 ℃)24 小时等处理,仍具有感染性。该病毒耐酸、碱,在 pH 为 3.5～10.0 的环境中都具有感染性。95% 的乙醇是最有效的病毒灭活剂,56 ℃加热 30 分钟也可灭活病毒。

二、致病性

轮状病毒胃肠炎是一种全球性疾病,发病具有季节性。几乎每个儿童在 5 岁前都感染过 HRV。在发展中国家和发达国家,轮状病毒感染都是一个重要的健康和公共卫生问题。

轮状病毒属是婴幼儿腹泻的主要病原,全世界因急性胃肠炎而住院的儿童中,有 40%～ 50% 为轮状病毒感染所引起。全球每年因轮状病毒感染而死亡的儿童超过 50 万,约占所有 5 岁以下儿童死亡数的 5%。1973 年研究者通过电镜检查描述 HRV 病毒,1983 年我国病毒专家洪涛等发现了成人腹泻轮状病毒(adult diarrhea rotavirus,ADRV)。

轮状病毒胃肠炎患者是重要的传染源,主要经粪-口途径传播。潜伏期为 1～7 天,一般在 48 小时以内。人轮状病毒侵入人体后在小肠(特别是十二指肠和上段空肠)绒毛上皮细胞中复制,并随粪便大量排出。一般于发病后 8 小时内可从粪便中查出 HRV,但以发病后第 3 天或第 4 天排出 HRV 量最大,患儿排出 HRV 可持续 12 天以上。

人对 HRV 普遍易感。6 个月以内婴儿由于母传抗体的保护作用,发病较少。以后通过隐性感染或发病,抗体维持在一定水平。HRV 感染后引起肠道局部和血清抗体反应,轮状病毒两个亚组间无交叉保护作用。

三、实验室检查

(一)标本采集处理

采集发病早期 5 天内的腹泻粪便,水样便可用吸管吸至塑料或玻璃容器内,密封后送实验室。称取粪便加 9 倍量 PBS 制成 10% 的悬液,3 000 r/min 离心 10 分钟后取上清冻存。

(二)电镜或免疫电镜检查

取便提取液超速离心,取沉渣经磷钨酸染色电镜观察,或进行免疫电镜观察,由于病毒颗粒聚集而易被检出。电镜下常见病毒颗粒,大小为 60～80 nm,有双层壳,核心呈放射状,类似车轮排列,此为完整病毒颗粒,也可见空心的或不完整病毒颗粒。

呼肠孤病毒和轮状病毒的形态相似,电镜下需加以区别:轮状病毒内衣壳的壳粒为棍棒状,向外呈辐射状排列,构成内衣壳,外周为一层由光滑薄膜构成的外衣壳,故而病毒表面光滑;相反,呼肠孤病毒内衣壳的壳粒接近球形或呈短棱柱状,外衣壳的壳粒清楚可见,故整个病毒的表面呈粗糙颗粒状。轮状病毒的核心较小,直径为 37～40 nm,而呼肠孤病毒的核心较大,直径为 40～45 nm。

(三)病毒分离培养

用原代猴肾细胞和传代非洲绿猴肾(MA104)分离病毒的粪便标本,用胰酶预处理(10 μg/mL)并在培养液中也加入胰酶(0.5～1.0 μg/mL),有利于病毒生长。37 ℃旋转培养。一般无细胞病变(CPE),当经过几代培养后也可出现 CPE。

(四)抗原检测

常用 ELISA 双抗夹心法,用组特异性单抗和亚组血清型特异性单抗配合使用,可检出 A 组轮状病毒,并判定亚组和血清型。ELISA 法有大约 5% 的假阳性,系粪便中类风湿因子所致,此假阳性可用阻断试验加以克服。也可选用乳胶凝集试验,以组特异性抗体吸附乳胶颗粒,加粪便抽取液进行反应。具有较好特异性,但不及 ELISA 法敏感,必须在粪便中含有大量病毒颗粒(10^7/g 以上)时,乳胶凝集试验才出现阳性结果。

(五)抗体检测

在急性期可从十二指肠分泌液中查出 IgM 和 IgG,6～12 个月消失。感染后第 4 天至 6 个月,可从感染的人粪便中查出 IgA 抗体。在原发感染的急性期早期出现血清 IgM 抗体,5 周内消失。血清 IgA 抗体在感染后第 1 周出现,2 周达高峰,持续 4 个月。血清 IgG 抗体在感染后 1～4 周缓慢上升,以 30～45 天滴度最高,维持 12～15 个月。血清中和抗体在感染后 2 周内出现,有型的特异性。感染后 2 周血清补体结合抗体达高峰,一年内下降。

(六)病毒 RNA 检测

将标本或感染的培养物冻融处理后,经差速离心、蔗糖密度梯度离心制备病毒样品后,从轮状病毒中提取 RNA 进行聚丙烯酰胺凝胶电泳(polyacryamide gel electropHoresis,PAGE)后银染,根据病毒 RNA 节段的数目及电泳图式即可作出判断。可用于直接检测 HRV 感染,并同时能鉴定出病毒基因组,是研究 HRV 分类学和流行病学的最常见方法。

(七)核酸杂交及 PCR 技术

核酸杂交一般用地高辛等标记组特异性探针(VP6 基因)或型特异性探针(VP4 或 VP 基因型特异性序列)检测 HRV-RNA。PCR 技术既可以用于诊断,又可用于分型。由于扩增 RV 的 RNA 基因片段首先需将特异片段反转录成 cDNA,但由于粪便中存在某些抑制反转录的物质,使该法的灵敏度受到一定影响。

(八)快速检测

HRV 诊断试剂盒(胶体金法)、HRV 快速一步检测卡用于体外快速检测人粪便中 HRV 抗原定性检测方法,以电子显微镜检测为参考,HRV 检测卡准确度为 94.4%、特异性达 95.8%。

四、结果解释及应用

对于 HRV 感染的诊断,除临床表现和季节分布特点外,实验室诊断是主要的。由于人和动物的 HRV 感染极为普遍,而动物的临床发病及其血清中的抗体效价又无明显的线性平行关系,因此,抗体测定在 HRV 感染的现症诊断上的价值不大,只能说明感染率。即使应用双份血清亦然。因为血清中 IgM 的含量与感染的关系比较密切,IgM 测定可能具有较大的现症诊断意义。

HRV 的人工培养是相当困难的,至今没有一株 HRV 能有效地在任何细胞或器官培养系统中繁殖,仅少数毒株已培养出,如人 HRV-Wa(血清型 I 代表株),II 亚组病毒能在猴肾原代细胞上生长。RV 敏感细胞是小肠黏膜上皮细胞,但此类高度分化细胞的培养十分困难。故临床实验室很少应用。

电镜法可根据其特殊形态快速作出诊断,然而此法受设备和操作人员所限,不适于大规模样品检测。PAGE 法特异性强,根据 HRV-RNA 基因组 11 个片段的电泳图谱,可以肯定阳性结果。此法实验设备和方法较简单,可检测大量标本,但应尽量避免标本中的 RNA 酶和材料的污染以及标本反复冻化和保存不当可导致标本中 RNA 降解,造成阴性结果。ELISA 法敏感性高,实验设备和方法简单,甚至肉眼也可判定结果,适用于大规模样品调查。此法易受实验条件误差和凹孔板质量的影响而不稳定。上述三法的敏感性近似,均可作为检测 HRV 的常规方法。三种方法各有特点,实验室可根据条件和实验目的选择使用。酶免疫试验最近已用于检测 B 组 HRV 感染。HRV 感染的血清学证据可用补体结合试验、ELISA 或免疫荧光试验、免疫黏附血凝试验、血凝抑制试验等进行检测。此外,核酸电泳和核酸杂交已逐渐成为常规技术,在诊断、鉴别诊断及分子流行病学研究中发挥重要作用。

(荆　燕)

第四节　肝炎病毒检验

一、甲型肝炎病毒

(一)生物学特性

甲型肝炎病毒(HAV)呈二十面体,病毒颗粒形成五聚物前体,十二个五聚物前体再以浓度依赖方式聚合成空衣壳。氯化铯浮力密度为 1.32~1.35 g/cm³,沉降系数 156S。

HAV 的抵抗力较其他小 RNA 病毒强,耐热、耐酸、耐碱。60 ℃加热 10~12 小时后仍具有感染性,70 ℃加热 4 分钟可以灭活,85 ℃加热立即灭活。在 pH 2~10 能稳定存在,但当 pH 大于 10 时,病毒可被灭活。该病毒对乙醚、氯仿具有抵抗力,氯铵 T、过氧乙酸不能使其灭活,而浓度 1 mg/L 次氯酸 30 分钟可以灭活病毒。此外,次氯酸钠、碘和高锰酸钾可以去除 HAV 的传染性。

目前世界上分离的 HAV 均为一个血清型,与肠道病毒特异性单克隆抗体或 cDNA 探针不发生反应,这对病毒抗原检测十分有利。人 HAV 毒株分为四个基因型(I、II、III、VII),类人猿属于另外三种基因型(IV、V 和 VI)。人中和性多克隆抗体与类人猿株存在交叉反应,所以认为来源于血清型(人)株的灭活疫苗或减毒疫苗具有保护和抵抗所有的人、猿 HAV 毒株的感染。

自然条件下,甲型肝炎病毒主要宿主为人类、黑猩猩、鹰面猴、短尾猴及南美绒猴等灵长类动物,灵长类动物感染 HAV 的自然反应过程与人类相似,临床表现较轻,病毒及其抗原通常可以在血清、肝、胆囊及粪便中检出。

(二)致病性

HAV 主要通过粪-口传播,传染源多为患者,HAV 随患者粪便排出体外,污染水源、食物、海产品(如牡蛎、毛蚶等),可造成散发或大流行。甲肝的潜伏期为 15～50 天,平均 28 天。病毒在患者血清转氨酶升高前 5～6 天就存在于患者的血液和粪便中。粪便排毒可持续 2～3 周,随着血清中特异性抗体的产生,血清和粪便的传染性逐渐消失。典型的甲型肝炎常有明显的黄疸前期、黄疸期及恢复期,甲型肝炎预后良好,不转成慢性肝炎,急性重型肝炎少见。IgM 在感染急性期和恢复早期出现,IgG 在恢复后期出现,并可维持多年,且对同型病毒再感染有免疫力。

(三)微生物学检测

1.标本的采集、处理和保存

采用标准的血清分离和储存方法能够保证 HAV-IgM、HAV 总抗体检测的准确性。4 ℃保存 3 周,抗体滴度可保持稳定。须在症状出现前 2 周至症状出现后数天采集粪便标本。在少数情况下,特别是在婴儿,粪便排毒时间可能延长。粪便标本可用含 0.02％叠氮钠的磷酸盐缓冲液配制成 20％的匀浆。肝活检标本可用于免疫荧光或电镜检测 HAV 抗原或者病毒颗粒,也可收集唾液或胆汁用于检测病毒抗体。

2.标本直接检测

(1)电镜检测病毒颗粒:应用电镜直接检测病毒在临床上并不实用,因为粪便标本中的病毒浓度极低,且容易被其他颗粒性物质掩盖而干扰电镜的观察。采用琼脂糖浓缩病毒法、聚乙二醇沉淀法和超速离心浓缩法可提高标本中的病毒浓度,从而提高病毒的检出率。一般认为,标本液中达到每毫升 10^7 个病毒颗粒时,电镜检查最为合适。

免疫电镜技术(IEM)利用特异性抗体与病毒颗粒表面抗原结合,通过标记的抗体或形成病毒-抗体免疫聚集物,从而区分病毒成分与形态上相似的颗粒。免疫电镜的敏感性为每毫升 10^5～10^6 个病毒颗粒,因而成为鉴定 HAV 的首选方法。

(2)抗原检测:最早使用的是放射免疫技术(RIA),由于放射免疫技术需要特殊的设备以及有核素的污染等问题,现基本上已被酶联免疫技术所取代。采用硝基纤维素膜(NC)作为非特异性抗原捕获的高效固相载体,即 NC-ELISA 法,可以提高 HAV 抗原的检测水平,能检测 1 ng 的 HAV 蛋白,相当于 $1.5×10^4$ 个病毒颗粒。此外,可以应用免疫荧光法测定组织培养细胞中的 HAV 抗原,能对组织细胞中的抗原进行鉴定和定位。

(3)检测核酸:①核酸杂交,核酸杂交方法检测 HAV RNA 比 RIA 或 ELISA 检测 HAV 抗原的敏感性高出 4～10 倍。HAV 特异性单股 RNA 探针的点杂交技术已经用于检测环境中的HAV;②RT-PCR,通过对扩增后的 PCR 产物进行分析后发现,来自不同地方的分离株在 RNA序列上存在 15％～25％的差异,而将各分离株分为 7 个基因亚型。

3.抗体检测

(1)HAV-IgM 的检测:HAV-IgM 的检测是目前急性甲型肝炎最为常用和可靠的血清学诊断方法。目前临床上较常用的是捕获法,该法可以消除血清中 IgG 的干扰,敏感性和特异性均较高。

(2)HAV 总抗体的测定:所测定的免疫球蛋白包括 IgM、IgG 和 IgA。HAV 总抗体在急性期为阳性并持续呈阳性,若 HAV-IgM 阴性而 HAV 总抗体阳性表明既往有 HAV 感染,并获得免疫力。在新近接受输血患者、新生儿(6 个月以内)以及频繁使用免疫球蛋白者体内都有可能出现 HAV 总抗体阳性。采集患者早期和恢复期的血清,采用 ELISA 或其他方法检测双份血清中 HAV-IgG 或总抗体,如果特异性抗体的效价有明显升高,也表明近期感染。

二、乙型肝炎病毒

乙型肝炎病毒(HBV)是引起人类乙型肝炎的病原体,属嗜肝病毒科,正嗜肝病毒属。

(一)生物学特性

电镜检测感染 HBV 的人血清,可观察到三种不同的病毒形态。

(1)球形颗粒

球形颗粒为非传染性颗粒,直径为 17～25 nm,由 S 区编码包膜蛋白,即乙型肝炎病毒表面抗原(HBsAg)组装而成,在血清中含量最多,在某些血清中可达到 10^{13}/mL。

(2)管状或丝状颗粒

管状或丝状颗粒长度差异较大,但直径与球形颗粒相近,主要由 HBsAg 组成,但也有少部分带有前 S2 及极少前 S1 抗原。

(3)Dane 颗粒

Dane 颗粒是 HBV 的完整形态,具有双层衣壳,直径为 40～48 nm,是由 David Dane 于1970 年首先发现。其外衣壳相当于包膜,由脂质双层和蛋白质组成,约为 7 nm,HBsAg 镶嵌在脂质双层中,核衣壳是一个直径为 25～27 nm 的高电子密度的核心,含有核心抗原(HBcAg),部分双链 DNA 以及 DNA 聚合酶。患者血清中含量为 10^4～10^9/mL。

完整的病毒颗粒在 CsCl 中的密度为 1.22 g/cm³,球形颗粒为 1.18 g/cm³。HBV 对理化因素有较强的抵抗力,病毒在 30～32 ℃可存活 6 个月以上,-20 ℃可存活 15 年。在煮沸大于2 分钟、121 ℃高压 20 分钟或 160 ℃干热 1 小时可以破坏病毒的感染性。0.25%的次氯酸钠作用3 分钟可以破坏 HBsAg 的抗原性和感染性。但是 HBV 的感染性并不一定和其抗原性相一致,在乙醇、酸(pH 2.4 至少 6 小时)和加热(98 ℃ 1 分钟或 60 ℃ 10 小时)作用后,病毒的感染性被破坏而免疫原性和免疫反应性仍然完好。

HBV 有 10 种主要的血清型。我国汉族则以 adr 为主,而少数民族则多为 ayw 型。HBV 亚型在感染后不发生改变,因此进行亚型测定有助于追踪传染源。

HBV 感染宿主具有明显的种属特异性,人 HBV 的易感宿主只局限于人、黑猩猩及恒河猴等高级灵长类动物。以黑猩猩建立的动物模型在研究病毒的灭活、疫苗的安全性和有效性、免疫病理及血清流行病学方面起了重要的作用。目前人们已经初步建立了人原代肝细胞和肝癌细胞以及 HBV 转染细胞系的体外细胞模型。

(二)致病性

HBV 是引起慢性肝炎、肝硬化和肝癌的主要原因,其在全世界广泛流行。据 WHO 预测全世界约有 20 亿人口曾经感染过乙肝,2000 年调查显示全世界共有 3.5 亿乙肝病毒携带者,以亚洲和非洲人占绝大部分。

HBV 通过破损的皮肤和黏膜侵入机体,传染源是 HBV 的携带者和乙型肝炎患者的血液、唾液、精液和阴道分泌物。HBV 的传播途径大致可分为血液、血制品、性及母婴传播。HBV 感染的潜伏期较长,大多数为 6～16 周。80%～90%的人感染 HBV 后不出现临床症状。少数感染者首先出现 HBsAg 抗原血症,然后出现急性肝炎的临床症状。大部分的感染者 6 个月内清除病毒,但有 5%～10%的感染者成为持续感染者或慢性肝炎。有部分 HBV 持续感染者可发展为原发性肝癌。

(三)微生物学检测

1.标本的采集、处理和保存

对于乙肝患者,临床上常采集血液标本。HBV的血清标志物稳定性好,一般无需特殊处理。如果测定在5天内进行,应于24小时内分离血清或血浆,存放于2～8℃。如果测定要在5天后进行,则分离的血清或血浆必须冻存。肝素化或者溶血的标本有时会引起酶免疫反应(EIA)假阳性反应,应予避免。

用作核酸分析的标本,应在6小时内处理,在24小时内检测,否则应存放于－70℃。血清更适合PCR试验,但枸橼酸盐或EDTA抗凝血浆同样适用。肝素抗凝血浆不适合用作PCR测定,因为肝素会和DNA结合,干扰Tag聚合酶作用,抑制逆转录反应,导致PCR假阴性。当只有肝素抗凝标本时,可用肝素酶对标本进行处理(每微克DNA加入1～3U肝素酶I,在5 mmol/L Tris pH 7.5和1 mmol/L $CaCl_2$中25℃作用2小时),可以保持样本能够成功地进行PCR扩增。

经过处理的标本或者未分离血清的标本,如果能在24小时内送达,则可在室温下运送,但在干冰下更好。HBV具有高度的感染性,在标本的采集、处理和运送时务必加以充分防护。

2.血清标志物的检测

临床实验室目前主要依靠血清学的方法检测HBV血清学标志物,包括HBsAg和抗HBs、HBeAg和抗HBe以及抗HBc,即俗称"两对半",诊断HBV感染。血清学方法以RIA和ELISA最为敏感,由于RIA存在核素污染问题,目前ELISA更为常用(表17-1)。

表17-1 HBV血清标志物的检测原理

血清学方法	检测原理(RIA或EIA)	支持系统类型	吸附的试剂	标记或结合
HBsAg	夹心法	小珠,微孔	抗HBs	抗HBs
HBeAg	夹心法	小珠,微孔	抗HBe	抗HBe
抗HBe	夹心法	小珠,微孔	HBsAg	HBsAg
HBc-IgM	夹心法(改良)	小珠,微孔	抗IgM	抗HBc
抗HBc	竞争结合法	小珠,微孔	HBcAg	抗HBc
抗HBe	竞争结合法	小珠,微孔	抗HBe	抗HBe

3.前S1抗原检测

目前主要采用ELISA方法检测前S1抗原。前S1抗原是HBV-DNA S区的 *Pre*-S1基因编码产物,具有高度的免疫原性和特异性,前S1抗原不仅是HBV感染的标志,还是HBV复制的标志,在HBV感染、复制的早期即可检出。在部分发生Pre-C区变异导致HBeAg阴性的血清仍可检出前S1抗原,其检出灵敏度高于HBeAg,且比HBeAg更敏感地反映HBV复制。前S1抗原可用于献血员的常规筛选检测,以减少输血后肝炎的发生。

4.核酸检测

血清中存在HBV-DNA是诊断HBV感染的最直接证据,可采用核酸杂交法或PCR法定性或定量检测。

斑点印迹杂交作为一种杂交技术可用于分析人血清和组织的HBV-DNA序列,可以在24小时内检测到0.1～1.0 pg的HBV-DNA。

采用PCR技术可以在HBsAg出现前2～4周检出HBV-DNA,可检测出低至每毫升10个

HBV-DNA 血清。目前临床上较常见的方法是实时定量 PCR。PCR 检测不仅可诊断 HBsAg 阴性的 HBV 感染,对于 HBV 感染者的传染性判断、研究 HBV 基因变异以及抗病毒治疗疗效的评价等都具有重要意义。

5.基因型和变异检测

(1)HBV 基因型检测。HBV 的基因型可能与感染的慢性化及感染后病情的转归有一定的关系。根据 HBV 全基因序列差异≥8% 或 S 区基因序列差异≥4%,将 HBV 分为 A-H 8 个基因型。HBV 基因分型常用的方法:①基因型特异性引物 PCR 法;②限制性片段长度多态性分析法(RFLP);③线性探针反向杂交法;④PCR 微量板核酸杂交酶联免疫法;⑤基因序列测定法等。

(2)HBV 变异检测。HBV 的 P 基因区存在基因变异(如 YMDD、YIDD 及 YVDD 变异等)。某些药物治疗可促进变异产生,从而产生耐药性。HBV 耐药变异株常用检测方法:①HBV 聚合酶区基因序列分析法;②限制性片段长度多态性分析法;③荧光实时 PCR 法;④线性探针反向杂交法等。

6.病原体直接检测

免疫荧光、免疫组化和薄膜电子显微镜等方法虽然不适用于临床实验室常规开展,但已经被广泛应用于检测 HBV 相关抗原或病毒颗粒,HBcAg 存在于靶细胞核内和胞质中,目前的检测技术尚不能在血清中检出 HBcAg,而免疫组化等方法可在组织切片上检测到。

7.检测结果的分析

(1)血清中 HBsAg 的存在表明有急性或慢性乙肝或为无症状携带者。在典型的 HBV 感染中,HBsAg 在 ALT 水平发生异常的前 2～4 周和出现症状或黄疸的前 3～5 周即可检出,而 HBV-DNA 可在 HBsAg 出现之前检出。若 HBsAg 出现 6 个月以上则认为已向慢性乙肝转化。

(2)抗-HBs 是 HBV 感染后主要的保护性抗体,它的出现说明病毒基本清除,是乙肝痊愈的临床标志。检测结果分析(表 17-2)。

表 17-2　HBV 血清标志物的检测结果

血清标记物						
HBsAg	抗 HBs	抗 HBc	HBeAg	抗 HBe	解释	血液传染性
+	−	−	+	−	潜伏期或者急性乙肝早期(症状前期)	高
+	−	+	+	−	急性或慢性感染,以 HBc-IgM 鉴别	高
+	−	+	−	+	乙肝后期或者慢性感染	低
−	+	+	−	+	痊愈或者恢复期,有免疫力	无
−	+	+	−	−	痊愈,或免疫力	无
−	−	+	−	−	过去感染,但无法检出抗 HBs;"低水平"慢性感染;恢复早期	未知
−	+	−	−	−	疫苗接种或者前感染过	无

(3)抗 HBc 主要是 IgM 抗体,通常在 ALT 水平开始升高时出现,其抗体滴度的相对升高(大于 1∶1 000)为急性感染的证据。随后,不论疾病痊愈或转为慢性,升高的滴度则均会降低。

(4)HBeAg 是 HBV 复制指标之一,在潜伏期与 HBsAg 同时或在 HBsAg 出现数天后就可在血清中检出。HBeAg 持续存在的时间一般不超过 10 周,如超过则提示感染转为慢性化。HBeAg 转阴一般表示病毒复制水平降低、传染性下降,但 Pre-C 基因突变可产生 HBeAg 阴性的 HBV 感染。

(5)抗 HBe 可呈阳性,病毒仍复制活跃,病变持续进展。对于 HBsAg 阴性的暴发型肝炎应特别注意抗 HBc-IgM 和 HBV-DNA 的检查。

三、丙型肝炎病毒

丙型肝炎病毒(HCV)作为一种肠道外传播的非甲非乙肝炎病毒(PT-NANB)于 1974 年由 Golafield 首先报告。由于 HCV 基因组在结构和表型特征上与人黄病毒和瘟病毒相类似,1991 年国际病毒命名委员会将其归为黄病毒科丙型肝炎病毒属。

(一)生物学特性

HCV 病毒体呈球形,直径小于 80 nm(在肝细胞中为 36～40 nm,在血液中为 36～62 nm),该病毒沉降系数为 140 S,在蔗糖中浮力密度为 1.15 g/mL,HCV 与黄病毒相似,对有机溶剂氯仿(10%～20%)敏感,甲醛(1∶6 000)处理、60 ℃加热 10 小时或煮沸、紫外线等可使其灭活。

HCV 基因组有明显的变异,而将 HCV 分为 6 个基因型和 80 多个亚型,不同基因型的致病性不同,我国的香港和澳门以 6 型为主。

人是 HCV 的天然宿主,体外培养尚未找到敏感有效的细胞培养系统,但黑猩猩对 HCV 很敏感,并可在其体内连续传代,因此黑猩猩成为目前唯一的理想动物模型。

(二)致病性

HCV 感染面广,呈全世界分布,发展中国家感染率高于发达国家。我国 HCV 感染率为 3.2%,欧美国家感染率为 0.5%～2.0%。HCV 感染的传播途径主要是经血液传播,也可能存在其他传播途径如母婴传播、性传播和家庭内接触传播,但是有将近半数的感染传播途径不明确。HCV 病程复杂,既可有急性输血后肝炎,又可以呈慢性无症状携带,还可与其他肝炎病毒混合感染,其重要特征是感染极易慢性化并可发展为肝硬化,与原发性肝癌有密切关系。

(三)微生物学检测

1.标本的采集、处理和保存

HCV 抗体检测可以用血清或者血浆,标本只要常规处理即可。收集血浆标本可用 EDTA、枸橼酸盐或肝素钠,但是用于 PCR 检测的标本应避免使用肝素钠抗凝,因为肝素会干扰 Tag 酶活性,影响 PCR 结果。由于血液中存在高水平的 RNA 酶,采集到标本应尽快将血清或血浆从血液中分离出来,去除粒细胞等对病毒 RNA 的降解作用,分离后的血清或血浆应在 4～6 小时内冷藏或冻存,最好是－70 ℃冻存。

2.核酸检测

(1)RT-PCR 检测 HCV-RNA:先将从被检标本中提取的 HCV-RNA 逆转录成 cDNA,以 cDNA 为模板,用外引物进行第一次扩增,再用第一次 PCR 扩增产物作为模板,用内引物进行第二次扩增,即可使标本中极其微量的 HCV 检出,此称巢式 PCR。RT-PCR 具有较好的敏感性,用于 HCV 的定性。

(2)bDNA 法测定 HCV-RNA:利用固定的寡聚核苷酸探针捕捉靶 RNA,随后与支链 DNA(bDNA)二级探针杂交。bDNA 与酶联三级探针结合,随后加入酶底物,产生的化学发光信号强度与靶 RNA 的量成正比。bDNA 法属于信号扩增,易于操作,适合定量检测 HCV-RNA。

3.HCV 抗体的检测

HCV 感染的患者由于血液中病毒含量很低,一般为 $10^2 ～ 10^3 /mL$,常规的方法不易检出

HCV 抗原。抗 HCV 是 HCV 感染后出现的特异性抗体,是 HCV 感染的标志,故检测抗 HCV 可用于 HCV 的病原学诊断。主要方法有 ELISA 和条带免疫法,其中条带免疫法是确认试验。

4.检验策略及结果分析

用来自 HCV 基因组克隆的抗原,以 EIA 或条带免疫法检测特异性抗体可进行 HCV 感染的诊断。如果两种方法呈阳性,HCV 感染的可能性很高,应进一步进行肝酶水平测定或肝活检。患者标本中发现 HCV-RNA 可以提示 HCV 活动性感染。在血清抗体阳转和 ALT 水平高峰出现之前,病毒感染量就达到高峰。血清产生抗体之后,血清病毒载量降低,经常可低于 RT-PCR 可检测的最低限。因此,EIA 或条带免疫法血清学检测阳性而 HCV-RNA 阴性不能排除 HCV 感染,应该随访。HCV-RNA 检测也可用于条带免疫法结果不能确定的 HCV 感染。抗体阳性而多次 RNA 检测阴性提示感染已经消除,在 HCV 感染患者中有 10%～20% 的发生率。

四、丁型肝炎病毒

丁型肝炎病毒(HDV)属于沙粒病毒科 δ 病毒属,于 1977 年由意大利学者 Rizzetto 发现,曾被称为 δ 因子。丁型肝炎病毒是一种缺陷病毒,复制时需要有嗜肝病毒如人乙型肝炎病毒的参与。

(一)生物学特性

HDV 为单股环形负链 RNA 病毒,直径为 35～37 nm 的球形颗粒,外壳为嗜肝病毒的表面包膜蛋白抗原,核心含 HDV-RNA 及两种特异的丁型肝炎病毒抗原(HDAg),分别是 214 个氨基酸、分子量 27 kd 的 P27 和 195 个氨基酸、分子量 24 kd 的 P24。单独 HDAg 被 HBsAg 包装后可形成不含 HDV-RNA 的“空壳颗粒”。HDV 病毒颗粒在 CsCl 中的浮力密度为 1.25 g/cm³,沉降系数介于 HBsAg 和完整的 HBV 颗粒之间。HDV 可被甲醛溶液灭活,其灭活条件与 HBV 相同。

对全世界 HDV 分离株的遗传分析表明,至少存在 3 个遗传树特征的基因型,并有不同的地理分布和相关的疾病谱。我国 HDV 株属于基因型 I 。

除人以外,HDV 还能引起黑猩猩、美洲旱獭、东方土拨鼠和鸭子的一过性感染。我国的一项研究利用 HDV/HBV 阳性血清感染体外培养的人胚胎肝细胞,建立了 HDV/HBV 感染人胎肝细胞的体外培养系统。

(二)致病性

HDV 是引起与 HBV 相关的急性和慢性肝病的亚病毒病原体。HDV 感染和疾病的模式在不同的流行地区有所不同。在美国,HDV 流行率低,传播途径主要通过静脉吸毒;在希腊和意大利的部分地区,流行率高,主要通过家庭传播;在发展中国家,20% 或以上的 HBsAg 携带者感染 HDV。由于 HDV 是一种缺陷病毒,只有在 HBV 存在于肝内或同时侵入肝内才能建立感染。根据与 HBV 感染的关系,可将 HDV 感染分为同步感染和重叠感染两种类型。

(三)微生物学检测

1.HDAg 的检测

在急性丁型肝炎的早期,HDAg 滴度高,血清中也可检测到 HDAg。HDAg 外被 HBsAg 包裹,当用去污剂裂解后才被释放出来。HDAg 主要存在感染者的肝细胞核和胞质内,可用免疫组化检测。

此外,HDAg 可用免疫印迹法进行检测,此方法比 RIA 和 EIA 敏感。

2.HDV RNA 的检测

HDV RNA 的检测可用核酸杂交和 RT-PCR 法。检测 HDV-RNA 最敏感的方法依赖于 PCR 方法进行扩增,其基本方法与检测 HCV-RNA 的方法相同,该方法可测出 0.1 pg 肝组织内的 HDV-RNA。

3.HDV-IgM 和 HDV-IgG 的检测

用 EIA 或 RIA 检测血清中的抗 HDV,包括 IgM、IgG 和 HDV 总抗体,以协助急、慢性丁型肝炎的诊断。一般情况下,同步感染时 HDV-IgM 呈一过性阳性,随后出现 HDV-IgG,或者是出现一过性 HDV-IgM 而后不产生 HDV-IgG。重叠感染时则为持续 HDV-IgM 阳性和产生持续高效价的 HDV-IgG,或者是随肝组织损害程度而出现 HDV-IgM 的波动。最好的方法是当患者有急性肝炎,其血清中有 HBsAg 和抗 HDV 时,测定抗 HBc 的抗体类别有助于区别同步感染和重叠感染。因为在同时有急性 HBV 和 HDV 感染时,能检出 HBcAg-IgM,而在慢性 HBV 感染之后,再发生急性 HDV 感染时,抗 HBc 主要是 IgG 类。

HDV 感染的实验诊断方法特点及评价(见表 17-3)。

表 17-3　HDV 感染的实验诊断特点

标志物	检测方法	评价
肝组织 HDAg	免疫组化染色	诊断金标准
血清 HDAg	Western blotting,RIA,EIA	仅用于研究用于急性丁型肝炎诊断
血清 HDV RNA	Northern 杂交,RT-PCR	非常敏感的标志物
肝组织 HDV RNA	Northern 杂交,RT-PCR,原位杂交,原位 PCR	仅用于研究
HDV 总抗体	EIA,RIA	如果存在,具有诊断价值
HDV-IgM	EIA,RIA	急性期效价高于慢性期

五、戊型肝炎病毒

戊型肝炎病毒(HEV)是目前经肠道传染的戊型肝炎的病原体,发现于 20 世纪 70 年代末期。最新的国际病毒分类系统将 HEV 的分类地位确定为野田村病毒科中的戊型肝炎病毒属。

(一)生物学特性

电镜观察 HEV 有两种颗粒:空心颗粒和实心颗粒。前者为一种缺陷的不含完整的戊型肝炎病毒基因组的病毒颗粒,后者为完整的病毒颗粒。HEV 病毒表面有锯齿状缺蚀和突起,形似杯状。也有学者观察到 HEV 表面无突起,具有羽毛状外表,呈二十面对称体。HEV 的沉降系数为 165~183 S,在 CsCl 中的浮力密度为 1.36 g/cm^3,HEV 性状不稳定,对高盐、氯仿等敏感,在 −70~−80 ℃条件下保存不稳定,在液氮中能长期保存,在中性偏碱环境中较稳定,Mg^{2+} 和 Mn^{2+} 对其有保护作用。

根据不同地区各克隆株核酸、氨基酸的同源性及遗传距离将世界上已经发现的 HEV 病毒株分为七个主要基因型。

目前,用于实验性感染 HEV 的动物主要有非人灵长类动物,其中较常用的:黑猩猩、绒猴、恒河猴等。体外细胞培养不易获得成功。

(二)致病性

HEV 主要通过粪-口途径传播,可能也会通过性传播和母婴垂直传播。该病毒能引起世界范围内戊型肝炎散发或暴发流行,戊型肝炎是自限性疾病,病情严重程度不一,急性重型肝炎并不多见,但在孕妇中例外,且死亡率达 10%～20%。

(三)微生物学检测

1.标本的采集、处理和保存

(1)粪便标本:在疾病的早期收集,最迟也应当在出现黄疸的第一周内采集。标本应尽可能冷藏,干冰(-70 ℃)和液氮(-120 ℃)适合于可疑含 HEV 标本的保存和转运。

(2)血清标本:急性期血清中 HEV-IgM 最高,恢复期收集的血清,可用于检测 HEV-IgG,标本在 4 ℃可保存数日,-20 ℃可使病毒不被破坏,含 HEV 的标本应保存于-70 ℃以下。

2.检测方法

(1)ELISA:采用夹心法。急性期血清 HEV-IgM 阳性或恢复血清 HEV-IgG 滴度比急性期血清高 4 倍以上,提示 HEV 感染。

(2)免疫电子显微镜:用于检测急性期患者的粪便及胆汁中病毒抗原,因需要特殊设备且敏感度低,临床较少使用。

(3)免疫荧光法:用荧光素标记从患者恢复期血清中提纯的 HEV-IgG,可检测肝组织中戊肝病毒抗原。

(4)免疫印迹法:应用基因重组病毒多肽作为抗原建立蛋白印迹试验检测血清抗 HEV。本法的敏感性和特异性较其他方法高,可用作戊型肝炎的确诊手段。

(5)逆转录聚合酶链反应法(RT-PCR)和套式逆转录聚合酶链反应(NRT-PCR):检测胆汁、血清和粪便中戊肝病毒核糖核酸(HEV RNA)。

3.结果的解释

在做出急性、新近或者过去 HEV 感染时,应考虑以下几点。

(1)临床标本(粪、胆汁、血清)中存在 HEV,表示 HEV 急性感染(主要在潜伏期末或黄疸的第 1 周)。如未检出 HEV,不能排除急性感染,因为许多患者检测不到病毒。对于戊型肝炎病毒感染低危险区的患者,须慎重解释阳性 PCR 结果,特别注意检测中污染的可能性。

(2)抗 HEV、HEV-IgM 表明急性或近期感染(感染几个月内)。用重组的多肽酶免疫技术检测 HEV-IgM,暴发区的许多患者结果阴性,因此,没有检出这些抗体不能排除急性感染。以重组多肽抗原检测抗 HEV,其特异性还不完全清楚。HEV-IgG 是 HEV 感染唯一的特异性标志,它们几乎在所有的急性感染患者中均可检测到,但不能确定感染何时发生。在急性戊型肝炎期间,抗 HEV 的抗体效价几乎总是最高,很少出现急性期和恢复期之间抗体水平的升高。没有检出抗 HEV 不能排除过去感染。

六、庚型肝炎病毒的检测

(一)生物学特性

庚型肝炎病毒(Hepatitis G virus,HGV)是单股正链 RNA 病毒,基因组全长为 9.1～9.4 kb,目前暂定为黄病毒科丙型肝炎病毒属成员,与 HCV 的氨基酸序列有 27% 的同源性。HGV 颗粒的直径为 50～100 nm,包括两种类型,一种为极低密度(1.07～1.09 g/cm³)病毒颗粒,另一种为密度为 1.18 g/cm³ 的核衣壳颗粒。根据基因差异分析,一般将庚型肝炎病毒分为 5 个基因亚型,其中多数为Ⅲ型。目前对 HGV 的理化性质了解甚少。

（二）致病性

HGV 主要经血传播，但也可能存在着其他非肠道传播的途径。有关 HGV 的致病性目前仍有较大争议。HGV 感染常合并 HBV、HCV 或其他病毒感染，故有学者认为 HGV 可能是一种辅助病毒。多数临床病理研究表明，肝脏可能不是病毒复制的主要场所，HGV 可能不是专一嗜肝病毒。

（三）微生物学检测

1.标本的采集、处理和保存

HGV 的采集、处理和保存方法可参考 HCV。

2.检测方法

检测方法主要有两种：一种是 ELISA 法检测 HGV 抗体，采用 CHO 细胞表达的 HGV-E2 包膜抗原的 EIA 试剂已经开始应用于临床，另一种是用 RT-PCR 法检测 HGV-RNA，探针和引物来源于 5'-UTR、NS3 和 NS5a，两套引物的 PCR 平行检测可消除病毒变异而引起的假阳性。

大多数 EIA 抗体阳性患者 HGV-RNA 阴性，反之亦然，提示两者呈负相关。检测血清中 HGV-RNA 可以诊断急性和慢性感染。疾病的康复与 RNA 的消失以及 HGV-E2 抗体出现有关。

（荆 燕）

第五节 人类免疫缺陷病毒检验

人类免疫缺陷病毒（Human immunodeficiency virus，HIV）1 型和 2 型（HIV-1，HIV-2）是艾滋病（acquired immunodeficiency syndrome，AIDS）的病原体。

一、生物学特性

（一）形态与结构

HIV-1 和 HIV-2 是逆转录病毒科慢病毒属成员。它们是有胞膜的 RNA 病毒。电镜下病毒体呈球形，内核呈锥形，直径约 110 nm。HIV 具有独特的三层结构。其核心（最内层）为逆转录酶相关的基因组-核衣壳蛋白复合物；该复合物外面为一层衣壳蛋白，由病毒结构蛋白（p24 或 p25）组成；最外层为宿主细胞膜脂蛋白包绕的包膜，其中镶嵌有 gp120 和 gp41 两种病毒特异的糖蛋白。

HIV 为正链双股 RNA 病毒，其基因组长度超过 9 kb，被结构蛋白包绕，构成核衣壳和基质外壳。后者附着有从宿主细胞膜上获得的脂质包膜，糖蛋白寡聚体插入该包膜中，可介导病毒对宿主的吸附和穿透。

如所有的逆转录病毒一样，HIV 有一种特征性的酶即逆转录酶（reverse transcriptase，RT），该酶从一种前体蛋白被另一种逆转录病毒酶即病毒蛋白酶切割而被激活。RT 有三种不同的酶学功能：①RNA 依赖的 DNA 聚合酶；②RNA 酶；③DNA 依赖的 DNA 聚合酶。HIV 感染宿主细胞后，RT 的不同功能依次为合成病毒 RNA 的 cDNA、消化掉 cDNA-RNA 异源双链中 RNA 和复制 cDNA 链服务。调控序列位于病毒 RNA 的两端（R-U5 位于 5′端，U3-R 位于 3′端）它们以互补并部分重复的方式产生所谓的"长末端重复序列"。它们都包含了 U3-R-U5,并位于病毒双链 DNA 的两个末端。dsDNA 与整合前复合物中的一些蛋白结合,迁移到细胞核,在那里它可以在第三种逆转录病毒酶即整合酶的作用下整合入宿主基因中。整合入基因组的逆转录病毒 DNA 被称为"原病毒"。

尽管宿主细胞的感染和原病毒的整合在很大程度上是由毒粒本身携带的蛋白介导,但是病毒 RNA、结构蛋白和酶的产生也与细胞内转录和翻译的相关酶有关,此外还涉及大量的病毒调控蛋白,如 Tat、Rev、Nef 和 Vpr。病毒颗粒被聚集到细胞膜上,仍然以不成熟的、无感染性的状态存在,以出芽的方式释放。为了完全成熟为有感染性的颗粒,病毒的 Gag 和 Gag-Pol 前体蛋白必须被 PR 裂解成不同的亚单位蛋白。

(二)培养特性

为了感染宿主细胞,毒粒必须与细胞膜上的病毒受体结合,对于 HIV 是 CD4。CD4 抗原主要存在于 TH 细胞及单核-巨噬细胞表面,故实验室中常用新鲜分离的正常人 T 细胞经 PHA 转化 3 天的培养细胞分离病毒。HIV 亦可以在某些 T 细胞株(如 Hp、CEM)中增殖。感染后细胞出现不同程度的病变,培养液中可测到逆转录酶活性,而培养细胞中可查到病毒的抗原。当然,不是所有被 HIV 感染的细胞都表达可被检测的 CD4,如星形细胞。同样,小肠或阴道的上皮细胞、精子、少突细胞都是 CD4 阴性,均可通过半乳糖神经酰胺或相关的糖脂受体发生感染。HIV-1 和 HIV-2 都有很严格的宿主范围。

(三)抵抗力

HIV 对理化因素的抵抗力较弱。56 ℃30 分钟可灭活,20 ℃活力可保持 7 天。虽然病毒在干燥或冻干状态下相对稳定,但 HIV 对包括肥皂在内的各种去垢剂非常敏感(如 Triton-x,NP40)。0.5%漂白粉、70%乙醇、0.3%H_2O_2 或 0.5%来苏处理 5 分钟,对病毒均有灭活作用。

二、致病性

HIV-1 于 1983 年被发现,次年证实它在病毒学和血清学上与艾滋病的早晚期相关。HIV-1 具有更强的感染力,是形成艾滋病大流行的原因。HIV-1 有 M 及 O 两个群,M 群又分为 A～H 等八个亚型,其中 B 及 C 亚型较为多见。HIV-2 于 1986 年被鉴别,其致病力明显低于 HIV-1。HIV-2 有 a～e 五个亚型,其中与临床疾病有关的是 a 及 b 亚型,其中三个亚型于无症状带毒者中检出,HIV-2 的母婴传播率低,临床上以潜伏感染为主,偶尔也可以引起艾滋病。HIV-2 主要在西非流行,但在欧洲、巴西有发现,后在印度也逐渐流行。

艾滋病的传染源是 HIV 无症状携带者和艾滋病患者。HIV 主要经过三个途径传播:①密切的性接触;②污染 HIV 的血液或血制品或针头等;③母婴传播,包括经胎盘、产道或哺乳等方式传给婴儿。

人类 HIV 感染可引起多种疾病状态,包括急性单核细胞增多样综合征、长期的无症状感染、有症状感染以及艾滋病。在大部分感染的患者中,最初的临床表现称为"急性逆转录病毒综合征",其特征为出现免疫激活和多系统功能紊乱的临床体征,表现为全身性淋巴结炎、咽喉炎、关节痛、疲劳、出疹和体重下降,出疹包括斑丘疹,特别是躯干部的斑丘疹,随后变为水疱性丘疹。在缺乏治疗的情况下,估计在感染后 10 年内有 50%的人会发展为艾滋病。艾滋病可合并 Kaposi 肉瘤、卡式肺囊虫性肺炎、慢性腹泻(常由隐孢子虫引起)、隐球菌性脑膜炎、弓形体病、脑病、痴呆、CMV 性视网膜炎、食管念珠菌病、直肠肛门癌、B 细胞性淋巴瘤、肺结核、复发性肺炎和

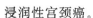

浸润性宫颈癌。

三、微生物学检测

常规用静脉穿刺收集血标本,用于血清抗体分析和病毒检测。HIV 亦可以从其他体液(如脑脊液、乳汁、尿液、泌尿生殖道分泌物等)和感染组织的活检标本(如肠组织)中检出和分离。

HIV 诊断的理论基础源于大量血清流行病学资料并且根据这些资料的积累和更新而进展。血清流行病学调查表明,感染 HIV 后,血液中最先出现 HIV 结构蛋白,这种抗原很快消失直到疾病后期才重新出现,数周后出现抗这些蛋白的 IgM 类抗体并很快消失,这时 IgG 类抗体出现并一直存在。因此,HIV 的实验室诊断以检测抗体为主,抗原及核酸等检测为辅。

(一)HIV 抗体的检测

HIV 结构蛋白有十种。根据其分子量大小及是否为糖蛋白而命名,如 P24 表示分子量为 24kd 的核蛋白,gp41 表示分子量为 41 kd 的包膜糖蛋白。HIV 感染者血清中会出现对 HIV 不同结构蛋白的抗体,这些抗体在诊断中的意义不同。其中像 gp41 抗体等由于几乎在所有感染者和患者血清中都会出现,因而在诊断中占主要地位;有些抗体出现概率较低,在诊断中占辅助地位。因为 HIV 感染的诊断要求十分准确,抗体检测一定要经过初筛和确认两步,即初筛试验为阳性的血清还要经确认试验,确认阳性后方肯定为被 HIV 感染。

1.初筛试验

初筛实验的要求是敏感性高,理论上要达到 100%,不能出现假阴性,对特异性要求不太严,允许有少量假阳性,这些假阳性可以被确认试验排除。排除假阳性的另一种方法是阳性结果一定要进行重复性试验,重复阳性的才算真正初筛阳性。商品化的初筛试剂盒品种很多,并且不断更新换代。国产试剂也有很大发展。下面介绍几种国内常用的初筛试验,其他方法如免疫荧光、放射免疫法等已逐渐被淘汰。

(1)ELISA:在 ELISA 检测中,因酶的催化具有高度的放大作用,因此,这种技术特异性强、灵敏度高、半衰期较长。这种方法可同时检测大量样品,易于半机械化操作和质量控制,是目前国际上最常用的初筛方法。

国际上商品化的 ELISA 试剂有两类。一是间接法试剂,大多数是将抗原包被在聚乙烯板小孔内的试剂,只有 Abbott 公司的产品是包被在小球上,同时要使用该公司的酶标仪。第二类是竞争法试剂,这种试剂操作时间短,操作方便,但对质量控制要求较严。

用于包被的抗原,最初是用提纯的病毒蛋白,假阳性较多。大部分厂家已淘汰这类第一代试剂,改用基因工程生产的细菌蛋白或化学合成的多肽抗原,使试剂的特异性明显提高。现在已有许多可以同时检测 HIV-1 和 HIV-2 抗体的 ELISA 试剂盒。

(2)快速蛋白印迹法:由于 ELISA 不适应中小实验室或小样品量的检测,因此许多快速简便的检测技术也相继问世。这些方法的优点是快速,能在几分钟或半小时内出结果;简便,步骤少,血清不稀释或直接在板上稀释,对仪器和反应温度无特殊要求,结果肉眼判断。

快速蛋白印迹法(RWB)整个操作过程只需约 30 分钟。本试剂采用重组病毒蛋白,通过蛋白印迹技术进行纯化并印迹于硝酸纤维膜上,用小量高浓度的血清及酶标二抗与其反应,大大减少反应时间。由于反应时间短,非特异性吸附较弱。

本法出结果快,无需特殊仪器,操作简单而且用肉眼观察结果。由于其源于蛋白印迹法,所以敏感性和特异性很高。重组抗原的使用减低了成本,作为初筛试剂,适于基层及临床检验实验室使用。此外,还有供家庭使用的单人份试剂。

(3)明胶颗粒凝集试验:将抗原致敏于明胶、乳胶或血细胞上,加入血清后,血清中 HIV-1 抗体会使致敏颗粒相互凝集,形成肉眼可见的凝集。这类试剂有明胶颗粒凝集试验(PA)、胶乳凝集试验(LA)、间接血凝(PHA)等,以 PA 较为常用。

(4)免疫斑点试验:基因工程重组的 HIV-1 抗原和/或化学合成的 HIV-2 抗原打点在可渗透的膜上,当血清样品滴于孔中时,特异抗体就会结合在膜上,液体成分则会渗透过去,经洗涤后加入胶体金颗粒聚集在一起会出现肉眼可见的红色点,可以以此判断结果,这一方法只需几分钟即可完成,并可进行单人份检测,无需任何仪器。

2.确认试验

蛋白印迹法(western blot,WB):主要用于鉴别抗体,其敏感性和特异性均较高,是国际上主要使用的确认试验方法,我国规定确认试验只能用 WB 法,本实验操作简便,仪器简单。WB 制作要求较高,因而价格较贵。国际上同时有免疫荧光作为确认方法,以及采取几种初筛试验检测以达到确认的目的。

HIV 病毒蛋白通过 SDS 聚丙烯酰胺电泳后,按分子量大小排列于胶上形成若干条特定蛋白区域,经印迹技术,被吸附在硝酸纤维膜上。用适当浓度的无关蛋白封闭无蛋白部位后,通过待检血清的孵育,特异蛋白的抗体与其对应抗原蛋白结合;漂洗掉非特异性结合的血清成分后,通过孵育酶标二抗和一抗结合;漂洗后与底物反应,底物在酶催化下显色,形成有色的沉淀物吸附在反应部位;肉眼可见反应部位的颜色反应,以此判断结果。

由于不同的抗原蛋白在诊断上具有不同意义,因此不同带型的出现可为诊断提供较多的信息。HIV-1 结构蛋白分三类:①env 基因编码的 gp160、gp120 和 gp41;②gag 基因编码的 P55、P24、P17 和 P15;③pol 基因编码的 P66、P51 和 P32。其中 gp160、P66 和 P55 是前体蛋白。强阳性血清通常对大部分带有反应,因此根据流行病学资料制定了结果判断标准,我国执行的是 WHO 标准。

(二)HIV 抗原的检测

研究表明在一些感染者中,可先于抗体检测出抗原,抗原的出现与 HIV 感染的临床进程有关,在病毒培养及药物研究中较为常用。诊断上多用于婴幼儿感染早期感染的诊断。

(三)HIV 核酸的检测

HIV 是一种逆转录病毒,感染细胞后在细胞内形成病毒 cDNA,也可以进行诊断。通常所用的方法为聚合酶链反应(PCR)。PCR 是最直接的诊断方法之一,而且最为敏感,但方法较为复杂,技术上要求很高,试剂昂贵,只被一些大的实验室用于疑难样品辅助诊断和婴幼儿感染诊断。

(四)HIV 的其他诊断方法及实验室诊断注意事项

1.其他诊断方法

从患者血淋巴细胞中分离培养 HIV 病毒,这种方法可取得 HIV 感染的直接证据,但病毒分离培养时间很长,成功率较低,对 HIV 感染者分离效果不佳,不能作为一种常规诊断方法。此外,还有检测淋巴细胞中逆转录酶(RT)的方法,也是一种辅助手段。

2.HIV 实验室诊断注意事项

据目前掌握的流行病学资料,今后几年 HIV 在我国流行情况会进一步广泛和严重,各级医疗机构将不可避免地接触到 HIV 诊断。开展 HIV 诊断应注意以下几点。

（1）安全性：HIV 检测是一个非常严肃的工作，在检测中时时刻刻要注意避免实验室的病毒污染，为此，WHO 专门制定了安全规范。

实验室的感染来源主要是待检样品，检测试剂中的感染性成分往往经过灭活，已无传染性。工作人员被感染的主要途径是经皮肤破裂处进入血液，因此在检测时一定要戴手套。在开始从事 HIV 检测之前，必须进行严格的安全性培训。

（2）培训：从事 HIV 检测无需较高职称的技术人员，只需有一定的病毒血清学工作经验和上岗前经过培训即可。尽管各种检测技术很容易掌握，但由于 HIV 诊断的准确性要求，做到检测结果可信仍需在工作中不断接受培训，包括使用一种新方法前，都要接受适当的培训。

（3）操作：HIV 检测的操作正向简单化方向发展，对操作人员的要求已变为每一个步骤严格的质量控制。实验室内应设专人长期从事 HIV 检测，并有详细的质量控制和自己的标准化操作规程。

（4）方法和试剂选择：不同实验室对方法和试剂的选择不同。如样品量很大，应选择自动化程度较高的方法；样品量较少，可选择容易操作，特别是可进行单个样品检测的方法。同样的方法，在试剂选择时也值得注意，如 ELISA 方法，在选择时应注意血清稀释度、操作时间，选用血清稀释度低（如 1∶10，1∶20）、操作时间短的试剂。

（荆　燕）

第十八章 免疫检验

第一节 免疫细胞功能测定

免疫细胞是免疫系统的功能单位,免疫系统受到外源抗原或自身抗原刺激后,通过细胞免疫和体液免疫以及相关系统相互协同,对抗原产生免疫应答反应。参与免疫反应的细胞主要包括淋巴细胞、单核-巨噬细胞、中性粒细胞、嗜酸性细胞、嗜碱性细胞等,淋巴细胞又可借表面特征和功能的不同再分为 T 细胞、B 细胞、K 细胞(杀伤细胞)和 NK 细胞(自然杀伤细胞)等。这些免疫细胞的功能状态一定程度上反映了机体的免疫状态,对免疫细胞的功能进行检测和研究可为疾病诊断和评估疾病的发生、发展及转归提供一定的指导和帮助,是临床免疫学研究的一个重要内容。本节将介绍上述免疫细胞功能研究的主要检测方法。

一、单核-巨噬细胞功能测定

吞噬细胞包括大吞噬细胞(即单核-巨噬细胞)和小吞噬细胞(即中性粒细胞)。单核-巨噬细胞包括游离于血液中的单核细胞及存在于体腔和各种组织中的巨噬细胞(macrophage,MΦ),均来源于骨髓干细胞,具有很强的吞噬能力,细胞核不分叶,故命名为单核吞噬细胞系统(mononuclear phagocyte system,MPS)。单核-巨噬细胞是一类重要的抗原提呈细胞,在特异性免疫应答的诱导与调节中起重要作用。单核-巨噬细胞具有多种免疫功能,包括吞噬和胞内杀菌;清除损伤、衰老、死亡和突变细胞及代谢废物;加工、提呈抗原给淋巴细胞。单核-巨噬细胞功能测定方法主要包括以下几种。

(一)单核-巨噬细胞表面标记测定

1.原理

单核-巨噬细胞表面有多种受体分子和抗原分子,对细胞的鉴定与功能有重要意义,它们与相应的配体结合后发挥功能,包括捕获病原体,促进调理、趋化、免疫粘连、吞噬,介导细胞毒作用等。成熟的单核细胞可表达高密度的 CD14,这是一种相对特异的单核细胞表面标志;单核-巨噬细胞表面 IgFc 受体(FcγR Ⅰ 即 CD64、FcγR Ⅱ 即 CD32、FcγR Ⅲ 即 CD16)和补体受体(CR1 即 CD35、CR3 即 CD11b/18 或 Mac-1)可以分别与 IgG 的 Fc 段及补体 C3b 片段结合,从而促进单核-巨噬细胞的活化和调理吞噬功能。此外,单核-巨噬细胞还表达各种细胞因子、激素、神经肽、多糖、糖蛋白、脂蛋白及脂多糖的受体,可接受多种细胞外刺激信号,从而调控细胞功能。

单核-吞噬细胞表面具有多种抗原分子,如 MHC-Ⅰ、MHC-Ⅱ和黏附分子等。MHC-Ⅱ类抗原是巨噬细胞发挥抗原提呈作用的关键性效应分子;单核-巨噬细胞还表达多种黏附分子,如选择素 L、细胞间黏附分子(intercellu-laradhesion molecule,ICAM)和血管细胞黏附分子(vascular cell adhesion molecule,VCAM)等,它们介导 MPS 细胞与其他细胞或外基质间的黏附作用,从而参与炎症与免疫应答过程。表 18-1 列举出主要的单核-吞噬细胞表面标志分子,检测和鉴定这些抗原分子可采用相应的抗表面分子的特异性单克隆抗体(MAb),将各种 MAb 直接标记上不同的荧光素(直接法),或将第二抗体标记荧光素(间接法),用流式细胞术进行检测。

2.材料

(1)PBMC:从肝素抗凝外周血或骨髓中提取。

(2)PBS/肝素:含 0.1%(v/v)肝素的 PBS。

(3)封闭剂 3g/L 正常小鼠 IgG。

(4)荧光素标记的 MAb(表 18-1)。

表 18-1 膜表面标志的细胞分布情况

表面标志	细胞类型
CD11b	粒细胞,巨噬细胞
CD16	NK 细胞,粒细胞,巨噬细胞
CD32	粒细胞,B 细胞,单核细胞,血小板
CD64	单核细胞,巨噬细胞
CD13	单核细胞,巨噬细胞,粒细胞
HLA-DR	B 细胞,单核细胞,巨噬细胞,激活的 T 细胞,造血干细胞前体
CD14	单核细胞,巨噬细胞,粒细胞
CD45	白细胞共同抗原

(5)一叠氮化乙锭(Ethidium monoazide,EMA)溶液 5 μg/mL EMA 溶于 PBS,每管 100 μL 分装,于 20 ℃ 避光保存,使用前立即溶解并置于冰上,注意避光。

(6)8.3 g/L 氯化铵溶解缓冲液(ACK)现用现配,置室温于 12 小时内使用。

(7)2%甲醛:用 PBS 将 10%超纯甲醛稀释至 2%,于 4 ℃ 避光可保存 1 月。

(8)12 mm×75 mm 试管。

(9)15 mL conical 管。

(10)流式细胞术所用试剂和 FACScan analysis 软件。

3.操作步骤

(1)按表 18-2 所示在 12 mm×75 mm 试管上标记号码 1～7。

表 18-2 三色流式细胞术分组

试管号					
1	2	3	4	5	6
αCD45F	αCD16F	αCD33F	αCD11BF	IgG1F	—

续表

试管号					
αCD14PE	αCD32PE	αCD13PE	αCD13PF	IgG2bPE	—
αHL$_A$-DRTCC	αCD64TC	αHL$_A$-DRTC	αCD33TC	IgG2aTC	—

α,anti—;F,fluorescein isothiocyanate;PE,phycoerythrin;TC,Tandem Conjugate(PE-Cy5);EMA,ethidiu mmonoazide

(2)若标本为肝素抗凝全血或骨髓,将约 10 mL 全血或 1～3 mL 骨髓置于 15 mL conical 管中,4 ℃,3 200 r/min 离心 3 分钟,每管加 10 mL PBS/肝素,颠倒混匀 2 次,离心 3 分钟,15 mL PBS 洗涤细胞,用适量 PBS 悬浮细胞,调整细胞浓度至 $2×10^7$/mL。若标本为 PBMC 或单核-巨噬细胞,用 PBS 调整细胞浓度至 $2×10^7$/mL。

(3)取 50 μL 细胞悬液加入步骤 1 中各管。

(4)每管加 3 g/L 正常小鼠 IgG 4 μL,冰浴 10 分钟。

(5)在 1～5 号试管内加入适当浓度的 MAbs,将 1 管～6 管置冰浴 15 分钟。5 号管为 Ig 对照管;6 号管为仅含细胞悬液无抗体的细胞自身荧光素对照;EMA 管仅含 EMA 和细胞,以判断细胞存活率。

(6)将 5 μL 的 EMA 溶液加入 7 号管,混匀,置于距离低强度白光灯源(40 W 台灯)18 cm 处,室温10 分钟。EMA 仅能进入死细胞,白光导致 EMA 非可逆性吸附于核酸,通过 650 nm 波长可以检测 EMA 发射光强度。

(7)若细胞悬液中含红细胞(RBC),每管中加 3 mL 的 ACK 溶解液,封口膜封闭试管口,颠倒混匀 1～2 次,室温静置 3 分钟。若细胞悬液中不含 RBC,每管中加 3 mL PBS。

(8)3 200 r/min,4 ℃,离心 3 分钟。

(9)快速弃上清液,轻弹管底以分散细胞。

(10)3 mL 的 PBS 洗细胞一次。

(11)分析活细胞时,用 200 μL 的 PBS 重悬细胞,于 4 ℃避光保存,在 4 小时内检测。分析固定样本时,加 100 μL 的 2%甲醛,混匀,于 4 ℃避光保存,在 1 小时内检测。

(12)样本上流式细胞仪检测。

(二)吞噬功能

1.原理

巨噬细胞具有较强的吞噬功能,常用细菌或细胞性抗原如鸡红细胞作为被吞噬颗粒。将单核-巨噬细胞与细菌混匀使两者充分接触。通过洗涤或洗涤加蔗糖密度梯度离心除去胞外细菌。吞噬细菌的细胞数可通过染色在显微镜下观察。

2.材料

(1)平衡盐溶液(BSS)。贮存液Ⅰ(10×):葡萄糖 10 g 或 11 g 葡萄糖·H_2O,0.6 g 的 KH_2PO_4,3.58 g 的 Na_2HPO_4·$7H_2O$ 或 1.85 g 的 Na_2HPO_4,50 g/L 酚红 20 mL,补 H_2O 至 1 L;分装每瓶500 mL,4 ℃储存(约 6 个月保持稳定)。贮存液Ⅱ(10×):1.86 g 的 $CaCl_2$·$2H_2O$,4 g 的 KCl,80 g 的 $NaCl$,2 g 的 $MgCl_2$·$6H_2O$ 或 1.04 g 的无水 $MgCl_2$,2 g 的 $MgSO_4$·$7H_2O$,补H_2O 至 1 L,分装每瓶500 mL,4 ℃储存(约 6 个月保持稳定)。

应用液(1×BSS):1 份贮存液Ⅰ+8 份双蒸水+1 份贮存液Ⅱ(必须注意,先稀释 1 份贮存液后再加另 1 份贮存液,这样可以避免出现沉淀)。滤膜过滤除菌,只要溶液 pH(颜色)不发生改变和不发生污染,于 4 ℃可保存 1 个月。室温下溶液 pH 约为 7.0,电导率约为 16.0。

(2)单核-巨噬细胞:体外培养的巨噬细胞系,小鼠腹腔巨噬细胞或人 PBMC。

(3)培养过夜的产单核细胞李斯特菌菌液,活菌或热灭活菌。

(4)新鲜的或新鲜冻融的正常血清,置于冰上。正常血清获自富含补体 C3 的同种个体血液,血液采集后立即置于冰上,1 小时后血液凝固,1 500 r/min,4 ℃离心 25 分钟,收集血清,分装成每支 0.5 mL,于 80 ℃保存。每批次血清必须检测其辅助细胞吞噬和杀伤的能力。血清一旦解冻不能复冻和反复使用。

(5)300 g/L 蔗糖-PBS 溶液无菌过滤,于 4 ℃可保存数月。

(6)含 5%FCS 的 PBS。

(7)细胞染液。

(8)显微镜载玻片和盖玻片。

(9)10 mm×75 mm 试管。

(10)摇床。

(11)细胞甩片机。

3.操作步骤

(1)用 PBS 洗涤单核-巨噬细胞样本,4 ℃,1 000 r/min,离心 2 分钟,弃上清液,重复洗涤,细胞重悬于 BSS 至终浓度为 2.5×10^7/mL。

(2)取 0.1 mL 巨噬细胞悬液(2.5×10^6 细胞)至 10 mm×75 mm 试管中。

(3)用 BSS 将产单核细胞李斯特菌培养物作 1∶10 稀释。

(4)取 0.1 mL 菌液(2.5×10^7 细菌)至 10 mm ×75 mm 试管中。

(5)加 50 μL 新鲜的正常血清,补 BSS 至 1 mL。

(6)将试管置于 37 ℃摇床以约 8 r/min 的速度颠倒振摇 20~30 分钟。振摇时间不要超过 30 分钟,以免过多细菌被吞噬杀灭,死菌被降解后吞噬细胞吞噬现象不易被检出。

(7)将试管于 1 000 r/min,4 ℃,离心 8 分钟,弃上清液,加 2 倍体积冰冷 BSS,轻轻悬浮细胞,洗细胞 2 次以彻底除去残留的胞外细菌。用冰冷 PBS/5%FCS 悬浮细胞至所需浓度。如需更严格地去除胞外细菌,可采取以下步骤:用 BSS 洗细胞 3 次,将细胞重悬于 1 mL 冰冷 BSS 中,叠加于 300 g/L 蔗糖溶液 1 mL 之上,1 000 r/min,4 ℃,离心 8 分钟,细胞沉于管底,小心弃去 BSS 和蔗糖溶液(含胞外细菌),用冰冷 PBS/5%FCS 重悬细胞至所需浓度(通常用 2 mL 溶液将细胞配成 10^6/mL 的浓度)。

(8)用细胞甩片机以 650 r/min 室温旋转 5 分钟将 0.1 mL 细胞(1×10^5/mL)离心至载玻片上。

(9)用染液染片。

(10)在油镜下检测吞噬功能,计数≥200 个细胞,求出每个巨噬细胞吞噬细菌的细胞个数。用下列公式计算吞噬数量。

吞噬指数=(吞噬 1 个以上细菌的巨噬细胞百分数)×(每个阳性细胞吞噬的细菌平均数)

(三)杀菌功能

1.原理

吞噬细胞在趋化因子作用下定向移至病原体周围后,借助调理素通过胞饮作用将病原体吞噬,形成噬粒体,噬粒体与吞噬细胞内溶酶体融合,溶酶体释放多种蛋白水解酶,通过胞内氧化作用将病原体杀灭。实验时将吞噬细胞和细菌混合,计算吞噬作用发生后在杀菌作用出现前巨噬细胞内的活细菌数,以及吞噬细菌一段时间(90~120分钟)后,细胞内残留的活菌数。如果后者在 TSA 平板上生长的菌落数明显少于前者菌落数,则提示巨噬细胞有杀菌活性。

2.材料

(1)处于对数生长期的活的细菌培养物:将冷冻保存的菌株接种至适宜的液体培养基,培养过夜。

(2)平衡盐溶液(BSS)。

(3)单核-巨噬细胞:体外培养的巨噬细胞系,小鼠腹腔巨噬细胞或人 PBMC。

(4)新鲜的或新鲜冻融的正常血清,置于冰上。

(5)含 5%正常血清的 BSS。

(6)胰蛋白酶大豆琼脂(tryptic soy agar,TSA)平板:于 4 ℃保存,使用前预温至 37 ℃。

(7)带螺旋盖的 2.0 mL 聚苯乙烯管。

(8)带闭合盖的 10 mm×75 mm 聚苯乙烯管。

(9)摇床。

(10)带螺旋盖的 13 mm×100 mm 螺旋盖的派瑞克斯(Py-rex)玻璃管,灭菌。

3.操作步骤

(1)将过夜培养的 Listeria 菌震荡粉碎,用 BSS 做 1:300 稀释,在 10 mm×75 mm 聚苯乙烯管或2.0 mL聚苯乙烯管中混合下列成分:$2.5×10^6$/mL 巨噬细胞,0.3 mL 震荡粉碎的过夜培养菌($2.5×10^6$个细菌),50 μL 冷正常血清,用 BSS 调至 1 mL。

(2)上述试管置于 37 ℃摇床中以 8 r/min 的速度颠倒振摇 15~20 分钟,用常规洗法或蔗糖离心法洗去胞外细菌,细胞重悬于 1 mL 含 5%血清的 BSS 中。

(3)准备 4 根 Pyrex 玻璃管,每管加 0.9 mL 灭菌水,第 1 管内加 0.1 mL 去胞外细菌的细胞悬液,依次做 1:10 稀释至第 4 管,每管稀释时充分混匀。

(4)短暂震荡后取 0.1 mL 铺在预温至 37 ℃的 TSA 平板上,每管做复板。该组板为 0 点对照板,提示吞噬作用发生后在杀菌前巨噬细胞内的活细菌数。

(5)将未稀释的步骤 2 制备的细胞管盖紧盖子并封膜,置 37 ℃孵育(振摇或静置)90~120 分钟。

(6)将试管置于冰上以阻止细菌生长,按步骤 4 制备稀释管和平板。

(7)当平板上的样品被吸收入琼脂,将平板倒扣于 37 ℃培养 24~48 小时。计数平板上生长的菌落数目,并与 0 点对照板上菌落数目比较,如果 90~120 分钟孵育后的平板菌落数明显少于 0 点对照板上菌落数,则提示巨噬细胞有杀菌活性。

(四)MTT 比色法

1.原理

将巨噬细胞和细菌在微孔板中混合,洗涤除去细胞外细菌,用 MTT 比色法检测巨噬细胞和细菌作用前后的活菌数量。细菌脱氢酶可催化黄色的 3-(4,5-二甲基-2-噻唑)-2,5-二苯基溴化四唑[3-(4,5-dimethylthiazol-2-yl)2,5-dipheny-ltetrazolium bromide,MTT]生成紫色的不溶性产物甲臜,溶于有机溶剂(二甲基亚砜,异丙醇等)后可通过检测 570 nm 吸光度值并参照标准曲线求得生成产物的含量。

2.材料

(1)RPMI-5 含 5% 自体正常血清,不含酚红的 RPMI 1640。

(2)50 g/L 皂苷滤膜过滤除菌,室温可保存 3～6 个月。

(3)29.5 g/L 胰蛋白胨磷酸盐肉汤高压灭菌,每支 5 mL 分装在带螺旋盖试管中,4 ℃可保存 1 年。

(4)5 mg/mL 的 MTT/PBS 溶液:滤膜过滤除菌,于 4 ℃避光可保存 3～6 个月。

(5)1 mol/L 的 HCl。

(6)产单核细胞李斯特菌悬液。①毒力 Listeria Monocytogenes 菌株来自 ATCC(菌株 15313),也可用来自患者的分离毒力株。将细菌接种于胰蛋白胨磷酸盐肉汤,将菌液在 37 ℃水浴中振摇至对数生长期(4～6 小时),取 0.5 mL 菌液加至 10 mm×75 mm 聚苯乙烯管,密封后保存于 80 ℃。用前将冻存菌溶解,取 30 μL 接种于 5 mL 液体培养基,培养过夜至对数生长晚期(细菌量达每 1 mL 有 $2×10^9$ 活菌)。若希望细菌达对数生长早期,则取 1 mL 培养物加至新鲜培养基,在 37 ℃水浴中振摇 4～6 小时至对数生长期。②热灭活菌的制备:将对数生长期中的细菌于 70 ℃水浴中加热 60 分钟,2 000 r/min,4 ℃离心 20 分钟,弃上清液,沉淀重悬于 10 mL PBS,洗涤后重悬于 PBS 至终浓度 10^{10} 细菌/mL。

(7)96 孔平底微孔反应板。

(8)CO_2 培养箱。

(9)酶联检测仪。

3.操作步骤

(1)1 000 r/min,4 ℃,离心 10 分钟收集巨噬细胞,RPMI-5 重悬细胞至 10^6/mL。

(2)取 100 μL 细胞悬液(10^5 个巨噬细胞)加至反应板微孔,每份标本做 4 孔,准备 2 块反应板做平行实验,一块为 T-0 板,每份标本做 2 孔;另一块为 T-90 板,每份标本做 2 孔。每孔加 10 μL 菌液(用 BSS 配成 10^7/mL),将反应板置 37 ℃,10% 的 CO_2 培养箱 20 分钟,促进吞噬。细菌:细胞大约为 1:1。

(3)反应板于 1 000 r/min,4 ℃离心 5 分钟,小心弃去上清液(除去细胞外细菌),保留细胞成分。

(4)标本孔及 4 个空白孔中加入 RPMI-5,100 μL/孔,反应板于 1 000 r/min,4 ℃离心 10 分钟。

(5)T-0 板孔中加 20 μL 皂苷,室温反应 1 分钟,溶解细胞释放细菌,每孔加 100 μL 胰蛋白胨磷酸盐肉汤,于 4 ℃保存反应板。

(6)T-90 板置 37 ℃、10% 的 CO_2 培养箱 90 分钟,进行杀菌反应或促进细菌生长,90 分钟后移出反应板,重复步骤(5)。

(7)将 T-0 和 T-90 板置 37 ℃、10% 的 CO_2 培养箱孵育 4 小时,促使存活的细菌生长。

(8)加 5 mg/mL 的 MTT/PBS 溶液 15 μL,37 ℃、10% 的 CO_2 培养箱孵育 20 分钟,每孔加 1 mol/L 的 HCl 10 μL 终止反应,在酶联仪上测定 570 nm 吸光度值。

(9)建立标准曲线 用已知含量的细菌与 MTT 反应,在微孔板中测定相应孔的吸光度值。通过标准曲线将 T-0 板和 T-90 板孔中的吸光度值换算成细菌数量(cfu)。90 分钟板细菌数量比 0 点板有明显降低者(≥0.2 logs),说明产生了杀菌效果。

二、T 淋巴细胞功能测定

(一)接触性超敏反应

1.原理

接触性超敏反应试验是一种简单可靠的检测体内细胞免疫功能的方法。将小鼠腹部皮肤接触有机或无机半抗原分子,皮肤表面抗原提呈细胞:Langerhans(朗格汉斯)细胞受半抗原化学修饰后迁移至外周局部淋巴结。若小鼠第二次接触该半抗原,半抗原与 Langerhans 细胞的 MHC Ⅱ类分子结合,刺激组织中 T 淋巴细胞活化并分泌多种细胞因子,导致局部组织的炎症反应。

2.材料

(1)6～12 周无病原雌性小鼠。

(2)70g/L2,4,6-三硝基氯苯(TNCB):溶于 4:1(V/V)丙酮/橄榄油。

(3)10 g/L 的 TNCB:溶于 9:1(V/V)丙酮/橄榄油。

(4)厚度刻度测量仪:可测范围 0.01～12.5 mm。

(三)操作步骤

(1)小鼠腹部皮肤除毛。

(2)于小鼠腹部皮肤滴加 70 g/L 的 TNCB 溶液 100 μL 致敏。

(3)固定小鼠 3～5 秒,使表面溶剂挥发。

(4)6 天后测量小鼠右耳耳郭厚度基数。

(5)测量后,立即在右耳两侧表面滴加 10 g/L 的 TNCB 10 μL(共 20 μL)进行攻击。未致敏小鼠右耳在测定耳郭厚度基数后两侧表面也滴加 TNCB 作为对照,以排除化学刺激造成的耳郭非特异性水肿。

(6)24 小时后测量实验组和对照组小鼠右耳耳郭厚度。

(7)计算耳郭厚度变化(ΔT)ΔT＝攻击后 24 小时耳郭厚度×耳郭厚度基数。

(二)移植物抗宿主反应

1.原理

移植物抗宿主反应(GVHD)是将具有免疫功能的供体细胞移植给不成熟、免疫抑制或免疫耐受的个体,因此,供体细胞识别宿主(受体)并对宿主(受体)抗原发生反应,而宿主不对供体细胞发生反应。在 GVHD 中,供体的淋巴细胞通过 T 细胞受体(TCR)与宿主的"异体"抗原相互作用而活化,释放淋巴因子,引起 T 细胞活化,脾大,甚至机体死亡等多种效应。

2.材料

(1)供体动物:遗传背景明确的纯系小鼠或大鼠。

(2)受体动物:同种异体新生鼠,同种异体照射鼠,或 F1 杂交鼠。

3.操作步骤

(1)在供体细胞移植前 2～6 小时照射受体动物。有必要做预实验确定合适的放射剂量。

(2)处死供体鼠,分离鼠脾脏、淋巴结和/或股骨和胫骨骨髓细胞。

(3)制备脾脏、淋巴结和骨髓细胞单个细胞悬液。调整细胞浓度至 $5×10^5$～$1×10^8$ 细胞/mL。选择合适的细胞浓度。

(4)往成年受体鼠尾静脉中注射 0.5～1.0 mL 供体细胞,新生鼠腹腔注射 0.05～0.1 mL 供体细胞。当细胞浓度较高时,为防止形成栓塞,在注射细胞前 10～20 分钟,在鼠腹腔注射

0.05 mL 50 USP 单位肝素。

（5）GVHD 检测：受体动物为非照射同种异体新生鼠时，以脾增大指标来判断新生鼠腹腔注射供体淋巴细胞后的 GVHD 反应。注射后 10～12 天处死小鼠，称体重，取出脾并称重。按下式计算脾指数。

$$脾指数＝（实验组脾重/体重的均值）/（对照组脾重/体重的均值）$$

脾指数≥1.3 说明存在 GVHD。

若受体动物为照射同种异体鼠或 F1 鼠，每天记录注射细胞后的动物死亡情况。以动物存活数对实验天数作图，比较实验组和对照组的平均存活时间。

（三）T 细胞增殖功能

1.有丝分裂原诱导的 PBMC 增殖

（1）原理：此法用于测定 PBMC 受到不同浓度的有丝分裂原植物血凝素（PHA）刺激后发生的增殖反应。PHA 主要刺激 T 细胞的增殖。也可使用其他可以和 T 细胞抗原受体和其他表面结构相结合的多克隆刺激物（表 18-3）。

表 18-3　淋巴细胞增殖的活化信号

细胞类型	活化靶物质	激活剂
T 细胞	TCR	特异性抗原
	TCR-α,TCR-β	Anti-TCR MAb
		Anti-CD3
		PHA
	CD2	Anti-CD2 化合物
		PHA
	CD28	Anti-CD28 MAb
B 细胞	SmIg	Anti-IgM
		SAC
	CD20	CD20 MAb
	CR2 病毒受体	BBV
	BCGF 受体	BCGF
B 和 T 细胞	离子通道	A23187 离子载体
		离子霉素 ionomycin
	蛋白激酶 C	佛波醇酯
	CD25(IL-2Rβ 链)	IL-2
	IL-4 受体	IL-4

注：BCGF：B 细胞生长因子；EBV：EB 病毒；Ig：免疫球蛋白；IL：白细胞介素；MAb：单克隆抗体；PHA：植物血凝素；SAC：金黄色葡萄球菌 Cowan I；TCR：T 细胞抗原受体

（2）材料：PBMC 悬液。完全 RPMI-1640 培养液。含 100 μg/mL 的 PHA 的完全 RPMI-1640 培养液（分装保存于 20 ℃）。带盖的 96 孔圆底细胞培养板。

（3）操作步骤具体如下：①用完全 RPMI-1640 培养液调 PBMC 数至 $1×10^6$/mL。②将细胞悬液混匀后加入 96 孔板中，每孔 100 μL（$1×10^5$/孔）。每实验组设 3 复孔，另设不加有丝分裂原的对照孔作为本底对照。③将 100 μg/mL 的 PHA 溶液作 1∶10、1∶20、1∶40 稀释,1~3 列加 100 μL 完全 RPMI-1640 培养液(本底对照);4~6 列加 1∶40 的 PHA 100 μL(最终浓度 2.5 μg/mL);7~9 列加 1∶20 的 PHA 100 μL(最终浓度 5 μg/mL),10~12 列加 1∶10 的 PHA 100 μL(最终浓度 10 μg/mL)。④37 ℃,5%CO₂温箱中孵育 3 天。结束培养前 6~18 小时每孔加入 0.5~1.0 μCi[³H]胸腺嘧啶。⑤用自动细胞收集器收集细胞,溶解细胞,将 DNA 转移至滤纸上,冲洗除去未掺入的[³H]胸腺嘧啶。用无水乙醇洗涤滤纸使其干燥。将滤纸移入闪烁管内。⑥在闪烁仪上计算每孔 cpm 值。

2.一步法混合淋巴细胞反应

(1)原理:反应性 T 细胞受到刺激细胞(同种异体淋巴细胞)表面主要组织相容性复合体(MHC)抗原的刺激发生增殖反应。刺激细胞本身的增殖反应可通过放射线照射或经丝裂霉素 C 处理而被抑制。本法常用于鉴定组织相容性。

(2)材料:含 10%人 AB 型血清的完全 RPMI 培养液(RPMI-10AB),56 ℃加热灭活 1 小时。反应细胞:脾、淋巴结、胸腺的淋巴细胞或纯化的 T 细胞、T 细胞亚群。同种异体刺激细胞悬液(PMBC)。自体刺激细胞悬液(PMBC)。0.5 mg/mL 丝裂霉素 C,溶于完全 RPMI-10AB(避光保存)。

(3)操作步骤具体如下:①用完全 RPMI-10AB 调整 PBMC 浓度至 1×10⁶/mL。②用丝裂霉素 C 或照射处理同种异体刺激细胞和自体刺激细胞(用于对照)以抑制其增殖反应。加入 0.5 mg/mL 丝裂霉素 C 使终浓度为 25 μg/mL,在 37 ℃,5%CO₂温箱中避光孵育 30 分钟,用完全 RPMI-10AB 洗细胞 3 次以上,用于除去剩余的丝裂霉素 C。或者将细胞置于照射仪中用 2 000 拉德(rad)照射。调整细胞浓度至 1×10⁶/mL。③每孔加入反应细胞 100 μL,设 3 复孔。④在相应孔内加入 100 μL 经照射或丝裂霉素 C 处理的同种异体或自体刺激细胞。空白对照孔加 100 μL 完全 RPMI-10AB。⑤在 37 ℃,5%CO₂温箱中孵育 5~7 天。⑥加入[³H]胸腺嘧啶,继续培养 18 小时,收获细胞并计算每孔 cpm 值。

3.自体混合淋巴细胞反应

(1)原理:自体混合淋巴细胞反应的原理和操作步骤基本同上。但需将刺激细胞换成自体非 T 细胞,含 10%人 AB 血清的完全 RPMI 培养液(RPMI-10AB)换成含 10%同源血清的完全 RPMI 培养液。

(2)材料:反应细胞悬液(自体 T 细胞)。含 10%自体血清的完全 RPMI 1640 培养液,56 ℃加热灭活 1 小时。刺激细胞悬液(自体非 T 细胞)。自体 PBMC 悬液。

(3)操作步骤具体如下:①用含 10%自体血清的完全 RPMI 培养液将反应细胞调整浓度为 1×10⁶/mL。②用 2 000 拉德照射非 T 刺激细胞和自体 PBMC(用于对照)或用丝裂霉素 C 处理(方法同一步法)。用含 10%自体血清的完全 RPMI 1640 培养液清洗细胞。重新调整浓度为 1×10⁶/mL。③每孔加入反应细胞 100 μL,设 3 复孔。④在相应孔内加入经照射或经丝裂霉素 C 处理的刺激细胞 100 μL。空白对照孔加 100 μL 含 10%自体血清的完全 RPMI 1640 培养液。⑤在 37 ℃,5%CO₂温箱中孵育 7 天。⑥加入[³H]胸腺嘧啶,继续培养 18 小时,收获细胞并计算每孔 cpm 值。

4.抗原诱导的 T 细胞增殖

(1)原理:本法用于测定 T 细胞对特异性抗原(如破伤风类毒素)刺激的增殖反应,也可用于测定 T 细胞对任何蛋白质或多糖抗原的增殖反应。

(2)材料:T细胞悬液。自体抗原提呈细胞悬液(非T细胞)。破伤风类毒素溶液。

(3)操作步骤具体如下:①用完全RPMI-10AB调整T细胞浓度至1×10^6/mL。②丝裂霉素C处理抗原提呈细胞(或用2 500拉德照射)(同一步法)。调整抗原提呈细胞浓度至2×10^5/mL。③每孔加T细胞悬液100 μL和抗原提呈细胞悬液50 μL;混匀。④加破伤风类毒素溶液50 μL使其终浓度分别为0 μg/mL、1 μg/mL、5 μg/mL、10 μg/mL和20 μg/mL。每种浓度准备3复孔。⑤在37 ℃,5%CO_2温箱中孵育6天。⑥加入[^{3}H]胸腺嘧啶,继续培养18小时,收获细胞并计算每孔cpm值。

(四)人T淋巴细胞细胞毒功能的检测

细胞毒性T细胞(CTL)通过识别细胞表面抗原杀伤靶细胞,主要由CD8$^+$细胞组成,也包括少数具有CTL作用的CD4$^+$CTL。CTL具有杀伤细胞内微生物(病毒、胞内寄生菌等)感染靶细胞、肿瘤细胞等的效应,在抗肿瘤、抗病毒及抗移植物等免疫反应中发挥重要作用。淋巴细胞介导的细胞毒性(lymphocyte mediated cytotoxicity,LMC)是细胞毒性T细胞(CTL)的特性,它是评价机体细胞免疫功能的一种常用指标,特别是测定肿瘤患者CTL杀伤肿瘤细胞的能力,常作为判断预后和观察疗效的指标之一。T细胞前体在辅佐细胞和Th细胞产物(IL-2)的存在下,经特异性抗原刺激产生CTL。选用适当的靶细胞,常用可传代的已建株的人肿瘤细胞如人肝癌、食管癌、胃癌等细胞株,经培养后制成单个细胞悬液,按一定比例与受检的淋巴细胞混合,共育一定时间,观察肿瘤细胞被杀伤情况,一般采用^{51}Cr释放法。肿瘤细胞首先被^{51}Cr短暂标记,洗后与效应CTL混合后共同培养,数分钟至数小时后,靶细胞开始裂解,胞浆内^{51}Cr标记的蛋白释放出来,计算被杀伤靶细胞释放入培养上清液的^{51}Cr,通过与对照组^{51}Cr的释放比较,来判断T细胞的细胞毒活性。

1.抗CD3介导的细胞毒性实验(^{51}Cr释放试验)

(1)原理:人类T淋巴细胞细胞毒功能的体外检测可以通过使用抗CD3抗体或特异性抗原刺激前CTL向效应CTL分化来完成。以下以抗CD3介导的细胞毒性实验为主,介绍人T淋巴细胞细胞毒功能的体外检测方法。前CTL在抗CD3抗体或分泌抗CD3抗体的杂交瘤细胞刺激诱导下产生CTL活性。抗CD3抗体与T效应细胞群和带有Fc受体的^{51}Cr标记的靶细胞共育;或者T效应细胞群直接与^{51}Cr标记的膜表面表达抗CD3抗体的杂交瘤细胞(OKT3)共育,抗CD3抗体与T效应细胞上TCR复合体结合,并通过Fc受体与靶细胞结合,从而导致^{51}Cr标记的靶细胞溶解;^{51}Cr标记的OKT3则直接通过膜表面表达抗CD3抗体与TCR复合体结合,充当靶细胞和刺激原的双重作用。CTL的溶细胞活性可通过检测由靶细胞释放入培养上清液中的^{51}Cr来获得。

(2)材料具体如下:①靶细胞:EB病毒转化的B淋巴母细胞样细胞。②T效应细胞群:T效应细胞通常来自PBMC、T细胞或T细胞亚群。由于PBMC中含有NK细胞,可能引起非抗CD3介导(非T细胞)的靶细胞溶解,所以通常采用T细胞或T细胞亚群作为T效应细胞。如果用PBMC,则必须设立无抗CD3抗体刺激的对照组。③1 mCi/mL的$Na_2[^{51}Cr]O_4$(^{51}Cr$\geq$300 mCi/mg)。④完全RPMI-5培养基。⑤抗CD3抗体或分泌抗CD3抗体的杂交瘤细胞(OKT3)。⑥2%(v/v)TritonX-100。⑦24孔平底细胞培养板。⑧含有H-1 000B型转子的Sorvall离心机。⑨台盼蓝拒染法所需的试剂和仪器。

(3)操作步骤具体如下:①用100 μCi,^{51}Cr对EB病毒转化的B淋巴母细胞或OKT3杂交瘤细胞(当OKT3杂交瘤细胞同时作为刺激原时)进行放射标记。方法如下:吸取5×10^5个B细胞到含 1.9 mL 完全 RPMI-5 培养基的 24 孔板孔中,每孔加入 0.1 mL^{51}Cr,37 ℃,5% CO_2 温箱中孵育 18～24 小时。②收集放射标记的 B 细胞,用 10 mL 完全 PRMI-5 于室温下洗涤。③用台盼蓝拒染法计数活细胞。用完全 RPMI-5 调节细胞浓度至每 50 μL 含 $5×10^3$ 个细胞($1×10^5$/mL)。④用完全 RPMI-5 将效应 T 细胞作倍比稀释,初始浓度为 $1×10^5$/100 μL,至少稀释 4 个浓度。达到 20∶1 的效/靶比。⑤用完全 RPMI-5 稀释抗 CD3 抗体,从 4 μg/mL 开始,至少准备 5 个 4 倍稀释的浓度。⑥将效应细胞、靶细胞和抗 CD3 抗体加入 96 孔反应板微孔,做 3 个复孔。具体操作如下:每孔依次加入放射标记的靶细胞 50 μL、不同稀释度的抗 CD3 抗体 50 μL、不同浓度的效应细胞 100 μL;当用 OKT3 杂交瘤细胞时,每孔加 OKT3 细胞 100 μL($5×10^3$/孔)和效应 T 细胞 100 μL。同时设立仅有靶细胞(无抗体和效应细胞)的对照孔(自发释放量)。在另一块 96 微孔板中,设立仅含 $5×10^3$ 放射性靶细胞和 150 μL 的 2% TritonX-100 的对照孔(最大释放量)。除此之外,还应设立靶细胞和效应细胞(无抗体)的孔测量 NK 细胞的活性。⑦将反应板于 100 r/min 离心 2 分钟,置 37 ℃,5% CO_2 孵育 4 小时。⑧将反应板于 800 r/min 离心 5 分钟,从每孔吸出 100 μL 上清液,用 γ 计数器计算每个上清液样本的 cpm 值。⑨依下列公式计算结果:特异性溶解率 = 100×(实验组 ^{51}Cr 释放量 51Cr 自发释放量)/(^{51}Cr 最大释放量 ^{51}Cr 自发释放量),其中自发释放量 = 对照孔 cpm;实验组释放量 = 实验孔 cpm;最大释放量 = 含 Triton 孔 cpm。其中自发释放量应该是≤最大释放量的 25%。

2.钙荧光素释放试验

(1)原理:钙荧光素(calcein)为钙螯合剂,与钙结合后可发出强烈荧光。钙荧光素释放试验是一种替代 ^{51}Cr 释放试验的非放射性试验。该法用荧光标记物(钙荧光素)代替 ^{51}Cr 标记靶细胞,将钙荧光素标记靶细胞与效应 T 细胞(CTL)按一定的效/靶比(E/T)混合,孵育一定时间后,CTL 发挥溶解靶细胞活性,通过计算细胞上清液中被释放的钙荧光素量来计算 CTL 活性。计算方法类似于 ^{51}Cr 释放实验。钙荧光素释放试验除用于 CTL,也可用于 NK 细胞和淋巴因子活化的杀伤细胞(LAK)活性的检测。

(2)材料具体如下:①HBSSF 含 5% FCS 的无酚红、Ca^{2+} 或 Mg^{2+} 的 Hanks 平衡盐溶液(HBSS)。②1 mg/mL 抗原储存液或传染性病原体(如流感病毒)用于致敏靶细胞。③Calcein-AM(作为分子探针)用 DMSO 配成 2.5 mmol/L。④效应 CTL,特异性靶抗原致敏的 CTL,无关抗原致敏的 CTL 作为对照组。⑤溶解缓冲液,50 mmol/L 硼酸钠/0.1%(v/v)TritonX-100,pH 为 9.0。⑥15 mL 锥形离心管。⑦带 H-1 000B 转子的 Sorvall 离心机。⑧96 孔圆底微孔反应板。⑨自动荧光检测系统。

(3)操作步骤具体如下:①用 HBSSF 配制 EB 病毒转化的 B 淋巴母细胞样细胞的单细胞悬液或培养的肿瘤细胞单细胞悬液。必须安排好实验步骤以保证效应细胞与靶细胞在同一时间准备好,因此,抗原特异性效应 CTL 必须和靶细胞同时制备;另外,在洗涤和标记靶细胞的同时,应进行效应细胞的洗涤和稀释。②用台盼蓝拒染法确定细胞活率。靶细胞活率应>80%。③将细胞转移至 15 mL 尖底离心管,于室温 1 000 r/min 离心 10 分钟,弃上清液;用 HBSSF 重悬细胞,再离心一次,弃上清液。④用 HBSSF 重悬细胞,配成浓度为 $1×10^6$/mL。加入 1 mg/mL 抗原储存液时抗原最终浓度为 0.0001～100 μg/mL。置 37 ℃,室内空气(不含 CO_2)中孵育 90 分钟。⑤洗细胞 2 次,用 HBSSF 重悬细胞使其浓度为 $1×10^6$/mL。⑥加入 10 mL 的 2.5 mmol/L 的 Calcein-AM(使其终浓度为 25 μmol/L)。置 37 ℃,室内空气(不含 CO_2)中孵育 30 分钟。⑦洗细胞 2 次,重悬细胞至 $1.5×10^5$/mL,然后立即进入步骤 11)。⑧准备特异性靶抗原致敏效应

CTL 的单细胞悬液,计算细胞活率,洗涤细胞后用 HBSSF 重悬细胞至浓度为 1.5×10^6/mL。用相同方式同时准备好对照组(无关抗原致敏的 CTL)。⑨用 HBSSF 作 3 倍连续稀释待测的和对照的效应细胞(初始浓度为 1.5×10^6/mL)。⑩在第(9)步中准备好的每个效应细胞稀释液中吸取 100 μL,加入 96 孔反应板孔中,每份做 3 个复孔;同时设立含 100 μL 的 HBSSF 和 100 μL 溶解缓冲液的对照孔,也做 3 个复孔。立即进入步骤 11)。⑪取步骤 7)中的 Calcein-AM 标记靶细胞悬液 100 μL 至步骤 10)中各孔(最终为每孔 200 μL)。含靶细胞和效应细胞的孔用于测定 CTL 活性;含标记靶细胞和 HBSSF 的孔测定自发性钙释放量;含标记靶细胞和溶解液的孔测定最大钙释放量。⑫反应板于室温 1 000 r/min 离心 30 秒,以促进效应细胞和靶细胞的接触,置 37 ℃,室内空气(不含 CO_2)中孵育 2～3 小时。此后的所有步骤均可在有菌的条件下进行。⑬反应板于室温 2 000 r/min 离心 5 分钟。取出各孔全部上清液。⑭加 200 μL 溶解缓冲液至每孔细胞沉淀中,室温下反应 15 分钟,溶解细胞。⑮用含有 485/20 激发波长和 530/25 发射波长的自动荧光检测系统测定每孔产生的钙荧光强度。⑯计算三孔的平均荧光值,以求出各个浓度效应细胞的溶细胞百分比。

三、B 淋巴细胞功能测定

(一)ELISA 法检测 B 细胞合成多克隆免疫球蛋白

1.原理

B 细胞经多克隆刺激物(表 18-4)包括有丝分裂原、抗体、EB 病毒(EBV)或淋巴因子等的诱导,可合成并分泌抗体。

表 18-4　多克隆抗体产生的刺激物

细胞类型	刺激物	应用
PBMC 或 T 细胞＋B 细胞	PWM	T 细胞依赖的 B 细胞激活
由 PWM 刺激后的 PBMC 中分离的 B 细胞	PWM	需要加 IL-2 到 B 细胞;用于确定外源细胞或细胞因子的调节作用
纯 B 细胞或扁桃体 B 细胞	SAC＋IL-2	用于研究细胞的调节作用和无 T 细胞存在时的影响因素
	抗 IgM 抗体＋T 细胞上清液	用于研究无 T 细胞直接接触时加入的外源细胞的作用,或 T 细胞上清液的调节激活作用
PBMC 或 B 细胞	EBV	用于研究 B 细胞产生 Ig 和 EBV 诱导的增殖和分化功能

注:EBV:EB 病毒;PBMC:外周血单个核细胞;PWM:美洲商陆分裂原;SAC:葡萄球菌 CowanI

用 ELISA 法可对细胞培养上清液中 B 细胞合成的免疫球蛋白进行定量检测。由于循环和组织中的 B 细胞存在多种亚型,因此,应根据特定的实验目的来选择培养的淋巴细胞亚类以及使用的刺激分子。

2.材料

(1)PBMC 悬液。

(2)完全 RPMI-5 和 RPMI-10 培养液。

(3)PWM 溶液:用 RPMI-10 作 1:10 稀释,储存于 20 ℃。

(4)第一(捕获)抗体:10 μg/mL 羊抗人 IgM,IgG,或 IgA,溶于包被液中。

(5)洗涤液:0.05%(v/v)吐温 20,溶于 PBS。

(6)封闭液:50g/LBSA 溶于洗液中,过滤除菌后贮存于 4 ℃。

(7)免疫球蛋白标准液。

(8)稀释液:10 g/L 的 BSA 溶于洗液中,过滤除菌后贮存于 4 ℃。

(9)第二抗体:亲和纯化的、Fc 特异的、碱性磷酸酶标记羊抗人 IgM,IgG 或 IgA 抗体。

(10)1 mg/mL p-磷酸硝基苯基二乙酯,溶于底物缓冲液。

(11)3 mol/L 的 NaOH。

(12)96 孔平底微孔培养板。

(13)96 孔 ELISA 板。

(14)多孔扫描分光光度计。

3.操作步骤

(1)有丝分裂原刺激诱导:①用完全 RPMI-5 洗 PBMC,以除去外源性免疫球蛋白。②用完全 RPMI-10 调整细胞数至 $5×10^5$/mL。每孔加入 0.2 mL 细胞悬液($1×10^5$个细胞)。实验均设复孔。设立只加细胞而不加刺激物的对照孔。③加 PWM 溶液刺激细胞。④置 37 ℃,5% 的 CO_2 温箱中培养。⑤收集用于分析或 ELIspot 检测的细胞,或悬浮培养的细胞用于 ELISA 分析。

(2)ELISA 分析:①加 10 μg/mL 一抗 100 μL 于 96 孔 ELISA 板孔内,37 ℃ 孵育 2 小时(或 4 ℃ 过夜)。②洗板 5 次。③每孔加封闭液 200 μL,封闭非结合位点。室温孵育 1 小时,洗板 5 次。④每孔加 100 μL 免疫球蛋白标准液或细胞培养上清液(用稀释液稀释至合适的浓度),室温下孵育 2 小时(或 4 ℃ 过夜),测定未受刺激的单个核细胞培养液上清液中的免疫球蛋白时,上清液不必稀释。经有丝分裂原刺激培养的上清液,需要 1∶10 或更多倍稀释。⑤洗板 5 次。⑥每孔加入 100 μL 碱性磷酸酶标记的羊抗人 IgM,IgG 或 IgA 抗体(二抗)。室温孵育 2 小时或 4 ℃ 过夜。⑦洗板 5 次。每孔加含 1 mg/mL p-磷酸硝基苯基二乙酯的底物缓冲液 100 μL。⑧用多孔扫描分光光度计于 405～410 nm 读吸光度值。根据标准曲线计算免疫球蛋白的含量。

(二)反相溶血空斑试验

1.原理

空斑形成试验是检测抗体形成细胞功能的经典方法。最初是采用溶血空斑形成试验,其原理是用绵羊红细胞(SRBC)免疫小鼠,4 天后取出脾细胞,加入 SRBC 及补体,混合在融化温热的琼脂凝胶中,浇在平皿内或玻片上,使成一薄层,置 37 ℃ 温育。由于脾细胞内的抗体生成细胞可释放抗 SRBC 抗体,使其周围的 SRBC 致敏,在补体参与下导致 SRBC 溶血,形成一个肉眼可见的圆形透明溶血区而成为溶血空斑(plaque)。每一个空斑表示一个抗体形成细胞,空斑大小表示抗体生成细胞产生抗体量的多少。这种直接法所测细胞为 IgM 生成细胞。IgG 生成细胞的检测可用间接检测法,即在小鼠脾细胞和 SRBC 混合时,再加抗鼠 Ig 抗体(如兔抗鼠 Ig),使抗体生成细胞所产生的 IgG 或 IgA 与抗 Ig 抗体结合成复合物,此时能活化补体导致溶血,称间接空斑试验。上述直接和间接溶血空斑形成试验都只能检测抗红细胞抗体的产生细胞,而且需要事先免疫,若要检测由其他抗原诱导的抗体,则需将 SRBC 用该特异性抗原包被,方可检查对该抗原特异的抗体产生细胞。它的应用范围较广,也分直接法和间接法,分别检测 IgM 生成细胞和 IgG 生成细胞。

目前常用 SPA 包被 SRBC 溶血空斑试验检测抗体生成细胞。SPA 能与人及多种哺乳动物 IgG 的 Fc 段结合,利用这一特性,首先将 SPA 包被 SRBC,然后进行溶血空斑测定,可提高敏感度和应用范围。测试系统中加入抗人 Ig 抗体,可与受检 B 细胞产生的 Ig 结合形成复合物,复合物上的 Fc 段可以连接在 SRBC 上的 SPA 结合,同时激活补体,使 SRBC 溶解形成空斑。此法可用于检测人类外周血中的 IgG 产生细胞,与抗体的特异性无关。用抗 IgA、IgG 或 IgM 抗体包被 SRBC,可测定相应免疫球蛋白的产生细胞,这种试验称为反相溶血空斑形成试验,可用于测定药物和手术等因素对体液免疫功能的影响,或评价免疫治疗或免疫重建后机体产生抗体的功能。以下主要介绍 SPA-SRBC 反相溶血空斑试验的操作过程。基本方案分为三个阶段:首先,用 SPA 致敏 SR-BC,制备豚鼠补体和抗 Ig 抗体;第二步,待测标本与致敏 SR-BC、补体和抗体共同孵育;最后,计数形成的溶血空斑数。

2.材料

(1)1∶2 SRBC/Alsevers 液体。

(2)普通盐溶液。

(3)金黄色葡萄球菌 A 蛋白(SPA)。

(4)氯化铬($CrCl_3$)。

(5)平衡盐溶液。

(6)冷磷酸盐缓冲液(PBS)。

(7)补体:溶于稀释液中。

(8)兔抗 Ig 抗体,56 ℃ 热灭活 30 分钟。

(9)清洗液:含以下成分的平衡盐溶液。5% FCS(56 ℃ 热灭活 30 分钟),25 mmol/L 的 HEPES 缓冲液,5 μg/mL 庆大霉素,使用前 1 小时除去气泡。

(10)固体石蜡。

(11)纯凡士林油。

(12)50 mL 和 15 mL 锥形管。

(13)离心机。

(14)30 ℃ 水温箱。

(15)4 ℃ 冰浴箱。

(16)96 孔圆底微孔板。

(17)溶斑容器。

(18)套色拼隔版显微镜或半自动空斑计数器。

3.操作步骤

(1)SPA 致敏 SRBC:①加 1∶2 的 SRBC/Alsevers 液体 200 μL 至 50 mL 离心管中,加入普通盐溶液洗涤 SRBC,室温下于 1 200 r/min 离心 10 分钟。吸去上清液。用普通盐溶液反复洗涤 3 遍。②将细胞团转移到 15 mL 的离心管中,室温下于 1 800 r/min 离心 10 分钟。吸去 SRBC 细胞团顶部的棕黄层。保留压紧的 SRBC 细胞团。③将 5 mg 的 SPA 溶于 5 mL 盐溶液中;将 33 mg 的 $CrCl_3$ 置于离心管中,在细胞致敏前加 5 mL 盐溶液溶解。配制后 10 分钟以内使用。④将以下物质加至 50 mL 离心管中:普通盐溶液 10.4 mL,$CrCl_3$ 溶液 0.1 mL,SPA 溶液 0.5 mL,洗涤沉淀的 SRBC 1.0 mL,盖好试管盖,轻轻旋转混匀,在 30 ℃ 水浴箱(严格 30 ℃)中孵育 1 小时,在孵育过程中轻旋试管 3 次。⑤试管中加入室温普通盐溶液,1 200 r/min 室温离心

10 分钟,弃上清液。⑥如上法用普通盐溶液再洗涤一遍,用平衡盐溶液清洗第三遍。收集 SPA 致敏的 SRBC 于 50 mL 的锥形管中,加满平衡盐溶液,4 ℃保存不能超过 1 周。⑦致敏 SRBC 使用前于室温下 1 200 r/min 离心 15 分钟,弃去上清液。加 1 mL 平衡盐溶液到 2 mL SPA 致敏的 SR-BC 中。

(2)准备补体和抗血清:①用冷 PBS 洗 15 mL 羊血 3 次,每次于 4 ℃,1 200 r/min 离心 10 分钟,弃上清液。第 4 次向管中加入冷 PBS,1800 r/min,4 ℃离心沉积 SRBC,弃去上清液。②用稀释液稀释补体,置于冰浴。③用 SRBC 吸收补体。将 1 体积的洗涤沉积 SRBC 和 4 体积的豚鼠补体混合以吸附补体,在 4 ℃冰水浴中孵育 2 小时。④4 ℃,1 800 r/min 离心 10 分钟。弃去上清液。因补体对热不稳定,操作过程均需在 4 ℃进行。分装 2 mL 储存于 20 ℃。⑤用 SRBC 吸收抗体。将 1 体积的洗涤沉积 SRBC 和 2 体积的热灭活兔抗人 Ig 抗体混合以吸附抗体,在 4 ℃冰水浴中孵育 2 小时。⑥离心并分装。⑦确定试验中每批补体和抗血清最佳稀释度。选择产生溶斑数量最多最明显的最大稀释度。⑧准备溶斑试验的细胞悬液。用于溶斑试验的细胞包括培养的单个核细胞/淋巴细胞或来自血液、扁桃体或脾的新鲜细胞。清洗细胞,室温 1 800 r/min 离心 5 分钟或 1 200 r/min 离心 10 分钟。弃上清液,混匀标本;重复清洗 3 次。最后一次清洗后,用适当体积的清洗液重悬细胞。最终体积取决于细胞悬液中分泌 Ig 的细胞数量。

(3)溶斑过程及空斑计数:①将 2 体积固体石蜡和 1 体积凡士林油置于大烧杯中,低温加热使其逐渐融化,混匀。②准备溶斑混合液,将等体积的 SPA 致敏 SRBC、抗血清和补体混合于离心管中。盖紧试管盖轻轻混匀。③吸溶斑混合液到微孔板孔内,每孔 75 μL。④取 125 μL 待测细胞悬液至含有 75 μL 溶斑混合液的微孔内,避免气泡产生,用吸管混合 5～6 次,将混合物吸入吸样管尖端。将尖端靠近打开的溶斑容器,将混合液加入容器中直到加满为止。每孔大约可盛 50 μL。每个标本做复孔。⑤用装有温热的蜡-凡士林油混合物的巴斯德玻璃管密封溶斑容器。⑥叠放溶斑容器。将 96 孔板盖上盖板以防止水蒸气落入。37 ℃孵育 3～5 小时。⑦使用套色拼隔版显微镜(10×放大倍数)或半自动空斑计数器计数全部溶斑数。⑧计算溶斑总数。求得初始检测标本和加入溶斑容器中标本的体积比。用这一系数乘以容器中的溶斑数量。例如,要确定在 1 mL 初始标本中分泌 Ig 细胞的总数,假设每一个溶斑容器约盛有 30 μL 来自初始的 1 mL 的培养物,即 3%。因此,在 1 mL 培养物中分泌 Ig 细胞的总数相当于将每个容器中溶斑的数量乘以系数 33.3。

(三)ELIspot 实验

1.原理

酶联免疫斑点法(ELIspot)试验可用于检测生成特异性抗体的 B 细胞和生成特异性细胞因子的 T 细胞。检测生成特异性抗体的 B 细胞时,首先将特异性抗原包被固相微孔反应板,然后加入待测的抗体生成细胞,若该细胞分泌针对固相抗原的抗体,即可与固相抗原结合,再用酶标二抗和显色剂对相应抗体进行检测。在低倍镜下计数每孔中显色的酶点数,即抗体生成细胞数。该法也可用于检测特异性细胞因子生成 T 细胞。此外,ELIspot 双色分析可同时测定两种不同抗原刺激分泌的抗体并且为单个细胞分泌的抗体分子的定量提供可能性。本法可以用于测定组织中的单个抗体分泌细胞。

ELIspot 分析包括三个阶段:抗原包被固相支持物;孵育抗体分泌细胞;在抗体分泌细胞处测定抗原抗体复合物的形成。

2.材料

(1)包被抗原,溶于包被缓冲液。

(2)PBS。

(3)含 5%FCS(56 ℃,热灭活 30 分钟)的 PBS 或含 10 g/L BSA 的 PBS,即配即用。

(4)待测细胞,如 PBMC 或脾细胞。

(5)完全 IMDM-5 培养基。

(6)Tween/PBS:含 0.05%吐温-20 的 PBS。

(7)含 10 g/L BSA 的 PBS(BSA/PBS)。

(8)酶标记抗体。

(9)琼脂糖凝胶。琼脂糖/蒸馏水:12 mg 琼脂糖溶于 1 mL 水,于 46 ℃水浴融化并保存。琼脂糖/PBS:在微波炉中完全融化琼脂糖,加 PBS 至终浓度为 10 g/L。在水浴箱中将凝胶冷却至 46 ℃,并保存于 46 ℃。

(10)HRPO 缓冲液(50 mmol/L 醋酸盐缓冲液,pH 为 5.0),0.2 mol/L 乙酸(11.55 mL/L冰醋酸)74 mL,0.2 mol/L 醋酸钠(27.2 g/L 三水乙酸钠)176 mL,加水至 1L,4 ℃保存 1 个月。终浓度为 15 mmol/L 乙酸和 35 mmol/L 醋酸钠。

(11)凝胶底物。①HRPO 底物:1,4-p-苯二胺自由基(PPD)50 mg 溶解于 2 mL 甲醇中,使用前加入 30%H_2O_2,50 μL 和取自 46 ℃水浴箱的琼脂糖/PBS 100 mL,充分混合后立即使用。PPD 与 HRPO 反应呈棕黑色斑点。最终浓度为 5 mmol/L PPD,2%甲醇和 0.00015%H_2O_2。②碱性磷酸酶底物:将 5-溴-4-氯-3-氮磷酸盐(BCIP)底物和等体积的琼脂糖/蒸馏水混合。BCIP和碱性磷酸酶的反应产生蓝色斑点。

(12)可溶性的底物(使用硝酸纤维素膜)。①HRPO 底物:3-氨基-9-乙烷基咔唑(AEC)20 mg 溶于 2.5 mL 二甲基甲酰胺(DMF),加 AEC/DMF 溶液 2.5 mL 至可溶性 HRPO 缓冲液 47.5 mL 中,边加边搅拌混匀。必要时用 0.45 μm 滤纸过滤祛除聚合体。使用前加入 30%的H_2O_2,25 μL。终浓度为 38 mmol/L AEC,0.51 mol/L DMF,和 0.015%的H_2O_2。②碱性磷酸酶底物:分别溶解 5-溴-4-氯-3-氮磷酸盐(BCIP)15 mg 于 1 mL 的 DMF 和 p-四唑氮蓝(NBT)30 mg 于 1 mL DMF,用 100 mL 0.1 mol/L NaHCO$_3$/1.0 mmol/L MgCl$_2$,pH 为 9.8 混合 BCIP和 NBT 溶液。终浓度为 0.4 mmol/L BCIP,2%(v/v)DMF 和 0.36 mmol/L NBT。BCIP 或BCIP/NBT 的反应结果出现蓝色斑点。

(13)40~60 mm 直径的聚苯乙烯平皿或 6,24,48 或 96 孔聚苯乙烯微孔板或置于 96 孔微量稀释 HA 板的硝酸纤维素膜。

3.操作步骤

(1)抗原包被固相载体:①用溶于包被缓冲液中的抗原包被固相载体(有盖培养皿或多孔板)。4 ℃过夜或 37 ℃ 2 小时。包被板在 4 ℃可保存数周。②用 PBS 清洗平皿或多孔板 3 次。用 5% FCS/PBS 或 10 g/L BSA/PBS 封闭平皿上或孔中空余的结合位点,37 ℃ 30 分钟。

(2)抗体产生细胞培养:①轻轻倒出 FCS(或 BSA)/PBS 液体,将细胞混悬于完全 IMDM-5培养基,稀释到适当的浓度(通常 10^4~10^6 个细胞/mL),如使用培养皿,细胞容积为 300~500 μL;如使用 96 孔板,细胞容积为每孔 100~200 μL。②细胞于 37 ℃,5%~10%的 CO$_2$ 孵箱中孵育 3~4 小时。

(3)测定形成斑点的细胞:①加 2 mL 酶标记抗体至培养皿或每孔 50~100 μL 到 96 板孔,

培养过程在抗原特异性的细胞处形成抗原抗体复合物。②室温孵育 2～3 小时或 4 ℃过夜。③从培养皿或每孔中轻轻移出上清液。如果使用凝胶底物,进行步骤④(聚苯乙烯器皿使用单色分析),如果使用可溶性底物时进行步骤⑤(硝化纤维素膜使用单或双色分析)。④使用聚苯乙烯平皿:加 2 mL 凝胶底物到平皿中或每孔 5 μL 到 96 孔板孔中。在凝胶凝固前,用手指快速轻弹培养皿或 96 孔板除去过量的 HRPO 底物。将培养皿置于室温下直到凝胶凝固(2～5 分钟)。根据使用的底物类别不同,在 5～10 分钟后可看到蓝色或棕黑色的斑点。⑤使用硝酸纤维素膜反应板:如果是单一呈色反应,加每孔 50 μL 可溶性底物至 96 孔硝酸纤维素膜板;对于双色反应,按顺序加入 HRPO 底物和碱性磷酸酶底物(均为可溶性的),首先加碱性磷酸酶底物,放置 5～30 分钟使其显色(蓝色斑点),用 PBS 洗板后再加 HRPO 底物,静置 5 分钟显色(红色斑点),流水冲洗硝酸纤维素膜数秒。⑥在计数斑点形成细胞(SFC)之前,可保持酶促反应 2～24 小时,碱性磷酸酶反应则需要更长的时间,一般在计数前最好等 24 小时。计数斑点时使用 10×～30× 的放大倍数。

(潘　静)

第二节　免疫复合物测定

　　免疫复合物(immune complex,IC)是抗原与其对应抗体相结合的产物。在正常情况下,机体内的游离抗原与相应抗体结合形成 IC,可被机体的防御系统清除,作为清除异物抗原的一种方式,对机体维持内稳态很有利。由于 IC 的抗原成分复杂,IC 形成后可表现新的生物学功能,激活补体成分,和细胞上的 Fc 受体,补体受体进一步发生结合反应,参与机体的病理性损伤。在某些情况下,体内形成的 IC 不能被及时清除,则可在局部沉积,通过激活补体,吸引单核吞噬细胞,并在血小板、中性粒细胞等参与下,引起一系列连锁反应导致组织损伤,出现临床症状,成为免疫复合物病(immunocomplex disease,ICD)。

　　IC 在体内存在有两种方式,一种是长时间游离于血液和其他体液中,又称为循环免疫复合物(circulating immunocomplex,CIC),另一种是组织中固定的 IC。影响 IC 沉积的因素很多,如 IC 的体积、组织带电荷状态、血管的通透性及机体吞噬系统的功能等。其中,IC 的大小和量起决定作用,而 IC 的大小是由抗原抗体的比例决定的。由于抗原与抗体比例不同,体内所形成的 IC 分子大小各异,通常有三种形式:一是二者比例适当时,形成大分子的可溶性 IC(大于 19S),易被吞噬细胞捕获、吞噬和清除;二是抗原量过剩时,形成小分子的可溶性 IC(小于 6.6S),易透过肾小球滤孔随尿排出体外;三是抗原量稍过剩时,形成中等大小的可溶性 IC(8.8～19S),它既不被吞噬细胞清除,又不能透过肾小球滤孔排出,可较长时间游离于血液和其他体液中,即 CIC。当血管壁通透性增加时,此类 CIC 可随血流沉积在某些部位的毛细血管壁或嵌合在小球基底膜上,引起组织损伤及相关的免疫复合物病。

　　IC 主要在生理免疫反应过程中产生的,有时会在无明显疾病时一过性产生,因此对于检测结果需结合临床症状综合判定其意义。持续 IC 增高提示有慢性原发性疾病存在,其中对风湿病、肿瘤、慢性感染最为重要。血清中抗原抗体复合物的浓度与感染的病程密切相关,如血管炎、多发性关节炎、感染后及副感染免疫复合物病、艾滋病、Ⅲ型变态反应、系统性红斑狼疮、类风湿关节炎等并且可以作为预后的一个重要参数。

虽然 CIC 的测定无特异性诊断意义,其存在和含量变化对免疫复合物病的诊断、病程动态观察、疗效及某些疾病机制的探索等都很有意义,因此检查组织内或循环中的 IC 存在有助于某些疾病的诊断,病情活动观察和疗效判断等,以及对于发病机制的探讨、疗效观察和预后判断等具有重要意义。目前认为,CIC 检测对以下各种疾病的诊断和治疗有一定意义:①自身免疫疾病,如类风湿关节炎、系统性红斑狼疮、干燥综合征、结节性多动脉炎等;②膜增殖性肾小球肾炎,链球菌感染后肾小球肾炎:肾小球肾炎患者的血清中大多存在 CIC,并常伴有补体降低;③传染病,如慢性乙型肝炎、麻风、登革热、疟疾等;④恶性肿瘤,黑色素肉瘤、结肠癌、乳腺癌、食管癌等CIC 增高。

鉴于 CIC 在多种疾病中表现重要作用,几十年来,IC 的实验与临床研究一直是一个非常活跃的领域。因此,涌现出几十种针对 IC 的测定方法,其中 CIC 检测主要可分为抗原特异性和非抗原特异性检测技术两类,前者应用较局限,后者应用广泛。IC 沉积可引起一系列病理生理反应,形成免疫复合物病。局部 IC 的检测可利用免疫组化法检测 IC 在组织中的沉着,或用光学显微镜检测 IC 所致的典型病理改变。

迄今为止,尽管非抗原特异性 CIC 的测定方法众多,但各有欠缺。由于方法的复杂性,敏感性,和所测类型的局限性,各种方法只能检测某一类或某个范围的 IC,不能检出所有的 CIC。目前世界卫生组织 WHO 国际免疫学会推荐的四种方法:C1q 法、胶固素法、固相 mRF 抑制试验、Raji 细胞试验,建议联合应用 2～3 种。IC 的理想检测方法应具备以下特点:①敏感性高;②特异性强;③可重复性好;④操作简便;⑤适用面广。目前常用的试剂均受到复合物内免疫球蛋白种类及亚类、复合物大小、抗原与抗体比例、固定补体的能力等因素的影响,还没有一种方法具备上述所有的特点。因此如何选择方法和判定结果都很复杂,样品的正确处理和保存对结果正确性至关重要。如果方法得当、试剂合格、标本新鲜、操作小心、分析谨慎、CIC 测定就会有较大的参考价值。

一、聚乙二醇(PEG)沉淀比浊法

(一)原理

聚乙二醇(polyethylene glycol,PEG)是乙二醇聚合而成的无电荷线性多糖分子,有较强的脱水性,可非特异地引起蛋白质沉淀。不同浓度的 PEG 可沉淀分子量不同的蛋白质,在 pH、离子浓度等条件固定时,蛋白质分子量越大,用以沉淀的 PEG 浓度越小。由于 PEG 6 000 对蛋白质沉淀具有良好的选择性,因此在 IC 测定中常用 PEG 6 000。用 3%～4%浓度的 PEG 可以选择性地将大分子 IC 沉淀下来,PEG 使 IC 沉淀的机制可能在于相互结合的抗原抗体的构象发生改变,使其自液相中空间排斥而析出或 PEG 抑制 IC 解离,促进 CIC 进一步聚合成更大的凝聚物而被沉淀。同时选用一系列标准品,作标准曲线。

(二)材料

1.0.1 moI/L pH 8.4 硼酸盐缓冲液(BBS)

硼酸 3.40 g,硼砂 4.29 g,蒸馏水溶解后加至 1 000 mL,滤器过滤备用。

2.PE G-NaF 稀释液

PEG 6 000 40.9 g,NaF 10.0 g,用 BBS 溶解后加至 1 000 mL,滤器过滤备用。

3.热聚合人 IgG(AHG)

将人 IgG(10 g/mL)置于 63 ℃水浴加热 15 分钟,立即置冰浴内,冷却后过 Sepharose 4B 柱或 sephacryl S-300 柱,收集第一蛋白峰。所获热聚合人 IgG 可用考马斯亮蓝法测定蛋白,实验中可用做阳性对照和制备标准曲线。

4.其他

0.1 mol/L NaOH 溶液。

(三)实验步骤

1.方法一

(1)取待检血清 0.15 mL,加入 0.3 mL BBS(1∶3 稀释)。

(2)加入各液体(待检血清最终稀释倍数为 1∶33,PEG 最终浓度为 3.64%)。

(3)测试管及对照管置 37 ℃水浴 60 分钟。

94 分光光度计在波长 495 nm 测吸光度,对照管调零。

结果:待测血清浊度值=(测定管吸光度-对照管吸光度)100%,大于正常人浊度值的均值加 2 个标准差 $\overline{X}$ +2SD)为 CIC 阳性。

参考值:4.3±2.0,以大于或等于 8.3 为 CIC 阳性,或以不同浓度热聚合人 IgG 按以上方法操作制备标准曲线,根据待测血清吸光度值查标准曲线,即可得 IC 含量。

2.方法二

(1)取 0.3 mL 待检血清,加入等量 7%PEG 溶液,充分混合,置 4 ℃作用 2 小时,3 000 r/min 离心20 分钟,弃去上清。

(2)用 3.5%PEG 溶液以同样转速和时间离心洗涤两次,得到 IC。

(3)将沉淀物溶于 3 mL 的 0.1 mol/L NaOH 溶液中。

(4)用分光光度计测 $A_{280\ nm}$ 值。

(5)同法检测 100 例以上健康人的血清 $A_{280\ nm}$,确定正常值范围($\overline{X}$ +2SD),以大于正常值时判为阳性。也可利用散射比浊法直接测定 PEG 沉淀的免疫复合物;以不同浓度的热聚合 IgG 作为参考标准来计算 CIC 的含量。

(四)注意事项

(1)低密度脂蛋白可引起浊度增加,宜空腹采血。

(2)血清标本必须于血液凝固后立即处理或冰冻并避免反复冻融。

(3)本法简单易行,但特异性稍差,易受多种大分子蛋白和温度的干扰,血清中 γ 球蛋白增高或脂肪含量过高可导致检测的假阳性,适合血清标本筛查。

(4)待检血清一定要保持新鲜,放置在 4 ℃的冰箱不得超过 3 天。

(5)本法特别适用于沉淀获得 CIC,再进行解离分析其中的抗原与抗体。本试验采用 3.5%PEG 溶液,若用 4%的 PEG 溶液可沉淀较小的 CIC,如为 2%的 PEG 溶液,则只能沉淀分子量较大的 CIC,如果 PEG 的浓度超过 5%,可使 IgM 等其他血清蛋白同时沉淀,导致假阳性结果。

二、抗补体实验

(一)原理

血清中有 IC 存在时,可与其本身的 C1(内源性 C1)结合。将被检血清 56 ℃加热 1 小时,能破坏结合的 C1,空出补体结合位点。加入豚鼠血清(外源性 C1)及指示系统(致敏绵羊红细胞,

SRBC)时,CIC又可与外源性C1结合,使致敏SRBC溶血被抑制。如出现溶血表示血清中没有CIC存在;不溶血说明标本中有CIC存在。将血清标本做不同稀释,并与已知的热聚合IgG进行对照,可以计算出CIC的含量。

(二)材料

(1)缓冲生理盐水:NaCl 17.00 g,Na_2HPO_4 1.13 g,KH_2PO_4 0.27 g,蒸馏水溶解至100 mL。用时取5 mL,加蒸馏水95 mL,10%硫酸镁0.1 mL,当日使用。

(2)溶血素:按效价以缓冲盐水稀释至2单位。

(3)2%SRBC新鲜脱纤维羊血或Alsever液保存的羊血(4 ℃可保存3周),用生理盐水洗2次,第三次用缓冲盐水,2 500 r/min离心10分钟。取压积红细胞用缓冲盐水配成2%悬液,为使SRBC浓度标准化,可将2%悬液用缓冲盐水稀释25倍,于分光光度计(542 nm)测定其透光率(缓冲盐水校正透光率至100%),每次实验所用SRBC浓度(透光率)必须一致,否则应予调整。

(4)致敏SRBC:2%SRBC悬液加等量1:1 000溶血素,混匀,37 ℃水浴10分钟。

(5)豚鼠血清:取3支成年健康豚鼠血清混合分装,-30 ℃保存。用时取一管,以缓冲盐水作1:100稀释。

(6)热聚合人IgG:配制方法同PEG沉淀试验。

(7)50%溶血标准管:致敏SRBC 0.4 mL加0.6 mL蒸馏水使完全溶血后,取0.5 mL加缓冲盐水0.5 mL。

(三)实验步骤

(1)将被检血清置56 ℃水浴1小时。

(2)设两排管径,色泽相同的试管(实验/对照),每排5支。

(3)加豚鼠血清和缓冲盐水至各管。

(4)实验管加被检血清0.1 mL,对照管各管不加血清,以缓冲盐水代之,37 ℃水浴10分钟。

(5)各管加致敏SRBC 0.4 mL,混匀,置37 ℃水浴30分钟。

(6)将各管1 000 r/min离心3分钟,或置4 ℃的SRBC待自然下沉后观察结果,以上清液与50%溶血管比色。

(7)结果判定:以50%溶血管作为判定终点,凡实验排比对照排溶血活性低1管或1管以上者为抗补体实验阳性,提示有免疫复合物存在。每次实验以热聚合人IgG作为阳性对照。

(四)注意事项

(1)此方法敏感性高,不足之处是特异性较差,只能检出与补体结合的CIC,抗补体的任何因素(如天然多糖、细菌内毒素等)均能干扰本试验,易出现假阳性。

(2)混合豚鼠血清一般1:100稀释后应用。豚鼠血清忌反复冻融,补体活性会有所下降,用前可先滴定,选取0.1 mL引起50%溶血的补体稀释度。

(3)试剂应新鲜配制;缓冲盐水、2%SRBC悬液、致敏SRBC均应新鲜配制。

(4)被检血清应新鲜,无细菌污染及溶血。

三、抗C3-CIC-ELISA

(一)原理

IC在激活固定补体的过程中与C3结合,而结合于IC上的C3可以与抗C3抗体结合,从而利用酶标记的抗 Ig 抗体可以检测 IC 物的含量。抗原/C3 是所有激活补体的抗原类 CIC 的总和,如以抗 C3 抗体为包被抗体,CIC 在体内已结合了 C3,通过 C3 介导 CIC 与固相抗 C3 连接,加酶标记抗人 IgG 检测复合物中 IgG,加底物显色,根据颜色深浅判断免疫复合物含量,则对探讨某类抗原特异性的 IC 的病理作用具有重要意义。

(二)材料

(1)羊抗人 C3 IgG。

(2)PBST:0.01 mol/L PBS(pH 7.4)含 0.05%吐温-20。

(3)HRP-抗人 IgG。

(4)OPD-H_2O_2新鲜配制。

(三)实验步骤

(1)抗体包被:在聚苯乙烯微量反应板孔内加入羊抗人 C3 IgG,10 $\mu g/mL$,4 ℃作用 24 小时,PBST 洗涤三次(可以使用直接包被好的商品)。

(2)加入 0.1 mL 用生理盐水或 PBS 按 1:10 稀释的待检血清,每份标本 2~3 复孔,同时设阴阳性对照。

(3)用胶带覆盖酶标板,置 4 ℃温度下 24 小时,PBST 洗涤。

(4)加 0.1 mL HRP-抗人 IgG(含 10%羊血清的 PBST 稀释),25 ℃温度下 4 小时(或 37 ℃温育 30 分钟后,4 ℃温度下放置 30 分钟)。

(5)PBST 洗涤。

(6)加 0.1 mL 新鲜配制的 OPD-H_2O_2底物液,放置暗处 25 ℃持续 15 分钟。

(7)加 50 μL 1 mol/L 的 H_2SO_4 终止反应,酶标仪测定 $A_{490\,nm}$ 值。

(8)根据复孔的 $A_{490\,nm}$ 平均值,以 P/N 值≥2.1 者判定为阳性。

(四)注意事项

(1)本实验应设正常人血清为阴性对照。

(2)本方法敏感,可达 5~10 mg/L。

(3)本试验方法可以检测能够固定补体的 IC(主要是 IgM 与抗原组成的 IC 或 IgG1-3 与抗原组成的 IC)。

(4)不适当的操作可造成 IgG 的非特异性凝集以致假阳性(血清反复冻融,加热灭活等)。

四、SPA 夹心 ELISA 试验

(一)原理

利用 PEG 沉淀血清中 IC,并使其吸附于富含 A 蛋白的金葡菌上。金黄色葡萄球菌 A 蛋白(SPA)可与 IC 中 IgG 的 Fc 段结合,将待测血清用低浓度 PEG 沉淀后加至 SPA 包被的固相载体上,再以酶标记的 SPA 与之反应,即可检测样本中有无 IC。

(二)材料

(1)2.5%,5%PEG:用 PBS(0.02 mol/L,pH 7.4)配制。

(2)BSA 缓冲液用:PBS(0.05 mol/L,pH 7.4)配制,含 0.01 mol/L EDTA,0.05%吐温-20,4%BSA,0.1%硫酸汞。

(3)HRP-SPA 用改良过的碘酸钠法将 SPA 与 HRP 制成结合物,方阵法滴定最适工作浓度或按产品说明书使用。

（4）热聚合人 IgG：人 IgG 10 mg/mL,63 ℃加热 20 分钟制成。

（三）实验步骤

（1）SPA（5 μg/mL,PBS 稀释）包被反应板微孔,每孔 0.1 mL（对照孔不包被）,4 ℃过夜后洗涤 3 次备用。

（2）待测血清 0.05 mL 加 PBS 0.15 mL 和 5%PEG 0.2 mL 混匀,4 ℃过夜后 1600 r/min 离心 20 分钟,弃上清,沉淀用 2.5%PEG 洗 2 次,加入 PBS 0.2 mL 和 BSA 缓冲液 0.2 mL,混匀,37 ℃水浴 30 分钟,摇动,使完全溶解。

（3）将已溶解的待测血清沉淀物加至上述包被孔和对照孔中,置 37 ℃60 分钟,洗 3 次,各孔加入底物溶液（OPDH$_2$O$_2$）0.1 mL,37 ℃温度下 20 分钟显色。

（4）加 50 μL 1 mol/L 的 H$_2$SO$_4$终止反应,酶标仪测定 490 nm OD 值。

（5）标准曲线制备：取正常人血清 0.2 mL,热聚合人 IgG（120 μg/mL）0.2 mL,加 PBS 0.4 mL 和 5%PEG 0.8 mL,置 4 ℃过夜。同时做不加热聚合人 IgG 的正常血清对照,以排除干扰。沉淀清洗同上面操作,用稀释的 BSA 缓冲液（加等量的 0.01 mol/L,pH 7.4 PBS）1.6 mL 溶解并稀释成 120 μg/mL、60 μg/mL、30 μg/mL、15 μg/mL、7.5 μg/mL,与待测血清同法操作,制成标准曲线。

（6）结果判定：从待测血清吸光度值查标准曲线,可换算成相当于热聚合人 IgG 的 CIC 含量（μg/mL）,高于正常对照 $\overline{X}$ +2SD 为阳性。

参考值：以＞28.4 μg/mL 为阳性。

（四）注意事项

（1）热聚合人 IgG 应分装贮存于－20 ℃,不易反复冻融,否则易解聚。

（2）加入 SPA 至最终浓度 5.0 g/L,可使热聚合人 IgG 稳定;PEG 浓度影响 CIC 沉淀的量,须严格配制。

（3）本法只能检测 IgG1、IgG2 和 IgG4 形成的 IC,因葡萄球菌 A 蛋白分子上无 IgG3 的 Fc 受体。

五、C1q 结合试验

（一）原理

根据 IC 结合补体的性能,抗原和抗体结合后,抗体的 Fc 片段暴露 C1q 结合点。补体成分中的 C1q 能与免疫球蛋白 IgG、IgM 的 Fc 段特异结合,对 19～29S 大小的 CIC 亲和力尤强,故可根据被结合的 C1q 量测定 CIC。将待检血清先行加热 56 ℃30 分钟,以灭活其中的补体和破坏已与 CIC 结合的 C1q,空出补体结合点。将待检血清加入包被有 C1q 的微量反应板中,待检血清中免疫复合物和 C1q 结合,再与酶标记抗人 IgG 反应,通过底物颜色的深浅判断免疫复合物的存在及含量。该法优点是敏感性高、重复性好,缺点是纯化的 C1q 难以得到。

CIC 与 C1q 的结合可用多种方法进行检测,常用的有以下 3 种。

1.液相法

先将放射性核素标记的 C1q 与灭活过的血清标本混合作用,再加入 0.5%（终浓度）的 PEG 将结合了 C1q 的 CIC 沉淀下来,通过检测沉淀物中的放射活性来计算 CIC 的含量。

2.固相法

先将 C1q 吸附于固相载体表面,加入待检血清使 CIC 与 C1q 结合,再加入酶标记的抗人

IgG 或 SPA,最后通过底物颜色的深浅判断免疫复合物的存在及含量,下面侧重介绍固相法。

3.C1q 偏离试验

先将放射性核素标记的 C1q 与灭活的血清标本混合,再加抗体致敏的绵羊红细胞,温育后离心,检测红细胞上的放射性。红细胞的放射活性与免疫复合物的量呈负相关。

(二)材料

成套商品化试剂盒

(三)操作步骤

(1)将待检血清和参考血清(HAHG)分别加入 0.2 mol/L EDTA 溶液中,37 ℃ 30 分钟,使体内已知与免疫复合物结合的 C1q 被灭活除去。

(2)在包被有 C1q 的微量反应板里加入 0.1 mL 上述灭活的待检血清和参考血清,37 ℃温度下放置 2 小时,TBS 液洗 3 遍。

(3)每孔加入 1∶2 000 的 HRP-抗人 IgG 0.1 mL,室温作用 1 小时,TBS 液洗 3 遍。

(4)每孔加入底物溶液(OPD-H_2O_2)0.1 mL,置暗处显色 20 分钟显色。

(5)加 50 μL 1 mol/L 的 H_2SO_4 终止反应,酶标仪测定 490 nm OD 值。

(6)以参考血清作校正曲线,计算出待检血清中免疫复合物的含量。

(四)注意事项

(1)尽可能采用新鲜血清标本,避免反复冻融。

(2)由于包被用的 C1q 不稳定,所以测定的结果稳定性较差。

(3)C1q 对 DNA 及其他多聚阴离子物质非常敏感,试验中干扰因素较多。

(4)C1q 法不能检测 IgG4 及旁路激活补体的免疫复合物。

(5)SLE 患者血清中抗 C1q 抗体能产生假阳性。但补体水平差别较大,且凝聚免疫球蛋白、DNA、C 反应蛋白等均能与 C1q 结合,因而均影响这些方法的检测结果。

六、胶固素结合试验

(一)原理

胶固素是牛血清中的一种正常蛋白成分,能与 CIC 上的补体 C3 活化片段 C3bi 有较强的亲和力,因此固相的胶固素可以在 Ca^{2+} 等作用下捕获结合了 C3 或其片段 C3bi 的 CIC。将胶固素包被于固相载体上,待测血清中 CIC 与之结合,再加酶标记的抗人 IgG,加底物显色,即可测知 CIC 含量。本实验重复性好,但敏感性略低于 C1q 法。

(二)材料

(1)胶固素:商品化试剂。

(2)辣根过氧化物酶标记的羊抗人 IgG:商品化试剂。

(3)包被液:pH 9.5 巴比妥缓冲盐水,巴比妥钠 5.15 g,NaCl 41.5 g,1 mol/L HCl 加蒸馏水至 1 000 mL 即为原液。用时以蒸馏水将原液作 1∶5 稀释。

(4)洗涤液:上述原液 400 mL,$CaCl_2$ 2 mL,1 mol/L $MgCl_2$ 2 mL,吐温-20 1 mL 蒸馏水加至 2 000 mL。

(5)其余试剂同 ELISA 方法。

(三)操作步骤

(1)用包被液将牛胶固素稀释成 0.2 μg/mL,在聚苯乙烯反应板每孔中加 200 μL,4 ℃维持

24 小时(37 ℃维持 3 小时),包被后可用 1 个月以上。

(2)洗涤 3 次,3 分钟/次。

(3)加入 1:100 稀释的待检血清,每孔 200 μL,37 ℃温育 2 小时,洗涤(同时加健康者血清,热凝 IgG 为对照)。

(4)加入按效价稀释的酶标抗人 IgG,每孔 200 μL,37 ℃温育 3 小时,洗涤。

(5)加底物,每孔 200 μL,37 ℃ 30 分钟,后加 1 滴 2 mol/L H_2SO_4 终止反应。

(6)测吸光度值 $A_{492\,nm}$ 值。

结果判定:每次实验应设阴性和阳性对照,并校正待检血清的吸光度。

以高于正常人均值＋2 个标准差 $\overline{X}+2SD$)为阳性;(或参考值为 AHG 6～12 mg,大于上限值为阳性)。

(四)注意事项

(1)胶固素性质稳定、容易保存、来源方便、价格便宜,检测方法也不复杂,便于推广。

(2)不能及时检测的标本应冻存,避免反复冻融。

(3)本法是 WHO 推荐的方法,灵敏度高;经典或旁路途径激活的都可检出,并可用做 CIC 分离;不足是只能检出本法仅能够检测结合补体的大分子 IgG 免疫复合物,仅对 C3b 的短寿命中间片段 C3bi 敏感,所测的循环免疫复合物就更局限,且 EDTA 和含乙胺酰基的糖类会抑制胶固素的反应。

七、特异性 CIC 测定

所谓抗原特异性 IC 测定是人们已知或高度怀疑某病的致病源,通过区别游离的抗原和与抗体结合的抗原,选择性测定含有某种特定抗原的 IC,如 HBsAg-HBsAb、甲状腺球蛋白 Ag-抗甲状腺球蛋白 Ab、DNA-抗 DNA 等。通过此法测定 IC,就可测出这种抗原是否存在及其滴度。在已知由某种抗原引起的免疫病理反应的疾病中,抗原特异性 IC 测定很有诊断意义,但只能作为 IC 阳性结果以后的确定实验,一般不用于常规诊断。抗原特异性 IC 的测定常采用 ELISA 方法。

八、IC 检测的意义及应用

IC 的形成是正常免疫功能之一,发挥免疫防御功能,一般对机体有保护作用,但有时 IC 沉积可激发病理性免疫反应,导致各种疾病,包括形成免疫复合物病。某些自身免疫性疾病(如全身性红斑狼疮、类风湿关节炎、结节性多动脉炎等)、膜增殖性肾小球肾炎、急性链球菌感染后肾小球肾炎、传染病(如慢性乙型肝炎、麻风、登革热、疟疾等)及肿瘤患者,血清中都可能检出循环免疫复合物。虽然循环免疫复合物与病理关系的机制尚不能完全评述,但测定体液或组织中的 IC 具有一定的临床价值。对于判定疾病的活动性、治疗效果、预后以及探讨发病原因有重要意义。

低浓度的 CIC 可出现于健康人群中,CIC 的出现不一定意味着致病,只有符合 ICD 的确诊指征,才可考虑患此类疾病。长期持续的 CIC 存在为免疫复合物病的发生所必需,但并不是足够的条件。判定 IC 为发病机制的证据有三:①病变组织局部有 IC 沉积;②CIC 水平显著升高,并与疾病须有某种程度的相关性;③明确 IC 中的抗原性质。第三条证据有时很难查到,但至少要具备前两条,单独 CIC 的测定不足为凭。人体在健康状态下也存在少量的 CIC(为 10～

20 μg/mL),其生理与病理的界限不易区分。

　　血中存在 IC 不一定就有沉淀,更不表明就是 ICD,IC 测定阳性不能肯定诊断,而测定阴性也不能否定诊断。目前已经明确系统性红斑狼疮、类风湿关节炎、部分肾小球肾炎和血管炎等疾病为 ICD,CIC 检测对这些疾病仍是一种辅助诊断指标,对判断疾病活动和治疗效果也有一定意义。在发现紫癜、关节痛、蛋白尿、血管炎和浆膜炎等情况时,可考虑 ICD 的可能性,应进行 CIC 和组织沉积 IC 的检测。另外,患有恶性肿瘤时 CIC 检出率也增高,但不出现Ⅲ型变态反应的损伤症状,称之为临床隐匿的 IC 病,然而这种状态常与肿瘤的病情和预后相关。

　　IC 中抗原和抗体的性质及各类的检测对临床诊治疾病及深入研究疾病的免疫病理机制有一定价值。但是由于所涉及的抗原种类很多,如病原微生物、自身物质、各类同种抗原等,检测方法可分别参见各种抗原的检测技术。IC 中的抗体主要涉及 IgG 及其亚类、IgM 和 IgA,分析方法是将血清中 IC 分离出来,再用双抗体 ELISA 夹心法等方法分析抗体的类别。CIC 检测的方法太多,其原理各不相同,用一种方法测定为阳性,另一种方法检测可能为阴性,由于缺乏统一的标准品作为对照个实验室结果常难以比较,故在检测时最好用几种方法同时测定,按照 WHO 推荐,至少需同时采用两种检测系统结合的方法,而且是不同原理(免疫复合物的生物学功能或物理化学特性)的方法相结合来判定其与疾病的病理关系,但与免疫组化法一起检测,其意义就大得多。

　　由于 IC 生理和病理状态的界限难以确切衡量,CIC 的测定结果尚不能作为诊断疾病的敏感可靠的指标,因此建立和提高检测方法的稳定性和敏感性,特别是提高抗原抗体特异性免疫复合物的检测,才能提高 IC 对疾病诊断的意义。以聚乙二醇沉淀法为例,虽然 IC 形成后溶解度降低,最易发生沉淀,但不同大小的 IC 之间差距很大且与血清中的其他蛋白成分有重叠,沉淀过程又受反应体系蛋白浓度离子强度、pH 和温度的影响,所以是较粗糙的定量方法。近十年来,方法学的进展主要表现在利用 IC 的生物特性上,如补体受体、Fc 受体等。因而,IC 测定方法的改进、完善,质量控制统一化仍是非常需要的。随着免疫学的发展,人们将对 IC 的形成、致病有更深刻的认识,会在 ICD 的诊断、治疗方面有更大的进展。

(潘　静)

第三节　免疫球蛋白测定

一、IgG、IgA、IgM

(一)概述

　　免疫球蛋白(immunoglobulin,Ig)是指具有抗体活性或化学结构与抗体相似的一类球蛋白,是参与体液免疫反应的主要物质。抗体是能与相应抗原发生特异性结合并具有多种免疫功能的球蛋白。抗体都是免疫球蛋白,但 Ig 并非都具有抗体活性。Ig 由浆细胞产生,广泛存在于血液、组织液和外分泌液中,约占血浆蛋白总量的 20%,也可以膜免疫球蛋白(SmIg)的形式存在于B 细胞表面。

　　Ig 分子由 4 条肽链组成,两条相同的长链称为重链(heavy chain,H),由 450 个氨基酸残基组成,分子量约 51 000～72 500;两条相同的短链称为轻链(light chain,L)由约 214 个氨基酸组成,分子量约 22 500。四条肽链通过链内和链间二硫键连接在一起。Ig 分子肽链的氨基端 (N 端),在 L 链 1/2 和 H 链 1/4(α、γ、δ)或 1/5(μ、ε)处,氨基酸的种类和顺序随抗体特异性不同 而变化,称为可变区(variable region,V 区);肽链其余部分的氨基酸种类和排列顺序比较稳定, 称为恒定区(constant region,C 区)。V 区与 C 区的分界线在第 114 位氨基酸,其前的 N 端为 V 区,第 115 位以后的羧基端(C 端)为 C 区。H 链和 L 链的 V 区和 C 区分别简写为 VH、CH 和 VL、CL。VH 和 VL 中某些部位的氨基酸变化更大,称为高变区(hypervariable region,HR)。 H 链和 L 链的 V 区是 Ig 分子同抗原的结合区,并决定抗体同抗原结合的特异性。H 链有 4 个 功能区,即 VH、CH1、CH2 和 CH3,IgM 及 IgE 的重链恒定区则多一个 CH4 功能区。CH1 区 为 Ig 同种异型遗传标记部位。在 CH1 与 CH2 之间的区域称为铰链区,含较多的脯氨酸,短而 柔软。当 Ig 与相应抗原结合后,铰链区构型改变,暴露出 CH2 区的补体结合位点,血清中补体 C_1q 结合至此进而激活补体系统。L 链有 2 个功能区,即 VL 和 CL。VL 中的高变区是与抗原 结合的部位,CL 具有 Ig 同种异型遗传标记。

　　完整的 Ig 分子被蛋白酶水解时可裂解为不同的片段。以 IgG 分子为例,当用木瓜蛋白酶消 化时,IgG 分子从铰链区的氨基端断裂,形成 3 个片段,即两个 Fab 段和一个 Fc 段。Fab 段分子 量为 45 000,具有与抗原结合的活性,但只有一个抗原结合位点(单价),故不能与抗原反应形成 可见的沉淀和凝集现象。Fc 是指可结晶的片段,分子量为 50 000,不具有抗体活性,但 Ig 分子 的很多生物学活性如激活补体、结合细胞以及通过胎盘等与之有关。当用胃蛋白酶消化时,IgG 分子从铰链区的羧基端断裂,形成 2 个片段,即大的 F(ab')₂ 段和小的 pFc' 段。F(ab')₂ 是两个 Fab 加上重链的铰链区,由二硫键相连,分子量为 100 000,具有两个抗原结合位点(双价),因而 能与抗原反应形成可见的沉淀和凝集现象。pFc' 段为无活性的小分子肽。

　　目前已发现人体内有 5 类免疫球蛋白,即 IgG、IgA、IgM、IgD 和 IgE,其重链分别为 γ、α、μ、 δ 和 ε,各类 Ig 的轻链有 κ(kappa)和 λ(lambda)两型。每个 Ig 分子的两条轻链都同型。

　　IgG 由浆细胞合成,分子量 150 000,有 IgG₁～IgG₄ 4 个亚类,以单体形式存在于血清和其他 体液中,是唯一能通过胎盘的抗体,婴儿出生后 3 个月开始合成。IgG 在正常人血清中含量最 多,占血清 Ig 总量的 3/4,达 10～16 g/L,半衰期 7～21 天,是体液中最重要的抗病原微生物的 抗体(再次免疫应答抗体),也是自身免疫性疾病时自身抗体的主要类别。

　　IgA 分子量 160 000,有 IgA₁、IgA₂ 两个亚类,分血清型和分泌型两种,半衰期为 6 天。血清 型 IgA 由肠系膜淋巴组织中的浆细胞产生,多数以单体形式存在,含量 2～5 g/L,占血清总 Ig 的 10%～15%,具有中和毒素、调理吞噬的作用。分泌型 IgA 由两个单体、一个 J 链(是一种连 接单体 Ig 的小分子酸性糖肽,分子量 15 000)和一个分泌片(是一种分子量 70 000 的糖蛋白,由 上皮细胞合成。二聚体 IgA 通过黏膜与之结合后排出细胞)组成,主要分布于各种黏膜表面和 唾液、初乳、泪液、汗液、鼻腔分泌液、支气管分泌液及消化道分泌液中,参与机体的黏膜局部抗感 染免疫反应。IgA 不能通过胎盘屏障,初生婴儿只能从母乳中获得 IgA,出生后 4～6 个月开始 自身合成,1 岁后合成水平可达成人的 25%,16 岁达成人水平。

　　IgM 分子量最大,971 000,由 5 个单体借一个 J 链和若干二硫键连接形成 5 聚体,又称巨球 蛋白,有 IgM₁、IgM₂ 两个亚类,主要分布在血液中,血清含量为 1～1.25 g/L,占血清 Ig 总量的 1/10,半衰期 5 天。IgM 是个体发育中最早合成的抗体,孕 20 周起,胎儿自身即能合成,出生后, IgM 合成增加,8 岁后达成人水平。机体遭受感染后,IgM 型抗体最早产生(初次免疫应答反应 的抗体),因此,IgM 型抗体的出现和增高与近期感染有关。新生儿脐带血中 IgM 含量增高时,提示胎儿有宫内感染。IgM 是高效能的抗微生物抗体,主要功能是凝集病原体和激活补体经典途径。

(二)检测方法

测定血清中 IgG、IgA、IgM 含量,可采用免疫比浊法(透射比浊法、速率散射比浊法)或单向环状免疫扩散法。体液中 IgG、IgA、IgM 含量测定可采用速率散射比浊法或 ELISA 法。

(三)临床意义

1.年龄

年龄与血中 Ig 含量有一定关系,新生儿可获得由母体通过胎盘转移来的 IgG,故血清含量较高,近于成人水平。婴幼儿由于体液免疫功能尚不成熟,免疫球蛋白含量较成人低。

2.低 γ 球蛋白血症

血清免疫球蛋白(IgG、IgA、IgM)降低有先天性和获得性二类。先天性低 Ig 血症主要见于体液免疫缺损和联合免疫缺陷病。一种情况是 Ig 全缺,如先天性联低丙球蛋白症(XLA),血中 IgG<1 g/L,IgA 与 IgM 含量也明显降低。另一种情况是三种 Ig 中缺一或两种。最多见的是缺乏 IgA,患者易患呼吸道反复感染;缺乏 IgG 易患化脓性感染;缺乏 IgM 易患革兰染色阴性细菌引起的败血症。获得性低 Ig 血症,血清中 IgG<5 g/L,引起的原因较多,如有大量蛋白丢失的疾病(剥脱性皮炎、肠淋巴管扩张症、肾病综合征等),淋巴网状系统肿瘤(如淋巴肉瘤、霍奇金淋巴瘤),中毒性骨髓疾病等。许多药物如青霉胺、苯妥英钠、金制剂等药物也可诱发 Ig 降低。

3.多克隆 γ 球蛋白血症

血清免疫球蛋白(IgG、IgA、IgM)增高常见于各种慢性细菌感染,如慢性骨髓炎、慢性肺脓肿、感染性心内膜炎时,IgG、IgA、IgM 均可增高。子宫内感染时,脐血或生后 2 天的新生儿血清中 IgM 含量可>0.2 g/L或>0.3 g/L。在多种自身免疫性疾病、肝脏疾病(慢性活动性肝炎、原发性胆汁性肝硬化、隐匿性肝硬化)患者可有一种或三种 Ig 升高。结缔组织病尤其在活动期常有 IgG 升高。80% 活动性 SLE 以 IgG、IgA 升高较多见。类风湿关节炎以 IgM 升高为主。

4.单克隆 γ 球蛋白(M 蛋白)血症

主要见于浆细胞恶性病变,包括多发性骨髓瘤、巨球蛋白血症等。

二、IgD

(一)概述

IgD 以单体形式存在于血清中,分子量 175 000,血清中含量为 0.04～0.4 g/L,仅占血清总 Ig 的 1%,易被酶解,半衰期 2.8 天,是成熟 B 细胞的重要表面标志。当 B 细胞表达膜表面 IgD(SmIgD)时,受抗原刺激可被激活,故认为 SmIgD 为 B 细胞激活受体。IgD 分子结构类似于 IgG,但不能通过胎盘,也不能激活补体。循环中 IgD 无抗感染作用,功能尚不清楚,但可能与防止免疫耐受及某些超敏反应有关。

(二)检测方法

血清中 IgD 含量很低,10%～50% 正常人血清中的 IgD 用免疫比浊法不能测出,可用 ELISA 双抗体夹心法测定。方法原理是:用抗人 IgD 多克隆或单克隆抗体包被聚苯乙烯反应板微孔,再加入待检血清和酶标记抗人 IgD 抗体,在固相上形成抗体-抗原(IgD)-酶标记抗体复合物,洗去未反应物质,加入酶底物/色原溶液,出现呈色反应,呈色强度反映待测血清中 IgD 水平。

(三)临床意义

正常人血清 IgD 含量波动范围很广,个体差异大,从 0.003～0.4 g/L 不等。

IgD 增高见于 IgD 型多发性骨髓瘤。流行性出血热、过敏性哮喘、特应性皮炎患者可见 IgD 升高。怀孕末期,吸烟者中 IgD 也可出现生理性升高。

三、IgE(总 IgE、特异 IgE)

(一)概述

IgE 又称反应素或亲细胞抗体,分子量 190 000,单体,是种系进化过程中最晚出现的 Ig,正常人血清中含量很低,且个体差异较大,为 0.03～2.0 mg/L,仅占血清总 Ig 的 0.002%。半衰期 2.5 天。对热敏感,56 ℃条件下 30 分钟可丧失活性。IgE 主要由呼吸道、消化道黏膜固有层中的浆细胞合成,故血清 IgE 浓度并不能完全反映体内 IgE 水平。IgE 对肥大细胞及嗜碱性粒细胞具有高度亲和性,可与细胞表面的高亲和性受体 FcεRI 结合,当变应原再次进入机体时,与致敏的肥大细胞、嗜碱性粒细胞上的 IgE 结合,引发细胞脱颗粒,释放生物活性物质,导致发生 I 型变态反应(哮喘、花粉症、变性性皮炎等)。此外,IgE 还有抗寄生虫感染的作用。

(二)检测方法

IgE 测定包括血清中总 IgE 及特异性 IgE 测定。可采用 ELISA 法、速率散射比浊法、放射免疫分析(RIA)、化学发光或电化学发光等方法。特异性 IgE 测定时,检测系统中需引入特异性变应原,可采用酶、荧光免疫法、免疫印迹等方法。

(三)临床意义

正常人血清 IgE 参考值<150 U/mL(ELISA 法或速率散射比浊法)。

IgE 升高常见于变态反应性疾病(如过敏性鼻炎、外源性哮喘、花粉症、变应性皮炎、慢性荨麻疹)、寄生虫感染、IgE 型多发性骨髓瘤以及 AIDS、非霍奇金淋巴瘤、高 IgE 综合征(Job 综合征)患者。特异性 IgE 升高表明个体对该特异性 IgE 针对的变应原过敏。

四、游离轻链

(一)概述

免疫球蛋白(Ig)轻链分为 κ、λ 2 个型别。κ 只有 1 型,λ 则有 λ_1、λ_2、λ_3、λ_4 4 个亚型。每个 Ig 分子上只有一个型别的轻链,而不可能是 κλ 或 $\lambda_x\lambda_y$。人类 κ 与 λ 的比例为 6:4。轻链是能自由通过肾小球基底膜的小分子蛋白,在肾小管被重吸收,回到血液循环中。因此正常人尿中只有少量轻链存在。当代谢失调和多发性骨髓瘤时,血中出现大量游离轻链(free light chains,FLC),并由尿中排出,即 Bence Jones protein(BJPM)。

(二)检测方法

测定血清游离轻链采用免疫比浊法,最常用速率散射比浊法。

(三)临床意义

血清轻链参考值 κ 型游离轻链 3～19 mg/L;λ 型游离轻链 6～26 mg/L。κ/λ 比值为 0.26～1.65。

测定轻链有助于单克隆轻链病、AL-淀粉样变的早期诊断,也可用于化疗或自身外周血干细胞移植后是否复发的监测。

五、M 蛋白

(一)概述

M 蛋白是单克隆 B 淋巴细胞或浆细胞恶性增殖而大量产生的,在类别、亚类、型、亚型、基因型和独特型方面相同的均一免疫球蛋白。这种均一的蛋白质的氨基酸顺序、空间构象、电泳特性均相同。由于这种蛋白产生于单一的细胞克隆,多出现于多发性骨髓瘤、巨球蛋白血症或恶性淋巴瘤患者的血或尿中,故称为"M 蛋白"。

M 蛋白血症大致可分为恶性的与意义不明的两类。恶性 M 蛋白血症见于多发性骨髓瘤(包括轻链病)、重链病、半分子病和不完全骨髓瘤蛋白病(C 端缺陷)。意义不明的 M 蛋白血症(monoclonal gammopathy of undetermined significance,MGUS)有两种,一种是与其他恶性肿瘤(如恶性淋巴瘤)伴发者,另一种即所谓良性 M 蛋白血症。

(二)检测方法

免疫学检查和鉴定方法对 M 蛋白血症的诊断起重要作用,通常需先定量检测血清总蛋白,约 90% 的患者血清总蛋白含量升高(70% 的患者 >100 g/L),约 10% 的患者正常甚至偏低(如轻链病)。对异常免疫球蛋白的常用检测方法如下。

1.区带电泳

原理是利用多孔载体将血清蛋白质各种成分分离于不同区带。常用载体有聚丙烯酰胺凝胶电泳(PAGE)、琼脂糖凝胶电泳等。免疫球蛋白(Ig)增殖可见单克隆和多克隆增殖带,后者是宽而浓的区带,扫描后峰形呈钝圆,高/宽 <1.0,而 M 蛋白带(单克隆带)是窄而浓的区带,高而尖的峰形,高/宽 >1.0。M 蛋白带通常出现在 γ 区,也可出现在 β 区或 β 与 γ 区之间,少数患者也可在 α_2 区出现(μ 链、α 链、IgA 半分子等)。

2.Ig 定量

检测方法参见免疫球蛋白定量测定。一般 M 蛋白所属 Ig 含量均显著增高,其他类 Ig 降低或显著降低。

3.免疫电泳

免疫电泳是一种用于诊断 Ig 异常的常规方法。原理是电泳时血清中各种蛋白质组分由于静电荷的不同,移动速度不同,被分离于不同的区带。停止电泳后,在电泳平行位置挖槽,加入抗血清扩散,抗原抗体反应后即可在相应位置上形成肉眼可见的沉淀弧。M 蛋白的特点是与相应的抗重链血清、抗轻链血清形成迁移范围十分局限的浓密的沉淀弧。

4.免疫固定电泳

待测血清或尿在载体上电泳后,使不同的蛋白质形成电泳位置不同的区带,将特异性抗重链或抗轻链血清加于载体上,抗血清即可与相应的蛋白区带结合(如抗 Kappa 链抗血清与 Kappa 轻链区带结合),形成抗原抗体复合物,使抗原在电泳位置上被免疫固定,洗涤时不被洗脱,而无关蛋白区带则被洗脱。再用酶标记抗人 Ig 与之反应并随后浸入酶底物/色原溶液中时,被测蛋白区带可呈色。

此法的主要用途为:鉴定迁移率近似的蛋白质组分,如各种 M 蛋白;鉴定 Ig 的轻链;鉴定血液和体液中的微量蛋白。

5.本-周蛋白检测

本-周蛋白是首次由 Henry Bence Jones 于 1846 年发现的一种异常尿蛋白,特点是在酸性条件下,将尿加热到 60 ℃即见蛋白沉淀,在加热到 100 ℃时沉淀溶解,尿又呈现透明。Edelman 证实其本质即 Ig 的轻链(主要以轻链的二聚体形式存在)。检测本-周蛋白的定性方法有热沉淀反应法(Putnam 试验)、对甲苯磺酸法(Cohen 法)和免疫固定电泳。定量方法可用速率散射比浊法和 ELISA 法。

(三)临床意义

1.多发性骨髓瘤(MM)

占 M 蛋白血症的 35%~65%,其中 IgG 类占 50%左右,IgA 类占 25%左右,轻链病占 10%~20%,IgD 类占 0.7%~5.7%(平均为 1.6%),IgE 类罕见。

2.Waldenstrom 巨球蛋白血症

占 M 蛋白血症的 9%~14%,以分泌 IgM 蛋白的淋巴样浆细胞恶性增生为特征。

3.重链病

一类淋巴细胞和浆细胞的恶性肿瘤或为淋巴样浆细胞的恶性肿瘤,不同于多发性骨髓瘤,也有异于淋巴细胞瘤,而是一种原因不明、合成免疫球蛋白障碍或重链的部分缺失,也可能组装障碍,细胞内只合成不完整片段的一种特种类型。M 蛋白为免疫球蛋白的 Fc 段,已发现 α、γ、μ 和 δ 重链病。

4.轻链病

相对少见,与多数 M 蛋白血症发病年龄不同的是此病多见于青壮年。血中各免疫球蛋白含量均见减低或正常。血清和尿液均可在 β 区(多在 β_2 区)出现 M 成分。半数以上患者有严重蛋白尿,每天>2.0 g,BJP 阳性,多数 0.2 g/d,且属于 κ 或 λ 某一型。

5.半分子病

M 蛋白由 Ig 的一条重链和一条轻链构成。现已发现 IgA 类与 IG 类半分子病。此病临床表现和多发性骨髓瘤相同,唯一不同的是尿中出现的 M 蛋白皆为小分子。

6.7SIgM 病(Solomen-Kunke1 病)

M 蛋白为 IgM 单体。

7.双 M 蛋白血症

(1)约占 M 蛋白血症的 1%,其特征为电泳时,在 γ~α_2 范围内出现 2 条浓密区带。当用光密度计扫描时可呈现 2 个典型的基底窄、峰形尖锐的蛋白峰。以多发性骨髓瘤和巨球蛋白血症最为多见,也见于粒细胞性白血病、肝病和其他恶性肿瘤。

(2)良性 M 蛋白血症,是指有些患者或正常人,在血清中出现一个或几个高浓度的 M 蛋白,但无临床上的相应表现,长期随访也无多发性骨髓瘤或巨球蛋白血症的证据。发生率与年龄有明显关系,多见于老年人。有人指出,20 岁以上的健康供血员检出 M 蛋白者占 0.1%~0.3%;70 岁以上健康人升至 3%;95 岁以上健康人则接近 20%。良性 M 蛋白血症与多发性骨髓瘤的早期很难区别,但骨 X 线检查一般无溶骨性改变;骨髓穿刺检查,浆细胞或淋巴样细胞一般<5%(多发性骨髓瘤常>20%)。良性 M 蛋白血症中一部分人在若干年后可表现出典型的恶性 M 蛋白血症的特征。因此,对于有良性 M 蛋白血症的人来说,最重要的是长期随访。

(潘　静)

参考文献

[1] 付玉荣,张玉妥.临床微生物学检验技术实验指导[M].武汉:华中科技大学出版社,2021.

[2] 吕世静,李会强.临床免疫学检验[M].北京:中国医药科技出版社,2020.

[3] 朱中元.医学检验技术与管理[M].长春:吉林科学技术出版社,2020.

[4] 伊正君,杨清玲.临床分子生物学检验技术[M].武汉:华中科技大学出版社,2020.

[5] 向延根.临床检验手册[M].长沙:湖南科学技术出版社,2020.

[6] 万国福.微生物检验技术[M].北京:化学工业出版社,2019.

[7] 马素莲.临床检验与诊断[M].沈阳:沈阳出版社,2020.

[8] 王波.现代检验学基础[M].天津:天津科学技术出版社,2020.

[9] 王薇.临床检验质量指标[M].北京:人民卫生出版社,2020.

[10] 毛飞,许文荣.临床血液检验学[M].北京:科学出版社,2020.

[11] 李萍,李树平.临床检验基础实验指导[M].武汉:华中科技大学出版社,2020.

[12] 徐龙强.临床医学检验技术[M].北京:科学技术文献出版社,2020.

[13] 高原叶.实用临床检验医学[M].长春:吉林科学技术出版社,2019.

[14] 唐恒锋.实用检验医学与疾病诊断[M].开封:河南大学出版社,2021.

[15] 黄华.新编实用临床检验指南[M].汕头:汕头大学出版社,2021.

[16] 黄聪琳.实用检验诊断学[M].长春:吉林科学技术出版社,2019.

[17] 崔巍.医学检验科诊断常规[M].北京:中国医药科技出版社,2020.

[18] 刘玲.当代临床检验医学与检验技术[M].长春:吉林科学技术出版社,2020.

[19] 江利青.临床医学检验诊断[M].北京:科学技术文献出版社,2020.

[20] 许新村.现代检验医学与检验技术[M].北京:中国纺织出版社,2019.

[21] 阮光萍.新编临床检验诊断学[M].天津:天津科学技术出版社,2020.

[22] 孙玉鸿,郭宇航.医学检验与临床应用[M].北京:中国纺织出版社,2020.

[23] 孙景芝.临床影像与检验[M].北京:科学技术文献出版社,2020.

[24] 苏海燕.临床检验技术与诊断[M].天津:天津科学技术出版社,2020.

[25] 李升.检验科临床实践[M].长春:吉林科学技术出版社,2020.

[26] 扈新花.新编临床医学检验[M].北京:科学技术文献出版社,2020.

［27］蒋小丽.临床医学检验技术与实践操作［M］.开封:河南大学出版社,2020.

［28］舒向芳.临床检验技术与病理分析［M］.天津:天津科学技术出版社,2020.

［29］曾涛,孙雪文.临床寄生虫学检验技术实验指导［M］.武汉:华中科技大学出版社,2021.

［30］赵宇楠,金京,吴志钧.医疗设备管理与检验技术研究［M］.汕头:汕头大学出版社,2021.

［31］裴华.临床检验速查手册［M］.海口:海南出版社,2020.

［32］杨杰.实用临床检验技术新进展［M］.天津:天津科学技术出版社,2020.

［33］连福炜.现代临床检验与技术［M］.天津:天津科学技术出版社,2020.

［34］宋雪珍.输血检验技术与临床［M］.长春:吉林科学技术出版社,2019.

［35］张勤勤,齐友萍,孙艳.临床检验基础［M］.长春:吉林科学技术出版社,2020.

［36］李会荣.临床检验中影响尿液检验的因素分析［J］.当代医学,2021,27(14):148.

［37］吴强,黄小丽.临床检验中血细胞形态学检验的必要性研究［J］.世界最新医学信息文摘,2021,21(75):253-254.

［38］岳文强,王晓东.临床血液生化检验标本分析前影响检验结果准确性的因素分析与临床效果研究［J］.中国药物与临床,2021,21(4):678-681.

［39］马宏伟,罗海波.血液标本采集对生化检验结果产生的影响分析［J］.当代医学,2021,27(25):155-156.

［40］纪伟.标本留置时间对尿红细胞及白细胞检测结果的影响分析与检验学研究［J］.中国医药指南,2020,18(5):88.